系統別・部位別にわかりやすくビジュアル解説

ぜんぶわかる
人体解剖図

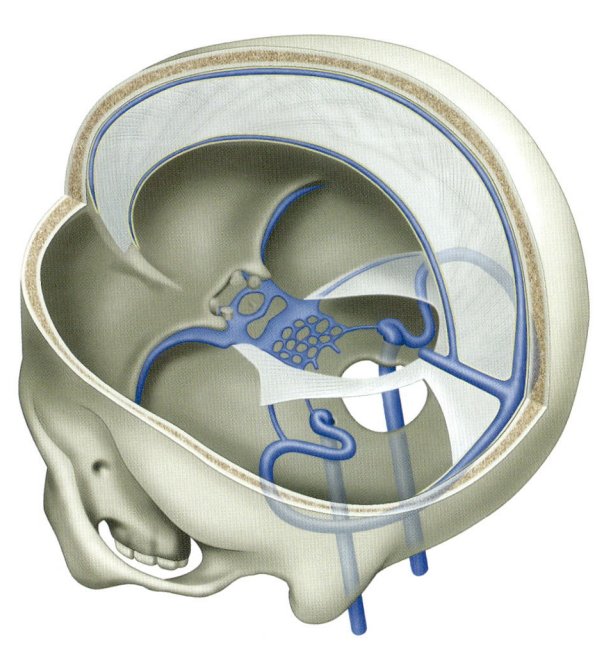

成美堂出版

はじめに

「解剖は記憶しなければならないことが多い」とか「解剖学は耳慣れない用語ばかりでなじめない」などとよくいわれています。実際、看護学校や医学部の学生に「苦手な科目は？」と聞いてみると、大概は解剖学を第一に挙げるでしょう。確かに解剖学の教科書は分厚いものが多いし、何のことをいっているのかわからないことだらけで読む気がしないのかもしれません。でも、ほんとうに難解なのでしょうか。解剖学の本に書いてあることは、「ここにこのようなものがあり、これを何とよぶ。」とか「こういうものを、何という。」とか「これはこうなっている。」など、文章の内容は単純で、けっして理解できない文章ではないはずです。ただ主語や目的語として使われていることばになじみがないだけではないでしょうか。

なじみがないといえば、たとえば引っ越しなどをして、これまでまったく縁のなかった土地に移り住んだときのことを考えてみましょう。最初は、家の周りの右も左もまったくわからず、ともかく最低限の生活に必要な店の場所や電車の駅やバスの停留所を確認し、幹線道路の場所を覚えるでしょう。そして、休みの日などの空いた時間に家の周りを散歩し、徐々にその土地になじんでいくのではないでしょうか。

解剖学もこれと同じことです。みなさんはけっして解剖学になじみがないわけではありません。何といっても、解剖学が対象とする

のは、みなさんそれぞれがもっている自分自身の身体なのです。頭、胸、腹、腕、手、足といわれて、それらが身体のどこを指すのかわからない方は、まずいないでしょう。初めての土地よりもはるかになじみがあるのではないでしょうか。ここまでなじめていれば、次は家の周りを散歩することです。「自分の知っている頭は、もっと細かく分けたらどうなるのだろう。」とか、「何か凹凸があるけれど、この下はどうなっているのだろう。」など、ちょっと興味をもって立ち寄ってみれば、次から次と興味が湧いてくるのではないでしょうか。

　ここまで読んでいただいているということは、すでに最初のとっかかりはつかんでいるのです。解剖学になじめるかどうかは、次の一歩を踏み出せるかどうかにかかっているのです。本書の序章では、解剖学の歴史を簡単にまとめて記しています。昔の人々にとっては、次の一歩を踏み出すにも、その方法がなかったことがわかると思います。しかし、現代のみなさんにとっては、さまざまな案内書があり、どのようにでもその一歩を踏み出す方法があります。本書の1章では、ヒトの身体の構造を大まかに記してあり、いわば日常生活に必要な店やターミナルの案内をしています。そして、2章以下では近所の路地裏の案内をしています。本書を通じて、みなさんが少しでも解剖学になじめるようになることを願っています。

〈橋本尚詞〉

ぜんぶわかる 人体解剖図

人のからだは、消化・吸収、呼吸、情報処理、運動、生殖など、さまざまな機能があり、それぞれ、複数の器官が密接に連携しています。消化器系、呼吸器系、循環器系、神経系など、人体を機能ごとに分けて研究する学問を「系統解剖学」といいます。

また、人のからだは、頭部・胸部・腹部・上肢・下肢などのパーツに区分することができます。そしてたとえば腹部には、消化器系の器官である胃、泌尿器系の器官である腎臓、その他神経や血管、骨、筋肉など、さまざまな系統に属する器官が収められていますが、これらの位置関係を学ぶ学問を「局所解剖学」といいます。

本書では人体を、1章では系統ごとに見ていき、2章から5章まではからだの部位別に、見開き1テーマで紹介します。

目次

- 2 　はじめに
- 10 　本書の使い方

序章

- 14 　人体解剖の歴史──解剖学を学ぶ方へ

1章 総論

からだの区分と名称
- 26 　からだの区分
- 28 　面や方向を示す用語

筋骨格系
- 30 　全身の骨格―❶
- 32 　全身の骨格―❷
- 34 　骨の構造
- 36 　関節の形態としくみ
- 38 　全身の筋肉―❶
- 40 　全身の筋肉―❷
- 42 　筋肉の構造
- 44 　筋の補助装置と筋の種類

循環器系
- 46 　循環器系の概要
- 48 　全身の血管［動脈］
- 50 　全身の血管［静脈］
- 52 　血管の構造
- 54 　血液の成分とはたらき
- 56 　免疫のしくみ
- 58 　全身のリンパ系
- 60 　リンパ組織のしくみ

消化器系	62	消化器系の概要
	64	消化と吸収のしくみ
	66	消化管の運動
呼吸器系	68	呼吸器系の概要
泌尿生殖器系	70	泌尿生殖器の概要
内分泌系	72	内分泌系の概要―❶
	74	内分泌系の概要―❷
神経系	76	中枢神経系と末梢神経系
	78	神経のしくみ
	80	神経伝達のしくみ
	82	脳神経のしくみ
	84	脊髄神経のしくみ
	86	運動神経と知覚神経
	88	自律神経系
感覚器系	90	皮膚の構造
	92	皮膚付属器
	94	皮膚の機能

明解図解

- 30 体幹と体肢
- 32 骨格を分ける
- 38 筋の各部の名称
- 43 拮抗筋とは？
- 47 肺循環と体循環
- 48 全身のおもな動脈
- 50 全身のおもな静脈
- 58 右リンパ本幹と胸管の分布域
- 63 腹部消化器系の血管
- 64 消化吸収の流れ
- 72 内分泌腺と外分泌腺
- 75 ネガティブフィードバックのしくみ
- 76 神経系の分類
- 86 脊髄の各部の名称
- 86 ベル・マジャンディの法則

コラム

- 33 ヒトの骨盤
- 34 軟骨のしくみ
- 55 血液が固まりにくい病気
- 58 リンパの重要性
- 79 灰白質と白質
- 87 反射について
- 91 入れ墨
- 93 脂腺の分泌

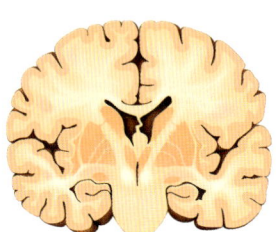
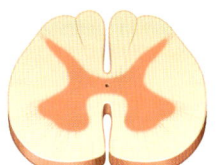

2章 頭部・頸部

頁	項目	系統
98	頭部と頸部	
100	頭蓋骨のしくみ	筋骨格系
102	頭部の筋肉	筋骨格系
104	頸部の筋肉	筋骨格系
106	頭部の血管［動脈］	循環器系
108	頭部の血管［静脈］	循環器系
110	頭部の神経	神経系
112	頸部の神経とリンパ系	神経系・循環器系
114	脳を保護するしくみ	神経系
116	脳のしくみ	神経系
118	脳の内部構造	神経系
120	小脳と脳幹の構造	神経系
122	眼の構造	感覚器系
124	ものが見えるしくみ—❶	感覚器系
126	ものが見えるしくみ—❷	感覚器系
128	耳の構造	感覚器系
130	音が伝わるしくみ	感覚器系
132	平衡感覚	感覚器系
134	鼻の構造	感覚器系
136	においを感じるしくみ	感覚器系
138	口の構造	消化器系
140	味覚を感じるしくみ	感覚器系
142	歯のしくみ	消化器系
144	のどの構造	消化器系・呼吸器系
146	のどのはたらき	消化器系

明解図解

103	咀嚼筋の走行
105	前頸部の筋の走行
107	頭部のおもな動脈
109	頭部のおもな静脈
111	三叉神経と顔面神経
119	脳の構造
122	涙（涙液）
125	近視と遠視の違い
133	めまいの起こるしくみ
134	鼻の内部構造
137	鼻出血
139	食物の通路と空気の通路
140	舌の神経分布
140	味覚を強く感じる場所
141	味蕾のある場所
147	耳管のしくみ

コラム

127	色覚異常とは
143	乳歯から永久歯へ

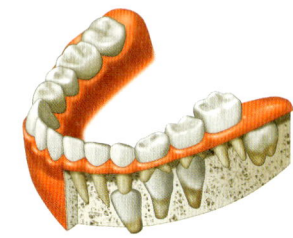

3章 胸部

150	胸壁	筋骨格系
152	胸部の内臓	呼吸器系・循環器系
154	肺の構造	呼吸器系
156	呼吸のしくみ	呼吸器系
158	ガス交換のしくみ	呼吸器系
160	心臓の構造	循環器系
162	弁の構造と刺激伝導系	循環器系
164	拍動のしくみ	循環器系
166	心臓を養う血管	循環器系
168	乳房の構造	泌尿生殖器系

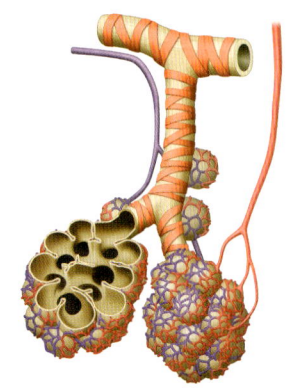

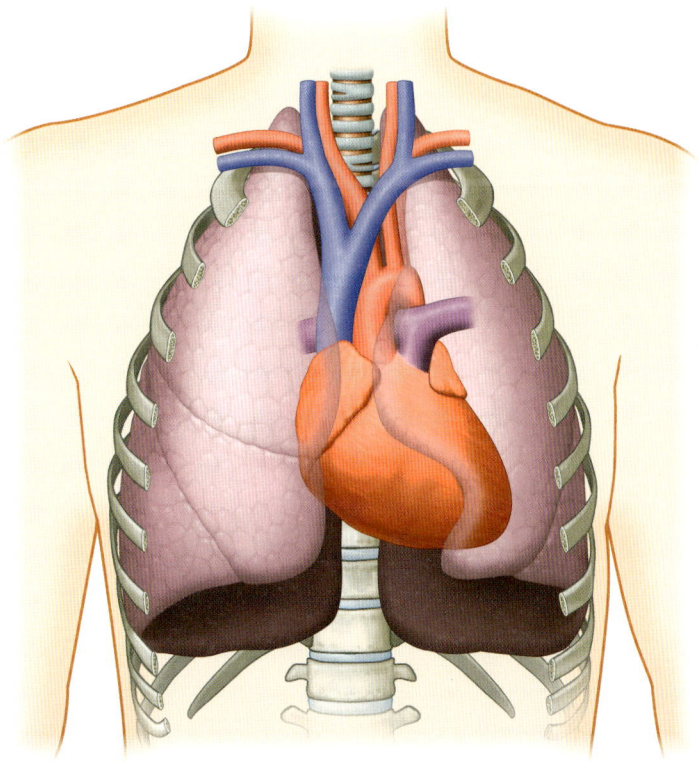

明解図解

- 151　呼吸筋のはたらきと胸部の変化
- 152　縦隔の区分
- 154　肺の区域
- 157　呼吸のしくみ
- 158　外呼吸と内呼吸
- 166　左右冠状動脈の血液供給パターン
- 168　乳がんの部位別発生比率

コラム

- 164　心電図

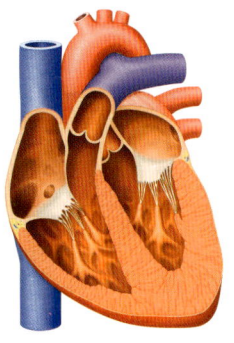

4章 腹部・背部

172	腹壁	筋骨格系
174	脊柱	筋骨格系
176	骨盤	筋骨格系
178	腹部の内臓―❶	消化器系
180	腹部の内臓―❷	消化器系・泌尿生殖器系
182	消化管の位置関係とはたらき	消化器系
184	胃と十二指腸	消化器系
186	胃の粘膜	消化器系
188	小腸の構造	消化器系
190	大腸・肛門の構造とはたらき	消化器系
192	肝臓の構造	消化器系
194	肝臓のはたらき	消化器系
196	胆嚢の構造	消化器系
198	膵臓の構造とはたらき	消化器系
200	腎臓の構造	泌尿生殖器系
202	尿ができるしくみ	泌尿生殖器系
204	膀胱と排尿反射	泌尿生殖器系
206	男性生殖器―❶	泌尿生殖器系
208	男性生殖器―❷	泌尿生殖器系
210	女性生殖器―❶	泌尿生殖器系
212	女性生殖器―❷	泌尿生殖器系
214	受精のしくみ	泌尿生殖器系
216	胎児の血液循環	泌尿生殖器系

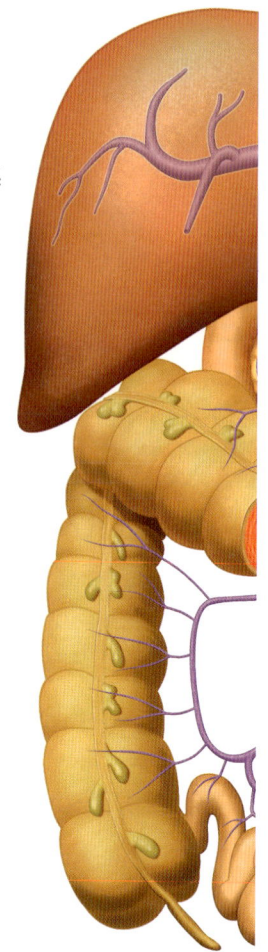

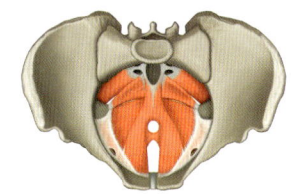

明解図解

173	腹部の区分（9領域）
176	骨盤腔の各部名称
177	性差による形態の違い
179	腹膜内器官と腹膜後器官
183	栄養素の化学的消化
184	胃の各部名称
190	排便と神経のかかわり
192	肝区域
195	肝組織の区分と血液の流れ
196	胆汁の流れ
203	ネフロンのはたらき
204	蠕動運動による尿の移動
215	性周期
217	胎盤のしくみ

コラム

185	胃下垂はなぜ起きる？
205	男性と女性の尿道の違い
207	鼡径ヘルニア
209	精子の産出
213	男女生殖器の対応関係

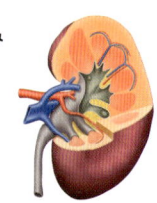

5章 上肢・下肢

220	上肢の骨格と筋肉［前面］	筋骨格系
222	上肢の骨格と筋肉［後面］	筋骨格系
224	上肢の血管と神経	循環器系・神経系
226	手の骨格と筋肉	筋骨格系
228	下肢の骨格と筋肉［前面］	筋骨格系
230	下肢の骨格と筋肉［後面］	筋骨格系
232	下肢の血管と神経	循環器系・神経系
234	足の骨格と筋肉	筋骨格系

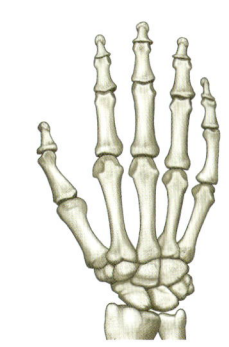

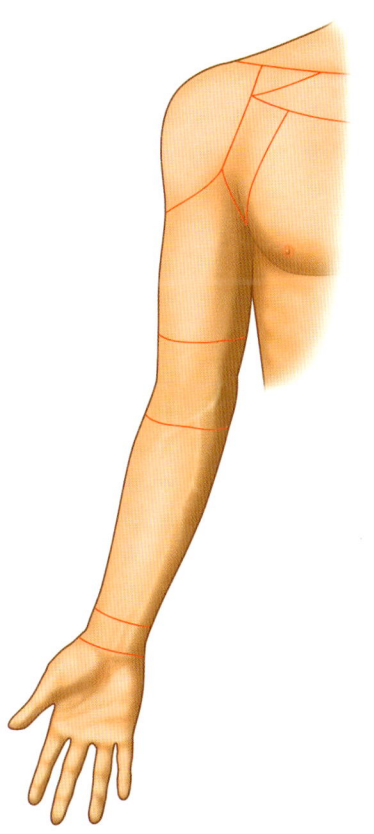
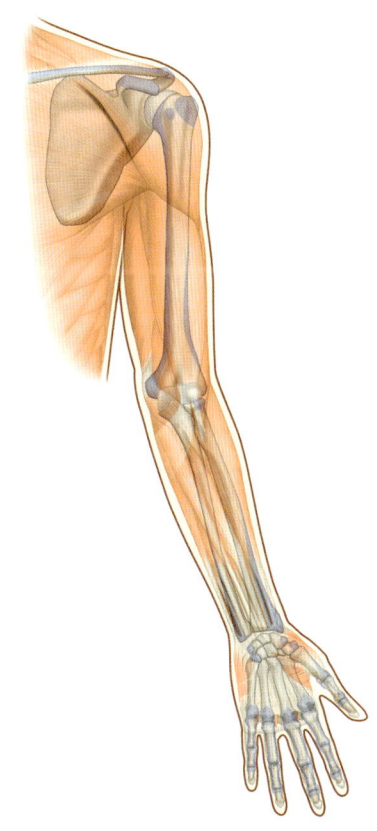
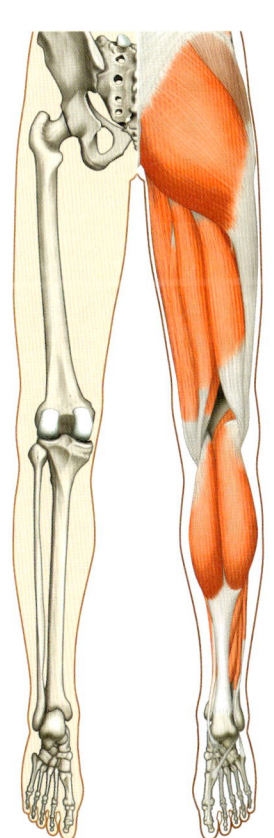

明解図解

- 221 上肢のおもな筋肉の走行（前面）
- 223 上肢のおもな筋肉の走行（後面）
- 226 手根骨の配列（右手）
- 229 下肢のおもな筋肉の走行（前面）
- 231 下肢のおもな筋肉の走行（後面）

資料編

- 236 からだのデータ
- 241 組織の種類とはたらき

- 242 索引
- 254 巻末復習ノート
- 262 引用・参考文献

本書の使い方

解剖学は、人体の形態や構造を研究する学問です。
本書は解剖学を中心に、人体の機能を研究する生理学の内容も交じえて、
初心者の方でも理解しやすいよう解説しています。

章立てテーマカラー
各章はテーマカラーで区別されています。

ダイジェスト
この見開きの内容が一目でわかります。

参考テーマ
この見開きの内容に関連するページです。併せて読むことで理解が深まります。

詳しい解説文
とくに重要な語句は太字で示しています。解剖学用語など、読み方が難しそうなことばにはルビをふっています。

参考ページ
このことばに関連する解説があるページです。

明解図解
シンプルな模式図を載せることで、おおまかな構造やしくみが理解しやすいようになっています。

4章——腹部・背部

胃と十二指腸

食道を通ってきた食物はいったん胃に留まり、かゆ状に分解されて十二指腸へと送られる。
胃の入り口を噴門、出口を幽門という。
胃の筋層は3層の平滑筋でできている。

消化と吸収のしくみ ⇒ p.64
消化管の運動 ⇒ p.66
消化管の位置関係とはたらき ⇒ p.182
胃の粘膜 ⇒ p.186

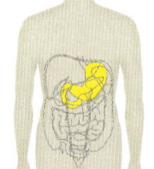
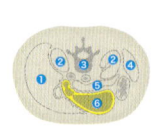

❶肝臓 ❷腎臓 ❸椎骨
❹脾臓 ❺膵臓 ❻胃

胃の形状とはたらき

　胃は上腹部のやや左側にある。横隔膜の下にはまり込み、肝臓の左葉の後ろに隠れている。胃の表面を覆う腹膜は、胃と周囲の臓器を結ぶ**大網**(p.178)・**小網**などの間膜につながっている。
　胃の入り口は食道につながり、**噴門**とよばれる。出口は右下方で十二指腸につながり、**幽門**という。胃の左側の縁は**大弯**、右側の縁は**小弯**とよばれる。大弯からは、大網というエプロンのような広い腹膜のヒダが垂れ下がり、生体では前面にかぶさっている。小弯と肝臓の肝門との間には小網という膜があり、その右端は肝臓に向かう血管と総胆管の通り道になっている。小網と胃の背面にある腹膜で覆われた腔所が、**網嚢**(p.181)である。
　胃の壁は、**粘膜、筋層、漿膜**の3層からなる。粘膜の表面には**胃腺**が開く。噴門の周辺、胃体、幽門の周辺で、胃腺の性質に違いがある。筋層の平滑筋は、内側から**斜線維、輪筋層、縦筋層**の3層に分かれる。胃が収縮しているときには、平滑筋の収縮により粘膜に縦走するヒダが見られる。
　胃に分布する血管は、大弯と小弯に沿って走っていて、動脈はいずれも**腹腔動脈**(p.48)の枝である。静脈は**門脈**(p.63)につながり、肝臓に送られる。また、

交感神経と副交感神経(p.88)が分布して、平滑筋の運動を調節している。胃腺には副交感神経が分布して胃腺の分泌を促進する。
　胃には、食道から送られてきた食物を一時的に貯蔵し、かゆ状にして少しずつ十二指腸に送り出すはたらきがある。胃腺から分泌される**胃液**は、食物が腐敗するのを防ぐとともに、たんぱく質の消化を助ける。

十二指腸の構造とはたらき

　十二指腸は小腸の最初の部分で、後腹壁に密着しており、胃や横行結腸の陰に隠れている。胃の幽門からつながり、長さが25cmほどでC字形をしている。胃に近い側から上部・下行部・水平部・上行部に分かれる。
　下行部の左側の壁の粘膜には、**大十二指腸乳頭**（ファーター乳頭）という盛り上がりがあり、ここに総胆管と膵管が合流して開口している(p.197)。十二指腸上半部の粘膜下層には、アルカリ性の粘液を分泌する**十二指腸腺**がある。
　十二指腸では、胃から送られてきた酸性の強い内容物を、アルカリ性の分泌物で中和して粘膜を保護するとともに、胆汁と膵液を加えて栄養物の本格的な消化を始める。

明解図解 | 胃の各部名称

左側の大きく膨れた縁は大弯、右側の凹んだ縁は小弯とよばれる。胃の本体は胃体、噴門の左側のドーム状に持ち上がった部分が胃底である。幽門部は幽門前庭部と幽門管に分かれる。

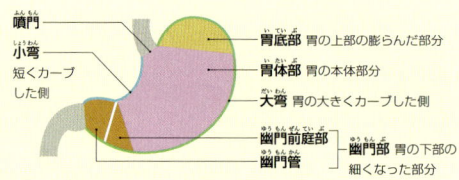

- 噴門
- 小弯 短くカーブした側
- 胃底部 胃の上部の膨らんだ部分
- 胃体部 胃の本体部分
- 大弯 胃の大きくカーブした側
- 幽門前庭部
- 幽門管
- 幽門部 胃の下部の細くなった部分

184

臓器マップ
この見開きで取り上げている臓器がからだのどこに位置するのか、色で示しています。
前頭面：正面から見た場合の位置
横断面：断面を上から見た場合の位置

●解剖学用語の漢字表記について
解剖学で使われる用語は、解剖学会から発行される『解剖学用語』によって定められています。『解剖学用語』に載っている用語には、「彎」など、一般に使われているものとは違う字体（俗字）も一部含まれています。
解剖学会としては、正字・俗字のいずれを使用してもよいという見解を示しています。

●解剖学用語の読み方について
漢字の読み方（ルビ）については『第2版 臨床に必要な英和和英人体用語集』（ユリシス・出版部発行）を参考にしました。

■胃と十二指腸の構造

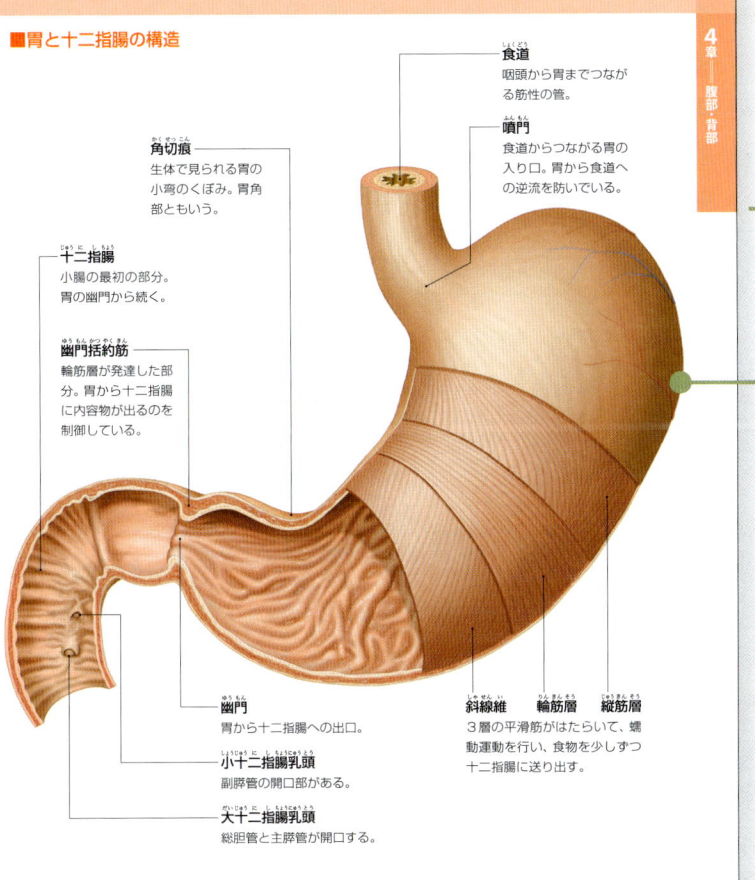

食道
咽頭から胃までつながる筋性の管。

噴門
食道からつながる胃の入り口。胃から食道への逆流を防いでいる。

角切痕
生体で見られる胃の小彎のくぼみ。胃角部ともいう。

十二指腸
小腸の最初の部分。胃の幽門から続く。

幽門括約筋
輪筋層が発達した部分。胃から十二指腸に内容物が出るのを制御している。

幽門
胃から十二指腸への出口。

小十二指腸乳頭
副膵管の開口部がある。

大十二指腸乳頭
総胆管と主膵管が開口する。

斜線維 輪筋層 縦筋層
3層の平滑筋がはたらいて、蠕動運動を行い、食物を少しずつ十二指腸に送り出す。

4章——腹部・背部

色分けされたインデックス
テーマカラーで色分けされているので、検索する際に便利です。

精密な図版
本文の理解を助ける精密な図版を、多数描き下ろしています。

コラム
見開きに関連する雑学的知識を紹介しています。

巻末復習ノート
全身の骨格や血管、臓器などをシンプルな線で描いた"白地図"です。コピーをとって自分なりに書き込み、本書の内容を復習するために役立ててください。

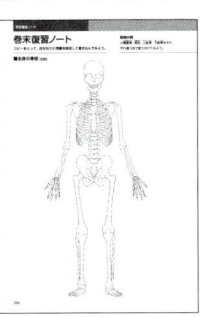

胃下垂はなぜ起きる？
胃下垂とは、胃が通常より下がっている状態である。X線像で角切痕が骨盤内に入っていると、胃下垂と診断される。
胃下垂になる原因は、胃壁の平滑筋の緊張が低下することで、やせ形の女性に多く見られる。蠕動運動が低下するので、胃の膨満感や食欲不振の原因になるが、苦痛を感じないようならとくに治療の必要はない。改善するには、腹筋運動や全身運動が効果的である。

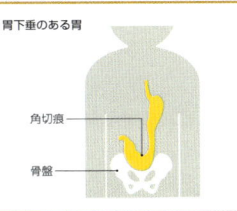
胃下垂のある胃
角切痕
骨盤

185

序章

人体解剖の歴史

序章——人体解剖の歴史

人体解剖の歴史——解剖学を学ぶ方へ

　人間のからだはどんなしくみになっているのか。それを追究するため、人々は紀元前の昔から、人体を客観的に観察しようと試みてきました。そして始まったのが解剖学という学問です。時代ごとに新しい発見があり、解剖学は今日に至るまで進化を続けています。

　これから、解剖学がどのように変遷していったかを見ていきます。解剖学の歴史を知ることで、現在私たちが学んでいる解剖学に対する理解もいっそう深まることでしょう。

1 人体を知る——古代の解剖学

■「医学の父」ヒポクラテスが解剖学の開祖

　解剖学と医学の始まりは、古代ギリシャにさかのぼることができます。古代ギリシャに活躍した**ヒポクラテス**(前460〜前370年)は「医学の父」ともよばれ、『ヒポクラテス全集』という著作集が残されていますが、これはヒポクラテスとその周辺の人たちの著作を集めたものと考えられています。人体の骨についてかなり細かな観察をしていることがうかがわれ、動物を解剖して得たと思われる、内臓や大きな血管についての大ざっぱな記述があります。

　人体解剖を初めて行ったのは、古代アレクサンドリアの人たちでした。**ヘロフィルス**(前335ごろ〜前280年ごろ)は「脳が神経系の中心である」と主張し、大脳と小脳を記載しました。また運動神経と知覚神経、動脈と静脈を区別して、前立腺と十二指腸に名前を付けています。その弟子の**エラシストラトス**(前304年ごろ〜?)は血管の生理学について深く考察し、心臓に弁があることを認めました。

■後世まで強い影響を与えたガレノス

　現存する最古の解剖学の文献は、古代ローマの医師**ガレノス**(129〜216年)によるものです。ガレノスは動物の解剖を精力的に行い、解剖学の著作を多数残しました。全身の構造とその役割を扱う『身体諸部分の有用性』全17巻やその解剖方法を示した『解剖手技』全15巻のほかに、骨、筋肉、血管、神経をそれぞれ扱う小論などをギリシャ語で書いています。ガレノスの解剖学は非常に詳しく、論理的かつ明解に書かれてい

て、高い人気を得ました。

　古代ローマでは**人体を解剖することは**許されなかったので、ガレノスはさまざまな動物を解剖し、人体によく似たものとしてとくにサルを解剖することを勧めています。ガレノスの解剖の技術と知識は他の追随を許さず、医学の文献についての豊富な知識、明解な論理構成力とあいまって、ローマの社会で医師として名声を高めることができました。またガレノスの著作は後世に伝えられて大きな影響を与えました。

　ガレノスの著作は、ローマ帝国が滅びると、しばらくの間ヨーロッパでは忘れられてしまいましたが、東方に伝えられアラビア語に翻訳されました。ペルシアの**アヴィケンナ**（980〜1037年）は『医学典範』という医学知識の百科全書を著した人です。

　12世紀以後のヨーロッパでは、古代の文化・学術を復興する営みが始まりました。ガレノスの医学文献も次々とラテン語に翻訳され、ガレノスは医師の君主として尊敬を集めました。また、**人体解剖は、ヨーロッパでは14世紀以後に始まりました**。イタリアのボローニャ大学のモンディーノ（1275〜1326年）は、自ら行った人体解剖をもとに1316年に『解剖学』を著しています。16世紀に活版印刷による出版が活発に行われるようになると、ガレノスの著作も全集の形で出版されてさらに広まりました。

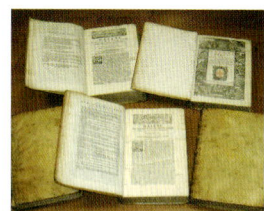

図1　ラテン語訳の『ガレノス全集』（1625年）全5巻。坂井建雄蔵。

2　近代医学の始まり——16世紀の解剖学

■自らメスを持ち、大傑作を残したヴェサリウス

　16世紀に入ると、解剖学に大きな革命を起こす著作が現れます。**ヴェサリウス**（1514〜1564年）の『**ファブリカ**』（1543年）です。ヴェサリウスは現在のベルギーのブリュッセルで生まれ、イタリアのパドヴァ大学の解剖学教授になり、人体解剖を通して、**権威の書物の中にではなく人体の中にこそ真実がある**ことを人々に示しました。

　それ以前の解剖学者は自らメスを持って人体を解剖することはなく、書物を詳しく読んで解釈するのを仕事にしていました。しかしヴェサリウスはガレノスの文献に通暁するだけでなく、**自ら解剖を行って人々に示しました**。その『ファブリカ』の扉の図はそのことを象徴的に示しており、ヴェサリウスは解剖台の横でメスを持ってまさに人体を解剖しています。

　『ファブリカ』はフォリオ判（ほぼ現在のA3判）で700ページを超える巨大な本です。全体が7巻に分かれ、①骨、②筋肉、③血管、④神経、⑤腹部内臓、⑥胸部

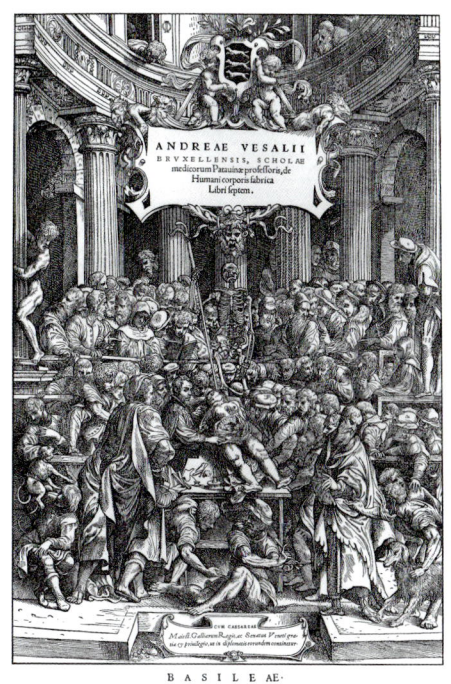

図2　ヴェサリウスの『ファブリカ』の扉。中央の解剖台の左手にヴェサリウスが立ち、自らメスを取って解剖している。

序章——人体解剖の歴史

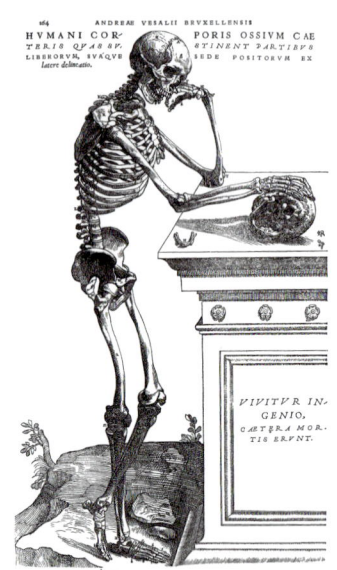

図3 ヴェサリウスの『ファブリカ』の骨格人。机の上の頭蓋に手を置いて物思いに耽るポーズが印象的である。

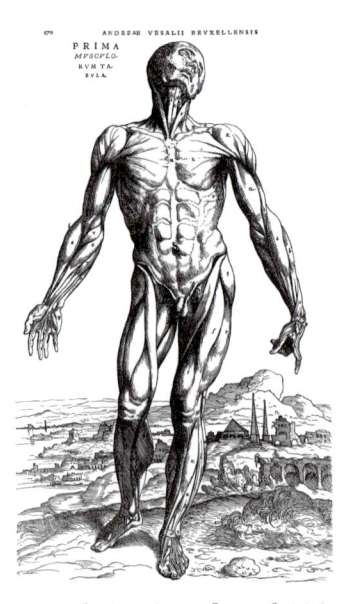

図4 ヴェサリウスの『ファブリカ』の筋肉人。牧歌的な背景の中にすっくと立つ筋肉人は、前面の最表層の筋肉を見せている。

内臓、⑦頭部の器官を扱っています。精細で芸術的な解剖図が人々を魅了し、大きな影響を与えました。とくに第1巻の3枚の"骨格人"の図、第2巻の14枚の"筋肉人"の図は、見る人に圧倒的な印象を与えます。ヴェサリウスは『ファブリカ』を出版した後、大学を辞めて神聖ローマ皇帝カール5世の宮廷侍医となり、再び学問の世界に戻ることはありませんでした。

『ファブリカ』の解剖図は、その当時最高度に発展した木版画の技術を駆使した傑作です。版木は20世紀初頭まで残されて、1934年に『イコーネス・アナ

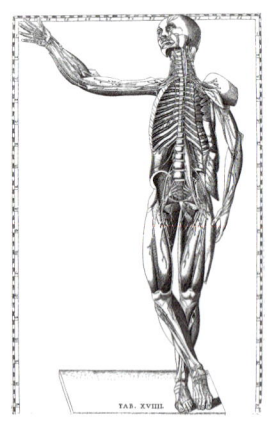

図5 エウスタキウスによる脊髄神経の解剖図。銅版画による詳細な図であるが、表現はぎこちない。周囲の枠は、位置を示すための座標になっている。

トミカエ』という解剖図集の印刷に用いられましたが、第二次世界大戦のミュンヘン空襲により惜しくも焼失してしまいました。

16世紀には銅版画も用いられるようになっていましたが、技術的にはまだまだ未成熟でした。ヴェサリウスに少し遅れてイタリアの**エウスタキウス**（1500［10］～1574年）が銅版画による解剖図を多数製作し、そのほとんどは生前に出版されることなく埋もれていましたが、18世紀になって再発見され、1714年に出版されました。エウスタキウスの解剖図は、銅版画の特徴を生かして細部が正確に表現されていますが、その表現はぎこちなく、芸術的には『ファブリカ』の図よりはるかに劣ります。

3 人体の探究——17～18世紀の解剖学

■ハーヴィーの血液循環説がガレノスの体液説を退ける

ヴェサリウス以後、人体や動物の解剖が活発に行われ、さまざまな発見がなされました。パドヴァ大学の**ファブリキウス**（1533～1619年）は、動物の発生や静脈の弁を詳細に研究し、ヨーロッパ各国から学生を受け入れて育てました。その弟子の1人、イギリスの**ウィリアム・ハーヴィー**（1578～1657年）は、ファブリキウスの研究を発展させ、**血液循環の原理**を導き出しました。

ハーヴィー以前には、心臓、動脈、静脈を見ても、現在のように血液が循環しているとは考えられていませんでした。詳細な解剖をしたヴェサリウスにしても、古代のガレノスの体液説に従って、静脈、動脈、神経を全身に液を分配するパイプと考えていました。「静脈血は腸で吸収

された栄養をもとに肝臓でつくられ、静脈を通して全身に送り届けられる。動脈血は静脈血と肺から吸いこんだ外界の精気をもとに心臓の右側でつくられ、動脈を通して全身に送り届けられる。神経液は動脈血と鼻から吸いこんだ外界の精気をもとに脳底の血管網でつくられ、脳室の中で機能を営むとともに神経を通して全身に送り届けられる」というふうに、解剖所見を巧みに組み込んだ説です。

　ハーヴィーは動物の生体解剖や静脈弁の観察をもとに、緻密な考察によって血液が全身を循環することを論証しました。これによりガレノスの学説の核心部分が否定され、ガレノスの権威は失墜することになりました。

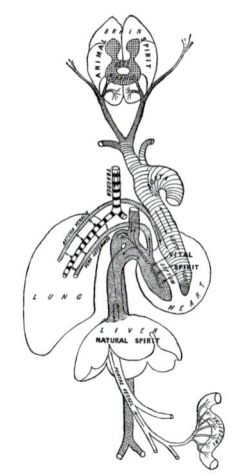

図6　ガレノス説の概念図。肝臓から始まる静脈、心臓から始まる動脈を示している。

■ リンパ管やさまざまな分泌腺の発見

　17世紀には解剖学の研究が活発に行われ、人体の構造と機能についてさまざまな新発見がもたらされました。イタリアの**アセリ**（1581〜1625年）は腸間膜の中に**リンパ管**を発見し1627年に報告しました。イングランドの**グリソン**（1597〜1677年）は肝臓を詳細に解剖して『肝臓の解剖学』（1654年）を発表しており、肝小葉の周縁にある結合組織領域に名前（**グリソン鞘**）を残しています。イングランドの**ウィリス**（1621〜1675年）は脳の構造を研究して『脳の解剖学』（1664年）を著し、脳の底部にある大脳動脈輪に名前を残しています（**ウィリス動脈輪**）。イタリアの**マルピーギ**（1628〜1694年）は顕微鏡を用いてさまざまな臓器を観察し、毛細血管（1661年）や腎臓の**糸球体**（1666年）を報告しています。

　内臓の領域にある肉質の構造は「**腺**」とよばれていましたが、そのはたらきは不明でした。しかし17世紀から18世紀にかけて膵臓や唾液腺に導管が見つかり、**腺が液を分泌する臓器であること**が明らかになりました。膵管は**ヴィルズング**が1642年に、顎下腺管は**ワルトン**が1656年に、耳下腺管は**ステノ**が1662年に報告しています。また新しい腺も次々と発見されました。大前庭腺は**カスパー・バルトリン2世**が1677年に、十二指腸腺は**ブルンネル**が1687年に、腸腺は1688年に**マルピーギ**が、尿道球腺は1697年に**カウパー**が発見しています。

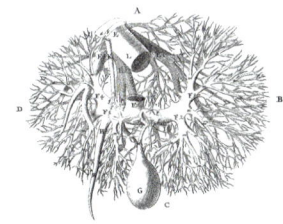

図7　グリソンの『肝臓の解剖学』の肝臓の解剖図。肝臓内の胆管の枝と肝静脈の枝が詳細に描かれている。

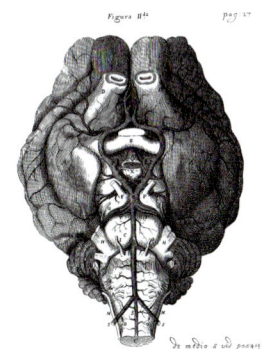

図8　ウィリスの『脳の解剖学』の脳底の解剖図。内頸動脈と椎骨動脈の枝が、脳の底面で動脈輪をつくる様子が描かれている。

■ 人体の生理機能を論じたブールハーフェ

　18世紀に入ると、人体の構造を扱う解剖学と機能を扱う生理学とが分離し始めます。**ブールハーフェ**（1668〜1738年）はオランダのライデン大学の教授で、教育者として名を馳せ、ヨーロッパ各国から多くの学生が訪れて彼のもとで医学を学びました。ブールハーフェの『医学教程』（1708年）は非常に人気の高い医学教科書で、その主要部分の「生理学」では、思弁的な原理を廃して消化・吸収・循環・呼吸、脳、内臓、筋、感覚、生殖など具体的な生理機能を扱い、個別の器官の生理学の始まりと目されています。**ハラー**（1708〜1777年）はブールハーフェの弟子でゲッティ

ンゲン大学の教授を務め、『生理学初歩』(1747年)と『人体生理学要論』全8巻(1757～1766年)を著し、人体生理学の基礎を築きました。**ウィンスロー**(1669～1760年)はパリの王立植物園の解剖学教授で、その主著『**人体構造の解剖学示説**』(1732年)は、機能についての説明や仮説にもとづく推論を排除して、解剖を通して見られる人体の構造のみを扱う科学的な記述解剖学を築きました。

■ **『解体新書』登場前夜**

18世紀には、**学習者向けの簡便な解剖学書**が現れました。とくにイギリスの**チェセルデン**のものとドイツの**クルムス**のものは大いに人気を集めて、数多く版を重ね、他の言語にも翻訳されました。

チェセルデン(1688～1752年)は腕のよい外科医として名声を博すだけでなく、ロンドンで解剖学を教える講座を開き、その講座のために『人体解剖学』(1713年)を英語で書いて出版しました。『人体解剖学』の内容は4巻に分かれ、各巻末に簡略な解剖図が付いており、また運動器の扱いが大きく、外科学に役立つ解剖学になっています。ドイツ語版も出版されています。

クルムス(1689～1745年)はダンチヒのギムナジウムの教授を務め、『解剖学表』(1722年)をドイツ語で書いて出版しました。版を重ね、ラテン語版、オランダ語版、フランス語版も出されています。とくにオランダ語版は、江戸時代に鎖国下の我が国にもたらされ、**前野良沢**と**杉田玄白**によって翻訳され、『解体新書』(1774年/安永3年)となったことは有名です。

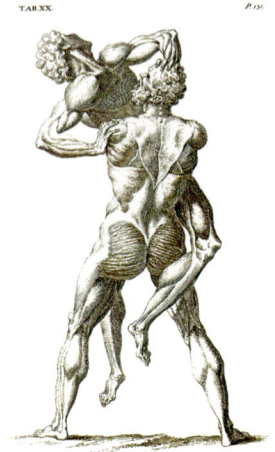

図9 チェセルデンの『人体解剖学』の筋肉の解剖図。判型は21×13cm。版を重ねるごとに内容が改訂され、初版と比べ第8版ではページ数も2割以上増えた。

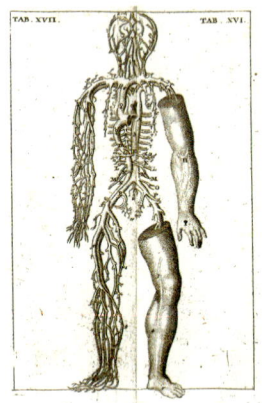

図10 クルムスの『解剖学表』の心臓の解剖図。判型は18×11cm。本文は箇条書きの摘要と解説文に分かれ、概略をつかみやすいよう工夫されている。

4 実験室医学の発展──19世紀の解剖学

■ **医学と生物学を大きく変えた「細胞」という発想**

19世紀に入って、医学に大きな変化が生じ、それに伴って解剖学のあり方も大きく変わりました。顕微鏡を用いた解剖学の研究は、この変化を引き起こす大きな原動力でもあったのです。

18世紀までの医療は、古代と大きく変わることがありませんでした。病気は体液のバランスが崩れることにより生じると考えられ、治療としてはからだに備わった自然治癒力を助長するための食事療法や運動などが行われていました。この時代の医療は、医師が患者の家に呼ばれて行ったので、「病宅医学 bedside medicine」といいます。

ところが18世紀末ごろからヨーロッパ各国に大きな病院が建設され、患者が病院で医療を受けるようになり、病理解剖が積極的に行われるようになりました。臓器の変化が注目されるようになり、**病気は臓器の異常によって生じる**と考えられるようになったのです。この時代の医療は、「病院医学 hospital medicine」とよばれます。

19世紀中ごろから、ドイツの大学を中心に実験室での研究が活発に

なり、その研究成果にもとづいて病気の診断・治療が行われるようになりました。病気は、今度は**細胞や化学的物質の異常によって生じる**と考えられるようになりました。この時代の医療は、「実験室医学laboratory medicine」とよばれます。

■ **組織学の創始者ケリカー**

　細胞は、すでに17世紀に**フック**（1635～1703年）が初期の顕微鏡を用いて観察していました。しかし19世紀初頭まで細胞は、植物や動物のからだに見られる小さな空胞のようなものと見なされていました。これを**生命の単位**という位置に高めたのは、植物について**シュライデン**（1804～1881年）が1838年に、動物について**シュヴァン**（1810～1882年）が1839年に提唱した"細胞説"です。2人は、細胞が増殖することや、受精卵も細胞であり、そこから生じた植物と動物のからだも細胞のみからできていることを主張しました。しかし細胞増殖の機構はまだ不明で、その後の研究によってようやく明らかにされました。

　人体の臓器をつくる素材を組織といい、その成り立ちを細胞の集まりとして探求する組織学は、解剖学のなかの大きな分野になりました。**ケリカー**（1817～1905年）の『人体組織学提要』（1852年）は、最初の体系的な組織学書として高く評価されました。**フィルヒョウ**（1821～1902年）は、病気の原因は細胞の異常に求められるべきであると主張し、『細胞病理学』（1858年）を著しました。

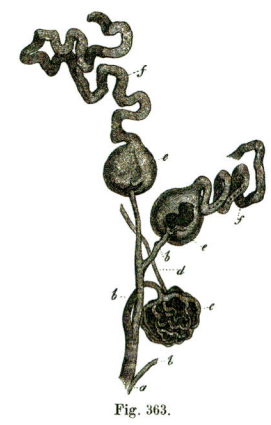

図11　ケリカーの『人体組織学提要』の腎糸球体と尿細管の解剖図。判型は24×16cm、木口木版画による図版である。

■ **発生学を大きく変えたダーウィンの進化論**

　19世紀の医学・生物学に大きな影響を与えたもう1つの理論は、進化論です。18世紀末ごろから、生物が進化したとする着想はすでに述べられていました。これに科学的な基礎を与えて人々に認めさせたのは、イギリスの**ダーウィン**（1809～1882年）による『種の起源』（1859年）です。進化論を受け入れるかどうかは激しい論争を引き起こし、社会や思想にも大きな影響を与えました。

　人体の発生過程を研究する発生学は、19世紀初頭から活発に研究が行われました。ドイツの**ベーア**（1792～1876年）は、胚葉形成など個体発生の主要な過程を明らかにし、発生学の創始者と見なされています。発生学も進化論の影響を大きく受け、個体の発生と進化の関係が注目されるようになりました。ドイツの**ヘッケル**（1834～1919年）の「**個体発生は系統発生を繰り返す**」という言葉は広く浸透しました。

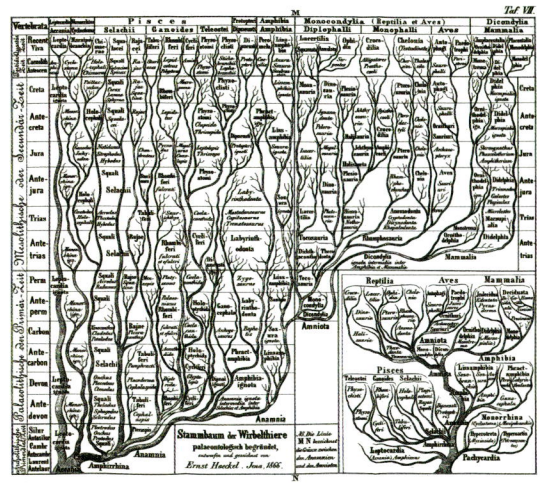

図12　ヘッケルの『生物体の一般形態学』の脊椎動物の進化系統樹。1つの種から複数の種へ進化することはあってもその逆はない、という基本原則が示されている。

やがて細胞説と進化論を背景に、体系的に構成された**解剖学書**が著されるようになりました。人体を器官系に分ける系統解剖学は、ドイツの**ヘンレ**(1809〜1885年)の『人体系統解剖学提要』全3巻(1855〜1871年)をもって始まります。さらに進化論を背景に発生を重視した解剖学として、ドイツの**ゲーゲンバウル**(1836〜1903年)の『人体解剖学教科書』(1883年)が有名です。イギリスの**グレイ**(1825〜1861年)は、外科応用を重視した『解剖学、記述と外科』(1858年)を著し、高い評価を得て、現在に至るまで改訂を重ねています。フランスでは視野の広いバランスのよい解剖学書として、**テステュ**(1849〜1925年)の『人体解剖学概論』全3巻(1889〜1892年)が人気を集めました。

5 解剖図の発展

■ヴェサリウスを超える新しい表現の追究

ヴェサリウスの『ファブリカ』(1543年)に用いられたのは、木版画による解剖図でした。その当時の解剖学書には、フランスの**エティエンヌ**(1505〜1564年)の『人体各部解剖』(1545年)など、木版画による解剖図が多く用いられていました。しかしそのころから**銅版画**による解剖図が用いられるようになり、17世紀から18世紀にかけて、解剖学書に用いられる図はもっぱら銅版画によるものになりました。

ヴェサリウスの『ファブリカ』の解剖図はきわめて大きな影響を与え、17世紀初頭までの解剖学書には『ファブリカ』の図を模した解剖図が数多く用いられました。**ヴァルヴェルデ**(1520〜1588年)の『人体構造誌』(1556年)、**カスパル・バウヒン**(1560〜1624年)の『解剖劇場』(1605年)など人気の高い解剖学書も、『ファブリカ』の解剖図を流用していました。17世紀に入ってようやく、『ファブリカ』の影響から脱した独自の解剖図がつくられるようになります。

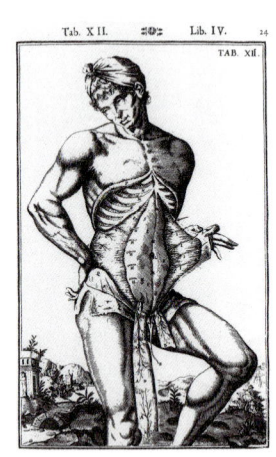

図13　カッセリウスの『解剖学図譜』の腹壁の筋の解剖図。さまざまな老若男女がポーズをとって登場する。

カッセリウス(1552〜1616年)はパドヴァ大学のファブリキウスのもとで解剖学を教えた人物です。生前に作成した多数の銅版画の解剖図は、彼の死後に『解剖学図譜』(1627年)として出版されました。裸体の人物が、解剖された部分を見せつけるように、風景のなかでポーズをとってたたずんでいます。寓話の挿絵といってもおかしくない味わいです。

ビドロー(1649〜1713年)は医学の学位を取ったのち、アムステルダムで開業していましたが、『人体解剖学105図』(1685年)を出版して名声を高め、ライデン大学の教授になりました。ビドローの解剖図には、人体解剖をしている、まさにその場面が写しとられています。皮膚、筋肉、内臓などの質感の違いが、多様な太さの描線によって表現され、息をのむほどの迫力です。ビドローの解剖図では、描かれている解剖体とそれを見ている観察者が同じ空間と時間を共有しており、ある日あるところで解剖された特定の人体が描かれています。

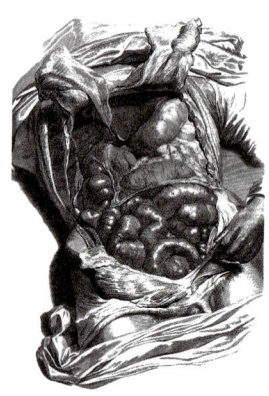

図14　ビドローの『人体解剖学105図』の腹部内臓の解剖図。判型は51×35cm。銅版画の技術を駆使して表現された人体は、写真のように生々しい。

アルビヌス（1697〜1770年）はブールハーフェとビドローの弟子で、ライデン大学の解剖学教授となり、『人体骨格筋肉図』（1747年）を出版しました。これは骨格人と段階的に解剖した筋肉人をさまざまな方向から示した図を中心にした解剖図譜です。アルビヌスの骨格人と筋肉人は、ビドロー以上に精細で美しい一方、押し寄せてくる迫力は希薄です。アルビヌスが表現したのは、解剖の場におけるその場限りの現実感ではなく、時空を超えた普遍的なもの、理想の人体であるためでしょう。

■本文と図を同ページに収録できる新技術・木口木版画

19世紀に入ると、銅版画に代わって**リトグラフ**という新しい版画技術が登場しました。銅版画は細かな線描を得意としますが、リトグラフはやわらかな多階調の表現を得意とし、多色の印刷もよく行われました。クロケー（1790〜1883年）による『人体解剖学』全5巻（1821〜1831年）、ブルジェリ（1797〜1869年）による『人体解剖学全提要』全16巻（1832〜1854年）、クエイン（1796〜1865年）とウィルソン（1809〜1884年）の『解剖学図譜集』（1842年）が代表的です。

18世紀中葉から19世紀前半まで、記述を主体とする解剖学の教科書からは解剖図が消えてしまい、1840年ごろから解剖学書に再び図が登場してきます。これには、**木口木版画**という新しい印刷技術の登場が大いに関係しています。解剖図に広く用いられた銅版画やリトグラフは、活字による本文と同じ紙面に印刷することができませんでした。木口木版画は、細かな表現力では劣るものの、本文と同じページに図を印刷することができるので、**本文と図を有機的に結びつけた編集**が可能になりました。これ以後の解剖学書では、本文中に図を配したスタイルが広く用いられるようになったのです。

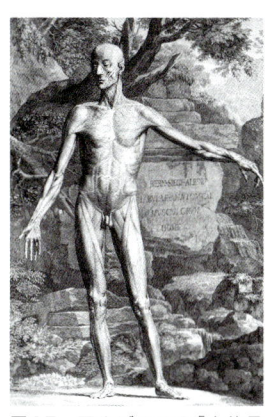

図15　アルビヌスの『人体骨格筋肉図』の筋肉人の解剖図。70×50cmの超巨大な本である。背景の石には「アルビヌス、人体筋肉図」と刻まれている。

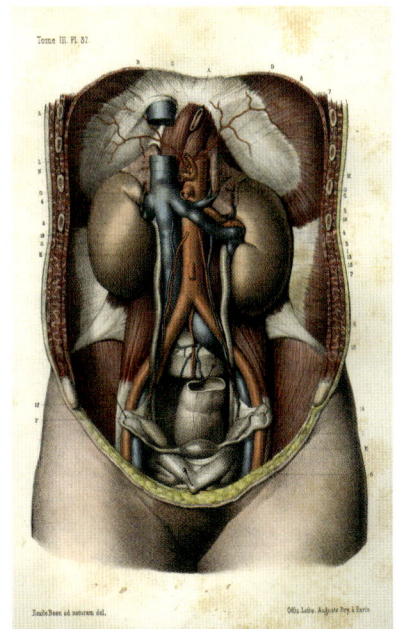
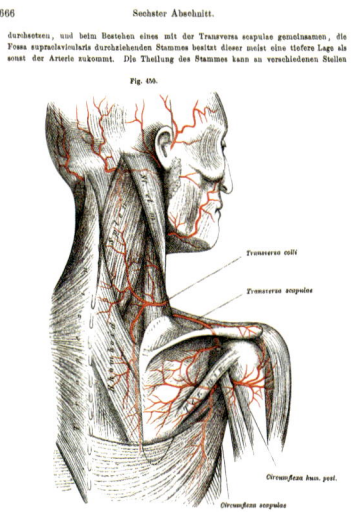

（左）図16　ボナミの『人体記述解剖学図譜』の胸腹部内臓の解剖図。ボナミはフランスのナントの医師。リトグラフによるやわらかで鮮やかな色調が特徴である。

（右）図17　ゲーゲンバウルの『人体解剖学教科書』の頚部の動脈の解剖図と本文。ゲーゲンバウルは人体を機能別に分類し、器官系と名付けた。

6 我が国の解剖学

■西洋医学に瞠目した杉田玄白、前野良沢

 日本では江戸時代に至るまで、中国由来の漢方の医学が行われていたため、人体の内部については**五臓六腑**の説が受け入れられていました。五臓とは心、肝、脾、肺、腎の実質臓器のことで、六腑とはそれらを補助する胃、大腸、小腸、胆、膀胱、三焦の管腔臓器を指します。三焦は中国医学独特の概念で、臓器の間のすき間のようなもので、上・中・下の3部に分かれています。

 我が国最初の公式の人体解剖は1754(宝暦4)年に京都で行われ、その所見を**山脇東洋**(1705～1762年)が記録して『**蔵志**』(1759年／宝暦9年)を著しています。『蔵志』には4葉の解剖図が収められていますが、斬首の遺体を用いたために頭部が描かれていません。その後、刑死体を解剖する人たちが次々と現れて、独自の観察を描いた解剖図が残されるようになりました。

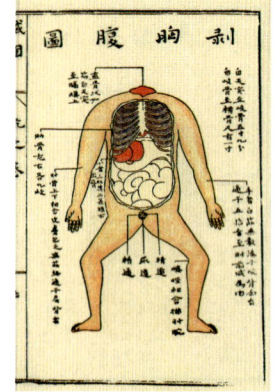

図18 山脇東洋の『蔵志』の胸腹部内臓の解剖図。気道が食道の前にあるなど、古来の説になかった独自の観察が表されているが、小腸と大腸の区別がないなどの問題もある。

 我が国の医学にきわめて大きな影響を与えたのは、『**解体新書**』(1774年／安永3年)の出版です。これは**前野良沢**(1723～1803年)と**杉田玄白**(1733～1817年)らにより、クルムスの『解剖学表』のオランダ語版を翻訳したものです。2人は1771(明和8)年に腑分けを見学し、その際に携えていたオランダ語の『解剖学表』の図が実際の解剖と一致するのに賛嘆し、翻訳を決意したのでした。辞書もないなかで苦心惨憺の訳業であったと、のちに杉田玄白は『蘭学事始』で回想しています。その後、西洋医学の概要を伝える訳本や著書が次々と刊行され、鎖国下の我が国に西洋の学問が広まる契機となりました。

 我が国で西洋医学を初めて体系的に教えたのは、オランダ人医師の**ポンペ**(1829～1908年)です。ポンペは鎖国政策を放棄した江戸幕府に招かれ、1857(安政4)年に長崎にやってきて、5年間にわたり医学教育を行いました。**医学教育のための初めての人体解剖示説**も行いましたが、死後の解剖を残酷なことと捉える習俗に配慮する苦労もあったようです。ポンペの門下で学んだ者は、記録に残るだけで135人あり、明治期の医学教育や医療行政を支えた多数の人たちがこのなかから現れました。

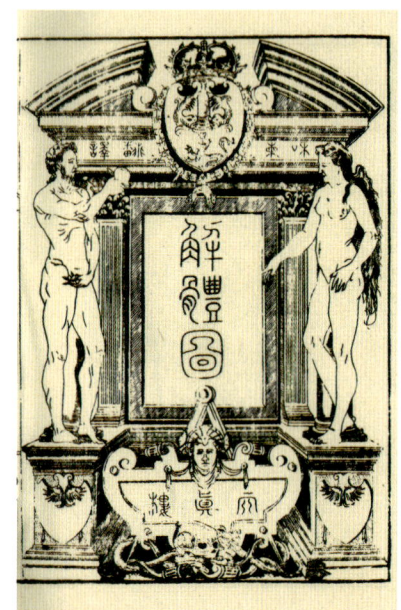

図19 杉田玄白らの『解体新書』扉。クルムスの『解剖学表』の解剖図と箇条書き本文を翻訳したものに、他の医学書からの解剖図を加えて刊行された。

■政府主導による人体解剖の始まり

 明治政府は、西洋医学を本格的に導入するために医学教育機関(現在の東京大学医学部)を整備しました。その医学校において1869(明治2)年に病死した美幾という女性の解剖が、本人の生前の同意を得て行われました。この解剖が契機とな

り、医学教育のための人体解剖が政府によって認められ、これ以後医学教育のための人体解剖が行われるようになりました。

東京大学医学部では、明治政府が雇い入れたドイツ人教師によって、高度な医学教育が行われました。ドイツの解剖学書をもとにした解剖学の教科書も整備され、ドイツに留学した日本人が大学の教授に着任するなど、**ドイツ流の医学が定着**したのです。1887(明治20)年ごろには東京大学を卒業した医学士が全国の医学校に教師として採用され、ドイツ流の医学は日本全国に広がりました。

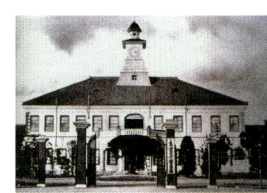

図20 東京医学校本館と正門。1879(明治12)年撮影。現在は東京大学総合研究博物館小石川分館として、理学部附属植物園(小石川植物園)内に再建されている。

■ **医学教育を支える献体制度の発展**

医学教育のための解剖は、明治から第二次世界大戦前までは、解剖学教室の努力によって、おもに身寄りのない病死者の遺体を集めて行われていました。戦後の1949(昭和24)年に死体解剖保存法が制定され、**人体解剖に法的な根拠**が与えられると、大学が主体となって遺体収集を行うようになります。昭和30年代から、死後の自らのからだを医学教育のために提供しようという篤志家が現れ、大学に登録をして献体団体を組織するようになりました。全国の献体団体と大学とが協力し、1971(昭和46)年に篤志解剖全国連合会が設立されて献体を広める運動を行い、その成果として、1982(昭和57)年度から文部大臣(現文部科学大臣)の感謝状が献体者に贈呈されるようになり、1983(昭和58)年には献体法によって、献体が法的な裏付けをもつようになりました。

これを契機に献体登録者は着実に増えて、現在では**解剖体のほとんどが献体**によってまかなわれるようになっています。献体の制度は世界中にありますが、もともと我が国には遺体に深い礼意を払う習俗があり、献体者の強い意志により広まってきた経緯もあって、倫理的な価値を重視しています。そこが欧米各国の献体とは一線を画しています。

解剖学は、実際の人体を観察することによって初めて充実した研究が可能になります。献体にすすんで協力してくださった篤志家の方々に感謝の念をもちながら、解剖学を学んでいっていただきたいと考えます。

〈坂井建雄〉

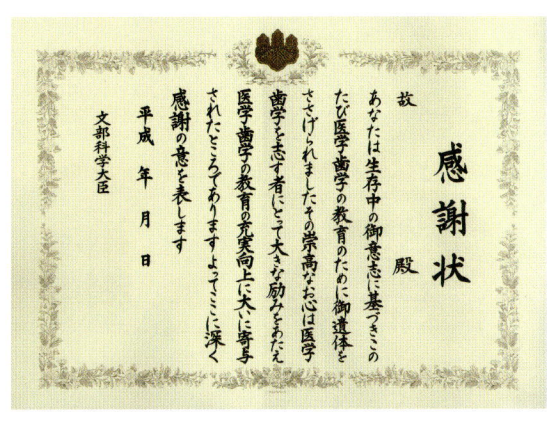

図21 文部科学大臣から献体者に贈呈される感謝状。

1章 総論

からだの区分

人体の表面は、骨や筋肉による凹凸を目印として区分され、名前が付けられている。
人体の内部には臓器が収まる腔所（くうしょ）がある。

頭部と頸部の各部の名称 ⇨ p.98
胸部の部位名称 ⇨ p.150
腹部・背部の部位名称 ⇨ p.172, 173
上肢の部位名称 ⇨ p.220
下肢の部位名称 ⇨ p.228

■ 体表の区分

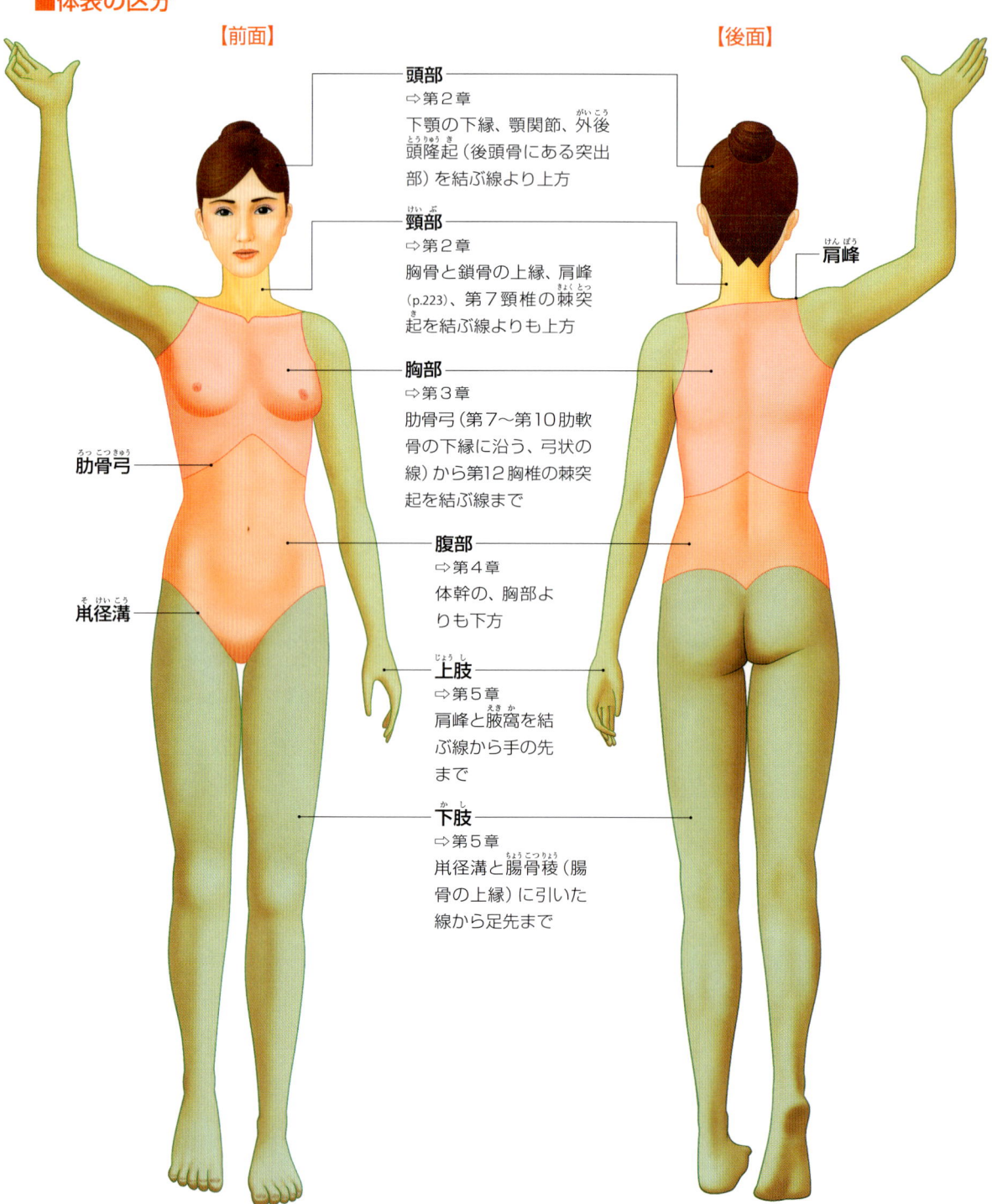

体表での区分

　日本全国どの土地も区分されて住所があるように、人体にも区分があり、名前が付けられている。からだの表面を見た場合、人体は骨や筋肉によって盛り上がりやくぼみがあり、それらを目印として、区分されている。

　人体は大まかに**頭頸部**、**体幹**、**四肢**に分けられ、頭頸部は**頭部**と**頸部**、体幹は**胸部**と**腹部**、四肢は**上肢**と**下肢**に分けられる。

　それぞれの部位はさらに細かく区分されている。

体内の腔所

　人体の内部にはさまざまな臓器があるが、それらを取り除くと腔ができる。脳を収めている**頭蓋腔**、脊髄の入っている**脊柱管**、肺や心臓が入っている**胸腔**、肝臓、胃、小腸、大腸などが収まっている**腹腔**である。

　頭蓋腔と脊柱管は**大後頭孔**（頭蓋骨の底部にあいている孔）でつながっており、胸腔と腹腔は**横隔膜**が境界になっている。腹腔の最下部は骨盤内にまで広がっており、小骨盤（p.176）に囲まれた部分をとくに**骨盤腔**とよぶ。

■人体内部の腔所

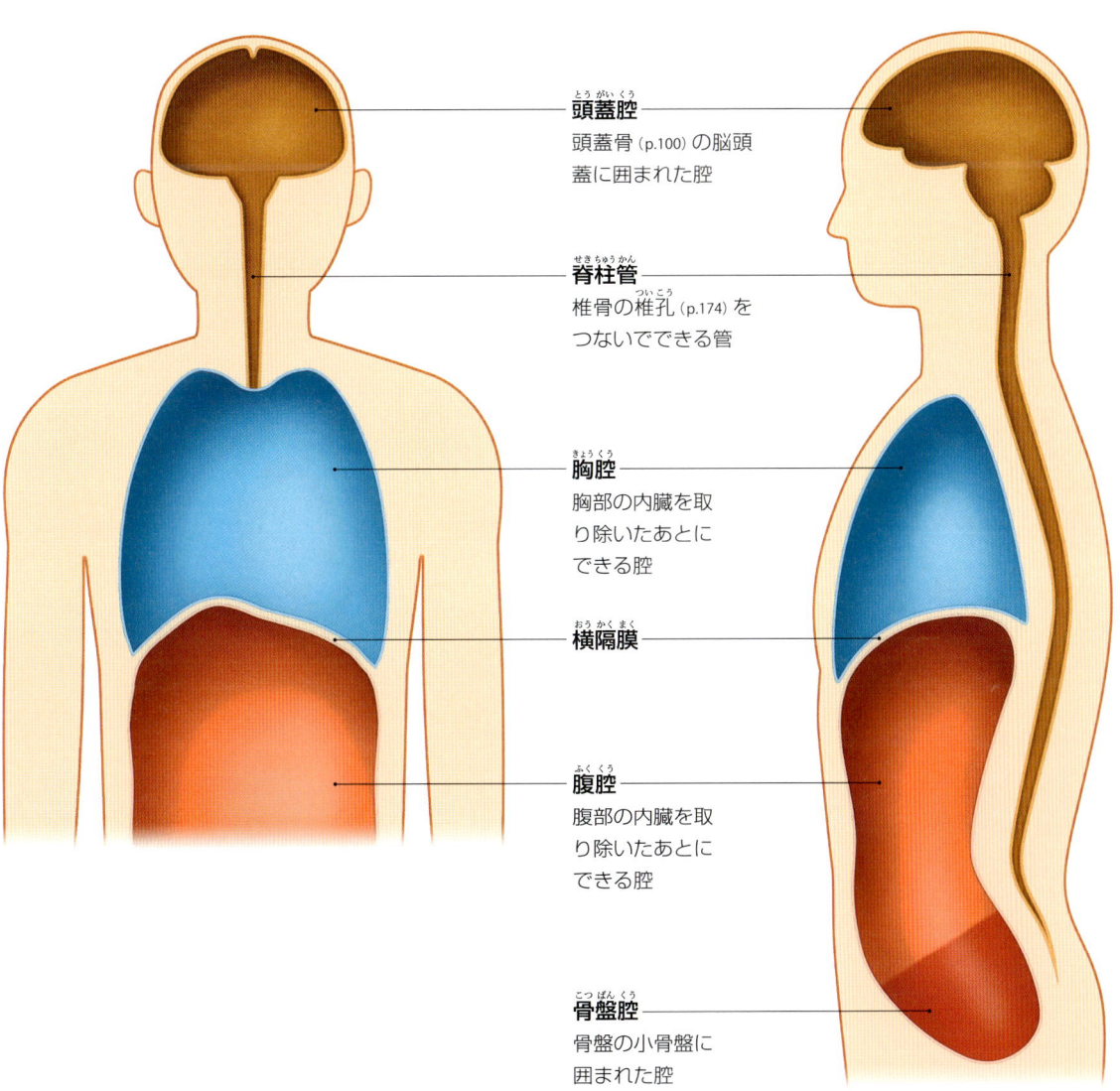

頭蓋腔
頭蓋骨（p.100）の脳頭蓋に囲まれた腔

脊柱管
椎骨の椎孔（p.174）をつないでできる管

胸腔
胸部の内臓を取り除いたあとにできる腔

横隔膜

腹腔
腹部の内臓を取り除いたあとにできる腔

骨盤腔
骨盤の小骨盤に囲まれた腔

面や方向を示す用語

人体の内部構造を示すための断面には、3つの基準面がある。また、2つの部位の位置関係を示すための用語があり、解剖学的正位にもとづいて定められている。

■からだの断面を表現する用語

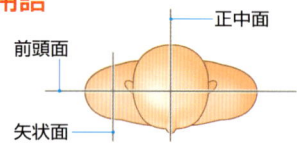

垂直面とは地面に垂直な断面のことで、からだの前後軸に平行な矢状面と、左右を結ぶ前頭面が該当する。

【正中面】

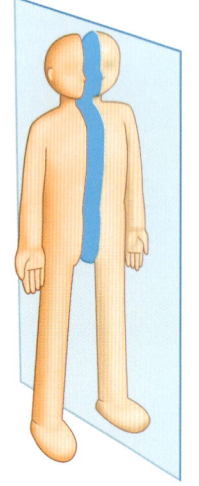

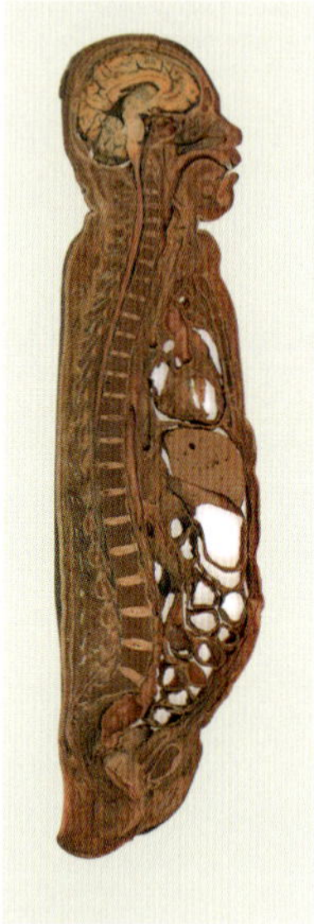

からだの中心を通り、左右に分ける前後方向の面

【矢状面】

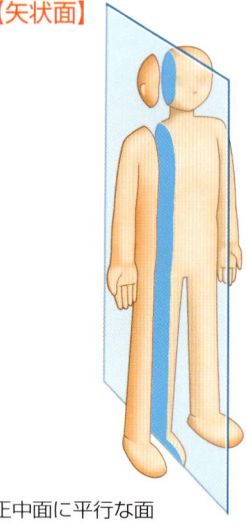

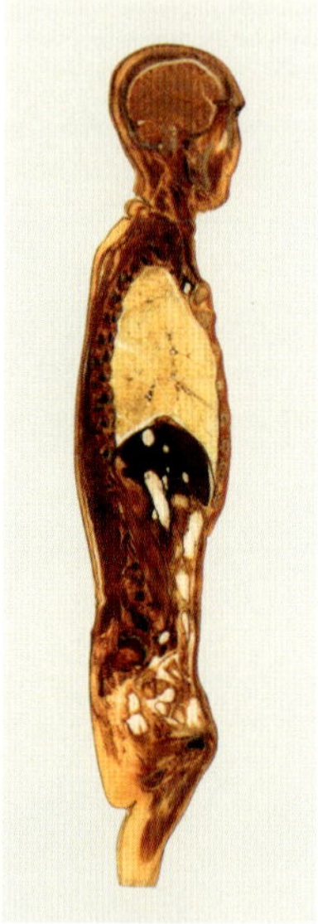

正中面に平行な面

【前頭面】

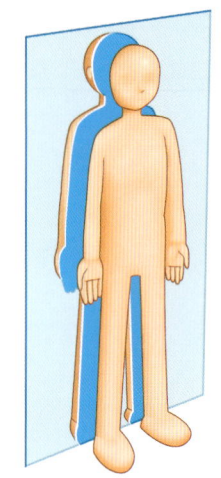 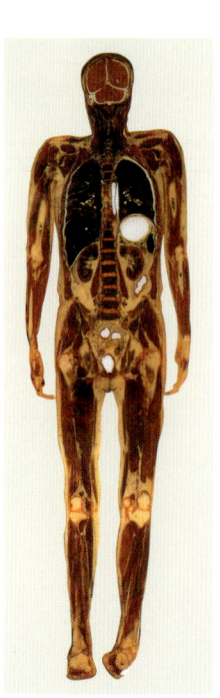

からだの左右を結び、前後に分ける面

【水平面】

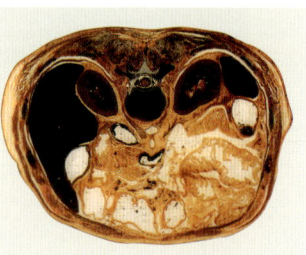

腹部の水平断面

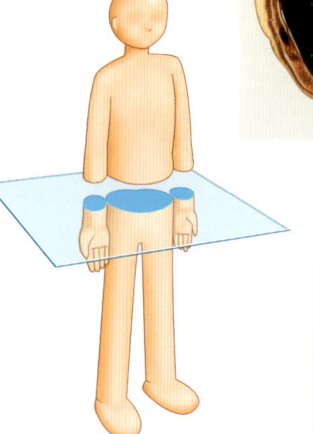

地面に平行な面

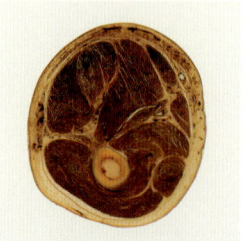

大腿部の水平断面

三次元における面

人体の内部構造を示すために、さまざまな面で切った断面を示すことがある。その際の切る方向の基準となるのが、互いに直交する3つの平面である。それらは地面に平行な**水平面**、体を左右に分ける**矢状面**、体を前後に分ける**前頭面**である。また、これらの面で切ることを、それぞれ**水平断**、**矢状断**、**前頭断**という。

人体の方向

人体の2つの部位の位置関係を述べる場合、からだの中心線や中心面に対してどういう関係にあるかを表すための、正反対の方向を示す対の用語がある。このような方向を示す用語を定義するためには、基準となるからだの位置を定めておく必要があり、**解剖学的正位**という。それは、直立し、上肢は下げて手掌を前方に向け、足はかかとをわずかに離して、つま先が前方を向いている状態である。

■からだの方向を表現する用語

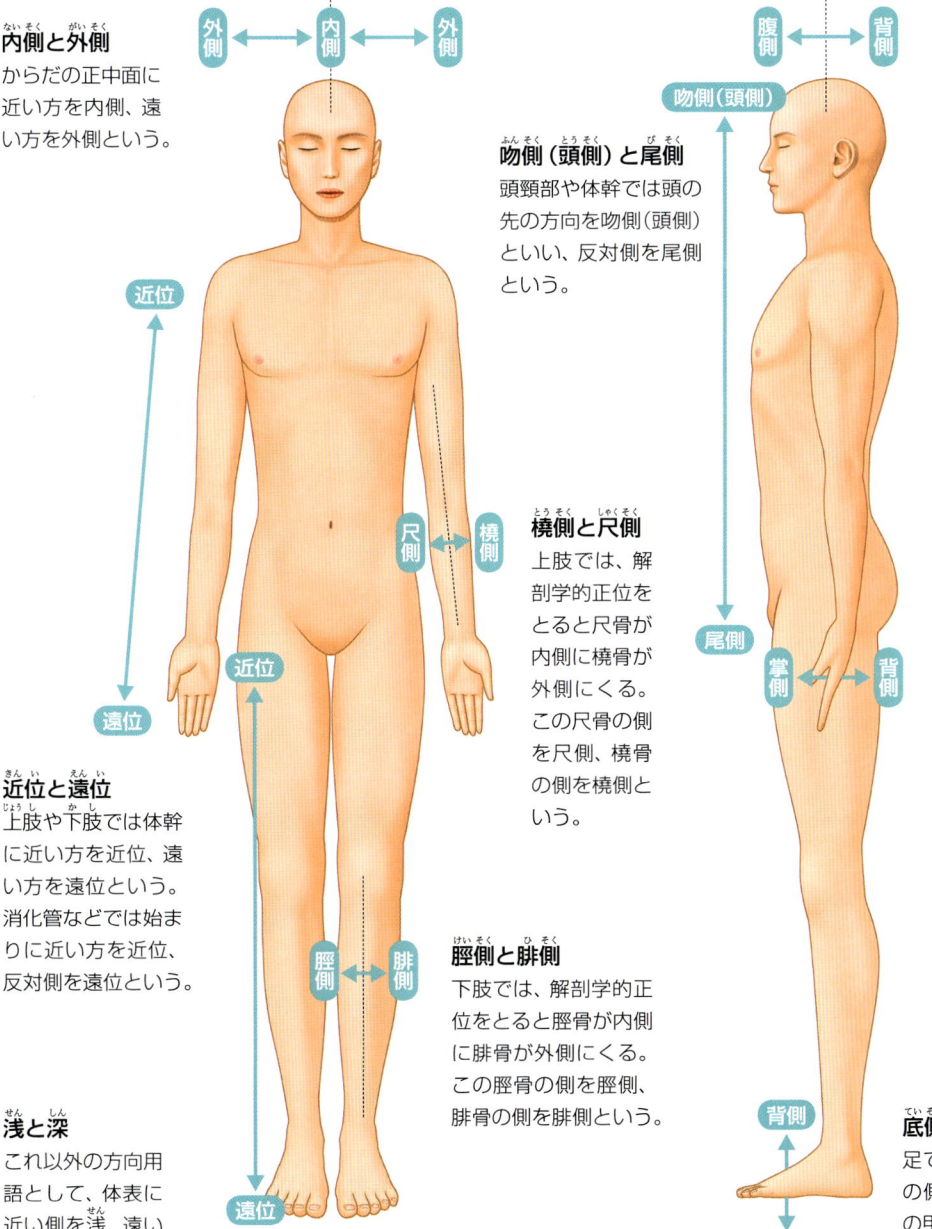

内側と外側
からだの正中面に近い方を内側、遠い方を外側という。

吻側（頭側）と尾側
頭頸部や体幹では頭の先の方向を吻側（頭側）といい、反対側を尾側という。

近位と遠位
上肢や下肢では体幹に近い方を近位、遠い方を遠位という。消化管などでは始まりに近い方を近位、反対側を遠位という。

浅と深
これ以外の方向用語として、体表に近い側を浅、遠い側を深という。

橈側と尺側
上肢では、解剖学的正位をとると尺骨が内側に橈骨が外側にくる。この尺骨の側を尺側、橈骨の側を橈側という。

脛側と腓側
下肢では、解剖学的正位をとると脛骨が内側に腓骨が外側にくる。この脛骨の側を脛側、腓骨の側を腓側という。

腹側と背側
からだの前後方向をいう際、前側を腹側、後側を背側ともいう。

掌側と背側
手では、手のひらの側を掌側、手背の側を背側という。

底側と背側
足では、足の裏の側を底側、足の甲側を背側という。

1章──総論

全身の骨格 ①

人体がその形を保っていられるのは、からだを貫く軸としての骨が骨格をつくっているからである。人体の骨格はさまざまな形をした200個余りの骨が組み合わさってできている。

全身の骨格❷ ⇨ p.32
骨の構造 ⇨ p.34
関節の形態としくみ ⇨ p.36
頭蓋骨のしくみ ⇨ p.100
胸部の骨 ⇨ p.150
脊柱 ⇨ p.174
骨盤 ⇨ p.176
上肢の骨 ⇨ p.221
下肢の骨 ⇨ p.229

人体の骨格

骨格をつくる骨には、平らな板のようなものや丸っこい石ころのようなもの、中に空気を含んだものなど、いろいろな形がある。これらの骨は、骨と骨が互いに動かないように強固に、あるいは互いに動けるけれども離れないようにつなげられ、組み合わされて骨格をつくり上げていく。

体幹と体肢の骨

からだの骨格は、**体幹**と**体肢**に大きく分けることができる。体幹には**脊柱**という、からだの柱となる骨格があるが、じつは脊柱は体幹の中心ではなく背側にある。体幹には多くの内臓があり、体幹の骨は、これらの内臓を収めるための容器の枠組みとなる。枠組みの間を筋肉などが埋めて、容器が完成する。

それに対して**上肢**や**下肢**の体肢は、中心に軸となる骨があり、その周りに筋肉が付着している。骨と骨は互いに動けるようにつながれており、筋肉が縮むことで骨が動かされ、上肢や下肢の運動ができるようになっている。

■骨の形状と区別

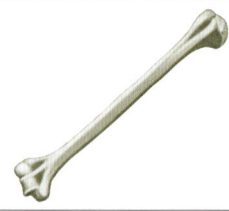

長骨（管状骨）
おもに体肢の軸などをつくる、棒のように細長い管状の骨。上腕骨や大腿骨など。

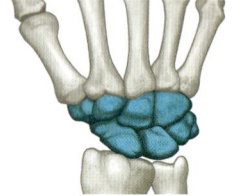

短骨
石ころのような塊状の骨。手根骨など。足根骨や椎骨のような複雑な形をしたものもある。

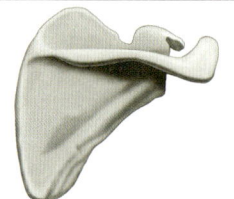

扁平骨
平べったい板状の骨。多くは湾曲している。肩甲骨や頭蓋の天井をつくる頭頂骨など。

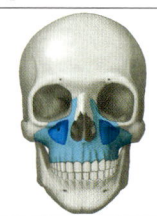

含気骨
名前のとおり、中に空気の入った腔をもっている骨。上顎洞のある上顎骨など。

明解図解 体幹と体肢

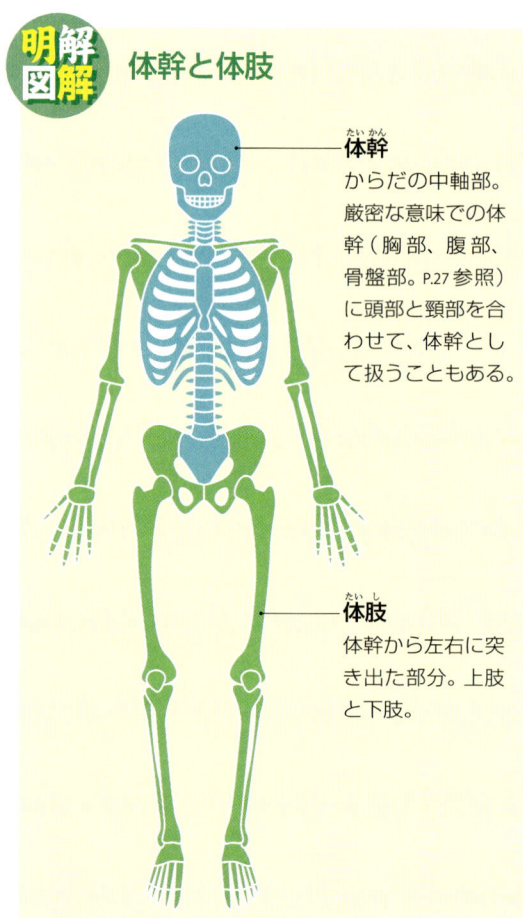

体幹
からだの中軸部。厳密な意味での体幹（胸部、腹部、骨盤部。P.27参照）に頭部と頸部を合わせて、体幹として扱うこともある。

体肢
体幹から左右に突き出た部分。上肢と下肢。

■人体の骨格（前面）

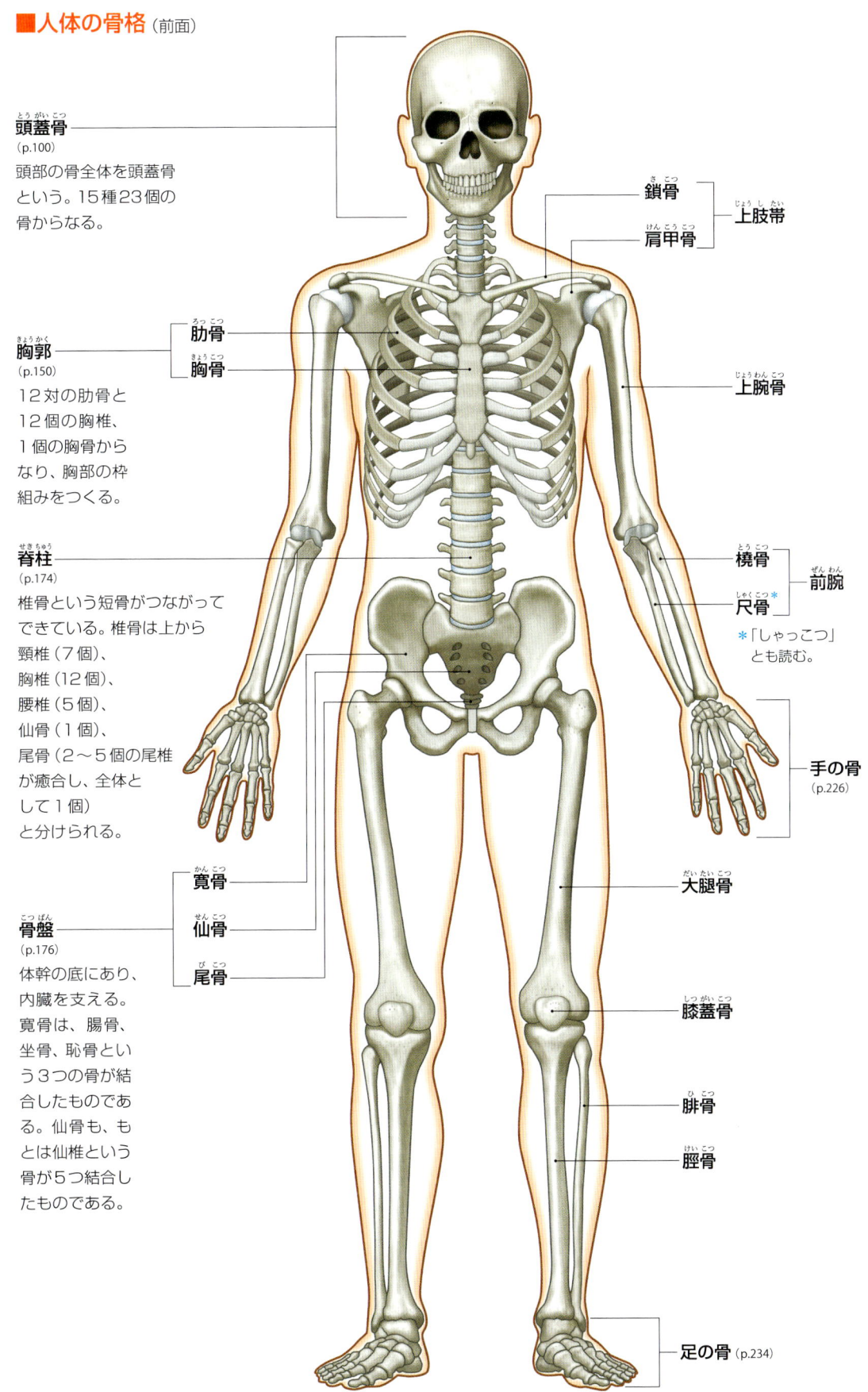

頭蓋骨（とうがいこつ）（p.100）
頭部の骨全体を頭蓋骨という。15種23個の骨からなる。

胸郭（きょうかく）（p.150）
12対の肋骨と12個の胸椎、1個の胸骨からなり、胸部の枠組みをつくる。

脊柱（せきちゅう）（p.174）
椎骨という短骨がつながってできている。椎骨は上から頸椎（7個）、胸椎（12個）、腰椎（5個）、仙骨（1個）、尾骨（2〜5個の尾椎が癒合し、全体として1個）と分けられる。

骨盤（こつばん）（p.176）
体幹の底にあり、内臓を支える。寛骨は、腸骨、坐骨、恥骨という3つの骨が結合したものである。仙骨も、もとは仙椎という骨が5つ結合したものである。

- 肋骨（ろっこつ）
- 胸骨（きょうこつ）
- 寛骨（かんこつ）
- 仙骨（せんこつ）
- 尾骨（びこつ）

- 鎖骨（さこつ）／肩甲骨（けんこうこつ）──上肢帯（じょうしたい）
- 上腕骨（じょうわんこつ）
- 橈骨（とうこつ）／尺骨（しゃくこつ）*──前腕（ぜんわん）
  ＊「しゃっこつ」とも読む。
- 手の骨（p.226）
- 大腿骨（だいたいこつ）
- 膝蓋骨（しつがいこつ）
- 腓骨（ひこつ）
- 脛骨（けいこつ）
- 足の骨（p.234）

1章──総論

全身の骨格 ②

骨格は部位によってはたらきが異なる。
頭頸部や体幹は内臓を収納する容器の枠をつくり、
体肢は運動の軸となる。

全身の骨格❶⇒p.30　　脊柱⇒p.174
骨の構造⇒p.34　　　　骨盤⇒p.176
関節の形態としくみ⇒p.36　上肢の骨⇒p.221
頭蓋骨のしくみ⇒p.100　下肢の骨⇒p.229
胸郭の骨⇒p.150

骨格の分類

全身の骨格は**頭蓋骨**、**脊柱**、**上肢骨**、**下肢骨**に分けることができる。脊柱は肋骨とともに胸郭をつくり、脊柱下部の仙骨は寛骨とともに骨盤をつくる。

頭部の骨を全体として頭蓋骨という。頭蓋骨は中に脳を入れる容器であるとともに、目や鼻や口が集まった顔の土台をつくっている。

脊柱は**椎骨**という短骨(p.30)がつながってできたものであり、それらは、頸部の**頸椎**、胸部の**胸椎**、腰部の**腰椎**、仙骨、尾骨である。12個の胸椎は、左右の12対の**肋骨**、前方の1個の**胸骨**とともに胸を取り囲む枠組の**胸郭**をつくる。

体幹の底には、バケツのような形をした**骨盤**がある。この骨盤は、**仙骨**と**尾骨**、**寛骨**でできている。寛骨は、**腸骨**、**坐骨**、**恥骨**という3つの骨の結合部が骨となり、全体として1つになったものである。

上肢帯は上肢と体幹の結合部であり、**鎖骨**と**肩甲骨**がある。**上腕骨**から手の骨までを自由上肢骨という。

上肢と同様に、下肢と体幹の結合部が**下肢帯**である。下肢帯は寛骨であり、これは骨盤をつくっている。**大腿骨**から足の骨までを自由下肢骨といい、寛骨につながっている。

■骨のいろいろな機能

人体の構造を支える
人体の大まかな枠組みや支柱をつくり、筋肉の収縮によって運動を起こすことができる。

内臓を保護する
やわらかい脳や内臓を取り囲み、外部からの衝撃から守る。

カルシウムを貯蔵する
成人の体内にあるカルシウムの量は体重の約1.5%（体重60kgの人で0.9kg）で、そのうちの99%は骨に蓄えられている。

血液をつくる (p.35)
骨の中にある赤色骨髄とよばれる部分では、赤血球、白血球、血小板がつくられる。

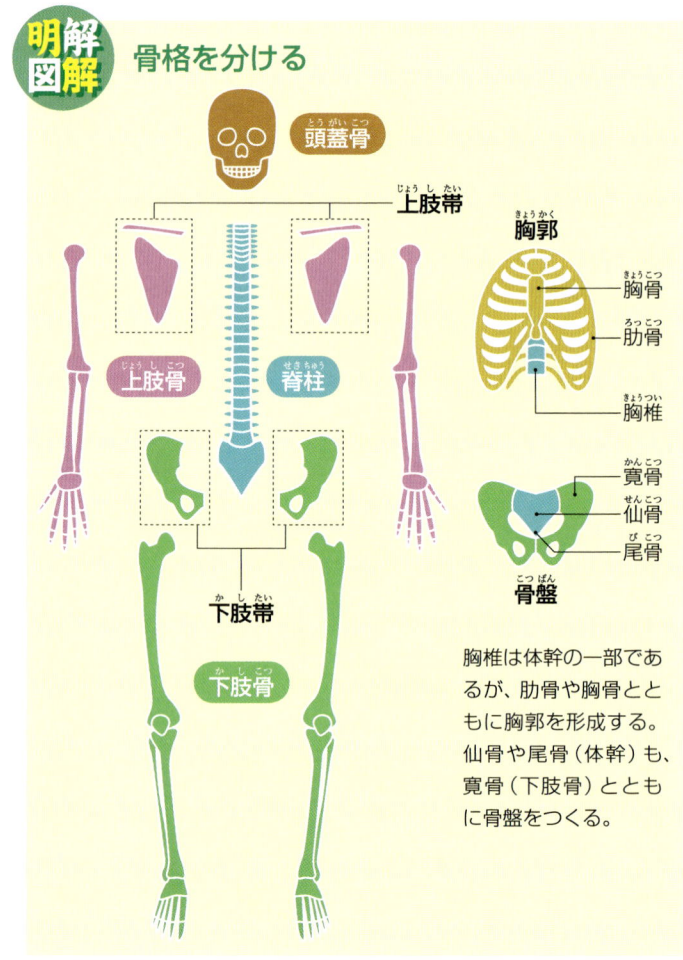

明解図解　骨格を分ける

胸椎は体幹の一部であるが、肋骨や胸骨とともに胸郭を形成する。仙骨や尾骨（体幹）も、寛骨（下肢骨）とともに骨盤をつくる。

■人体の骨格（後面）

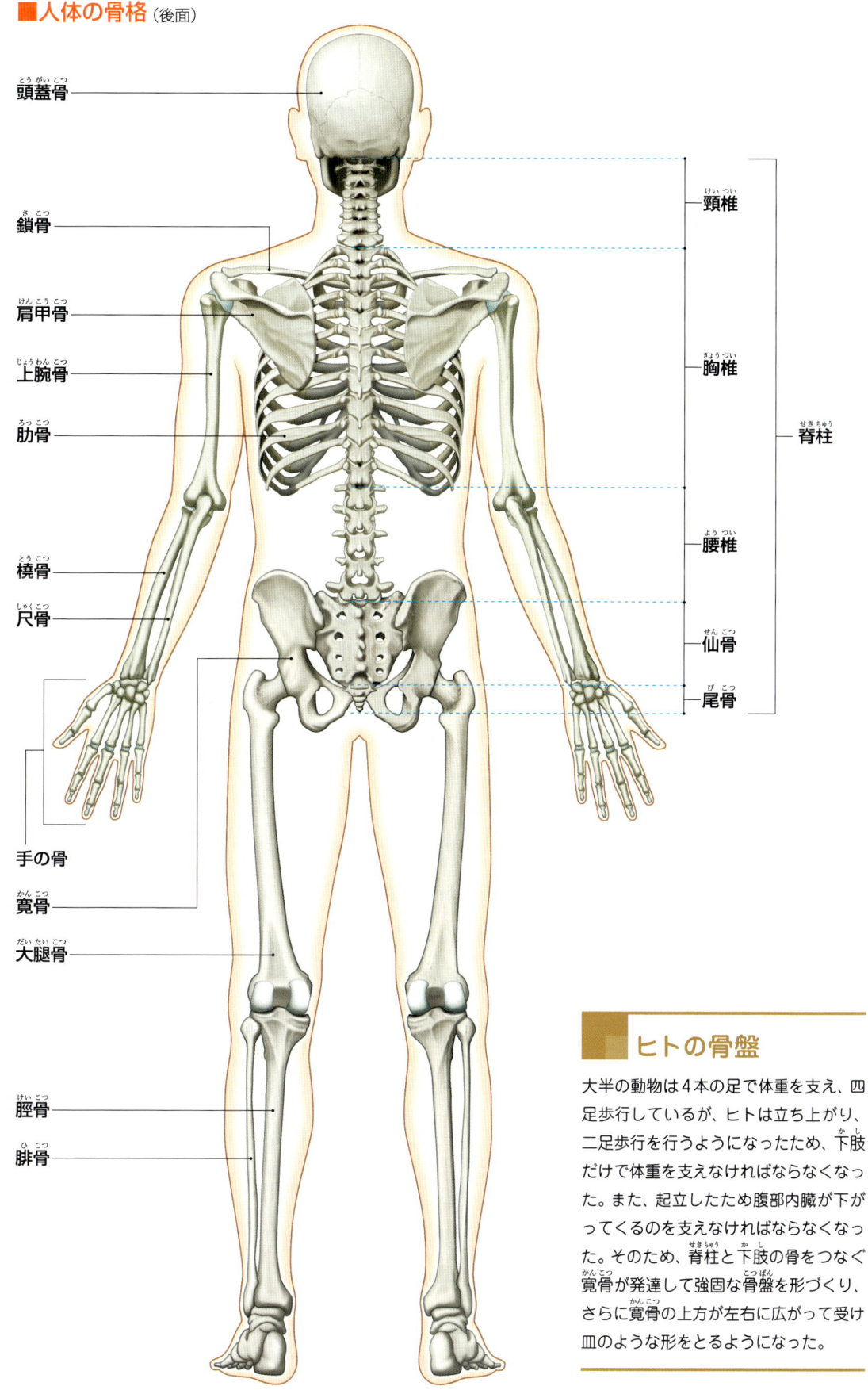

- 頭蓋骨（とうがいこつ）
- 鎖骨（さこつ）
- 肩甲骨（けんこうこつ）
- 上腕骨（じょうわんこつ）
- 肋骨（ろっこつ）
- 橈骨（とうこつ）
- 尺骨（しゃくこつ）
- 手の骨
- 寛骨（かんこつ）
- 大腿骨（だいたいこつ）
- 脛骨（けいこつ）
- 腓骨（ひこつ）

- 頸椎（けいつい）
- 胸椎（きょうつい）
- 腰椎（ようつい）
- 仙骨（せんこつ）
- 尾骨（びこつ）
- 脊柱（せきちゅう）

ヒトの骨盤

大半の動物は4本の足で体重を支え、四足歩行しているが、ヒトは立ち上がり、二足歩行を行うようになったため、下肢だけで体重を支えなければならなくなった。また、起立したため腹部内臓が下がってくるのを支えなければならなくなった。そのため、脊柱と下肢の骨をつなぐ寛骨が発達して強固な骨盤を形づくり、さらに寛骨の上方が左右に広がって受け皿のような形をとるようになった。

骨の構造

骨の外側は骨膜に包まれ、その内部の骨質は緻密質と海綿質からなる。
骨の中心部には髄腔という空洞があり、骨髄が詰まっている。

全身の骨格❶⇒p.30
全身の骨格❷⇒p.32
骨組織、軟骨組織⇒p.241

緻密質と海綿質

骨をつくる骨質には**緻密質**と**海綿質**があり、それぞれ名前のとおり、緻密質は**骨層板**でできた堅固な組織であり、海綿質はスポンジ状の**骨梁**（骨小柱）でできている。

長骨の中央部を**骨幹**、両端を**骨端**という。骨幹は周辺部（皮質）が緻密質でできており、内部には**髄腔**という腔があり、緻密質の内腔面にわずかに海綿質がある。骨端は周辺部が薄い緻密質で、内部はほとんどを海綿質が埋めている。髄腔や海綿質の内部には**骨髄**がある。

骨端線

骨幹と骨端の間には、**骨端線**という骨組織がある。青年期以前は、この部分は軟骨組織で**骨端軟骨**とよばれる。骨は、骨端軟骨が増殖して骨に置換されていくことによって、長く伸びる。この骨端軟骨が骨になってしまって骨端線となると、骨の成長は止まってしまう。

骨層板

緻密質の基本構造は、層状構造の**骨層板**が積み重なったものである。**ハバース管**という管を中心とし

軟骨のしくみ

軟骨は、それ自体を取り出すと、骨のように白っぽくかたい塊であるが、白く不透明な骨に比べると、半透明である。また、骨はかたく変形しにくいが、軟骨はかたいけれども弾力性があり、力を加えると変形する。これは含まれる成分の違いによる。骨は膠原線維でできた基礎にリン酸とカルシウムの化合物の結晶という無機質が沈着したものである。一方、軟骨は、同様の膠原線維でできた基礎に、特殊な炭水化物であるムコ多糖が結合したたんぱく質が沈着している。軟骨内には軟骨細胞があるが、骨とは異なって血管は入り込んでいない。耳介、鼻腔の壁の一部、気管の壁内、関節の骨と骨が接する面などに存在する。

■長骨の内部構造

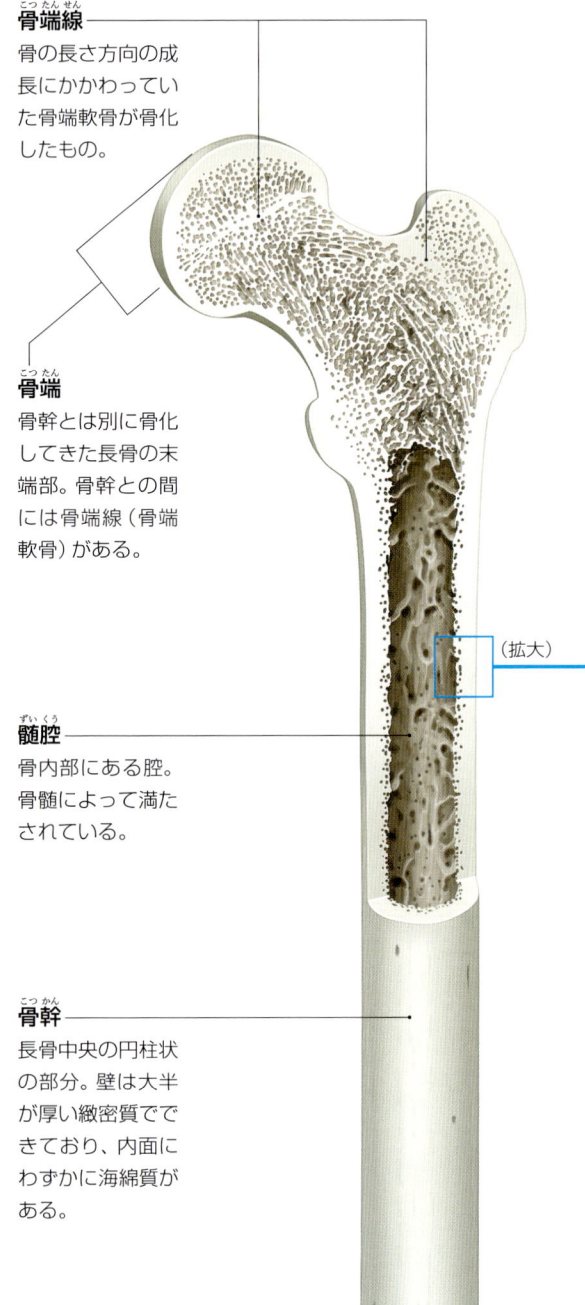

骨端線
骨の長さ方向の成長にかかわっていた骨端軟骨が骨化したもの。

骨端
骨幹とは別に骨化してきた長骨の末端部。骨幹との間には骨端線（骨端軟骨）がある。

（拡大）

髄腔
骨内部にある腔。骨髄によって満たされている。

骨幹
長骨中央の円柱状の部分。壁は大半が厚い緻密質でできており、内面にわずかに海綿質がある。

て、その周囲を木の年輪状に骨層板が取り囲んだものを**層板**といい、これが**骨単位**(骨の構成単位)となる。ハバース管の中には細い血管などが走行しており、骨層板内の骨細胞を養っている。ところどころに、ハバース層板を貫いて、隣り合ったハバース管を結ぶ管が走り、これを**貫通管**(フォルクマン管)とよぶ。ハバース層板は円柱状の構造であるが、ハバース層板間にも層板構造が見られ、これを**介在層板**とよぶ。介在層板は古いハバース層板が壊された名残である。

環状層板

緻密質の外面や内面にはハバース層板とは独立して、骨全体を取り巻く層板構造がある。これをそれぞれ**外環状層板**、**内環状層板**といい、**貫通管**が貫いている。この貫通管を通って骨の外面や内面から血管や神経が緻密質内に入り、枝分かれしてハバース管内を走行している。

骨髄

骨の内部の髄腔は骨髄とよばれる組織で満たされている。骨髄は血液細胞を産生する造血組織であり、造血機能をもっている骨髄は赤色なので**赤色骨髄**とよばれる。

しかし年齢を重ねるにつれ、骨髄の造血機能は低下していき、代わりに脂肪組織に置き換えられていく。この脂肪組織になってしまった骨髄を**黄色骨髄**という。長骨の骨髄は、思春期以降は大半が黄色骨髄であるが、胸骨、椎骨、寛骨などの短骨や扁平骨では、成人でも赤色骨髄が残っている。

■骨質の構造

- **骨単位(ハバース層板)**: 緻密質を構成する基本構造。ハバース管を中心に、骨層板が年輪状になっている。
- **骨層板**
- **血管**
- **ハバース管**: ハバース層板の中心にある管。内部を血管が走行する。
- **介在層板**
- **内環状層板**
- **外環状層板**
- **貫通管(フォルクマン管)**
- **海綿質**: 骨梁でできたスポンジ状の骨組織。大きな骨梁では層板構造が見られることもある。
- **緻密質**: ハバース層板などの骨層板でできた骨の密な部分。
- **骨膜**: 骨を取り巻く密な線維性結合組織。腱や靭帯の付着部では、膠原線維という線維状のたんぱく質が緻密質内に侵入している。

■成人の赤色骨髄

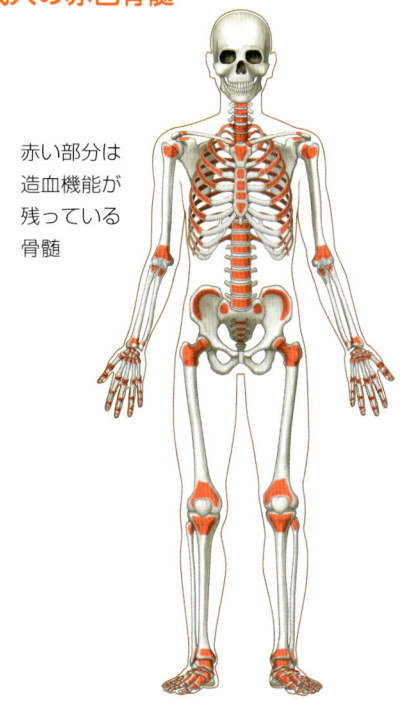

赤い部分は造血機能が残っている骨髄

関節の形態としくみ

関節とは、骨と骨の間にすき間がある連結様式である。
向かい合った骨の形状がどのようになっているかで、
その関節でどのような動きができるか決まる。

全身の骨格❶⇒p.30
全身の骨格❷⇒p.32
骨の構造⇒p.34

骨の連結様式

骨どうしの連結には、可動性のあるものとないものがある。

可動性のない、すなわち**不動性の連結**では、骨と骨の間が組織によって埋められており、その組織の種類によって、**線維性の連結**（結合組織が埋める）、**軟骨性の連結**（軟骨組織が埋める）、**骨性の連結**（骨組織が埋める）がある（p.241）。

可動性の連結とは骨と骨の間にすき間（**関節腔**）があり、**滑液**によって満たされている結合様式で、**滑膜性の連結**や**関節**とよばれるものである。

関節の構造

関節をつくる骨は、通常、一方が凸で、他方が凹になっている。凸の方を**関節頭**といい、凹の方は**関節窩**という。骨の関節をつくる面は**硝子軟骨**（関節軟骨）で覆われており、関節の周囲は**関節包**で包まれ、その内面は**滑膜**が裏打ちしている。この滑膜が滑液を分泌し、関節腔を満たしている。1つの関節包に包まれた関節を構成する骨が2つの場合を**単関節**、3つ以上ある場合を**複関節**という。

関節の形と動き

関節の動きは、関節頭の形状によって決まり、それにもとづいて分類されている。関節頭が球形をしている**球関節**は、最も可動性が高い。関節頭が楕円形の**楕円関節**や鞍状の**鞍関節**は、その次に可動性がある。関節頭が横向きの円柱形である**蝶番関節**や、車輪状の**車軸関節**は1方向の運動しかできない。関節頭が平面になっている**平面関節**はわずかにずれる動きができるのみで、ほとんど可動性がない。

■関節の構造の模式図

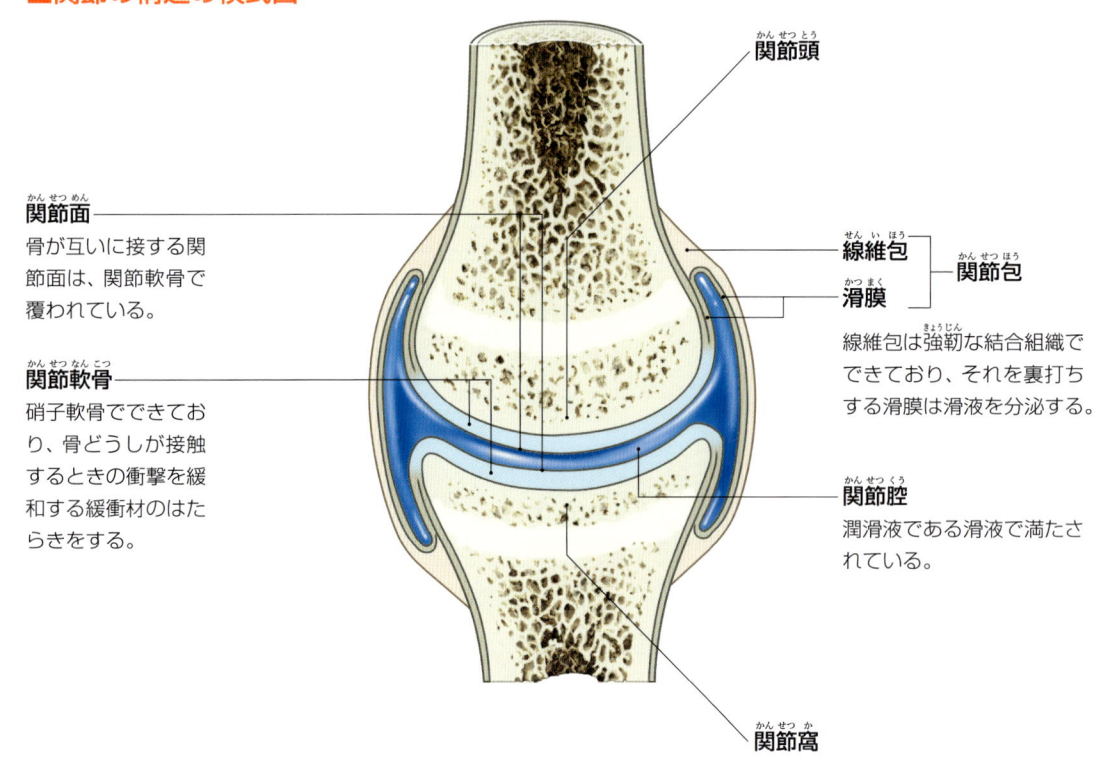

関節面
骨が互いに接する関節面は、関節軟骨で覆われている。

関節軟骨
硝子軟骨でできており、骨どうしが接触するときの衝撃を緩和する緩衝材のはたらきをする。

関節頭

線維包
滑膜
関節包

線維包は強靭な結合組織でできており、それを裏打ちする滑膜は滑液を分泌する。

関節腔
潤滑液である滑液で満たされている。

関節窩

■関節のおもな種類と運動方向

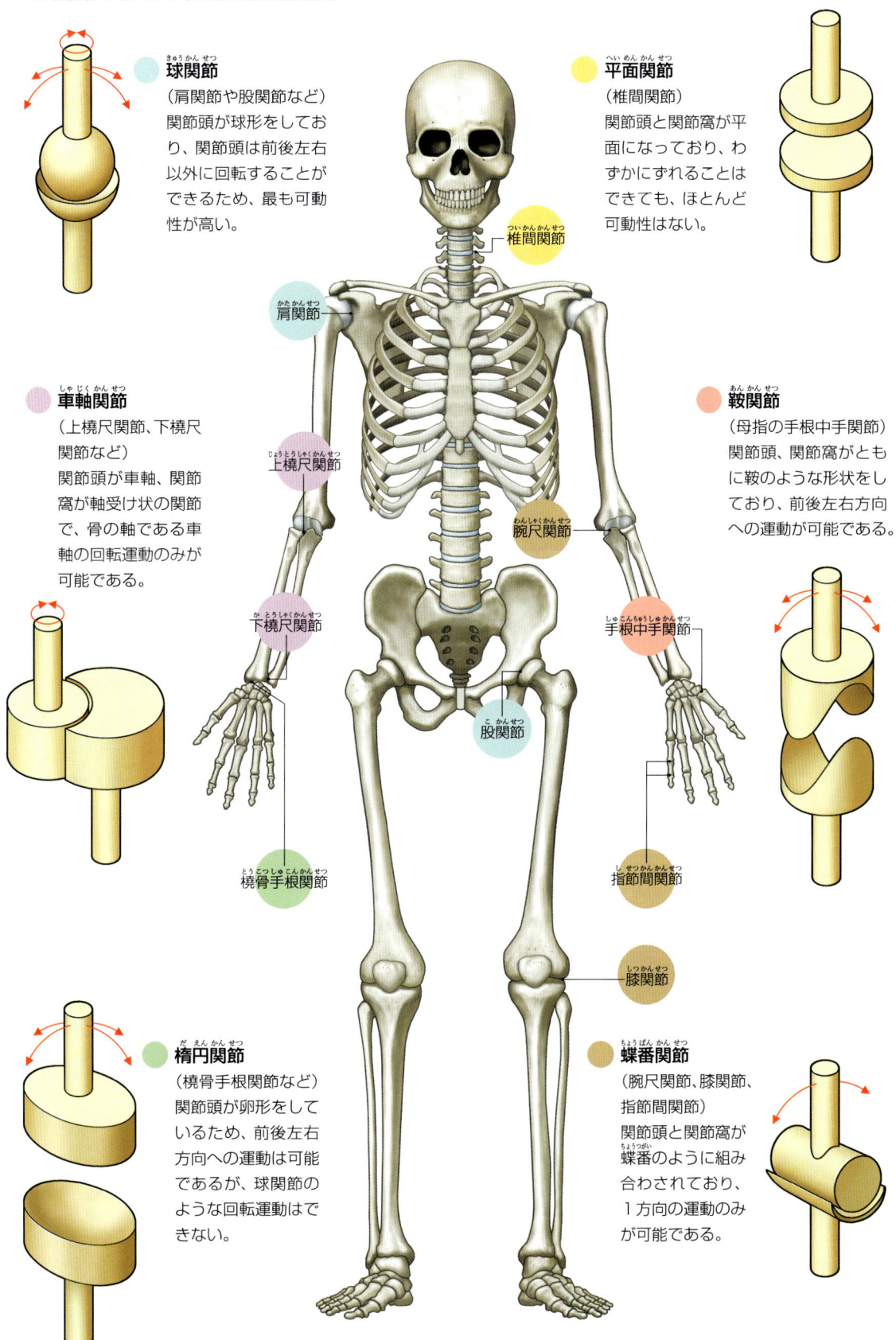

球関節
（肩関節や股関節など）
関節頭が球形をしており、関節頭は前後左右以外に回転することができるため、最も可動性が高い。

平面関節
（椎間関節）
関節頭と関節窩が平面になっており、わずかにずれることはできても、ほとんど可動性はない。

車軸関節
（上橈尺関節、下橈尺関節など）
関節頭が車軸、関節窩が軸受け状の関節で、骨の軸である車軸の回転運動のみが可能である。

鞍関節
（母指の手根中手関節）
関節頭、関節窩がともに鞍のような形状をしており、前後左右方向への運動が可能である。

楕円関節
（橈骨手根関節など）
関節頭が卵形をしているため、前後左右方向への運動は可能であるが、球関節のような回転運動はできない。

蝶番関節
（腕尺関節、膝関節、指節間関節）
関節頭と関節窩が蝶番のように組み合わされており、1方向の運動のみが可能である。

骨格ラベル：椎間関節、肩関節、上橈尺関節、腕尺関節、下橈尺関節、手根中手関節、股関節、橈骨手根関節、指節間関節、膝関節

1章――総論

37

1章　総論

全身の筋肉 ― ①

1つの筋の各部位には、からだとの位置関係によって名前が付けられている。筋にはさまざまな形があり、その特徴によって分類される。

全身の筋肉❷⇒p.40　　胸部の筋肉⇒p.150
筋肉の構造⇒p.42　　　腹部の筋肉⇒p.172
筋の補助装置と筋の種類⇒p.44　上肢の筋肉⇒p.220
頭部の筋肉⇒p.102　　下肢の筋肉⇒p.228
頸部の筋肉⇒p.104

筋の各部の名称

人体にはさまざまな**筋**がある。筋は収縮して長さを短くできる器官であり、その結果、付着している部位を近づけることができる。骨と骨をつないで運動を起こす筋を骨格筋といい、つながれている骨は間に可動性の連結である関節(p.36)を1つ以上介している(顔面表情筋などの皮筋を除く)。

筋が付着している部位のうち、からだの中心に近い方を**起始**、遠い方を**停止**といい、通常は遠い方が動く。また、筋の起始側を**筋頭**、停止側を**筋尾**、その間の筋の本体を**筋腹**という。

形による筋の分類

筋にはさまざまな形をしたものがある。上肢や下肢にある筋は紡錘形をしていることが多いが、その中にも筋頭が複数になっているもの、すなわち筋頭が2つある**二頭筋**や3つある**三頭筋**、筋の筋線維が鳥の羽状に走行している羽状筋などがある。また、手足の指を動かす筋は、**停止腱**(筋尾から停止に至る腱)が長く、全長の半分以上を占めるものもある。体幹の筋では、側腹壁にある筋のように、起始と停止がともに幅広くなっているものもある。1つの筋ではあるが、間に腱を挟んで筋腹が2つ以上に分かれているものもある。筋腹が2つあるのが**二腹筋**、それ以上に分かれているものを**多腹筋**といい、前腹壁にある腹直筋がその代表である。

筋の名称は、「上腕三頭筋(上腕部にある、筋頭が3つある筋)」「長母指伸筋(母指を伸ばす長い筋)」など、形状や場所、作用などによって名付けられている。

明解図解　筋の各部の名称

- **起始**：筋のからだの中心に近い側
- **筋頭**：起始に近い方の筋
- **筋腹**：筋の中央部
- **筋尾**：停止に近い方の筋
- **停止**：筋のからだの中心から遠い側
- 骨
- 腱

■筋の形状

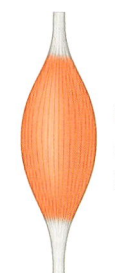

紡錘状筋
最も筋らしい、筋の基本形。

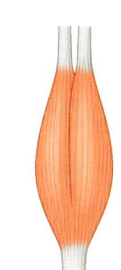

二頭筋
筋頭が2つある、すなわち2か所から起こる筋。

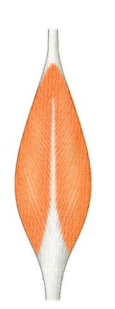

羽状筋
短く数の多い筋線維が、鳥の羽のように斜めに走行している筋。

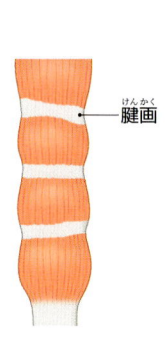

多腹筋
筋腹が3つ以上に分かれている筋。間の腱を腱画という。

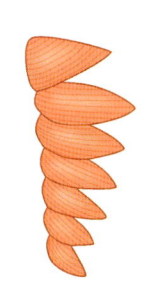

腱画

鋸筋
起始がのこぎりの歯のように広く広がっている筋。

■全身のおもな骨格筋（前面）

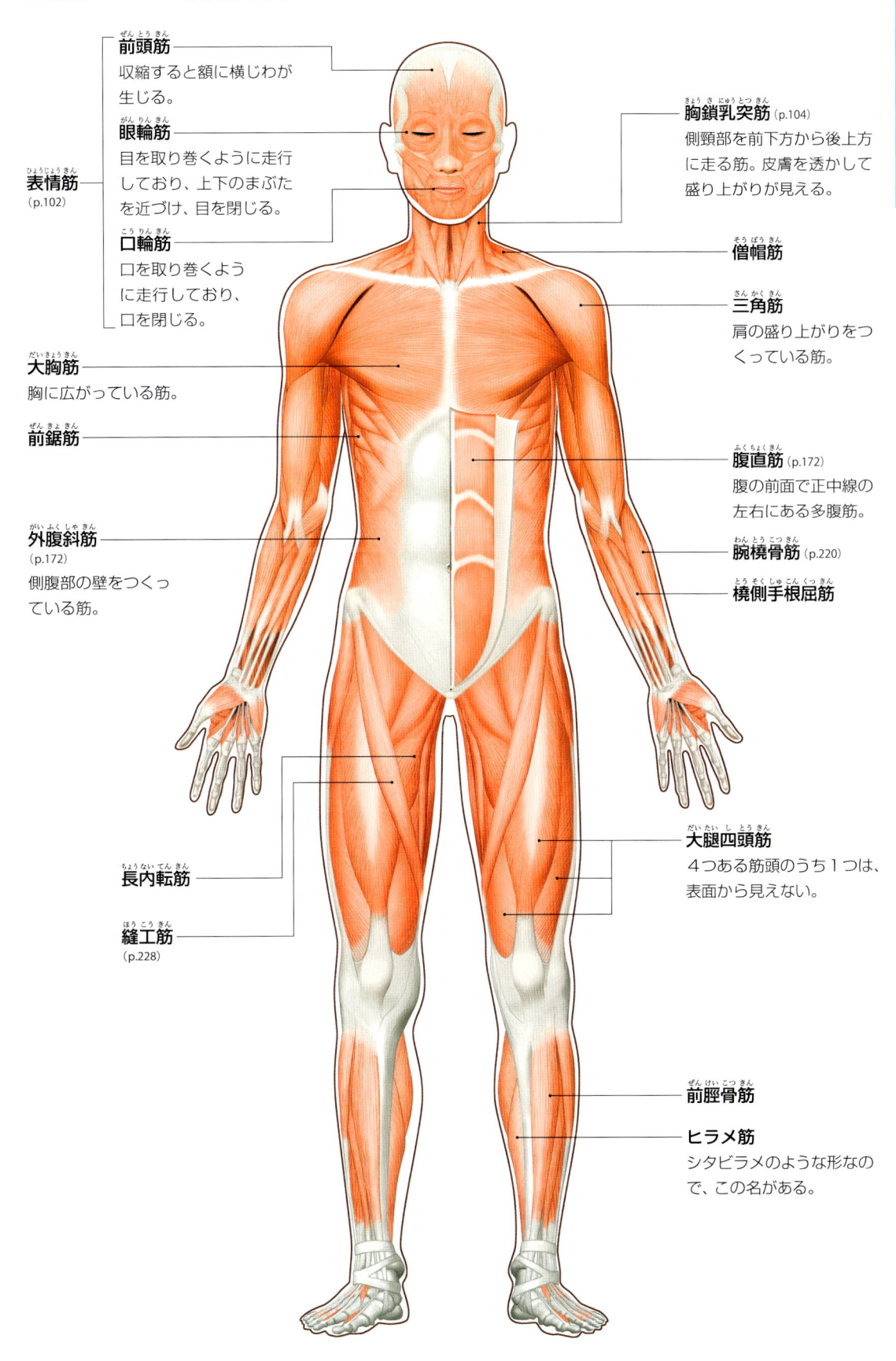

前頭筋
収縮すると額に横じわが生じる。

眼輪筋
目を取り巻くように走行しており、上下のまぶたを近づけ、目を閉じる。

表情筋（p.102）

口輪筋
口を取り巻くように走行しており、口を閉じる。

大胸筋
胸に広がっている筋。

前鋸筋

外腹斜筋（p.172）
側腹部の壁をつくっている筋。

長内転筋

縫工筋（p.228）

胸鎖乳突筋（p.104）
側頸部を前下方から後上方に走る筋。皮膚を透かして盛り上がりが見える。

僧帽筋

三角筋
肩の盛り上がりをつくっている筋。

腹直筋（p.172）
腹の前面で正中線の左右にある多腹筋。

腕橈骨筋（p.220）

橈側手根屈筋

大腿四頭筋
4つある筋頭のうち1つは、表面から見えない。

前脛骨筋

ヒラメ筋
シタビラメのような形なので、この名がある。

1章 ― 総論

全身の筋肉 ― ②

多くの筋は、関節をはさんで両端が違う骨に付着している。また、各部位の運動は、動く向きによって名前がつけられている。

関節の形態としくみ ⇒ p.36
全身の筋肉❶ ⇒ p.38
筋肉の構造 ⇒ p.42
筋の補助装置と筋の種類 ⇒ p.44
頭部の筋肉 ⇒ p.102
腹部の筋肉 ⇒ p.172
上肢の筋肉 ⇒ p.222
下肢の筋肉 ⇒ p.230

筋肉や関節による運動

筋が収縮すると、それによって停止(p.38)側の骨が関節を介して動くことになる。筋は単に収縮するのみであるから、実際の骨、あるいは骨が軸となっている部位の動きは、関節がどのような方向の運動ができる関節であるかによって変わってくる。それぞれの関節での可能な運動は関節の形態によって異なること、また何方向での運動が可能であるかは37ページで述べた。

関節を介した体の各部位の運動については、用語が定められている。たとえば、2本の骨が180°の位置関係にある(関節をまっすぐに伸ばしている)状態から、関節を中心に一方の骨を回転させて、両者の間の角度を小さくする動きを「**屈曲**」という。逆に、屈曲した状態にある骨を逆方向に回転させて、2本の骨がなす角度を180°に近づける動きを「**伸展**」という。

また、関節に向かっている骨の軸を中心として回転させる運動を、**回旋運動**といい、回転の向きによって「**内旋**」「**外旋**」とよんでいる。回旋運動の特殊なもので、肘関節の運動には**回内**、**回外運動**というものもある。

■骨格筋による体の運動

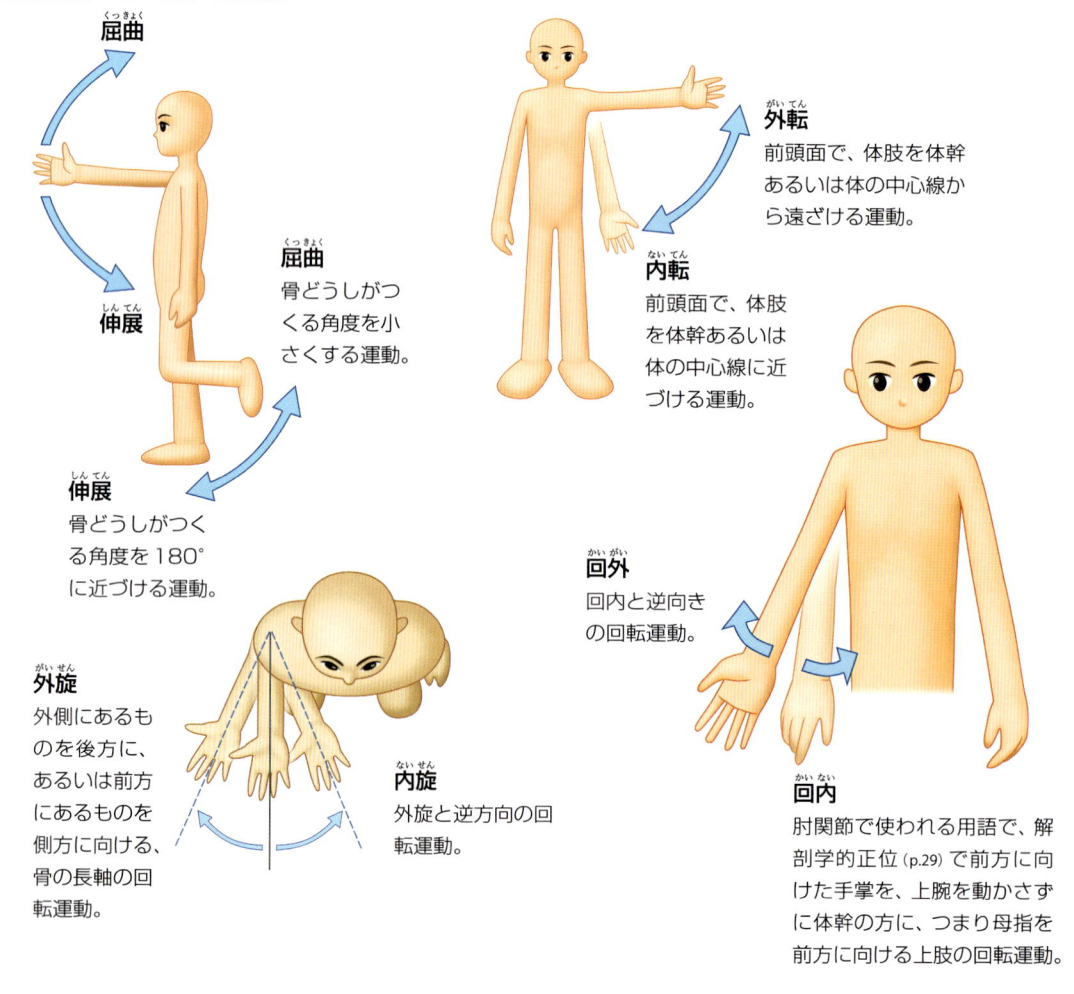

屈曲 / **伸展**

屈曲
骨どうしがつくる角度を小さくする運動。

伸展
骨どうしがつくる角度を180°に近づける運動。

外転
前頭面で、体肢を体幹あるいは体の中心線から遠ざける運動。

内転
前頭面で、体肢を体幹あるいは体の中心線に近づける運動。

外旋
外側にあるものを後方に、あるいは前方にあるものを側方に向ける、骨の長軸の回転運動。

内旋
外旋と逆方向の回転運動。

回外
回内と逆向きの回転運動。

回内
肘関節で使われる用語で、解剖学的正位(p.29)で前方に向けた手掌を、上腕を動かさずに体幹の方に、つまり母指を前方に向ける上肢の回転運動。

■全身のおもな骨格筋（後面）

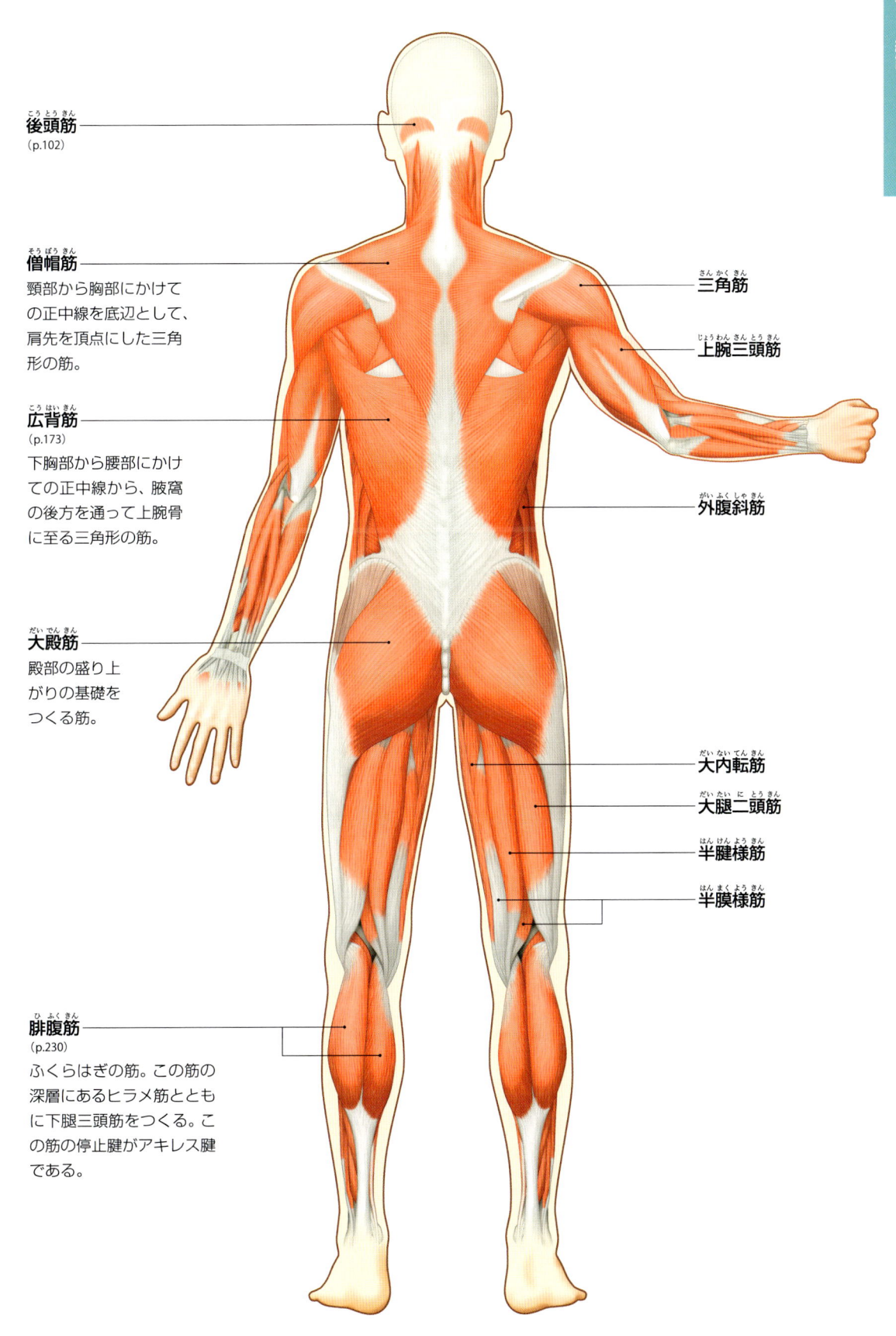

1章 総論

後頭筋
（p.102）

僧帽筋
頸部から胸部にかけての正中線を底辺として、肩先を頂点にした三角形の筋。

広背筋
（p.173）
下胸部から腰部にかけての正中線から、腋窩の後方を通って上腕骨に至る三角形の筋。

大殿筋
殿部の盛り上がりの基礎をつくる筋。

腓腹筋
（p.230）
ふくらはぎの筋。この筋の深層にあるヒラメ筋とともに下腿三頭筋をつくる。この筋の停止腱がアキレス腱である。

三角筋

上腕三頭筋

外腹斜筋

大内転筋

大腿二頭筋

半腱様筋

半膜様筋

41

筋肉の構造

骨格筋は、細い筋線維（筋細胞）が多数集まって束になったものである。
内部に櫛の歯のような構造を繰り返しもっている筋細胞が
全体として長さを変えることで収縮する。

全身の筋肉 ⇒ p.38, 40
筋の補助装置と筋の種類 ⇒ p.44

骨格筋の構造

骨格筋を細かく分けていくと、**筋線維**（骨格筋細胞）が集まってできていることがわかる。個々の筋線維の周囲には**筋内膜**という結合組織がある。筋線維が集まって束（**筋束**）をつくると、その周囲は**筋周膜**によって包まれ、筋束が集まって1つの筋となる。筋全体の周囲は**筋膜**（**筋上膜**）という比較的密な結合組織の膜で包まれ、筋束が分離しないようになっている。1つ1つの筋細胞の中には、収縮に関

■骨格筋の構造

核
骨格筋細胞の核は、細胞の縁に数十から数百個並ぶ。

ミトコンドリア
筋細胞が収縮するのに必要なエネルギーを産生する。

筋原線維
収縮に関わるたんぱく質（アクチンとミオシン）が線維状に並んでいる。

横細管（T細管）
筋細胞内を横走する細胞膜が陥入した細管。

ミオシン

アクチン
アクチンやミオシンの分子が多数集まり、線維状（フィラメント）になっている。

筋線維（筋細胞）
骨格筋細胞である。

筋内膜
筋細胞を取り巻く結合組織。

筋周膜
筋細胞が集まった筋束を取り巻く結合組織。

筋束 ひとかたまりとなった筋線維の集まり。

筋膜 個々の筋を取り巻く結合組織。

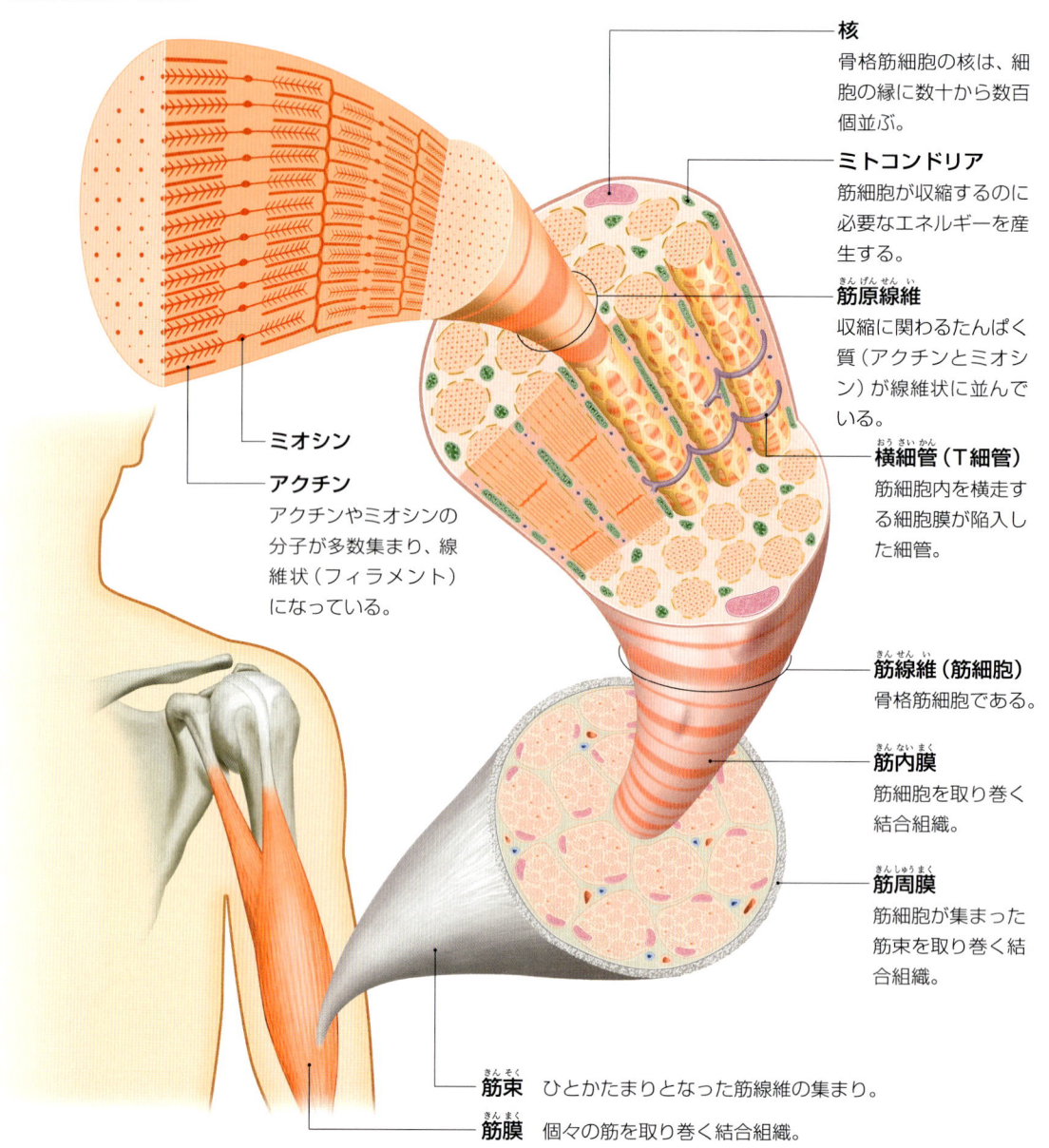

わるたんぱく質が非常に規則正しく並んでおり、それによって**横紋**ができる。横紋というのは、筋細胞の長軸に対して垂直な明暗の縞模様であるが、そのうちの明るい方を**I帯**、暗い方を**A帯**とよぶ。筋が収縮するのは、個々の筋線維内で、櫛の歯のような構造の**アクチン**と**ミオシン**が向かい合っており、2つの櫛の歯がかみ合うことによる。アクチン、ミオシンともに平板から両方向に伸び出しており、両方向に伸びたミオシンの端から端までがA帯、両方向に伸び出すアクチンの、ミオシンと重なっていない部分がI帯である。

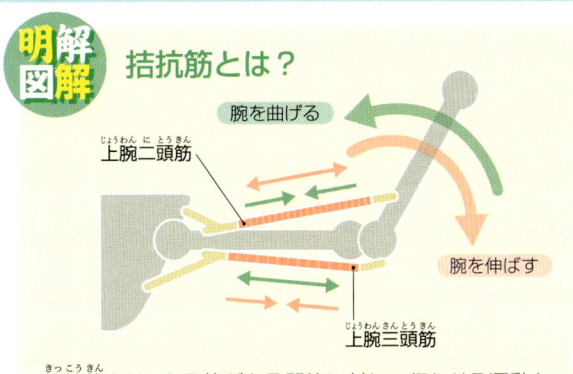

解明図解 拮抗筋とは？

上腕二頭筋 — 腕を曲げる
上腕三頭筋 — 腕を伸ばす

拮抗筋とは、ある筋がある関節に対して行わせる運動と、反対方向の運動をさせる筋のことである。たとえば上腕二頭筋が収縮すると肘関節が屈曲するが、その際上腕三頭筋は弛緩する。このような関係にある筋肉を拮抗筋とよぶ。

■筋の収縮と弛緩のしくみ

【筋が収縮するとき】
アクチンがミオシンの間に滑り込むため、重なっている部分が長くなり、I帯は短くなる。A帯の長さは変わらない。

Z線（帯）
I帯の中央にある微細な暗調の横線。両方向に伸び出すアクチンの一端が固定されている。

筋節
隣接する2本のZ線の間のこと。筋原線維の形態的、機能的単位となっている。

【筋が弛緩するとき】
アクチンがミオシンの間から滑り出してくるため、I帯は長くなる。A帯の長さは変わらない。

H帯
A帯の中央のやや明るい部分。両方向から伸び出してきたアクチンの先端の間の部分で、ミオシンとアクチンが重なっていない部分。

I帯
アクチンとミオシンが重なっていない部分。

A帯
ミオシンの全長の2倍にあたる。

M線
H帯の中央の微細な横線。両方向に伸び出すミオシンの一端が固定されている。

筋の補助装置と筋の種類

筋が収縮してはたらく際、力の向きを変えたり
滑らかに動いたりするための補助装置がある。
また筋は、骨格筋、心筋、平滑筋に分類される。

全身の筋肉 ⇒ p.38, 40
筋肉の構造 ⇒ p.42

筋の補助装置の役割と種類

筋の機能は**筋線維**の方向に収縮して長さを短くすることであるが、それによって筋やそれに連なる腱、そして筋が付着している骨が動くことになる。しかし、部位によっては、筋の収縮による力のはたらく向きを変える必要があることもある。

からだには筋を取り巻く付属装置がいくつか備わっている。腱が動く際に周囲の結合組織との間の摩擦を減らし、滑らかに動けるようにしている**腱鞘**、腱を引っかけて腱の向きを変え、結果的に力のはたらく方向を転ずる**筋滑車**、腱が骨と強く接触して動くところに形成される**種子骨**などである。また、関節の周囲で筋や腱が骨に強く接触するようなところでは、相互の摩擦を減らすために、滑液を満たした袋の**滑液包**ができていることもある。

■補助装置のいろいろ

筋支帯
（p.227, 234）
手首や足首などで、手や足に向かう腱が浮いたり、移動したりしないように保定している強靭な結合組織の帯。これによって保定されている腱には腱鞘が備わって、摩擦を低減している。

腱鞘
周囲の結合組織との間の摩擦を減らすために、腱を取り巻いている滑液の入った袋。

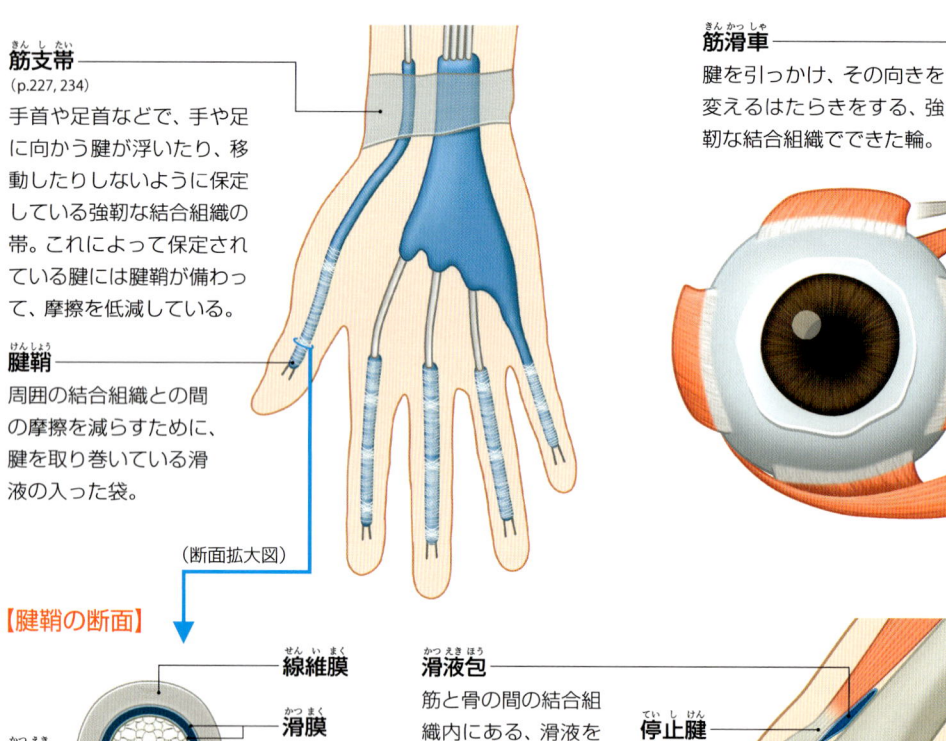

筋滑車
腱を引っかけ、その向きを変えるはたらきをする、強靭な結合組織でできた輪。

（断面拡大図）

【腱鞘の断面】
線維膜
滑膜
滑液
腱
骨

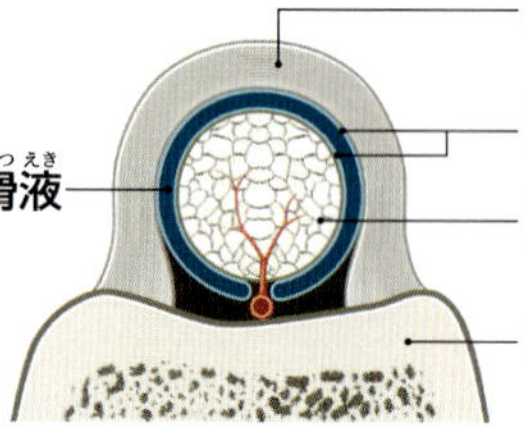

腱の周囲と腱鞘の内面は一連の滑膜で覆われ、内部に滑液を満たしている。

滑液包
筋と骨の間の結合組織内にある、滑液を満たした袋。ときには関節包につながっていることもある。

停止腱

種子骨
骨と強く接触する腱にできた小さな骨。膝蓋骨は、大腿四頭筋の停止腱に生じた人体で最大の種子骨である。

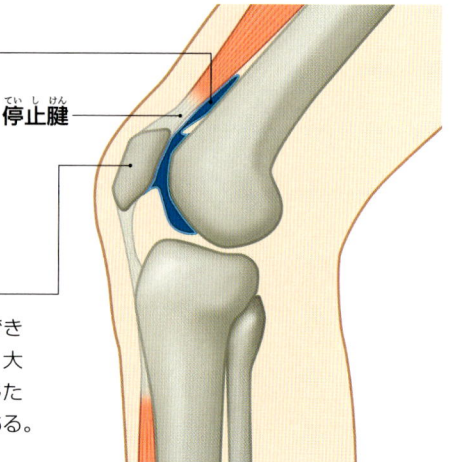

筋の種類

からだにはいわゆる「筋」をつくっている骨格筋以外にも、収縮することを主たるはたらきとしている細胞があり、骨格筋細胞を含めてこれらを**筋細胞**とよんでいる。

骨格筋以外の筋細胞には、心臓の筋層をつくる**心筋細胞**や、血管を含む内臓の筋層をつくる**平滑筋細胞**がある。心筋細胞には骨格筋細胞と同様に、収縮たんぱく質が長軸方向に規則的に並んでいるので、長軸に垂直な横紋が見られ、両者を**横紋筋**という。一方、平滑筋では、収縮たんぱく質が細胞内を斜め方向に網状に分散しているため、横紋が見られない。また、骨格筋は意識的に動かすことができるので、**随意筋**とよばれるが、心筋や平滑筋は自律神経(p.88)支配で、意識的に調整することができないので**不随意筋**とよばれる。

骨格筋細胞は多くの細胞が融合してできており、その辺縁部に**核**が並んでいる。個々の骨格筋細胞は細長い線維となっているので、それぞれが**骨格筋線維**とよばれる。

心筋細胞は、途中でふたまたに分かれることのある小さな細胞が、長軸方向に強く結合している。この結合部を**介在板**とよび、細胞どうしを結合するだけではなく、刺激の伝達も行っている。心筋細胞は全体として網状になっており、これ全体で**心筋線維**とよばれる。個々の心筋細胞には、中央付近に1ないし2個の核がある。

平滑筋細胞は、細長い紡錘形の細胞で、中央部に1つの核をもっている。個々の平滑筋細胞を**平滑筋線維**とよぶが、細胞どうしが密着しているところがあり、刺激を伝えあって、全体として機能する。

■筋の種類と構造

	横断面	縦断面	
【平滑筋】	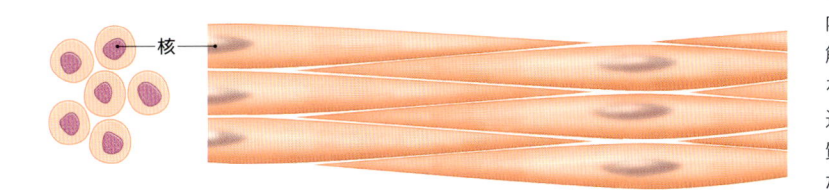 核		**内臓筋（不随意筋）** 内臓の筋層をつくる筋で、細長い紡錘形をしている。中央付近に核があり、細胞質には横紋が見られない。全体として、緩慢な収縮をする。
【横紋筋】	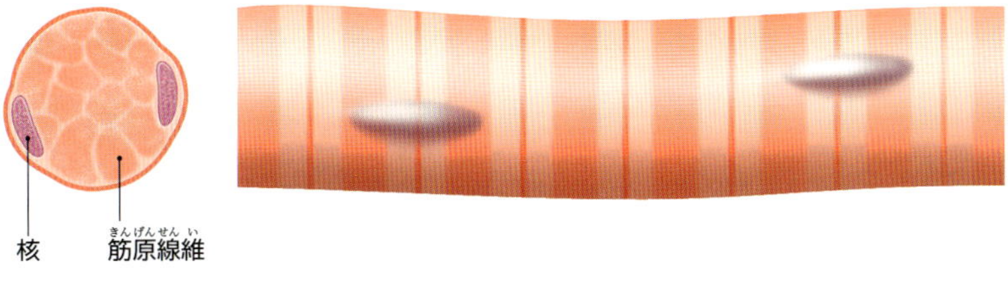 核　筋原線維		**骨格筋（随意筋）** まっすぐな細長い多核の細胞。収縮たんぱく質が規則的に並んでいるので、横紋が見られる。
	核	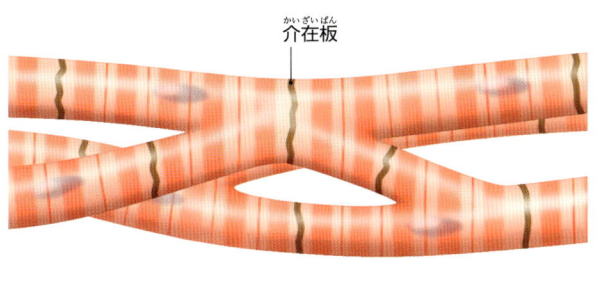 介在板	**心筋（不随意筋）** 心臓の筋層をつくる。横紋をもった1ないし2核の細胞が介在板で結合し、全体として網状の構造をつくる。

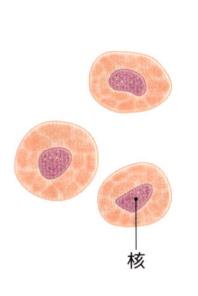

循環器系の概要

心臓から出ていく経路を動脈系、心臓に向かってくる経路を
静脈系という。酸素を多く含む血液を動脈血、
酸素が少ない血液を静脈血とよぶ。

全身の血管 ⇒ p.48, 50
血管の構造 ⇒ p.52
血液の成分とはたらき ⇒ p.54
肺 ⇒ p.154, 156, 158
心臓 ⇒ p.160, 162, 164, 166

心臓と血管系

　人体を構成している細胞を養うためには、細胞が生きていくのに必要な酸素や栄養素を供給し、二酸化炭素や老廃物などを回収する必要がある。このような物質の運搬や、全身の細胞の環境が同じになるように保つのは、血液の重要な仕事であり、血液は血管の中を通って全身を巡っている。

　この血管系と、血管の中の血液を循環させるはたらきをしている心臓とを合わせて**循環器系**という。血管は基本的に閉じたループを形成しており、生理的な状態では、中の血液が血管外にもれ出すことはなく、特定の物質だけが血管壁を通って出入りする。

動脈系

　心臓は血液を流すためのポンプのはたらきをしており、心臓から血液が出ていく経路を**動脈**とよんでいる。心臓から出る動脈は2本あり、1つは肺に向かう**肺動脈**であり、もう1つは全身に向かう**大動脈**である。

　大動脈は頭頸部、上肢、体幹の内臓などに向かう枝を出しながら下肢に向かう。それぞれの枝は、さらに分枝を繰り返しながら細くなり、最終的に**毛細血管**となって全身に分布する。

静脈系

　心臓に向かって血液が流れてい

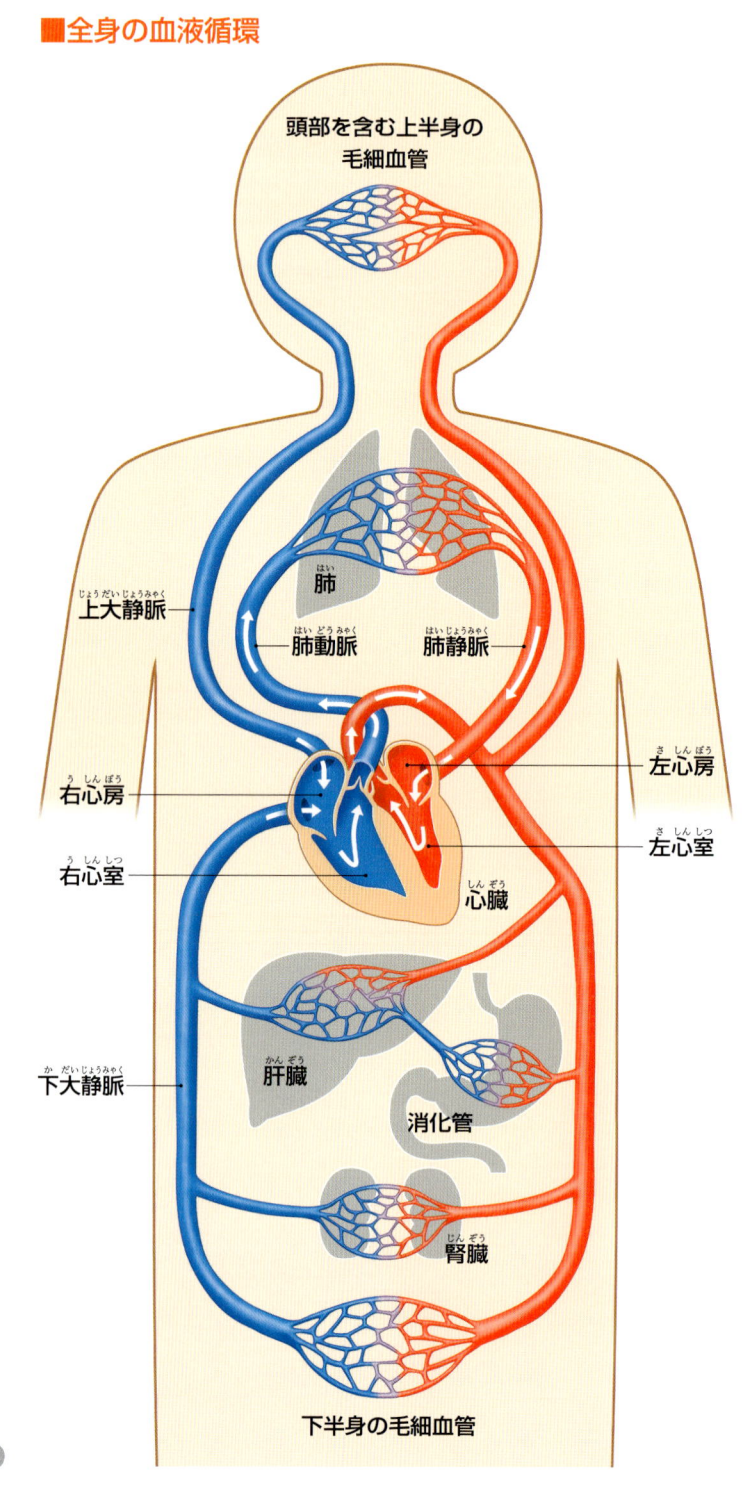

■全身の血液循環

頭部を含む上半身の毛細血管

肺

上大静脈
肺動脈
肺静脈

右心房
左心房
右心室
左心室
心臓

下大静脈
肝臓
消化管

腎臓

下半身の毛細血管

明解図解 肺循環と体循環

●肺循環

肺動脈を通して静脈血を肺に送り、動脈血として肺静脈から心臓に戻す経路を、肺循環とよぶ。

●体循環

大動脈から動脈血を全身に流し、静脈血を大静脈から心臓に戻す経路は、全身を巡るので体循環とよばれる。

く経路を**静脈**とよんでいる。静脈は毛細血管が合流することで生じ、各部位からの静脈が合流していくことでさらに太くなり、最終的には上半身の血液を集めて心臓に戻す**上大静脈**と、下半身の血液を集める**下大静脈**となり心臓に入る。また、肺に向かった肺動脈も分枝を繰り返して毛細血管となり、再び合流して**肺静脈**となって心臓に入る。

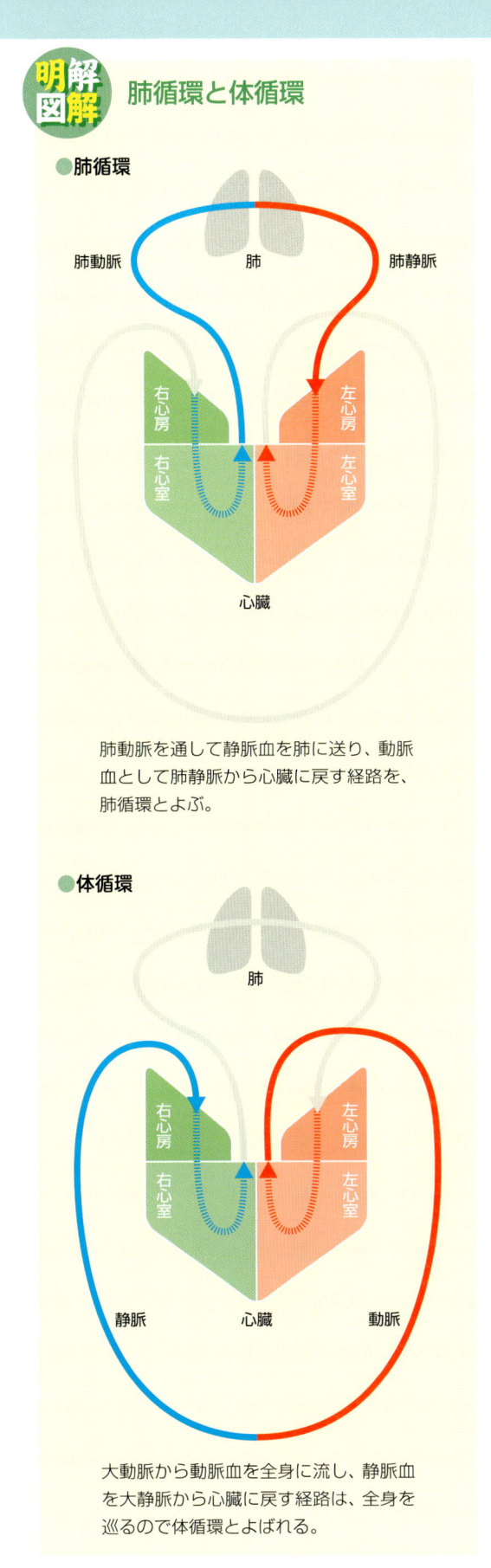

門脈系

胃から下の消化器系や脾臓の毛細血管を流れた血液は最終的に1本の静脈に集まるが、この静脈は肝臓内に入って再び分岐して毛細血管となり、もう一度静脈に集まって肝臓から出て、下大静脈に注いでいる。この循環系では心臓から出て心臓に戻るという1回の循環経路中に、2回毛細血管となる。この肝臓に入る静脈を**門脈**（p.63）といい、この経路のように毛細血管が合流して血液を集めたのちに、再び分岐して毛細血管を構成する経路を、**門脈系**とよぶ。

動脈血と静脈血

大動脈を通って全身に向かう血液は、酸素を多量に含み二酸化炭素は少ない。このような血液を**動脈血**という。

一方、毛細血管を通って全身の細胞に酸素を供給し、二酸化炭素を回収してきた血液が流れる静脈内の血液は酸素が少なく、代わりに二酸化炭素を多量に含んでいる。このような血液を**静脈血**という。

心臓から出ていくもう1つの経路である肺動脈には、この静脈血が流れている。肺動脈から肺に入った血液は、肺内の毛細血管を通過する際に、二酸化炭素を放出し、酸素を取り込んで動脈血となる。その結果、肺静脈を通して心臓に動脈血が流れ込んでいく。

血圧

血管内の血液によって、血管が押し広げられる力を**血圧**という。血圧の元になっているのは、心臓から押し出されてくる血液の力である。心臓に直結した大動脈では最も高く、中動脈、小動脈と心臓から遠ざかって、細くなるにつれて、低くなっていく。
心臓からは収縮期ごとに血液が押し出される。そのため、収縮期には血圧が高いが、弛緩期には血液が末梢に向かって流れていくため、次第に低くなっていく。

全身の血管［動脈］

心臓から出た動脈は、大動脈弓をつくって頭部や上肢に向かう枝を
出したあと、体幹や下肢に向かう下行大動脈となる。
そこからさらに分枝や分岐を繰り返し、全身に血液を供給する。

腹部の血管 ⇨ p.63
頭部の動脈 ⇨ p.106
心臓 ⇨ p.160
上肢の血管 ⇨ p.224
下肢の血管 ⇨ p.232

動脈の走行（上肢と頭部）

体循環の動脈は、心臓から出てくる**上行大動脈**に始まる。

上行大動脈からは、心臓の左心室から出てすぐに心臓に分布する動脈である**冠状動脈**（p.166）が分枝する。上行大動脈は**大動脈弓**となり、大きく弧を描いて180°向きを変え、**下行大動脈**になるが、その途中で、まず**腕頭動脈**を出す。腕頭動脈は短く、すぐに右頭頸部に向かう**右総頸動脈**と右上肢に向かう**右鎖骨下動脈**に枝分かれする。鎖骨下動脈は腋窩に入ると**腋窩動脈**と名前を変え、次いで上肢に入って**上腕動脈**となり、肘窩で**橈骨動脈**と**尺骨動脈**に分岐する。

大動脈弓からは、次いで**左総頸動脈**、**左鎖骨下動脈**が分枝する。左右の鎖骨下動脈からは**椎骨動脈**が分枝し、総頸動脈の枝である**内頸動脈**とともに脳に血液供給を行う。

動脈の走行（体幹と下肢）

下行大動脈の最初の部分は**胸大動脈**であり、胸壁に向かう枝などを分枝する。胸大動脈は横隔膜を貫いて腹腔に入ると、**腹大動脈**と名前を変える。

腹大動脈からは、消化器系に向かう**腹腔動脈**、**上腸間膜動脈**、**下腸間膜動脈**や、腎臓に向かう**腎動脈**（p.181）、生殖腺に向かう**精巣動脈**あるいは**卵巣動脈**、そして腹壁に向かう**腰動脈**などが分枝する。

腹大動脈はその後、左右の**総腸骨動脈**を分枝し、細い**正中仙骨動脈**となる。総腸骨動脈は骨盤内臓に分布する**内腸骨動脈**と下肢に分布する**外腸骨動脈**に分かれる。

外腸骨動脈は下肢に入ると**大腿動脈**となる。大腿動脈は膝窩で**膝窩動脈**となり、その後、**前脛骨動脈**と**後脛骨動脈**に分岐する。

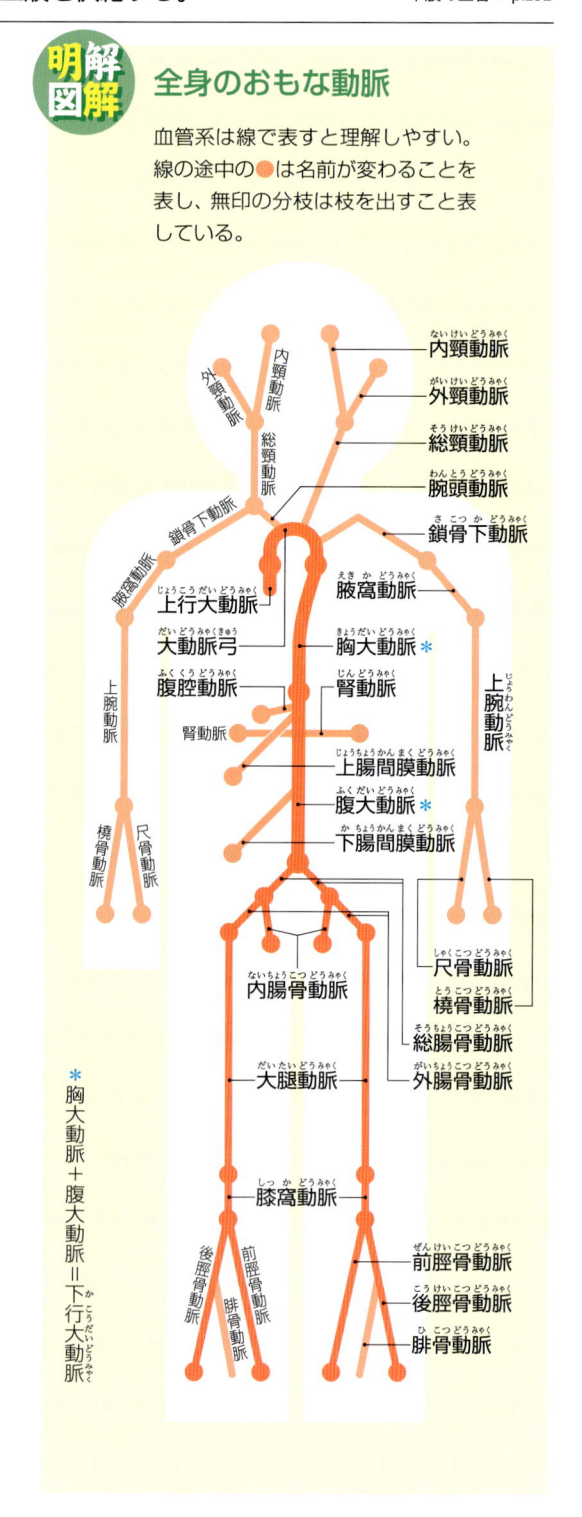

明解図解 全身のおもな動脈

血管系は線で表すと理解しやすい。
線の途中の●は名前が変わることを
表し、無印の分枝は枝を出すこと表
している。

内頸動脈
外頸動脈
総頸動脈
腕頭動脈
鎖骨下動脈
腋窩動脈
上行大動脈
大動脈弓
胸大動脈＊
腹腔動脈
腎動脈
上腸間膜動脈
腹大動脈＊
下腸間膜動脈
上腕動脈
腋窩動脈
橈骨動脈
尺骨動脈
内腸骨動脈
尺骨動脈
橈骨動脈
総腸骨動脈
外腸骨動脈
大腿動脈
膝窩動脈
後脛骨動脈
前脛骨動脈
腓骨動脈
後脛骨動脈
腓骨動脈

＊胸大動脈＋腹大動脈＝下行大動脈

■全身のおもな動脈

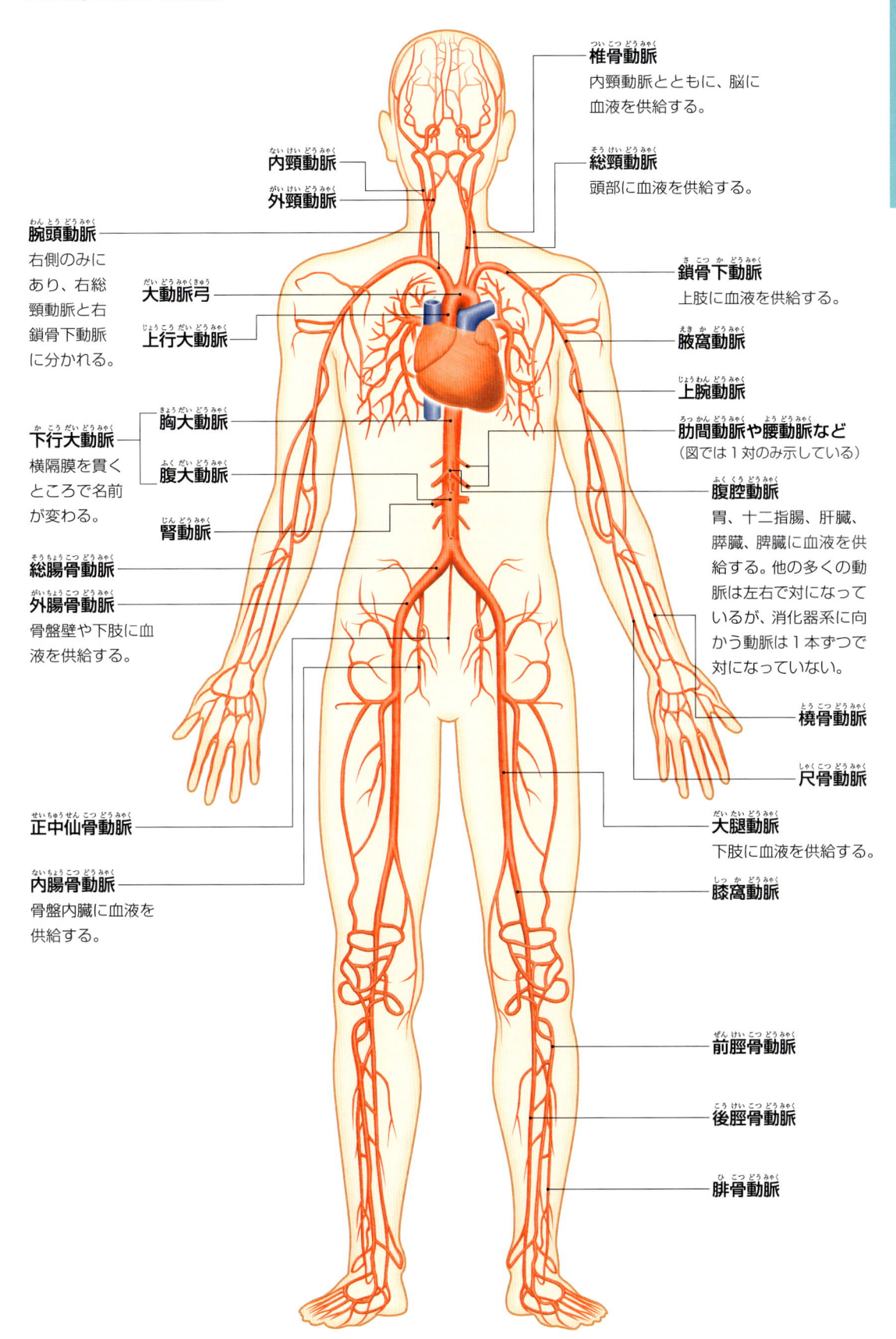

椎骨動脈（ついこつどうみゃく）
内頸動脈とともに、脳に血液を供給する。

内頸動脈（ないけいどうみゃく）

外頸動脈（がいけいどうみゃく）

総頸動脈（そうけいどうみゃく）
頭部に血液を供給する。

腕頭動脈（わんとうどうみゃく）
右側のみにあり、右総頸動脈と右鎖骨下動脈に分かれる。

大動脈弓（だいどうみゃくきゅう）

上行大動脈（じょうこうだいどうみゃく）

鎖骨下動脈（さこつかどうみゃく）
上肢に血液を供給する。

腋窩動脈（えきかどうみゃく）

上腕動脈（じょうわんどうみゃく）

胸大動脈（きょうだいどうみゃく）

腹大動脈（ふくだいどうみゃく）

下行大動脈（かこうだいどうみゃく）
横隔膜を貫くところで名前が変わる。

肋間動脈や腰動脈など（ろっかんどうみゃく・ようどうみゃく）
（図では1対のみ示している）

腹腔動脈（ふくくうどうみゃく）
胃、十二指腸、肝臓、膵臓、脾臓に血液を供給する。他の多くの動脈は左右で対になっているが、消化器系に向かう動脈は1本ずつで対になっていない。

腎動脈（じんどうみゃく）

総腸骨動脈（そうちょうこつどうみゃく）

外腸骨動脈（がいちょうこつどうみゃく）
骨盤壁や下肢に血液を供給する。

橈骨動脈（とうこつどうみゃく）

尺骨動脈（しゃくこつどうみゃく）

正中仙骨動脈（せいちゅうせんこつどうみゃく）

内腸骨動脈（ないちょうこつどうみゃく）
骨盤内臓に血液を供給する。

大腿動脈（だいたいどうみゃく）
下肢に血液を供給する。

膝窩動脈（しっかどうみゃく）

前脛骨動脈（ぜんけいこつどうみゃく）

後脛骨動脈（こうけいこつどうみゃく）

腓骨動脈（ひこつどうみゃく）

全身の血管［静脈］

上半身を巡った血液は上大静脈に、下半身の血液は下大静脈に合流し、心臓に集まる。動脈と併走する深静脈と、皮下を走行する皮静脈の2系統がある。

腹部の血管 ⇒ p.63
頭部の静脈 ⇒ p.108
心臓 ⇒ p.160
上肢の血管 ⇒ p.224
下肢の血管 ⇒ p.232

静脈の分類と特徴

静脈には、動脈系に伴行するものと、独立して皮下を走行するものがあり、前者を**深静脈**、後者を**皮静脈**とよぶ。深静脈は2本以上あることが多く、動脈を取り囲むようにして走行している。皮静脈は分枝や合流を繰り返し、**静脈網**を形成する。

上肢や下肢の静脈には弁があり、逆流しないようになっているが、弁がなければ、血液は血圧の高い方から低い方に流れる。

静脈の走行（上半身）

頭頸部の静脈は、**内頸静脈**または**外頸静脈**に注ぐ。
上肢では、深静脈は動脈に伴行している。皮静脈は手背や前腕に見られ、**腋窩静脈**に注ぐ**橈側皮静脈**や**上腕静脈**に注ぐ**尺側皮静脈**などに集まる。

上肢からの血液を戻す**鎖骨下静脈**には体壁の静脈も合流し、その後、内頸静脈と合流して**腕頭静脈**となる。この合流部を**静脈角**とよぶ。腕頭静脈は左右に存在し、左右が合流して上大静脈となる。

静脈の走行（下半身）

下半身の静脈は、腹部の臓器からの静脈、骨盤内臓からの静脈、体壁や下肢からの静脈に大別される。
下肢の静脈は深静脈と皮静脈であり、皮静脈のうち、とくに太いものとして、膝窩静脈に注ぐ**小伏在静脈**と、大腿静脈に注ぐ**大伏在静脈**がある。
体壁の皮静脈は**外腸骨静脈**に注ぎ、骨盤内臓の血液を集めた**内腸骨静脈**と合流して**総腸骨静脈**となる。左右の総腸骨静脈が合流して下大静脈をつくる。
腎臓の血液は直接、下大静脈に合流するが、消化管等の血液を集めた**門脈**は、肝臓内で毛細血管網を形成した後に**肝静脈**となって下大静脈に注ぐ。

上半身と下半身の静脈系は体幹の後壁にある**奇静脈系**、体壁の皮静脈、脊髄周囲の静脈などによってつながれている。

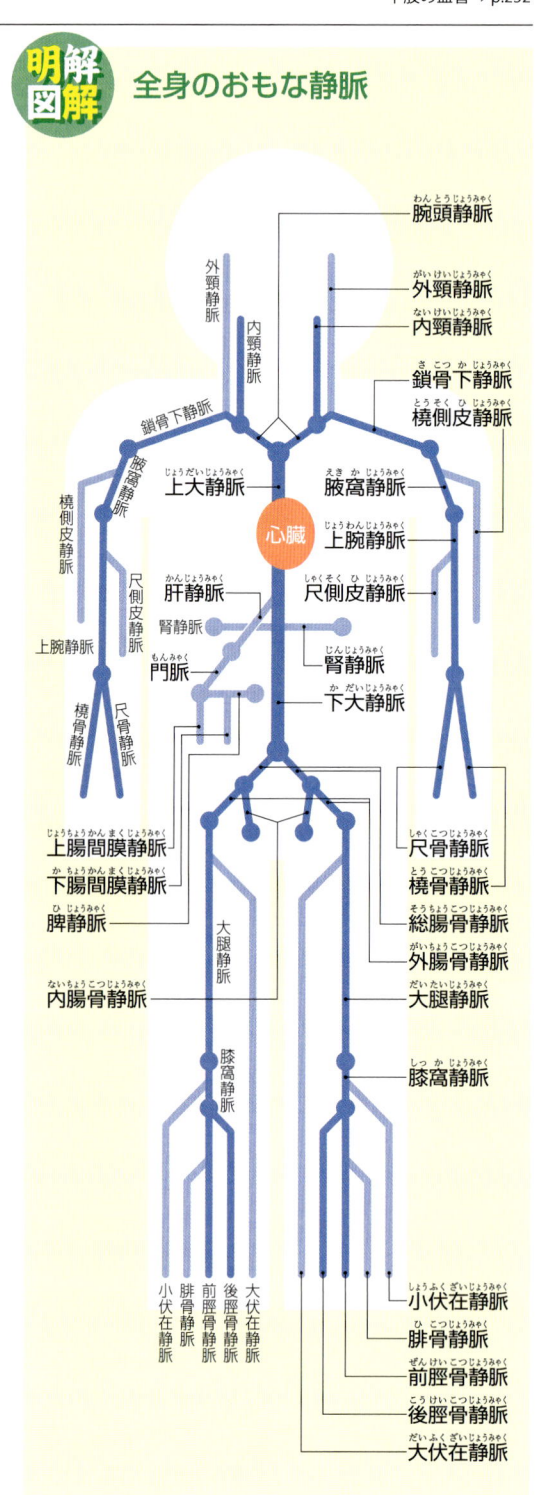

明解図解　全身のおもな静脈

- 腕頭静脈
- 外頸静脈
- 内頸静脈
- 鎖骨下静脈
- 橈側皮静脈
- 外頸静脈
- 内頸静脈
- 鎖骨下静脈
- 上大静脈
- 腋窩静脈
- 橈側皮静脈
- 上腕静脈
- 尺側皮静脈
- 尺側皮静脈
- 肝静脈
- 腎静脈
- 門脈
- 腎静脈
- 上腕静脈
- 下大静脈
- 橈骨静脈
- 尺骨静脈
- 上腸間膜静脈
- 尺骨静脈
- 下腸間膜静脈
- 橈骨静脈
- 脾静脈
- 総腸骨静脈
- 内腸骨静脈
- 外腸骨静脈
- 大腿静脈
- 大腿静脈
- 膝窩静脈
- 膝窩静脈
- 小伏在静脈
- 小伏在静脈
- 腓骨静脈
- 腓骨静脈
- 後脛骨静脈
- 前脛骨静脈
- 前脛骨静脈
- 大伏在静脈
- 後脛骨静脈
- 大伏在静脈

■全身のおもな静脈

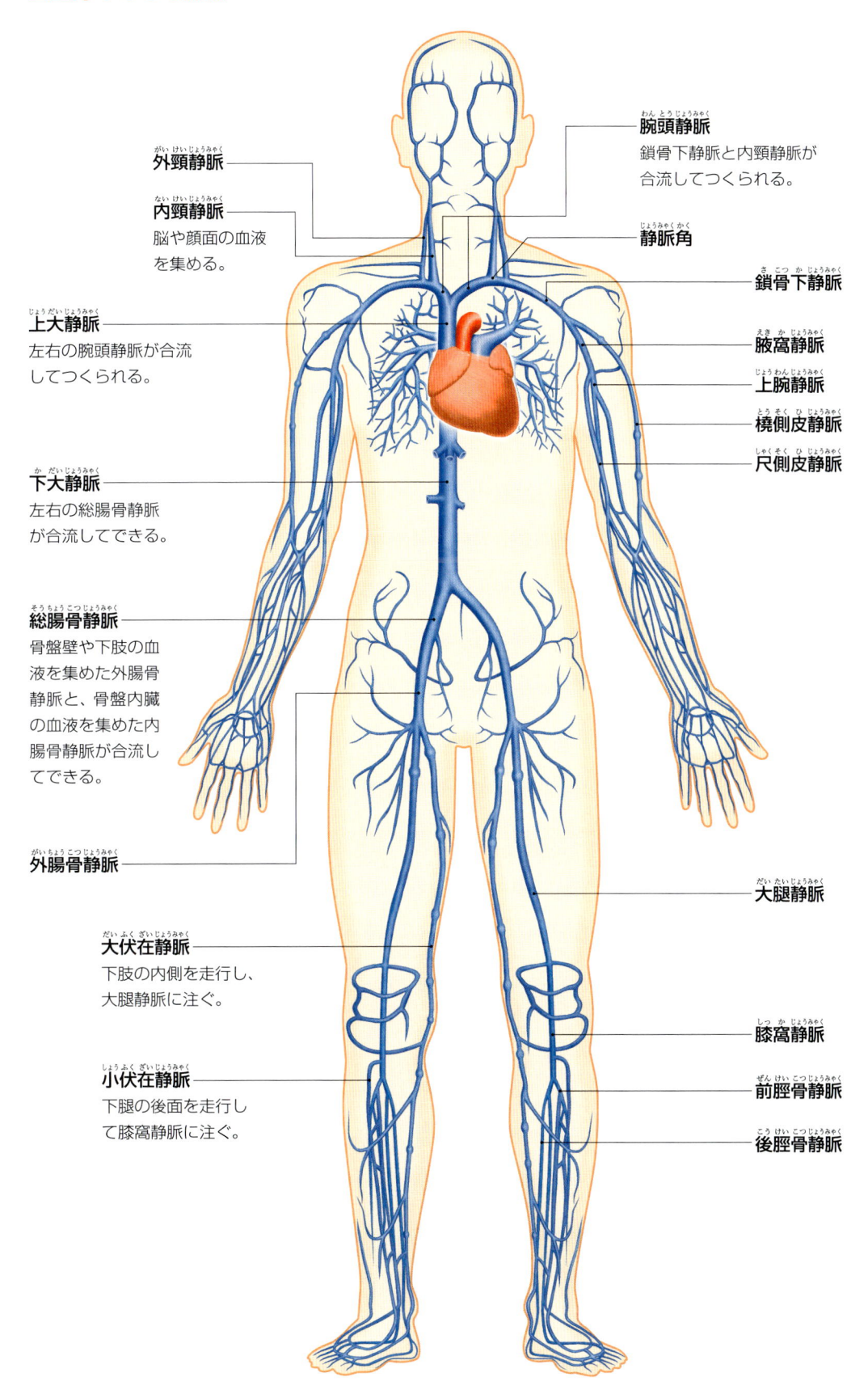

外頸静脈

内頸静脈
脳や顔面の血液を集める。

上大静脈
左右の腕頭静脈が合流してつくられる。

下大静脈
左右の総腸骨静脈が合流してできる。

総腸骨静脈
骨盤壁や下肢の血液を集めた外腸骨静脈と、骨盤内臓の血液を集めた内腸骨静脈が合流してできる。

外腸骨静脈

大伏在静脈
下肢の内側を走行し、大腿静脈に注ぐ。

小伏在静脈
下腿の後面を走行して膝窩静脈に注ぐ。

腕頭静脈
鎖骨下静脈と内頸静脈が合流してつくられる。

静脈角

鎖骨下静脈

腋窩静脈

上腕静脈

橈側皮静脈

尺側皮静脈

大腿静脈

膝窩静脈

前脛骨静脈

後脛骨静脈

血管の構造

血管の壁は内膜、中膜、外膜の3層構造になっている。
動脈と静脈では、中を流れる血液の圧力が異なるため
血管の壁を構成する組織にも違いが見られる。

全身の血管 ⇒ p.48, 50
皮膚の機能 ⇒ p.94

血管の壁

血管の壁は、動脈も静脈も基本的に3層構造をしており、血液が流れる内腔側から、**内膜、中膜、外膜**という。末梢に向かって血管が細くなるにつれて、各層は薄くなっていき、まず中膜が消失する。最も細い毛細血管では、外膜も消失する。

内膜の表面の、血液と接する面には**単層扁平上皮**(p.241)の内皮細胞があり、薄く扁平な上皮細胞がシート状に結合している。また、外膜は次第に周囲の結合組織に移行していく。動脈と静脈の違いは壁を構成する組織の違いが主である。

動脈

動脈は中を流れる血液の圧力が強いので、それに対抗するため壁が厚い。大動脈では中膜に弾力性のある弾性線維が層になって存在しており、**弾性型動脈**とよばれる。

それに対して上肢・下肢や内臓などに分布する大動脈の枝の**中動脈**は、中膜に弾性線維がほとんど含

■動脈の構造

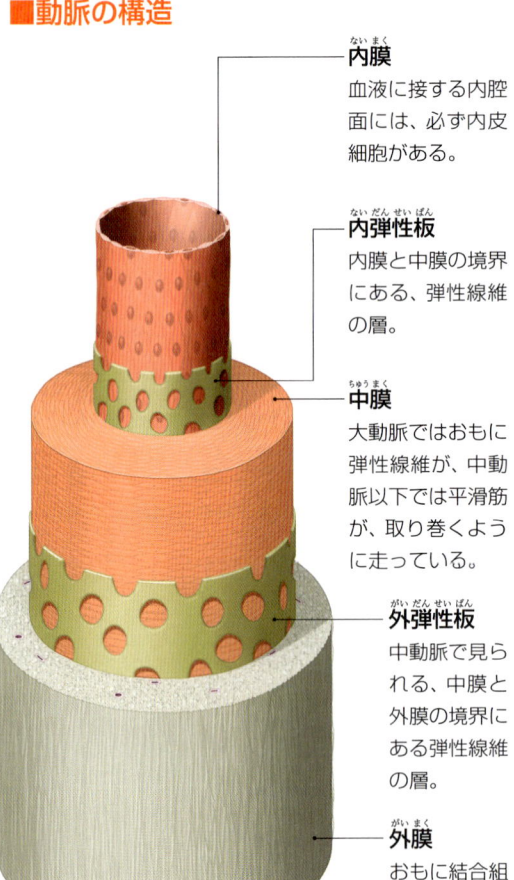

内膜
血液に接する内腔面には、必ず内皮細胞がある。

内弾性板
内膜と中膜の境界にある、弾性線維の層。

中膜
大動脈ではおもに弾性線維が、中動脈以下では平滑筋が、取り巻くように走っている。

外弾性板
中動脈で見られる、中膜と外膜の境界にある弾性線維の層。

外膜
おもに結合組織でできており、周囲の結合組織に移行する。

■静脈の構造

内膜、中膜、外膜でできるが、弾性線維や平滑筋は乏しく、管壁は薄い。

弁
内膜がヒダ状になった部分で、2枚ある。血液を心臓の方向に流し、逆流するのを防いでいる。

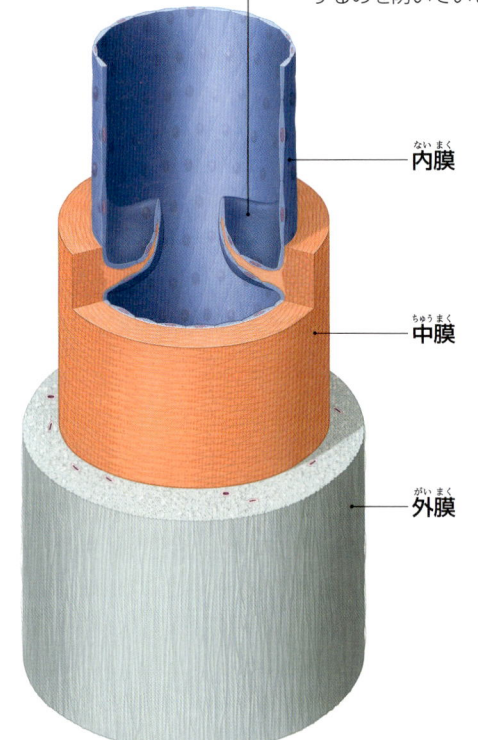

内膜

中膜

外膜

まれておらず、多くの平滑筋が含まれているため、**筋型動脈**とよばれる。筋型動脈では、弾性線維は内膜と中膜の境に**内弾性板**を、中膜と外膜の境に**外弾性板**をつくり、明確に分けている。

静脈

静脈は内圧が低く、また血流を調節する必要もないため、壁内に弾性線維や平滑筋が乏しい。上肢や下肢の静脈には、逆流を防ぐ弁がある。

毛細血管

動脈は末梢に向かうにつれて次第に細くなり、**中動脈**、**小動脈**、**細動脈**となり、**毛細血管**に連なる。毛細血管は分枝や合流を繰り返して**毛細血管網**を形成し、周囲の組織との間で栄養物や酸素の供給、二酸化炭素や老廃物の回収が行われる。

毛細血管は次第に合流して静脈系につながっていくが、毛細血管が注いでいるのは**細静脈**であり、次いで**小静脈**、**中静脈**、**大静脈**となって心臓に戻る。

一部の循環系においては、細動脈と細静脈をつなぐ**短絡路**が存在する。腸間膜に見られる循環系では、下図に示すように、**前毛細血管括約筋**によって毛細血管網に流れる血液量を調節している。

手や足の無毛部の皮膚の真皮深部には、壁を何層もの平滑筋が取り巻く**短絡路**があり、流れる血液の量を調節している。この循環系では、物質のやりとりのほかに体熱を調節しており、短絡路が開くと多量の血液が流れて体熱が放散される。

■ 短絡路のある毛細血管網

腸間膜などの一部の循環系では、細動脈から毛細血管に流れる血液は、前毛細血管括約筋によって調節されている。

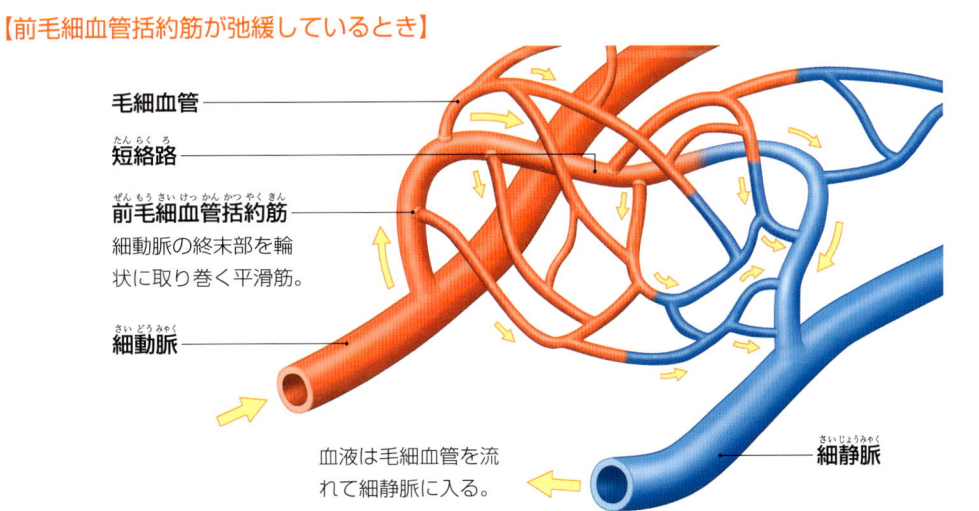

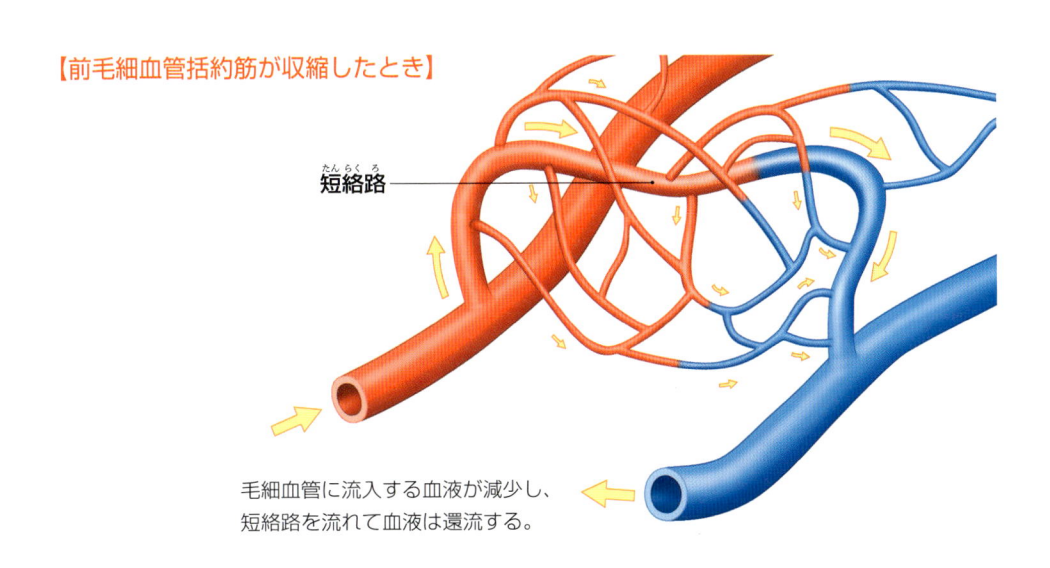

【前毛細血管括約筋が弛緩しているとき】

- 毛細血管
- 短絡路
- 前毛細血管括約筋
  細動脈の終末部を輪状に取り巻く平滑筋。
- 細動脈
- 細静脈

血液は毛細血管を流れて細静脈に入る。

【前毛細血管括約筋が収縮したとき】

- 短絡路

毛細血管に流入する血液が減少し、短絡路を流れて血液は還流する。

血液の成分とはたらき

血液は液体成分と細胞成分に大きく分けることができる。
細胞成分には、赤血球、白血球、血小板が含まれており、
白血球はさらにいくつかの種類がある。

液体成分と細胞成分

血液を採取し、固まらないようにして試験管に入れ、遠心分離器にかけると、上下の2層に分かれる。上層はやや黄白色がかった透明であり、下層は赤い塊である。この上の層は血液中の液体成分で、**血漿**とよばれ、フィブリノーゲン、アルブミン、グロブリンなどのさまざまなたんぱく質やコレステロールなどの脂質が溶け込んでいる。下の層は細胞成分で、その表層にはやや白っぽい層が重なっており、ここには**白血球**と**血小板**が集まり、赤い塊は**赤血球**である。この血液中に占める細胞成分の割合を**ヘマトクリット**といい、ほとんどが赤血球であるため、赤血球の量を知るための目安になっている。白血球をさまざまな色素で染めて観察すると、細胞内の顆粒が特殊な色素で染まるもの、染まらないものなどがあり、細胞の形を合わせて、**好中球**、**好酸球**、**好塩基球**、**リンパ球**、**単球**に分けられる。

■血液の成分 （%は体積の割合）

液体成分
- 血漿 約55%

細胞成分
- 血小板 約0.3% （直径2〜5μm）
- 白血球 約0.6%
- 赤血球 約44% （直径7〜8μm）

■白血球の種類と割合

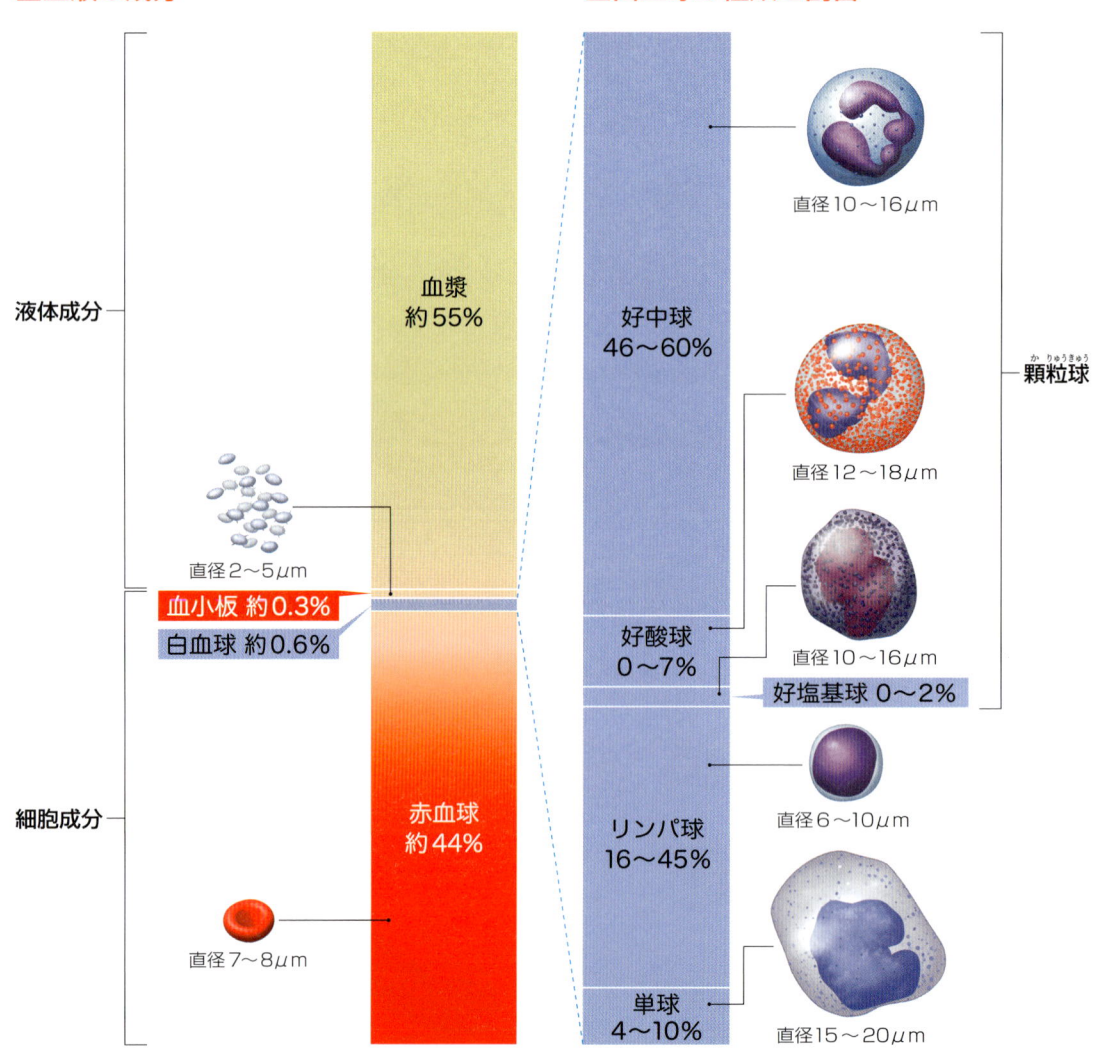

顆粒球
- 好中球 46〜60% （直径10〜16μm）
- 好酸球 0〜7% （直径12〜18μm）
- 好塩基球 0〜2% （直径10〜16μm）

- リンパ球 16〜45% （直径6〜10μm）
- 単球 4〜10% （直径15〜20μm）

血液の凝固

血液は血管の中を流れており、通常はその細胞成分やたんぱく質などが漏れ出すことはないが、けがをして血管を傷つけてしまうと、血液が流れ出してくる。しかし、正常の場合は、傷つけた血管の太さにもよるが、流出し続けることはなく、数分のうちに血液が塊をつくって流出を止めてしまう。これを**血液の凝固**という。

血管内の血液は、正常では凝固することはなく、血管の内張をしている内皮細胞の下にある基底膜や結合組織に血液が接触することで、血液の凝固が始まる。血液の凝固には血漿中の**フィブリノーゲン**や血小板が深くかかわっており、フィブリノーゲンが分解されて**フィブリン（線維素）**となることで沈殿して血小板とともに網の目状の構造をつくり、そこに赤血球を吸着して集塊をつくり、流出部位を覆って血液の流出を止める。

血液が固まりにくい病気

血液が凝固するためには、血漿中のフィブリノーゲンをフィブリンに分解して沈着させる必要がある。そのためには凝固系とよばれる、血液や血管内皮細胞にある数種の凝固因子の化学反応が必要である。それらの凝固因子が1つでも不足すると反応が進まなくなるため、出血しても血液がかたまりにくくなってしまう。人によっては、生まれつき凝固因子の1つを欠いている病気がある。その代表的なものは血友病である。血友病の人に欠けている凝固因子は、性染色体のX染色体に設計図が記されている。性染色体は、女性ではX染色体2本だが、男性ではX染色体とY染色体である。男性の場合、X染色体の凝固因子にかかわる設計図に異常があると、凝固因子をつくれないため血友病になってしまう。しかし、女性では、片方のX染色体に異常があっても、もう1つのX染色体によって補われるため、血友病にはなりにくい。

■血液が凝固するしくみ

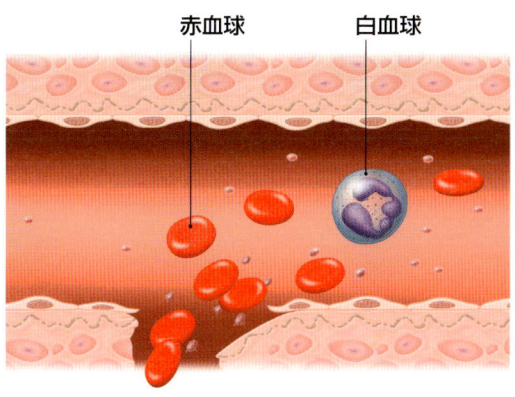

赤血球　白血球

❶血管に傷がついて、内皮細胞がはがれ、血液が血管外に漏れ出す。

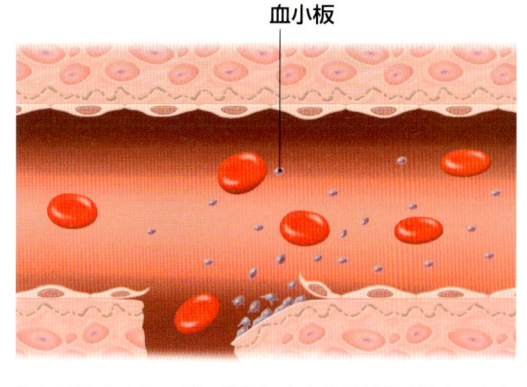

血小板

❷血管外のコラーゲン線維に血小板が付着すると、血小板が活性化され、他の血小板が引き寄せられてくっつく。

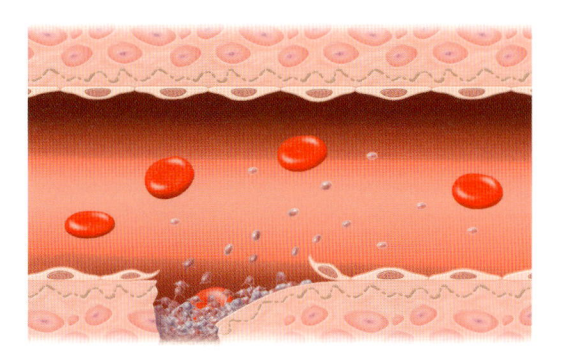

❸血小板だけで傷がふさがらないと、血液の凝固系が活性化され、血漿中のフィブリノーゲンが分解されてフィブリン（線維素）になる。

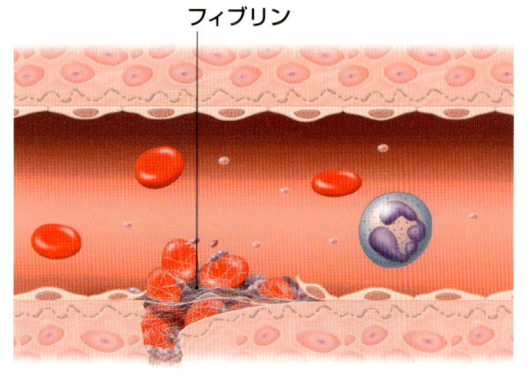

フィブリン

❹フィブリンが血小板や赤血球を巻き込んで、凝血塊をつくり、傷をふさぎ、血液が漏れるのを止める。

免疫のしくみ

体内に入ってきた異物を排除するしくみには、
非特異的なものと特異的なものがある。
特異的な防御機構を免疫といい、リンパ球が大きなはたらきをする。

血液の成分とはたらき ⇒ p.54
全身のリンパ系 ⇒ p.58
リンパ組織のしくみ ⇒ p.60

免疫にかかわる細胞

免疫とは、一度ある病気にかかってしまうと、二度とかからなかったり、かかっても症状が軽く済んでしまったりすることをいう。からだの中でこれを担っているのが、外から異物が入り込んできたときに**貪食**（細胞内に取り込み消化すること）する**大食細胞**（別名マクロファージ）、T細胞やB細胞に分類される**リンパ球**である。T細胞はさらに役割によって、ヘルパーT細胞、キラーT細胞などとよばれる。

非特異的防御機構

からだの中に、それまでに入り込んできたことがない細菌やウイルスなどが初めて入ってくると、まず、それがよそ者であることに気づいた大食細胞が貪食してしまう。相手を選ばないため、**非特異的防御機構**とよばれる。

特異的防御機構

防御機構には、特定の相手にだけ機能するものもあり、**特異的防御機構**とよばれる。

よそ者を貪食した大食細胞は、それがどのような特徴をもったものであるかを**T細胞**に示し、T細胞は、その特徴に合った抗体を産生する**B細胞**を活性化させ、**抗体**を産生させる。

抗体とは、ある特別な物質（抗原）と特異的に強く結合する性質をもつ、たんぱく質の一種である。抗原になるものとしては、細菌の細胞壁をつくっている物質やウイルスの殻など、もともとの体内にはなかったさまざまなものがある。

一度このようなことがあると、T細胞はこの経験を長期にわたって記憶しており、次に同じよそ者が体内に侵入してきた際には、ただちにB細胞に抗体を産生させる。B細胞が産生した抗体が侵入してきたよそ者に結合すると、そのよそ者にははっきりとよそ者であるという印がつけられることになり、ただちに大食細胞によって貪食され片づけられてしまう。そのため、そのよそ者は最初に体内に侵入してきたときのようには増えることができず、それによるからだの障害も少なくて済むことになる。このようなしくみを**液性免疫**という。

これが、一度ある細菌に感染すると、次からは感染しても症状が軽く済んでしまうという理由である。ワクチンなどの予防注射は、殺したり、増えること

■生体防御機構の分類

非特異的防御機構	体内に入ってきた異物や病原菌などに対して、まず最初に相手を選ばず攻撃する。	皮膚や粘膜（消化器、呼吸器、泌尿器など）における防御
		大食細胞など白血球の食作用による防御。がん細胞など、自己由来の異物に対する攻撃も含まれる。
特異的防御機構	ある特定の病原体を記憶して攻撃する。	**液性免疫（B細胞が中心となる）** B細胞が産生した抗体によって、抗原の細胞膜を破壊したり、抗原が大食細胞に食べられやすいようにする。
		細胞性免疫（T細胞が中心となる） ヘルパーT細胞が大食細胞やキラーT細胞を活性化し、病原体を攻撃させる。

ができなくした細菌やウイルスを注射によって体内に入れ、このような細菌やウイルスがいるということをからだに記憶させておくために行っているのである。

細胞性免疫

一方、移植などによって他人の臓器が入り込んできた場合や、ウイルスが感染して構造が変化してしまった細胞は、本来の自分の細胞とは異なるので、大食細胞が貪食して、異なる部分、すなわち抗原をヘルパーT細胞に提示する。抗原を提示されたヘルパーT細胞は機能が亢進して、増殖し、**サイトカイン**とよばれる物質を放出する。サイトカインは大食細胞やキラーT細胞を活性化し、同じ抗原をもっている細胞を攻撃して破壊する。

このようにT細胞が主体になって異物を排除する機構を**細胞性免疫**とよぶ。

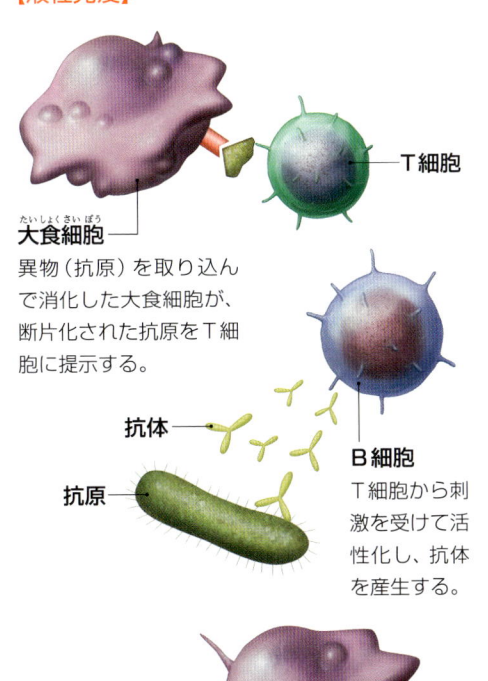

■免疫グロブリンの種類

抗体は免疫グロブリン（Ig）ともよばれ、たんぱく質でできている。大きさや形によって5種類に分類される。

免疫グロブリンG（IgG）
血液中に多く含まれる。分子量が小さいため、母体から胎盤を通して胎児へ免疫を与えることができる。

免疫グロブリンA（IgA）
唾液、涙、気道や消化管から分泌される粘液、母乳などに多く含まれる。

免疫グロブリンM（IgM）
分子量が最も大きい。血液中に存在し、抗原が侵入したときには初期に産生される。

免疫グロブリンE（IgE）
好塩基球（p.54）や肥満細胞と結合し、アレルギー反応を引き起こす。

免疫グロブリンD（IgD）
グロブリンのなかで最も数が少なく、おもにリンパ球の表面に存在する。正確な機能についてはよくわかっていない。

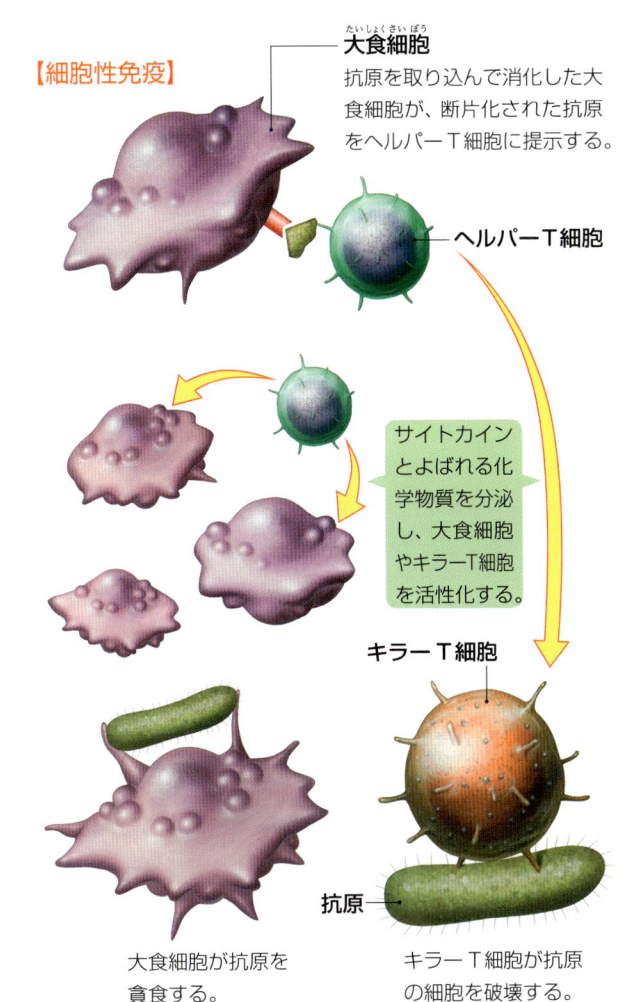

■特異的防御機構のしくみ

【液性免疫】

大食細胞
異物（抗原）を取り込んで消化した大食細胞が、断片化された抗原をT細胞に提示する。

T細胞

抗体

抗原

B細胞
T細胞から刺激を受けて活性化し、抗体を産生する。

表面に抗体が結合した抗原を、大食細胞が貪食する。

【細胞性免疫】

大食細胞
抗原を取り込んで消化した大食細胞が、断片化された抗原をヘルパーT細胞に提示する。

ヘルパーT細胞

サイトカインとよばれる化学物質を分泌し、大食細胞やキラーT細胞を活性化する。

キラーT細胞

抗原

大食細胞が抗原を貪食する。

キラーT細胞が抗原の細胞を破壊する。

全身のリンパ系

毛細血管から漏れ出た液体成分は、体内の細胞間を満たす間質液となる。
この間質液を集めて血管に戻すのがリンパ管であり、
最終的には左右の静脈角に注ぐ。

リンパ組織のしくみ ⇨ p.60

リンパ管の役割と走行

人のからだには、体重の約60％に相当する量の水分が含まれているが、そのうちの約60％は細胞内にあり、約8％が血管内の血液である。残りの約32％の大半は細胞間にあり、**間質液**あるいは**組織液**とよばれている。間質液には、動脈側の毛細血管から水や電解質などが流入し、静脈側の毛細血管から再び血管内に吸収され、血液との間で循環している。しかし、この毛細血管への吸収は十分ではなく、残りはもう1つの脈管系である**リンパ管**によって回収されている。

リンパ管は**毛細リンパ管**で始まる。毛細リンパ管の壁は薄く扁平な細胞が並んだ**単層扁平上皮**（p.241）の内皮でできている。この細胞間の接着は弱く、間質液が流入しやすい。リンパ管内に取り込まれた間質液が**リンパ**であり、血漿成分やリンパ球などが含まれる。

毛細リンパ管が合流して、内部に弁がある太いリンパ管となる。リンパ管は**リンパ節**を通過する。リンパ節とは**リンパ小節**（リンパ球の集合）が集まったもので、そら豆のような形をしている。多くのリンパ管がつながって、リンパが流入してくる。リンパ節にはフィルターのはたらきがあり、リンパから、異物や細菌、腫瘍細胞などが濾過される。取り除かれた異物は、**大食細胞**が取り込んで処理する。異物を漉し取られたリンパは、そら豆の凹みのところにつながったリンパ管に流れ出し、再び体を巡る。

リンパ管はいくつものリンパ節を通過しながら太くなり、**リンパ本幹**となる。腹部内臓を含む下半身のリンパが集まった腸リンパ本幹1本と腰リンパ本幹1対は、第2腰椎の前面で合流して**胸管**をつくる。この合流部は膨れており、**乳糜槽**とよばれる。

胸管は上に向かい、横隔膜の大動脈裂孔を通って胸腔に入り、そこで、左上半身のリンパを集めてきた左頸リンパ本幹と鎖骨下リンパ本幹が合流して、左の鎖骨下静脈と内頸静脈の合流部である**静脈角**に開口し、リンパを静脈内に注いでいる。また、右上半身のリンパは右リンパ本幹に集まり、右の静脈角に開いている。

リンパの重要性

リンパ系は循環系のなかでもあまり注目されない部分であるが、血管から漏出した水分を間質液から回収して血管内に戻すのに重要なはたらきをしている。たとえば、ある種の寄生虫や手術などによってリンパ管が破壊され、リンパの流れが悪くなると、結合組織内に間質液がたまり、いわゆる浮腫（むくみ）を生じてしまう。これが長期間続くとその影響で結合組織が増加してかたくなり、その部位がゾウの皮膚（象皮）のようになってしまうことがある。また、毛細リンパ管は毛細血管に比べて、内皮細胞どうしの接着が弱く、間質液が流入しやすくなっている。そのため、局所で細菌感染が起こって細菌が増加したり、悪性腫瘍ができた場合に、細菌や腫瘍細胞がリンパ管内に入りやすい。それらがリンパ節に運ばれるため、リンパ節が腫れたり、リンパ節内で腫瘍細胞が増殖して転移巣をつくったりする。

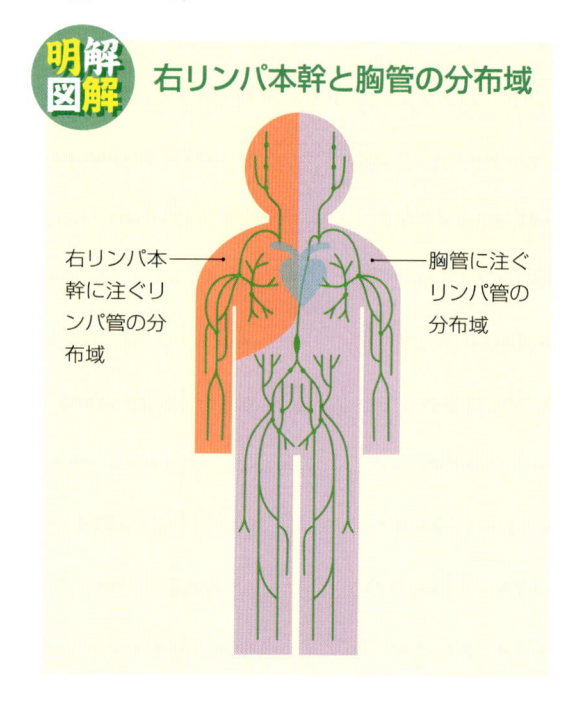

明解図解 右リンパ本幹と胸管の分布域

右リンパ本幹に注ぐリンパ管の分布域

胸管に注ぐリンパ管の分布域

■全身のリンパ管の走行

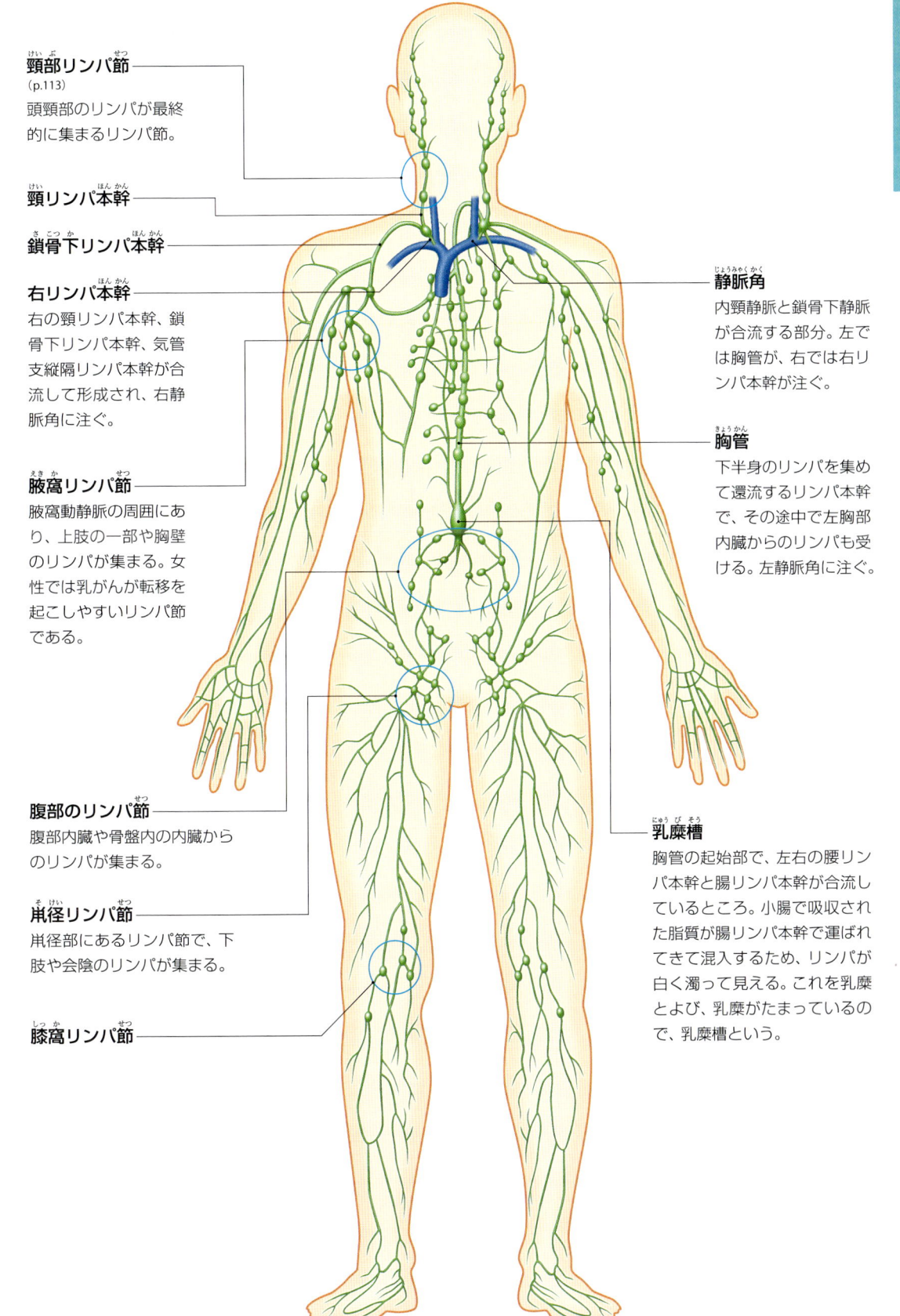

頸部リンパ節
（p.113）
頭頸部のリンパが最終的に集まるリンパ節。

頸リンパ本幹

鎖骨下リンパ本幹

右リンパ本幹
右の頸リンパ本幹、鎖骨下リンパ本幹、気管支縦隔リンパ本幹が合流して形成され、右静脈角に注ぐ。

腋窩リンパ節
腋窩動静脈の周囲にあり、上肢の一部や胸壁のリンパが集まる。女性では乳がんが転移を起こしやすいリンパ節である。

腹部のリンパ節
腹部内臓や骨盤内の内臓からのリンパが集まる。

鼠径リンパ節
鼠径部にあるリンパ節で、下肢や会陰のリンパが集まる。

膝窩リンパ節

静脈角
内頸静脈と鎖骨下静脈が合流する部分。左では胸管が、右では右リンパ本幹が注ぐ。

胸管
下半身のリンパを集めて還流するリンパ本幹で、その途中で左胸部内臓からのリンパも受ける。左静脈角に注ぐ。

乳糜槽
胸管の起始部で、左右の腰リンパ本幹と腸リンパ本幹が合流しているところ。小腸で吸収された脂質が腸リンパ本幹で運ばれてきて混入するため、リンパが白く濁って見える。これを乳糜とよび、乳糜がたまっているので、乳糜槽という。

リンパ組織のしくみ

リンパ球が集まったものをリンパ組織といい、
体外から侵入した異物を排除し、血液の中に入れないようにする
フィルターの役割を果たしている。

血液の成分とはたらき⇒p.54
全身のリンパ系⇒p.58
のどの構造⇒p.144
小腸の構造⇒p.188

リンパ小節が集合した扁桃

　リンパ組織とは、リンパ球が集まってできている組織のことである。集まったリンパ球が集塊をつくっているリンパ小節や、リンパ小節ほどはリンパ球が密集していないリンパ浸潤がある。リンパ小節は、全体に小さいリンパ球が集まっただけのもののほか、中心部に周囲よりやや明るく見える胚中心（明中心ともいう）が存在するものもある。胚中心では、中型や大型のリンパ球が細胞分裂し、増殖している。
　リンパ浸潤やリンパ小節は呼吸器系や消化器系の器官の壁の中に見られることが多い。複数のリンパ小節が集まったものを集合リンパ小節とよび、回腸などで見られる。
　リンパ小節が粘膜固有層あるいは粘膜下組織内に集合したものが扁桃である。扁桃には、口峡（p138）の側壁にある口蓋扁桃、舌根部にある舌扁桃、咽頭の耳管開口部付近にある耳管扁桃、咽頭後壁の天井付近にある咽頭扁桃の4つがある。4つの扁桃は、咽頭の壁に輪状に配列し、ワルダイエルの咽頭輪（あるいは扁桃輪）とよばれ、呼吸器系や消化器系を介して外敵が体内に侵入してくるのを防いでいる。扁桃にはリンパが出ていくリンパ管のみが存在し、流入するリンパ管はない。粘膜上皮がリンパ小節の間に深く落ち込んだ陰窩をつくっていることもある。

フィルターとしてはたらくリンパ節

　リンパ節は、リンパ小節が集まって独立した器官をつくっているものである。リンパ節はリンパ管の途中に挟まるフィルターであり、線維性の被膜に包まれて、そら豆の形をしている。そら豆の外に向かって膨らんでいる面には多数のリンパ管が集まり、リンパ節内に流れ込んでくるため、輸入リンパ管とよばれている。
　リンパ節内に流入したリンパは被膜の直下やリンパ小節の間を流れ、そら豆のくぼみのところから輸出リンパ管を通って出ていく。リンパがリンパ節内を流れる途中にある大食細胞が、リンパ内の異物や細菌、ウイルスを取り込んでいる。ときには大食細胞からの刺激によってリンパ小節のリンパ球が増殖することがある。平常時のリンパ節は長さが数mmであるが、多数の細菌などが入り込んでくると、リンパ球の増殖が活発になって、2～3cmにまで腫れ上がり、皮膚の上からも皮下のグリグリとした塊として触れることができる。
　リンパは毛細リンパ管から取り込まれると、最初に、臓器周辺や局所のリンパ節を通る。次に、局所のリンパ管が合流する部位にあるリンパ節を通る。これを繰り返して、静脈に注ぎ込まれるまでのあいだに複数のリンパ節を通過する。

脾臓はリンパ組織の1つ

　リンパ小節が集まっている独立した器官には、脾臓もある。脾臓はリンパ小節だけではなく、太い毛細血管が集まった部位でもある。おもな機能は古くなった赤血球を壊すことにある。壊された赤血球の成分は脾静脈、門脈を経て肝臓に至り、再利用されている。

■脾臓

脾臓
胃

左上腹部の胃の外側にあり、子どもの握りこぶし大の大きさ。組織の大半は赤脾髄であり、赤血球で満たされている。ほかに、リンパ小節からなる白脾髄も散在する。出生前の胎児では赤血球や白血球がつくられるが、出生後は造血の役割はない。

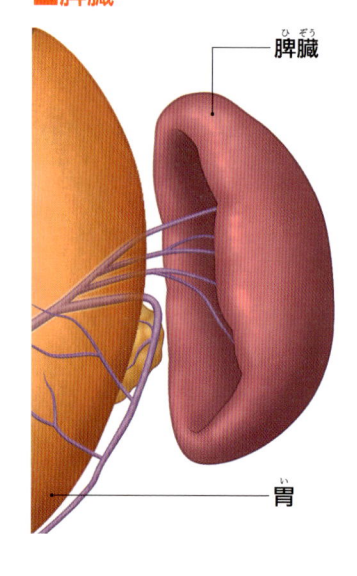

■リンパ管とリンパ節

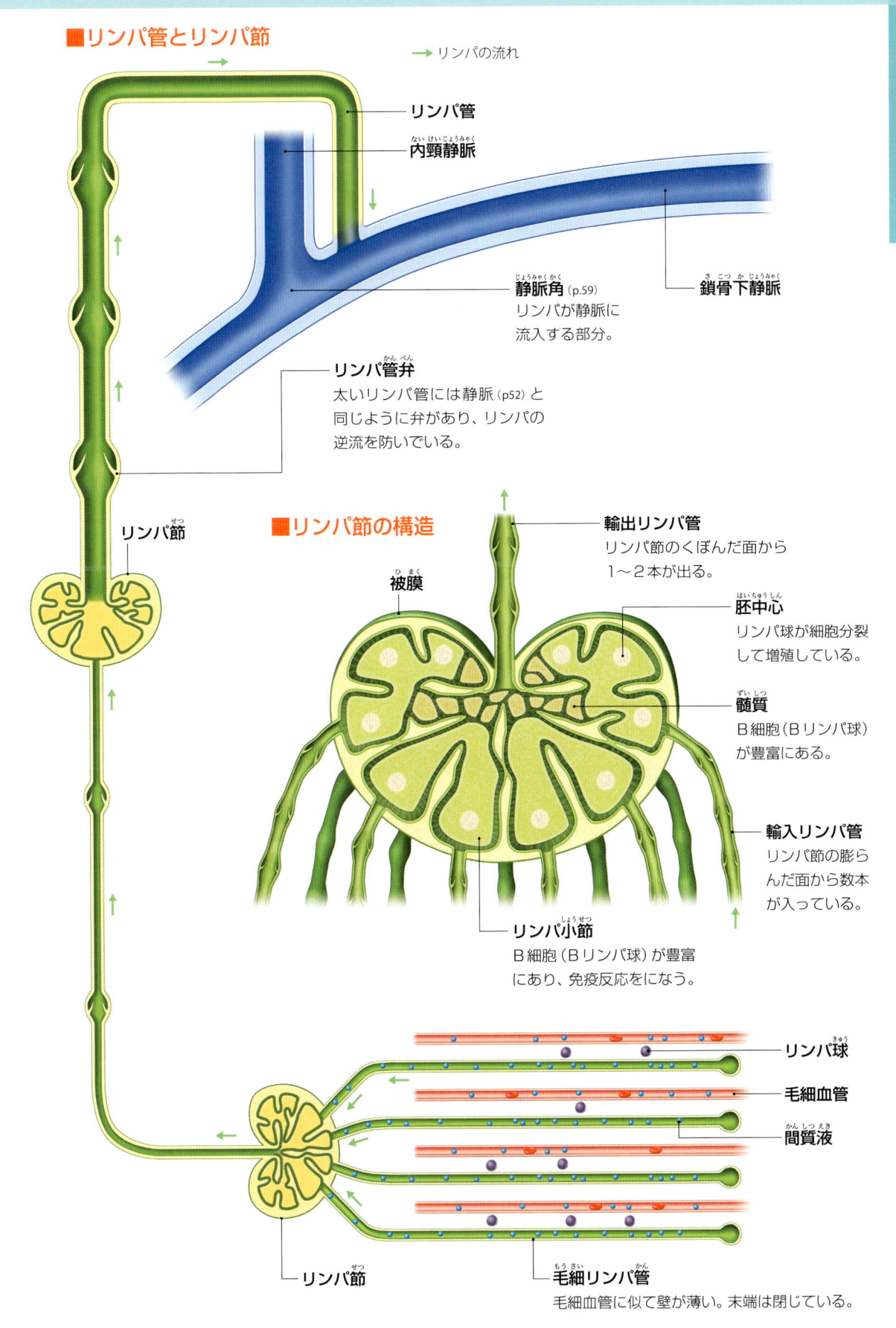

→ リンパの流れ

リンパ管

内頸静脈（ないけいじょうみゃく）

静脈角（じょうみゃくかく）(p.59)
リンパが静脈に流入する部分。

鎖骨下静脈（さこつかじょうみゃく）

リンパ管弁（かんべん）
太いリンパ管には静脈（p52）と同じように弁があり、リンパの逆流を防いでいる。

リンパ節（せつ）

■リンパ節の構造

被膜（ひまく）

輸出リンパ管
リンパ節のくぼんだ面から1～2本が出る。

胚中心（はいちゅうしん）
リンパ球が細胞分裂して増殖している。

髄質（ずいしつ）
B細胞（Bリンパ球）が豊富にある。

輸入リンパ管
リンパ節の膨らんだ面から数本が入っている。

リンパ小節（しょうせつ）
B細胞（Bリンパ球）が豊富にあり、免疫反応をになう。

リンパ球（きゅう）

毛細血管

間質液（かんしつえき）

リンパ節（せつ）

毛細リンパ管（もうさいかん）
毛細血管に似て壁が薄い。末端は閉じている。

1章──総論

消化器系の概要

食べたものを分解して体内に取り込むはたらきをする器官を消化器系という。口から肛門まで続く1本の消化管が、その中心となる。

消化と吸収のしくみ⇒p.64
消化管の運動⇒p.66
胃と十二指腸⇒p.184
小腸の構造⇒p.188
大腸・肛門の構造とはたらき⇒p.190
肝臓の構造⇒p.192
膵臓の構造とはたらき⇒p.198

■消化にかかわる臓器・器官

消化器系の器官は頭部から頸部、胸部を通り、大半は腹部にあって、腹部の下端に開いている。

舌下腺
⇒p.139
舌体部の下方の口腔底に左右1対ある。3種類の大唾液腺の1つ。

顎下腺
⇒p.139
顎下三角にあり、下顎の歯列と舌の付け根の間に開口している。大唾液腺の1つ。

食道
⇒p.64
縦隔（p.152）内を上下に貫く筋性の管で、食物を胃に向かって運ぶ。

肝臓
⇒p.192
人体で最大の分泌腺。脂質の消化を助ける胆汁酸などを含む胆汁を分泌するとともに、吸収した栄養素を一時的に貯蔵する。

胆嚢
⇒p.196
肝臓の下面に付着している。肝臓でつくられた胆汁を一時的に蓄える袋。

小腸
⇒p.188
腹腔内の大半を占める長さ6～7mの管で、とぐろをまくように収められている。栄養素の大半はここで吸収される。

耳下腺⇒p.139
外耳孔の前方の皮下に広がる純漿液腺。上顎第2大臼歯（p.142）に向かい合う頬粘膜に開口している。大唾液腺の1つ。

咽頭⇒p.144
口から食道に向かう食物の通り道であるとともに、鼻から喉頭に向かう空気の通り道でもある。

胃⇒p.184
食道に続く袋。食物を貯留しながら、分泌した胃液と混合してかゆ状にし、たんぱく質を分解する。かゆ状の食物は、小腸の最初の部分である十二指腸に少しずつ送り出される。

膵臓⇒p.198
食物中の各栄養素を分解するための酵素を分泌する外分泌部と、糖代謝に関係するホルモンを分泌する内分泌部（ランゲルハンス島）からなる。

大腸⇒p.190
腹腔の下半を取り囲むように走行する管。小腸で栄養素を吸収された食物の残りかすから水分を吸収し、糞便をつくる。

直腸⇒p.190
大腸の末端であり、糞便を排出するための部分。

肛門⇒p.190
消化管の出口。

消化管の構成

　消化器系はからだを養うのに必要な栄養素を食物から摂取するための器官系である。体内に取り入れた食物を分解して、消化管から吸収できる形にする「**消化**」と、消化によって分解された栄養素を体内に取り込む「**吸収**」が主たるはたらきである。

　消化器系は頭部（口）から腹部の下端（肛門）まで、体を貫く管でできている。口から咽頭までの部分は呼吸器系や発声器官と共通している。食道から肛門は、一連の管である消化管とそれに付随する分泌腺で構成される。分泌腺には、消化に必要な酵素を分泌するもの以外に、消化を助けるための粘液や漿液、胆汁酸のような**界面活性物質**を分泌するものもある。

　消化器系には、おもに大動脈の腹側から出る血管が分布している。腹部の消化器系の器官を還流した血液は、いったん門脈に集まって肝臓に入る。そこで再び毛細血管網（p.53）をつくったあと、肝静脈に集まって下大静脈に注いでいる。

■腹部消化器系へ注ぐ動脈

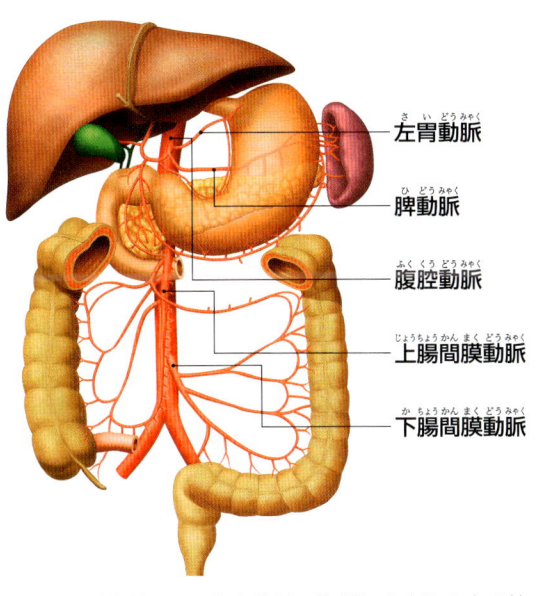

左胃動脈
脾動脈
腹腔動脈
上腸間膜動脈
下腸間膜動脈

腹部の消化管には、腹大動脈の腹側から出る3本の枝（腹腔動脈、上腸間膜動脈、下腸間膜動脈）が分布する。

■門脈その他を構成する静脈

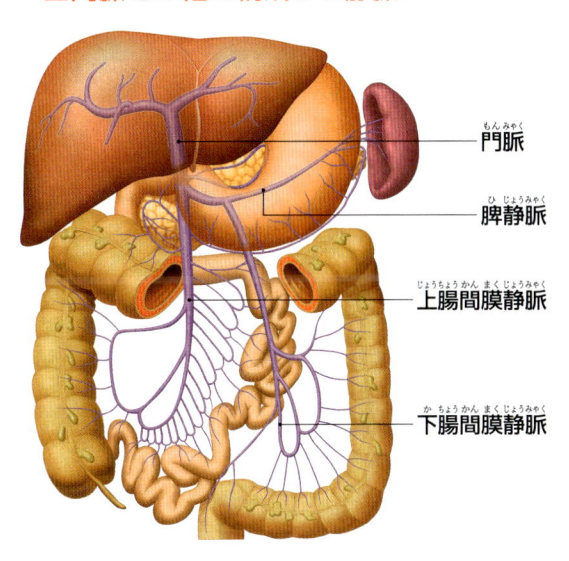

門脈
脾静脈
上腸間膜静脈
下腸間膜静脈

腹部消化管および膵臓と胃を流れた血液は、上腸間膜静脈、下腸間膜静脈、脾静脈に集まり、これらが合流して門脈となって肝臓に入って、再び毛細血管網を形成する。

明解図解　腹部消化器系の血管
線の途中の●●は名前が変わることを表し、無印の分岐は枝分かれを表す。

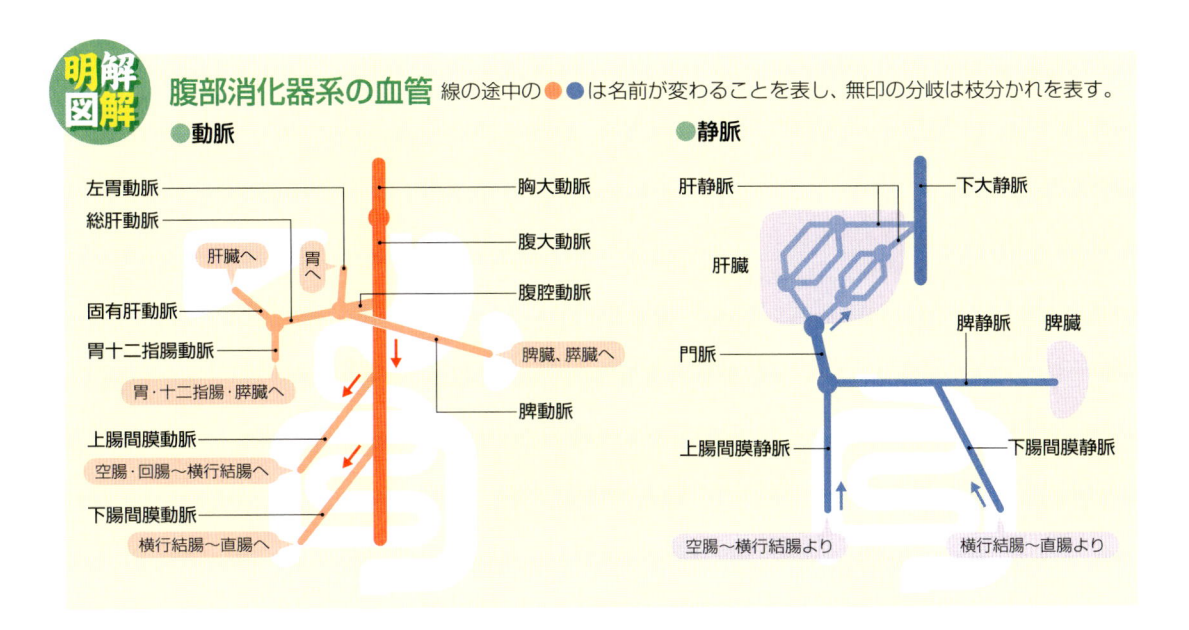

●動脈

左胃動脈
総肝動脈 — 肝臓へ
固有肝動脈 — 胃へ
胃十二指腸動脈 — 胃・十二指腸・膵臓へ
上腸間膜動脈 — 空腸・回腸〜横行結腸へ
下腸間膜動脈 — 横行結腸〜直腸へ
胸大動脈
腹大動脈
腹腔動脈
脾臓、膵臓へ
脾動脈

●静脈

肝静脈 — 下大静脈
肝臓
門脈
脾静脈　脾臓
上腸間膜静脈（空腸〜横行結腸より）
下腸間膜静脈（横行結腸〜直腸より）

消化と吸収のしくみ

消化とは、口から入った食物が細かくくだかれ、消化酵素によって小さな分子に分解されること。それを体内に取り込むことを吸収という。

消化器系の概要 ⇒ p.62　　大腸・肛門の構造とはたらき ⇒ p.190
消化管の運動 ⇒ p.66
消化管の位置関係とはたらき ⇒ p.182
胃と十二指腸 ⇒ p.184
小腸の構造 ⇒ p.188

口から肛門まで

　人間が食べる食物は、肉や米、野菜などのように、たんぱく質、炭水化物、脂質などの栄養素が混ざり合っている。しかし、人間はこれらの食物をそのままの形では体内に取り込むことができない。吸収できるものはたんぱく質をつくっている**アミノ酸**、炭水化物をつくっている**単糖類**、そして**脂肪酸**や**グリセリン**などの小さい分子である。食べ物の栄養素をからだが吸収できる小さな分子にまで分解する過程が「**消化**」であり、消化されてできた小さな分子を、体内に取り込む過程が「**吸収**」である。

　消化には、食物をくだいて溶液あるいはかゆ状にする機械的な消化と、酵素を使って分解する化学的な消化の2段階がある。通常、食物は歯でかみくだかれながら、唾液(p.138)と混合されて、口腔内でかゆ状になる。これが機械的消化である。唾液には炭水化物を分解する酵素が含まれているため、食物の一部は化学的な消化も受ける。

　次いで、かゆ状になった食物は、**嚥下**(p.146)によって、**咽頭**から**食道**を通って胃に送られる。咽頭や食道は食物の通路に過ぎず、ここでは何ら消化は進まない。胃では、胃の運動によって、食物と胃液が混合される。食物は、機械的に壊されるとともに、胃液の塩酸によって変性し、たんぱく質は酵素のはたらきで断片化されていく。

　胃の中で懸濁液のようになった食物は、少しずつ小腸の最初の部分である**十二指腸**に送り込まれていく。十二指腸には、**膵臓**でつくられた種々の消化酵素と、**肝臓**でつくられた**胆汁**が入ってくる。それらによって、たんぱく質や炭水化物はより小さな断片となり、脂質は分解されながら胆汁中の**胆汁酸**によって乳化されていく。

　小腸の絨毛にある粘膜上皮細胞の表面には微絨毛(p.189)という指状の突起が無数にある。この微絨毛の細胞膜には、たんぱく質や炭水化物の断片をアミノ酸や単糖類に分解する酵素とともに、アミノ酸や糖類などを細胞の中に取り込む装置がある。細胞内に取り込まれたアミノ酸や糖類は体内に運び出され、今度は絨毛の毛細血管内に入り、血液によって運ばれる。脂質は、乳化された状態で直接上皮細胞内に拡散していき、そこで**カイロミクロン**とよばれるたんぱく質との複合体となって体内に分泌され、絨毛の中心にある細いリンパ管(中心乳糜腔)に入っていく。

　食物繊維などの消化されなかったものは、吸収されることなく、**大腸**に運ばれていく。大腸では残っていた水分の大半が吸収され、残ったものが糞便となり、排泄される。

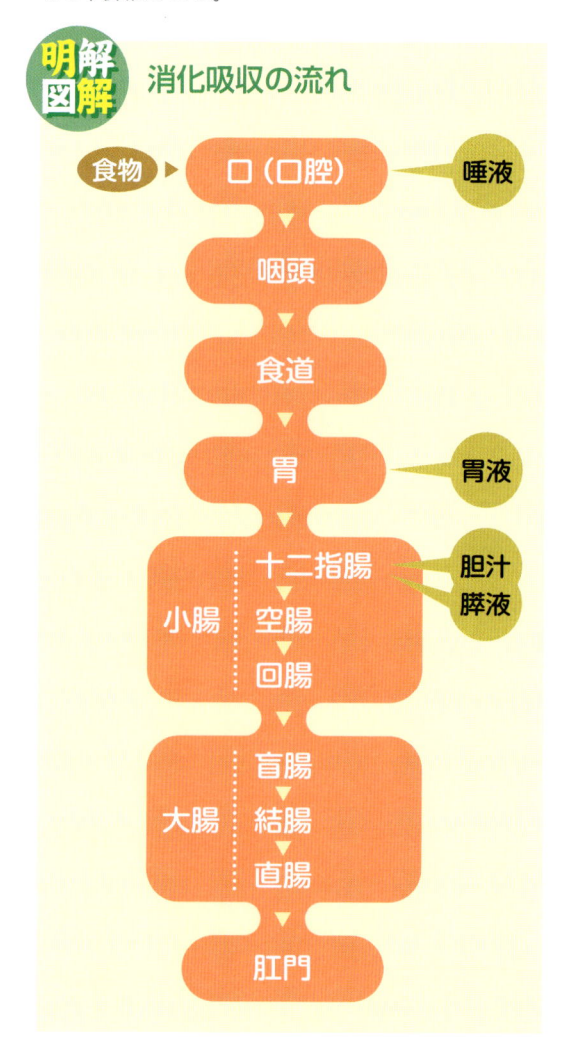

明解図解　消化吸収の流れ

食物 ▶ 口(口腔) ― 唾液
　　　　↓
　　　咽頭
　　　　↓
　　　食道
　　　　↓
　　　胃 ― 胃液
　　　　↓
　　　十二指腸 ― 胆汁・膵液
小腸　空腸
　　　回腸
　　　　↓
　　　盲腸
大腸　結腸
　　　直腸
　　　　↓
　　　肛門

■食べ物の旅

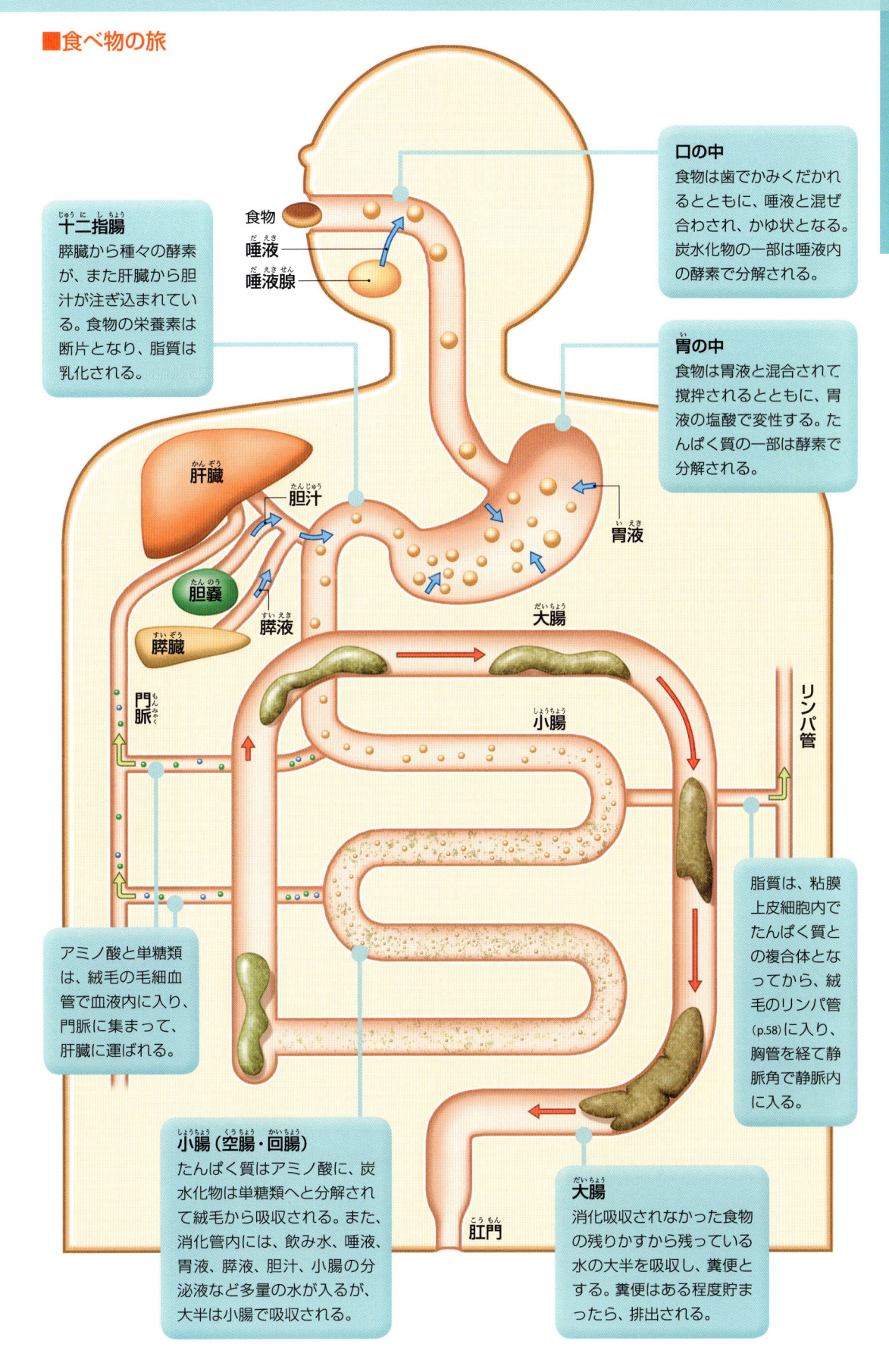

十二指腸
膵臓から種々の酵素が、また肝臓から胆汁が注ぎ込まれている。食物の栄養素は断片となり、脂質は乳化される。

口の中
食物は歯でかみくだかれるとともに、唾液と混ぜ合わされ、かゆ状となる。炭水化物の一部は唾液内の酵素で分解される。

胃の中
食物は胃液と混合されて撹拌されるとともに、胃液の塩酸で変性する。たんぱく質の一部は酵素で分解される。

アミノ酸と単糖類は、絨毛の毛細血管で血液内に入り、門脈に集まって、肝臓に運ばれる。

脂質は、粘膜上皮細胞内でたんぱく質との複合体となってから、絨毛のリンパ管(p.58)に入り、胸管を経て静脈角で静脈内に入る。

小腸（空腸・回腸）
たんぱく質はアミノ酸に、炭水化物は単糖類へと分解されて絨毛から吸収される。また、消化管内には、飲み水、唾液、胃液、膵液、胆汁、小腸の分泌液など多量の水が入るが、大半は小腸で吸収される。

大腸
消化吸収されなかった食物の残りかすから残っている水の大半を吸収し、糞便とする。糞便はある程度貯まったら、排出される。

食物 / 唾液 / 唾液腺 / 肝臓 / 胆汁 / 胆嚢 / 膵臓 / 膵液 / 胃液 / 大腸 / 小腸 / リンパ管 / 門脈 / 肛門

消化管の運動

消化管の壁には2層の平滑筋があり、収縮と弛緩を繰り返すことで食物が移動したり、混ぜ合わされたりする。

消化管の位置関係とはたらき⇒p.182
胃と十二指腸⇒p.184
小腸の構造⇒p.188

蠕動運動のしくみ

消化管の壁は、内側から外側に向かって、粘膜、筋層、漿膜（外膜）で構成される。食道の最初の部分の筋層は、咽頭から続いている骨格筋である。途中から平滑筋が混ざってきて、食道の下1/3から直腸までの筋層は平滑筋でできている。筋層は2種類で、内側は消化管を取り巻くように走行する輪（走）筋層、外側は消化管の軸と平行の向きに走る縦（走）筋層である。胃では、この2層に加えて、内側に斜め方向に走る筋層もあり、全部で3層になっている（p.184）。

輪筋層が収縮すると、その部分は細くなり、縦筋層が収縮すると、その部分は太くなる。収縮は、自律神経系（p.88）に調節されるほか、2つの筋層の間にある神経叢の神経細胞に調節されている。縦筋層とそのすぐ近位（口に近い方、p.29）にある輪筋層が近位から遠位に向かって連続的に収縮すると、食道内の食物は遠位に向かって押し出されていく。この動きを外から眺めると、ミミズがうねうねと進んでいくような動きに見えることから、**蠕動運動**とよんでいる。蠕動運動は消化管内の内容物を遠位方向に運ぶための動きであり、どの部位でも起こるが、食道はこの動きしかできない。

■食道の断面

消化管に共通の構造である。食道の外膜は縦隔の結合組織に移行する。

外膜
縦筋層
輪筋層
筋層
粘膜下組織
粘膜筋板
粘膜固有層
粘膜
粘膜上皮

■食道の蠕動運動

縦筋層が収縮して太くなった部分にある食物は、近位の輪筋層が収縮することで、遠位に押し出される。これを繰り返すと（蠕動運動）、食物は食道を胃に向かって移動する。たとえ逆立ちしていても、蠕動運動のはたらきで、食物は胃に到達する。

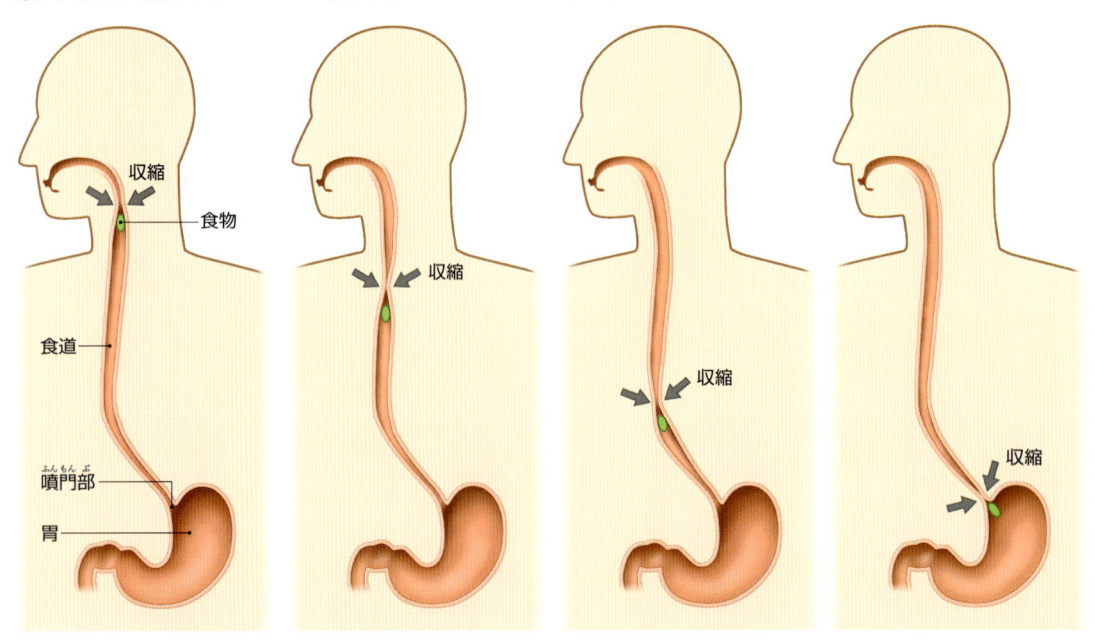

収縮　食物　食道　噴門部　胃

分節運動と振り子運動

　胃や小腸などで、食物で満たされた消化管が一定の間隔で輪筋層と縦筋層の収縮を繰り返すと、輪筋層が収縮した部分は細くなって、縦筋層が収縮した部分が太くなるため、中の食物は右へ左へと移動させられ、たがいに撹拌され、あるいは、より小さく分解されていく。このような動きを**分節運動**という。

　また、消化管の一定の部分で、縦筋層の収縮と弛緩が、遠位方向、次いで逆に近位方向へと移動を繰り返したとすると、消化管が部分的に伸びたり、縮んだりし、内容物もそれに合わせて遠位方向、近位方向に移動させられ、撹拌されていく。このような動きがあると、内容物はあたかも振り子のように右左へ移動させられるため、**振り子運動**という。

　消化管では、これらの運動を組み合わせて、食物の消化を促進し、また、より効率的に吸収できるようになっている。

■胃の蠕動運動

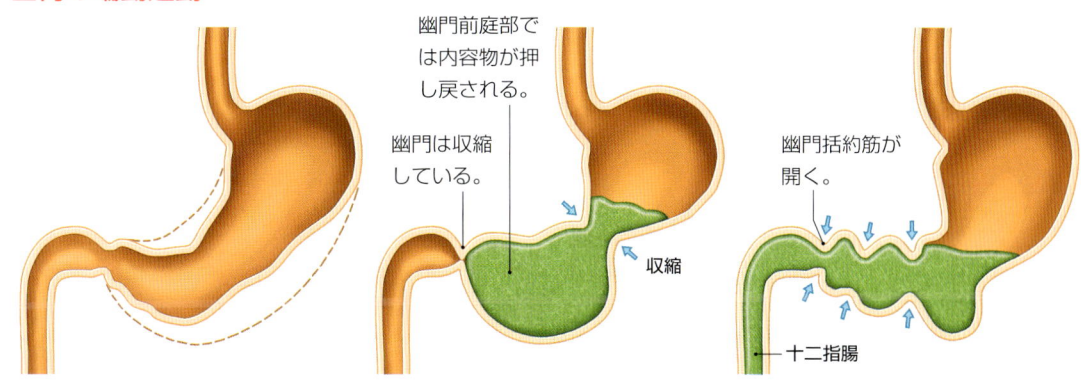

空腹時の胃。内容物はなくても、大きな収縮の波があり、胃の内部を掃除している。

食物が胃に入り、撹拌されて消化が進むと、大弯上部から幽門に向かって蠕動運動が起こる。幽門括約筋(P.185)が閉じているので、内容物は胃にとどまる。

幽門括約筋が開くことで、内容物が十二指腸に送られていく。強酸性の内容物が一度に多量に流れ込まないように、幽門括約筋によって調節されている。

■小腸の分節運動

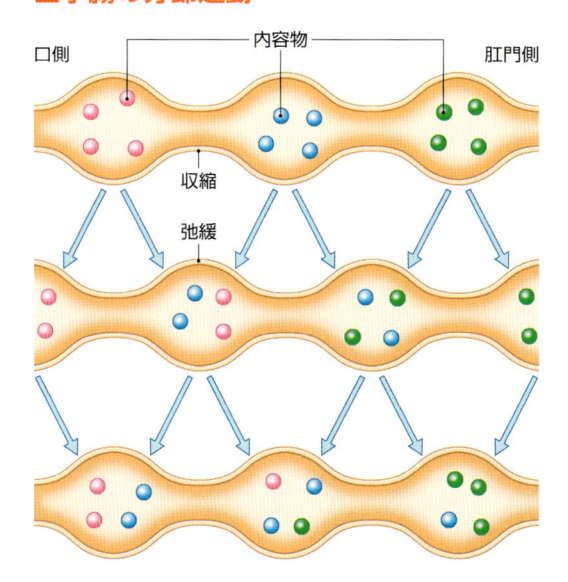

縦筋層と輪筋層の収縮が交互に行われると、細くなる部分が右左へと移動することで、チューブを握ったり開いたりして中のものを混ぜるように、撹拌が起こる。

■小腸の振り子運動

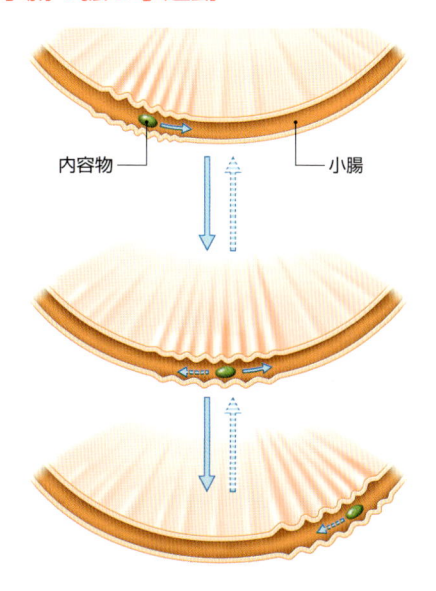

ある領域の縦筋層が収縮と弛緩を繰り返すと、その部位は長くなったり短くなったりするため、内容物が右へ左へと振り子のように移動して、撹拌される。

呼吸器系の概要

呼吸器系は空気の通り道となる気道と、
ガス交換のための肺胞からなる。
肺の中で気管支は何度も枝分かれし、肺胞へつながる。

鼻の構造 ⇨ p.134
のどの構造 ⇨ p.144
肺の構造 ⇨ p.154
呼吸のしくみ ⇨ p.156
ガス交換のしくみ ⇨ p.158

外鼻孔から肺胞まで

呼吸器系を構成する2つの要素は、**気道**と**肺胞**(p.158)である。気道は肺胞まで外気を取り入れたり、排出したりするための空気の通路であり、肺胞は血液との間で酸素や二酸化炭素のやりとりを行っている場である。気道の入り口は、いわゆる鼻の穴の**外鼻孔**であり、そこからまず**鼻腔**につながる。鼻腔は後方では**上咽頭**(咽頭鼻部、鼻咽頭)に開いている。咽頭は空気の通り道であるとともに食物の通り道でもあるため両者が交叉するが(p.139)、それを整理して空気だけを肺に導くのが、**喉頭**である。喉頭の入

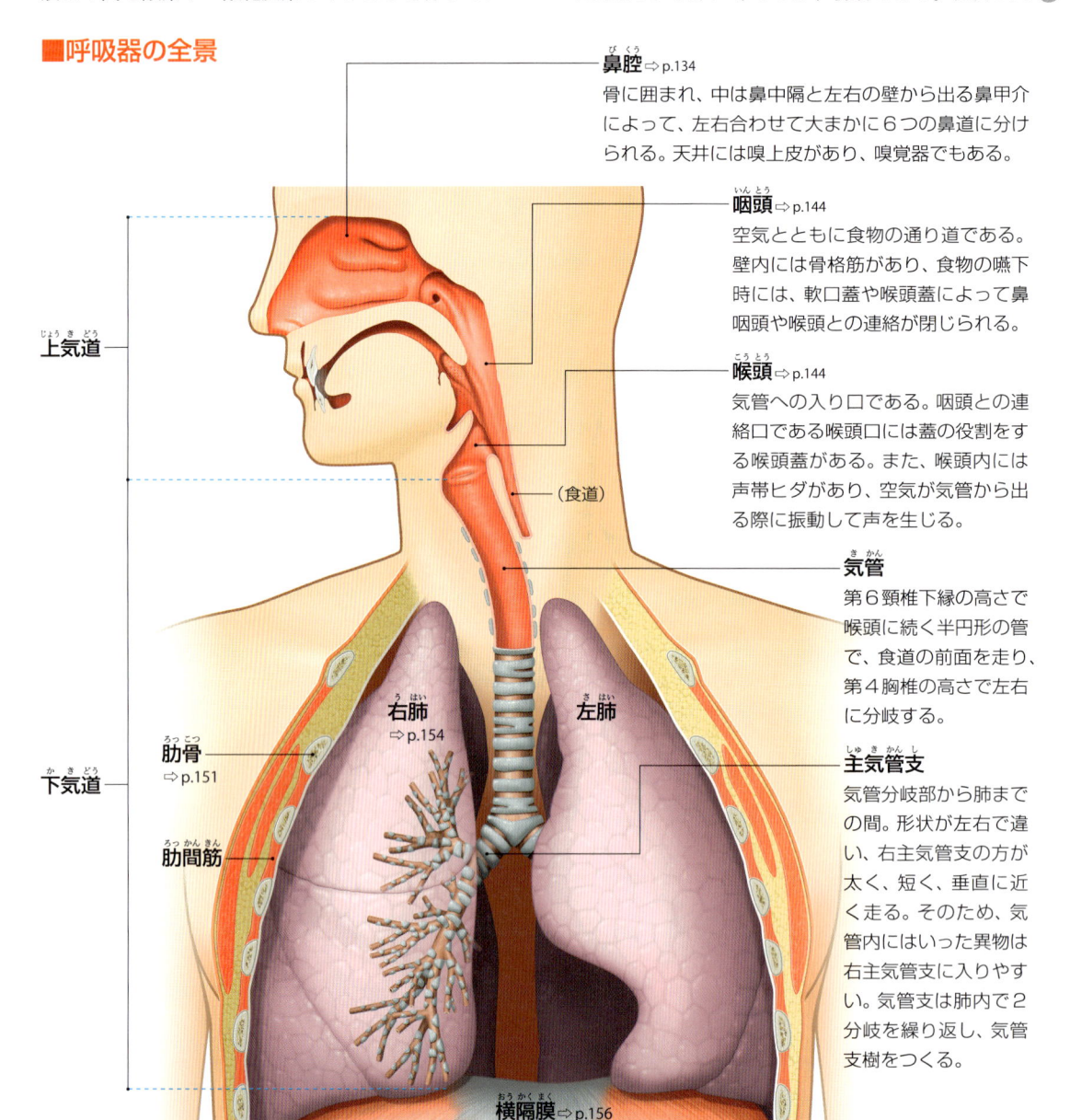

■ 呼吸器の全景

鼻腔 ⇨ p.134
骨に囲まれ、中は鼻中隔と左右の壁から出る鼻甲介によって、左右合わせて大まかに6つの鼻道に分けられる。天井には嗅上皮があり、嗅覚器でもある。

咽頭 ⇨ p.144
空気とともに食物の通り道である。壁内には骨格筋があり、食物の嚥下時には、軟口蓋や喉頭蓋によって鼻咽頭や喉頭との連絡が閉じられる。

喉頭 ⇨ p.144
気管への入り口である。咽頭との連絡口である喉頭口には蓋の役割をする喉頭蓋がある。また、喉頭内には声帯ヒダがあり、空気が気管から出る際に振動して声を生じる。

上気道

(食道)

気管
第6頸椎下縁の高さで喉頭に続く半円形の管で、食道の前面を走り、第4胸椎の高さで左右に分岐する。

右肺 ⇨ p.154
左肺

肋骨 ⇨ p.151

下気道

肋間筋

主気管支
気管分岐部から肺までの間。形状が左右で違い、右主気管支の方が太く、短く、垂直に近く走る。そのため、気管内にはいった異物は右主気管支に入りやすい。気管支は肺内で2分岐を繰り返し、気管支樹をつくる。

横隔膜 ⇨ p.156

り口の**喉頭口**には、**喉頭蓋**という蓋がある。喉頭蓋は普段は開いており、空気が出入りできる。しかし、食物や唾液などを飲み込む際には、喉頭蓋が喉頭口を閉じて、これらが気管に入っていかないようにしている (p.146)。

喉頭からは**気管**が続き、それが左右に枝分かれして、左右の**主気管支**に続く。主気管支は**肺門** (p.154) から肺に入る。まず、肺の各葉に向かう**葉気管支**、次いで各区域に向かう**区域気管支**というように分岐し、次第に細くなって**細気管支**、最後に**終末細気管支**となる。このように樹が枝を出すように分枝していくことから、これらを**気管支樹**とよんでいる。終末細気管支の先には**呼吸細気管支**、**肺胞管**（下図では小さすぎて見えない）と続き、最後は**肺胞嚢**で終わるが、呼吸細気管支以降は壁に肺胞がある。

鼻腔の壁は骨でできている。気道の壁にも、喉頭から細気管支までは軟骨があり、内腔が閉鎖するのを防いでいる。また、気道の内壁の粘膜では粘液を分泌する**杯細胞**が散在し、上皮細胞は線毛をもっている。粘膜を覆う粘液は空気中のちりやほこりを付着させて除去している。粘液は線毛運動によって、鼻腔では咽頭方向に、気管や気管支では喉頭口に向かって運ばれて、排出される。

喉頭の側壁には粘膜のヒダがあり、喉頭を空気が通過する際にヒダが振動することで声を出している。そのため、このヒダを**声帯ヒダ**とよんでいる。また、左右の声帯ヒダの間を**声門**という。声帯ヒダの緊張具合を変えたり、声門を閉じたり開いたりすることで、さまざまな声が出る (p.145)。声帯ヒダの振動で生じた音は咽頭、口腔、鼻腔で共鳴して、声となる。気道は、この声帯ヒダの部分で上方の**上気道**と下方の**下気道**に分けられる。

■気管支の区分

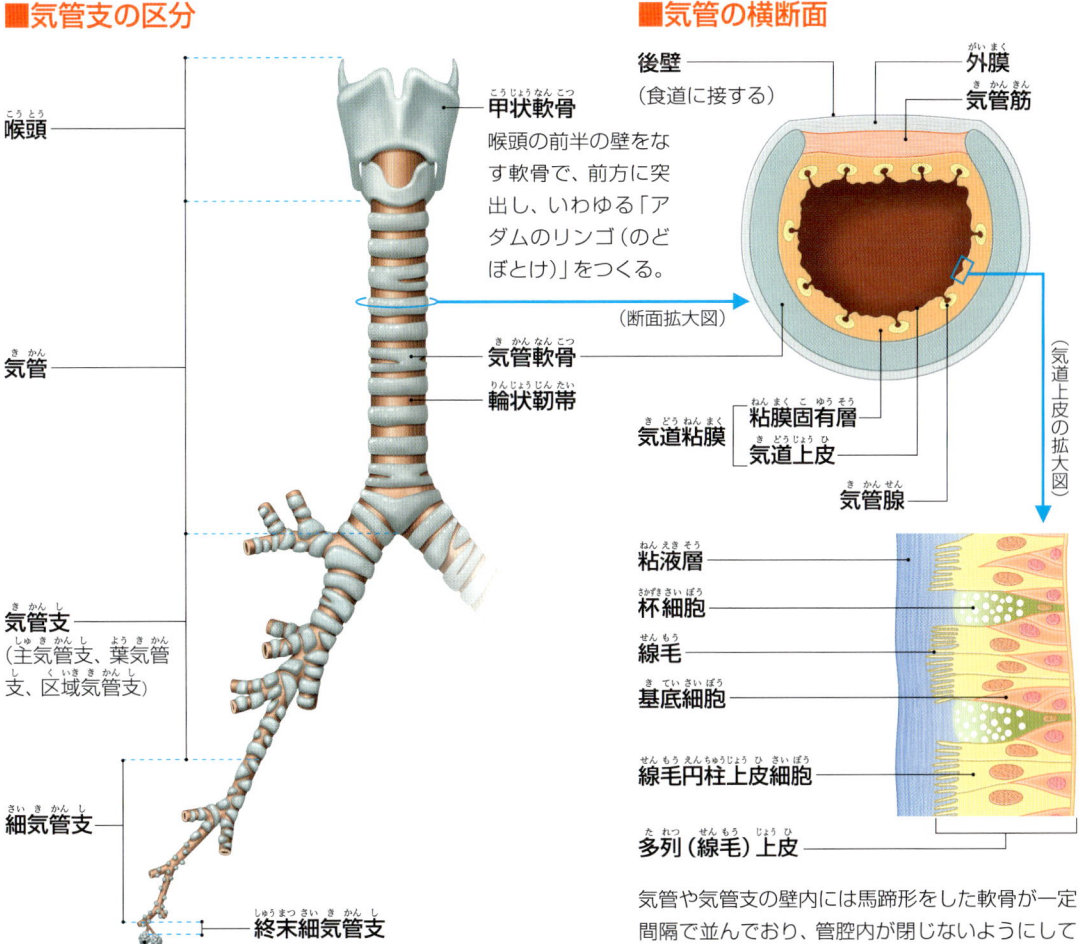

- 喉頭
  - 甲状軟骨：喉頭の前半の壁をなす軟骨で、前方に突出し、いわゆる「アダムのリンゴ（のどぼとけ）」をつくる。
- 気管
  - 気管軟骨
  - 輪状靱帯
- 気管支（主気管支、葉気管支、区域気管支）
- 細気管支
- 終末細気管支
- 肺胞

気管支は肺の中に入ると2分岐を繰り返しながら次第に細くなり、終末細気管支となる。

■気管の横断面

- 後壁（食道に接する）
- 外膜
- 気管筋
- （断面拡大図）
- 粘膜固有層
- 気道粘膜
- 気道上皮
- 気管腺
- （気道上皮の拡大図）
- 粘液層
- 杯細胞
- 線毛
- 基底細胞
- 線毛円柱上皮細胞
- 多列（線毛）上皮

気管や気管支の壁内には馬蹄形をした軟骨が一定間隔で並んでおり、管腔内が閉じないようにしている。後壁は軟骨がなく膜性壁とよばれ、平滑筋が横走している。気管の粘膜上皮の表面は杯細胞や気管腺から分泌された粘液で覆われている。粘液は線毛運動によって喉頭口に向かって運ばれる。

泌尿生殖器の概要

泌尿器系は血液中の不要なものを体外に排出するための器官であり、生殖器系は子孫を残すための器官である。両者は関係が深く、まとめて扱われることが多い。

腎臓 ⇨ p.200
排尿反射 ⇨ p.204
男性生殖器 ⇨ p.206, 208
女性生殖器 ⇨ p.210, 212

■ 泌尿器の全体像（男性）

左右の腎臓から出た尿管は左右の尿管口で膀胱に開き、内尿道口から続く尿道は前立腺、陰茎内を通過して外尿道口に開いている。

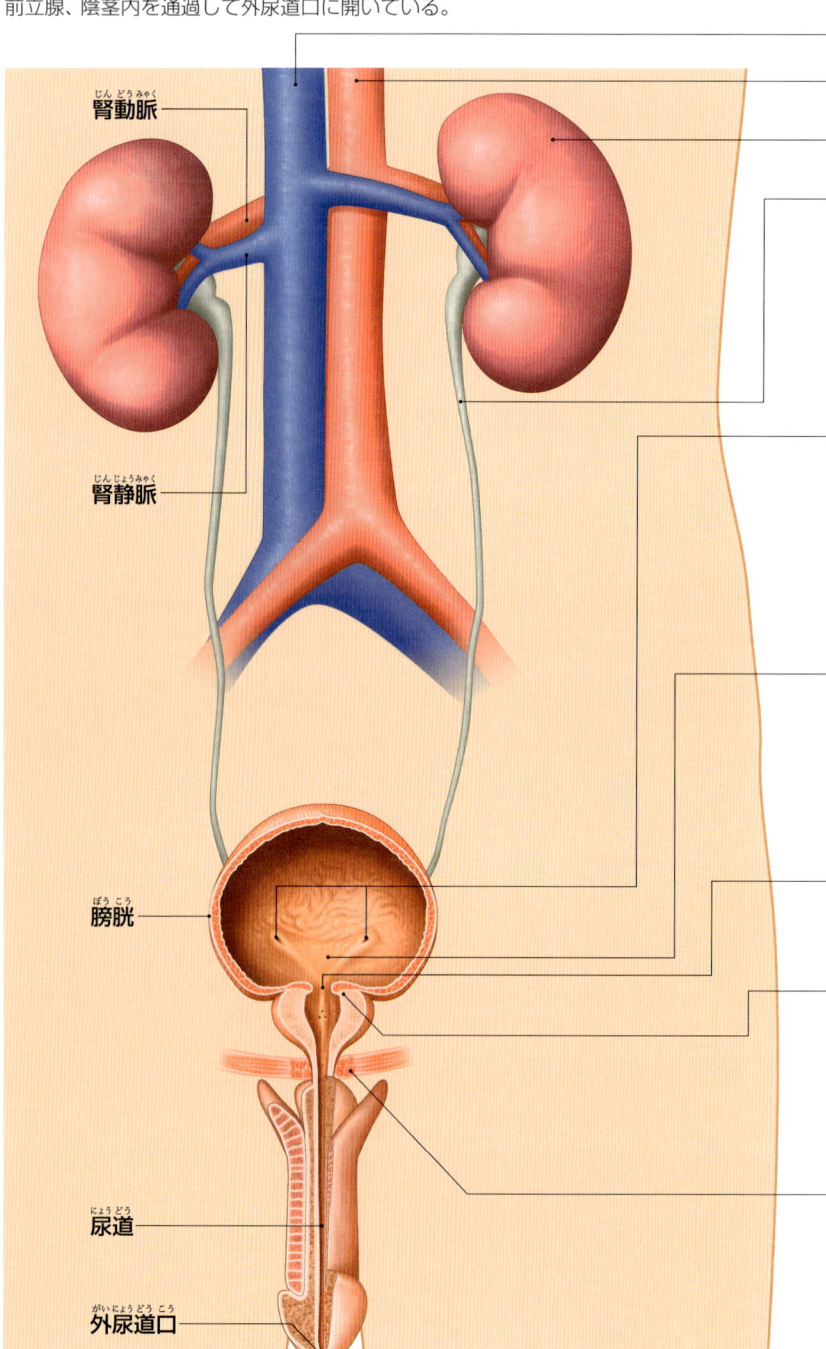

下大静脈

腹大動脈

腎動脈

腎臓 (p.200)

尿管
腎臓の腎盤から続く管で、腹膜後隙 (p.180) の結合組織内を走行し、骨盤外側壁に沿って膀胱に至り、尿管口に開く。蠕動運動によって尿を運んでいる。

腎静脈

尿管口
尿管が膀胱壁を貫いて開口している部位。尿管は壁を斜めに貫いているので、膀胱が充溢して壁が引き伸ばされると尿管口は閉じられ、尿は逆流しない。

膀胱三角
左右の尿管口と内尿道口を結んだ三角形の領域。粘膜にヒダがなく、平滑である。発生学的な由来が、膀胱の他の部位と異なる。

膀胱

内尿道口
膀胱の出口で、尿道に開いている部分。

内尿道括約筋
膀胱壁の筋層をつくる平滑筋のうち、内尿道口を取り巻くように走っている部分。平滑筋なので自律神経支配である。

外尿道括約筋
尿生殖隔膜 (p.176) をつくる深会陰横筋の筋束が、尿道を取り巻くように輪状に走行している部分。骨格筋なので随意筋である。

尿道

外尿道口

泌尿器と生殖器

泌尿器と生殖器は一体として語られることが多い。それは発生の過程で、原始的な泌尿器の一部であった部分が生殖器に分化していったり、男性の尿道のように泌尿器と生殖器の両方に使われる器官があったりすることによる。

泌尿器系は老廃物などからだにとって不要となったものを体外に排泄するための器官系である。血液を濾過して尿をつくり出す**腎臓**と、腎臓でつくられた尿を膀胱まで運ぶ**尿管**、尿を排泄するまで一時的に貯留する**膀胱**、膀胱内の尿を体表まで導く**尿道**で構成される。尿管、膀胱、尿道をあわせて**尿路**という。

生殖器系は次の世代をつくり出すのにかかわる器官系であり、生命というものを受け渡していくという生物の本質にかかわっている。ヒトは男性と女性という区別がある有性生殖を行っているので、**生殖子**(次の世代を生じさせるための精子や卵子のこと)をつくり出す**性腺**が異なるだけではなく、生殖器系全般にわたり、男女間で異なる。

また、生殖器は発生学的な由来や機能によって、**外生殖器**と**内生殖器**に分けられる。外生殖器は体表に見られる部分であり、交接のための器官である。内生殖器は、生殖子を産生するための器官や、産生された生殖子を運ぶ経路、そして精子と卵子が結合してできた接合子である受精卵を、ある大きさまで育て上げる器官である。

男性の外生殖器は**陰茎**と**陰嚢**であり、内生殖器は**精巣、精巣上体、精管、精嚢、前立腺、尿道球腺**である。

女性の外生殖器は**大陰唇、小陰唇、陰核**などであり、内生殖器は**卵巣、卵管、子宮、膣**である。

■男性の尿路

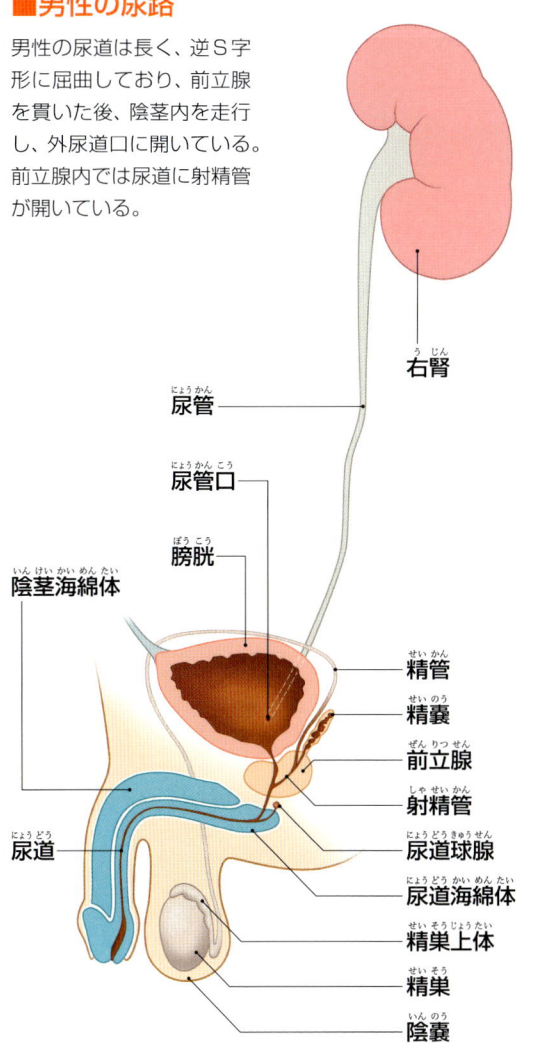

男性の尿道は長く、逆S字形に屈曲しており、前立腺を貫いた後、陰茎内を走行し、外尿道口に開いている。前立腺内では尿道に射精管が開いている。

■女性の尿路

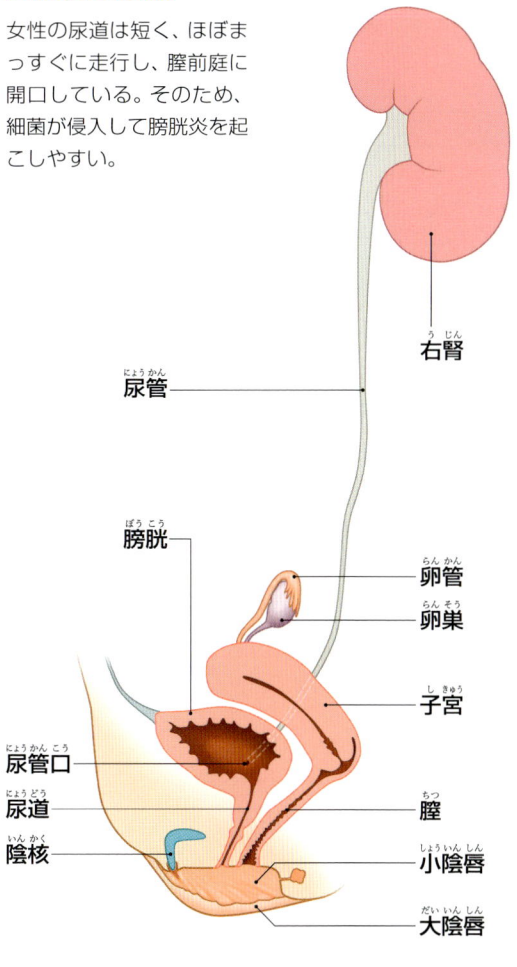

女性の尿道は短く、ほぼまっすぐに走行し、膣前庭に開口している。そのため、細菌が侵入して膀胱炎を起こしやすい。

内分泌系の概要 ①

体内の、特定の臓器に作用する物質をホルモンといい、
ホルモンを分泌する器官を内分泌腺とよぶ。
ホルモンによってさまざまな器官のはたらきが調節されている。

内分泌系の概要❷ ⇨ p.74
消化管ホルモン ⇨ p.187
膵臓 ⇨ p.198
精巣 ⇨ p.208
卵巣 ⇨ p.210

内分泌系とは

外分泌腺が産生した物質を体外に放出するのに対して、一部の腺の細胞は産生した物質を自らの周囲、すなわち体内に放出する。放出された物質は毛細血管内に取り込まれて血液中に入り、血液の流れに乗って全身を循環する。そして、ある特定の臓器の特定の細胞に対してのみ作用を及ぼす。このような物質を**ホルモン**といい、ホルモンを分泌する細胞を**内分泌細胞**、その細胞が属する器官を**内分泌腺**、そしてある特定のホルモンの作用をうける臓器をそのホルモンの**標的器官**とよんでいる。

全身にはいくつかの内分泌腺があるが、大きく2つに分類できる。1つは他の器官と独立して内分泌機能のみをもっている器官、たとえば（脳）下垂体、**松果体、甲状腺、副甲状腺（上皮小体）、副腎**などである。もう1つは他の器官の一部として内分泌細胞が入り込んでいるもので、たとえば膵臓の**ランゲルハンス島**、卵巣や精巣の**性ホルモン分泌細胞**、消化管の**消化管ホルモン分泌細胞**、心臓や腎臓の**ホルモン分泌細胞**などである。

ホルモンには、その化学的な分類によって、たんぱく質あるいは少数のアミノ酸がペプチド結合した**ペプチドホルモン**、アミノ酸が変化した**アミノホルモン**、コレステロールのようなステロイドが基本構造になっている**ステロイドホルモン**がある。いずれのホルモンも標的器官には、それとのみ結合する受容体があり、受容体にホルモンが結合することで、そのホルモンの作用が発揮される。

明解図解　内分泌腺と外分泌腺

■副腎の断面

副腎は腎上体ともよばれ、腎臓の上にかぶさる内分泌器官である。皮質はステロイドホルモン、髄質はアミノホルモンを分泌し、どちらも内分泌腺である。

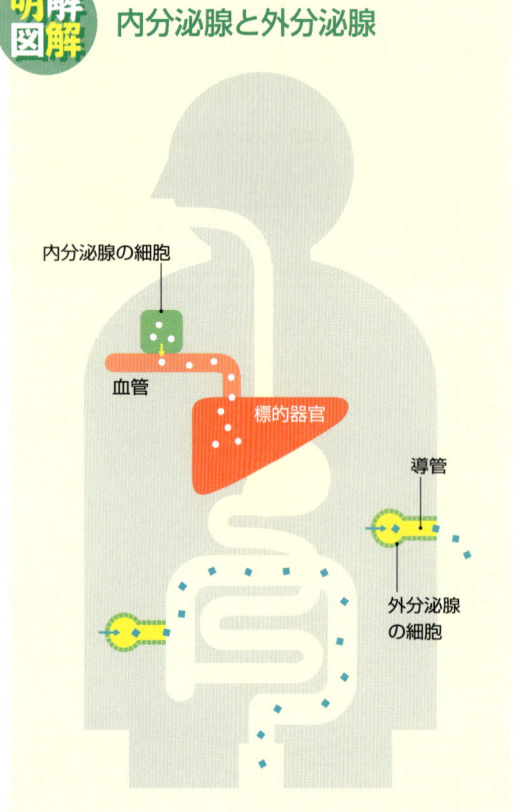

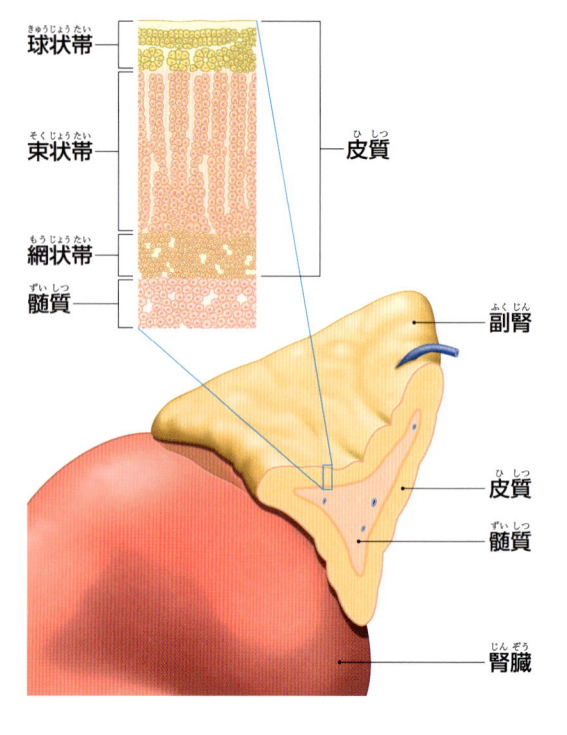

■全身のおもな内分泌器官とホルモンのはたらき

（下垂体から分泌されるホルモンについては次ページを参照）

松果体
- メラトニン
  性腺刺激ホルモンの分泌を抑制

下垂体

甲状腺
[濾胞上皮細胞]
- サイロキシン、トリヨードサイロニン
  全身の細胞の代謝の亢進

[傍濾胞細胞]
- カルシトニン
  骨形成を促進、Ca^{2+}排泄を促進→血中Ca^{2+}濃度を低下

副甲状腺
- 副甲状腺ホルモン（パラソルモン）
  破骨細胞を活性化、血中Ca^{2+}濃度を上昇

副腎皮質
[球状帯]
- 電解質コルチコイド（アルドステロン）
  Na^+の再吸収とK^+の排泄を促進→体液量の調節

[束状帯]
- 糖質コルチコイド（コルチゾール）
  糖新生促進→血糖値上昇、抗炎症作用など

[網状帯]
- （男）性ホルモン

副腎髄質
- アドレナリン
  肝グリコーゲンを分解→血糖値上昇、代謝亢進など
- ノルアドレナリン
  末梢血管収縮→血圧上昇

卵巣
- エストロゲン（卵胞ホルモン）
  二次性徴発現、卵胞の成長促進
- プロゲステロン（黄体ホルモン）
  子宮腺の分泌を促進し、受精卵の着床と発育を容易にする

胸腺
- 胸腺ホルモン
  T細胞を成熟させる

心臓
- 心房性ナトリウム利尿ペプチド
  尿の生成・排泄の増加

胃［幽門腺］
- ガストリン
  胃酸の分泌を促進

膵臓
[ランゲルハンス島 α（A）細胞]
- グルカゴン
  グリコーゲンを分解→血糖値を上昇させる

[ランゲルハンス島 β（B）細胞]
- インスリン
  細胞による糖の取り込みを促進、グリコーゲンを合成→血糖値を低下させる

[ランゲルハンス島 δ（D）細胞]
- ソマトスタチン
  インスリンやグルカゴンの分泌を抑制

腎臓
- エリスロポイエチン
  赤血球の新生を促進
- レニン
  血液中のアンジオテンシノーゲンを分解してアンジオテンシンにする→血管収縮、電解質コルチコイドの分泌を促進させ、血圧上昇（レニンは酵素であり、厳密な意味でのホルモンではない）

十二指腸
- セクレチン
  アルカリ性の膵液を分泌
- パンクレオザイミン（コレシストキニン）
  消化酵素に富んだ膵液を分泌

精巣
- テストステロン
  二次性徴発現、精子形成、たんぱく質合成→骨格筋の発達を促進

1章　総論

内分泌系の概要 ②

ホルモンの分泌は多すぎても少なすぎてもいけない。
標的器官の状況などによっても分泌を調整する必要があり、
そのしくみをフィードバック調節系という。

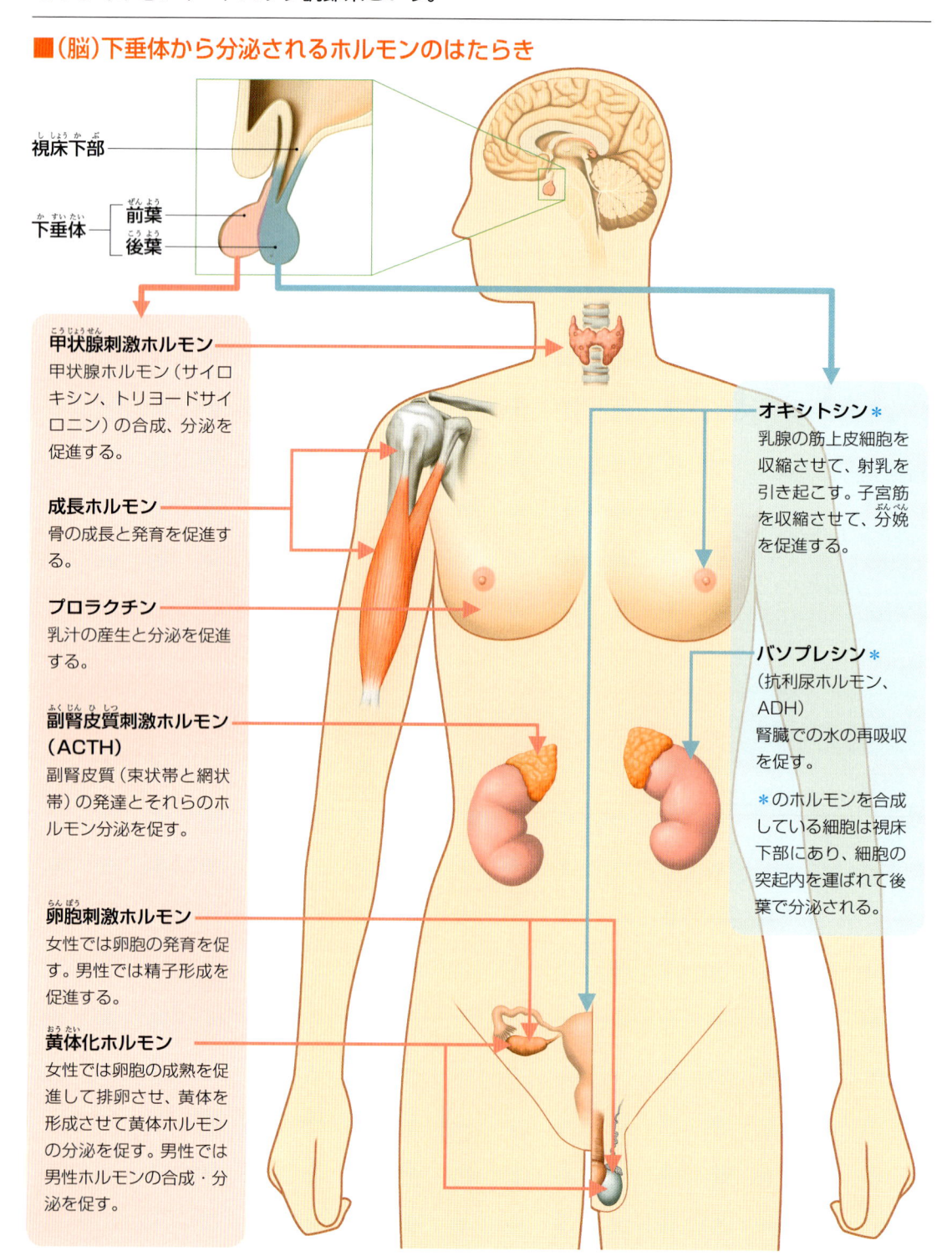

内分泌系の概要❶ ⇨ p.72
脳の内部構造 ⇨ p.118
精巣 ⇨ p.208
卵巣 ⇨ p.210

■（脳）下垂体から分泌されるホルモンのはたらき

視床下部

下垂体
　前葉
　後葉

甲状腺刺激ホルモン
甲状腺ホルモン（サイロキシン、トリヨードサイロニン）の合成、分泌を促進する。

成長ホルモン
骨の成長と発育を促進する。

プロラクチン
乳汁の産生と分泌を促進する。

副腎皮質刺激ホルモン（ACTH）
副腎皮質（束状帯と網状帯）の発達とそれらのホルモン分泌を促す。

卵胞刺激ホルモン
女性では卵胞の発育を促す。男性では精子形成を促進する。

黄体化ホルモン
女性では卵胞の成熟を促進して排卵させ、黄体を形成させて黄体ホルモンの分泌を促す。男性では男性ホルモンの合成・分泌を促す。

オキシトシン*
乳腺の筋上皮細胞を収縮させて、射乳を引き起こす。子宮筋を収縮させて、分娩を促進する。

バソプレシン*
（抗利尿ホルモン、ADH）
腎臓での水の再吸収を促す。

*のホルモンを合成している細胞は視床下部にあり、細胞の突起内を運ばれて後葉で分泌される。

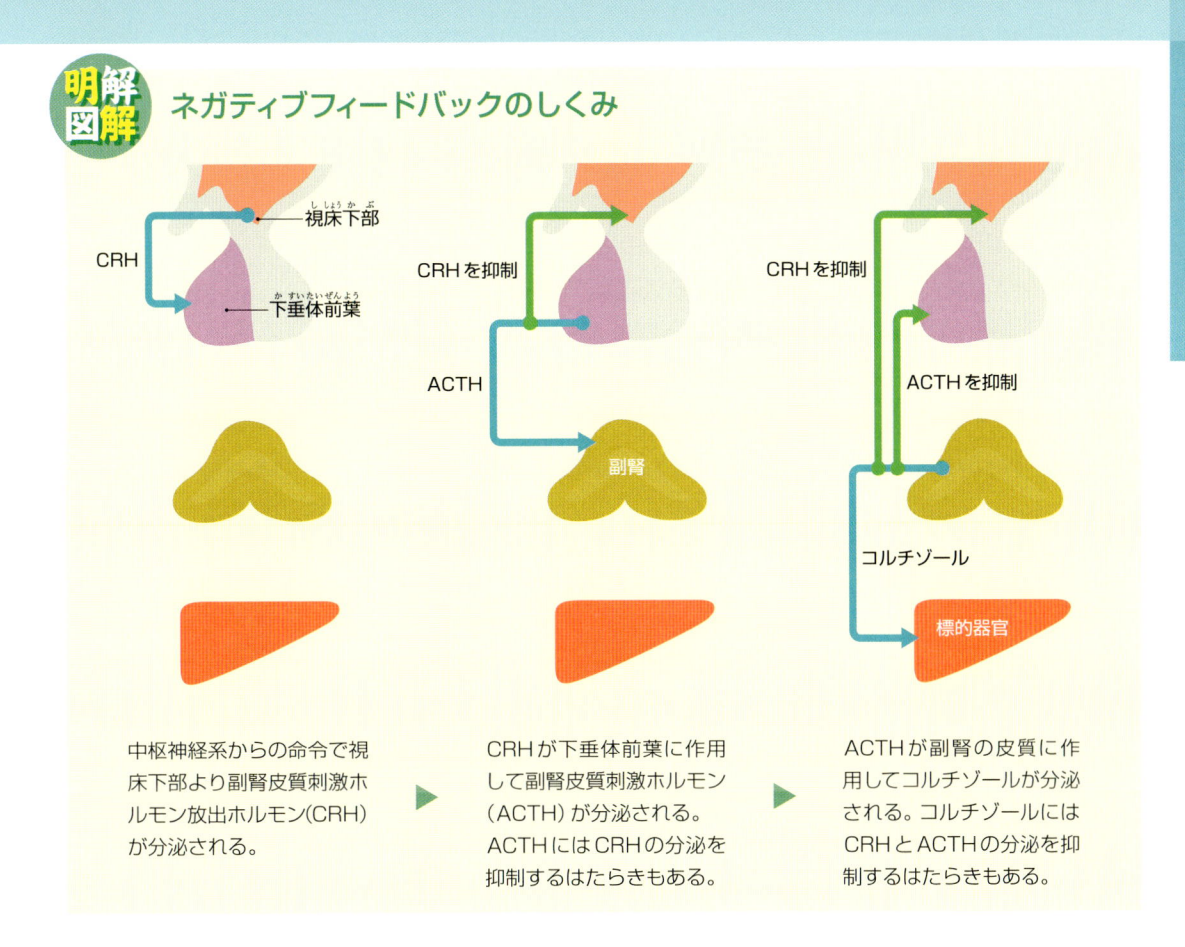

明解図解 ネガティブフィードバックのしくみ

中枢神経系からの命令で視床下部より副腎皮質刺激ホルモン放出ホルモン（CRH）が分泌される。

▶ CRHが下垂体前葉に作用して副腎皮質刺激ホルモン（ACTH）が分泌される。ACTHにはCRHの分泌を抑制するはたらきもある。

▶ ACTHが副腎の皮質に作用してコルチゾールが分泌される。コルチゾールにはCRHとACTHの分泌を抑制するはたらきもある。

ホルモンによる恒常性の維持

　ホルモンは標的器官の機能を調節し、からだの恒常性を保つはたらきをしている。標的器官の機能が低下した場合にはホルモンの分泌量が増加し、機能が亢進（高ぶること）しすぎた場合にはホルモンの分泌量が減少し、標的器官の機能が一定の水準を保つように、ホルモンの分泌量が調節されている。このような、結果によって原因となっているホルモンの量が調節される機構を**フィードバック調節系**といい、機能が低下している際には亢進するように、亢進している場合は抑制するようにはたらく場合を**ネガティブフィードバック**という。

　たとえば、下垂体前葉からの副腎皮質刺激ホルモン（ACTH）の分泌量は視床下部の副腎皮質刺激ホルモン放出ホルモン（CRH）によって促進されるが、ACTHは副腎皮質に作用するだけではなく、視床下部にも作用してCRHの分泌を抑制する。ACTHは副腎皮質からのコルチゾールの分泌を促進するが、コルチゾールは標的器官の機能を亢進するだけではなく、視床下部からのCRHの分泌と下垂体からのACTHの分泌の両方を抑制する。コルチゾールの分泌量が増加して、その影響でACTHの分泌が低下すると、CRHの分泌が促進されるが、ACTHの分泌低下によるCRHの分泌促進よりもコルチゾールによるCRHの分泌抑制の方が強いため、結局、CRHとACTHの分泌量が減少し、コルチゾールの分泌量を減少させる方向にはたらく。

　血液中のブドウ糖の量、すなわち血糖値は、膵臓のランゲルハンス島から分泌されるインスリンとグルカゴンという2つのホルモンによって調節され、インスリンは血糖値を下げる方向に、またグルカゴンは血糖値を上げる方向に作用する。たとえば、血糖値が上昇した場合には、インスリンの分泌が増加して血糖値を下げる。血糖値が下がりすぎた場合にはグルカゴンの分泌が増加して血糖値を上昇させる。これが繰り返されると、インスリンとグルカゴンの分泌が際限なく増加していってしまうが、インスリンとグルカゴンの分泌に対しては、それらの分泌を抑制するソマトスタチンというホルモンがあり、ネガティブフィードバック機構によって、インスリンとグルカゴンの分泌量を調節している。

中枢神経系と末梢神経系

神経系には、脳と脊髄からなる中枢神経系と、中枢神経から出て全身に分布する末梢神経系がある。末梢神経系は機能によってさらに分類することができる。

脳神経 ⇨ p.82
脊髄神経 ⇨ p.84
自律神経系 ⇨ p.88
頭部の神経 ⇨ p.110
頸部の神経 ⇨ p.112
上肢の神経 ⇨ p.224
下肢の神経 ⇨ p.232

神経系の分類

神経系はからだの内外の状況を把握し、それに対して適切な反応を起こさせるための器官である。

神経系には、全身に分布して内外の状況を捉えて集めたり、筋などを収縮させたりする**末梢神経系**と、末梢神経系が集めてきた情報を集積して処理し、全身に何らかの反応をさせる**中枢神経系**とがある。中枢神経系は頭蓋骨や脊柱管といった骨に囲まれた腔の中に存在し、頭蓋骨の頭蓋腔(p.27)内にある部分を脳、脊柱管内にある部分を脊髄という。脳は**大脳半球(終脳)、間脳、中脳、小脳、橋、延髄**に区分され、脊髄は**頸髄、胸髄、腰髄、仙髄**に分けられる。また、末梢神経系は中枢神経系のどこにつながっているかによって、脳とつながるものを**脳神経**、脊髄とつながるものを**脊髄神経**とよぶ。

末梢神経系には、意識にのぼる知覚や運動を行っている**体性神経**と、意識にのぼることなく内臓の機能を調節している**自律神経**とがある。体性神経には、全身の感覚器で得られた情報を中枢神経に伝える**知覚神経**と、中枢神経からの刺激を筋に伝え、筋を収縮させる**運動神経**とがある。自律神経はおもに内臓に分布し、それには内臓に反対の作用をさせる**交感神経系**と**副交感神経系**がある。交感神経系はおもにからだを緊張あるいは興奮状態にもっていき、周囲の状況に対して即座に反応できるようにするのに対して、副交感神経系はおもに内臓機能を活発化させ、からだを養う方向にもっていく。末梢神経系として観察される神経にはこれらの機能を果たす神経が混在しており、どの神経にはどのようなはたらきをする神経が含まれているのかを知っておく必要がある。また、末梢神経のうち、脊髄神経の頸神経、第1胸神経、腰神経、仙骨神経の前枝は融合と分枝を繰り返し、**神経叢**を形成してから末梢に分布している。

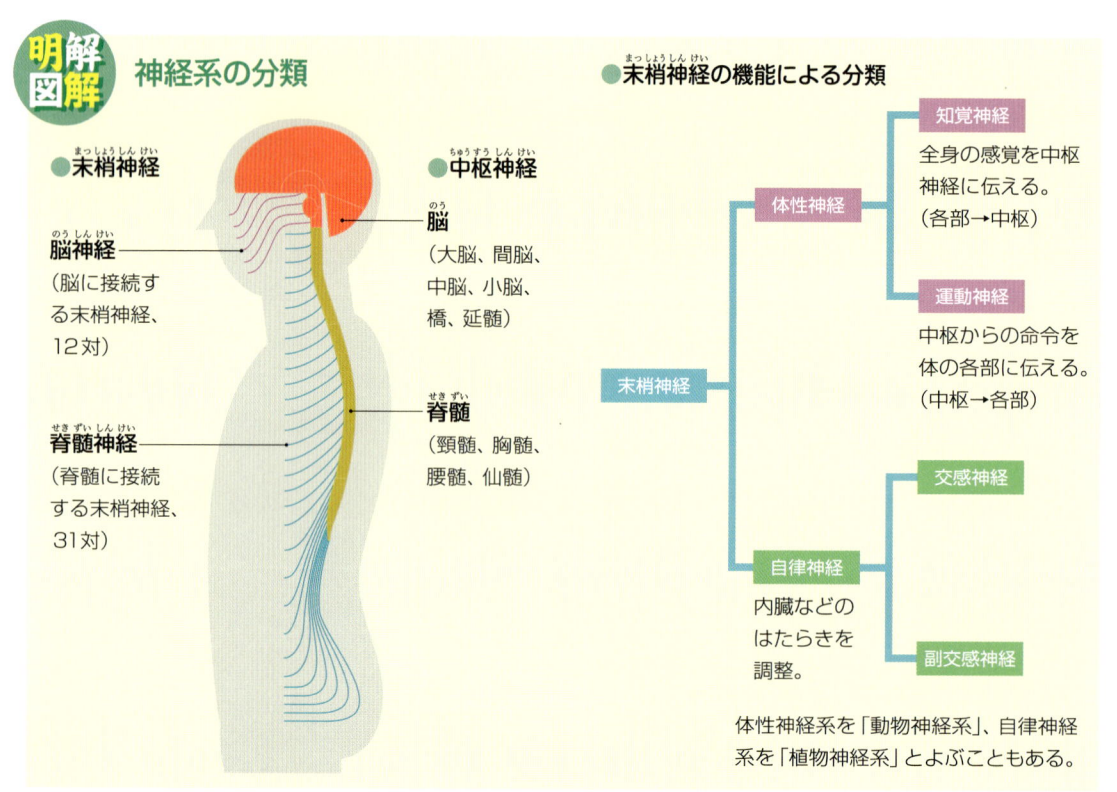

明解図解 神経系の分類

●末梢神経
- 脳神経（脳に接続する末梢神経、12対）
- 脊髄神経（脊髄に接続する末梢神経、31対）

●中枢神経
- 脳（大脳、間脳、中脳、小脳、橋、延髄）
- 脊髄（頸髄、胸髄、腰髄、仙髄）

●末梢神経の機能による分類

末梢神経
- 体性神経
  - 知覚神経：全身の感覚を中枢神経に伝える。（各部→中枢）
  - 運動神経：中枢からの命令を体の各部に伝える。（中枢→各部）
- 自律神経：内臓などのはたらきを調整。
  - 交感神経
  - 副交感神経

体性神経系を「動物神経系」、自律神経系を「植物神経系」とよぶこともある。

■全身のおもな神経

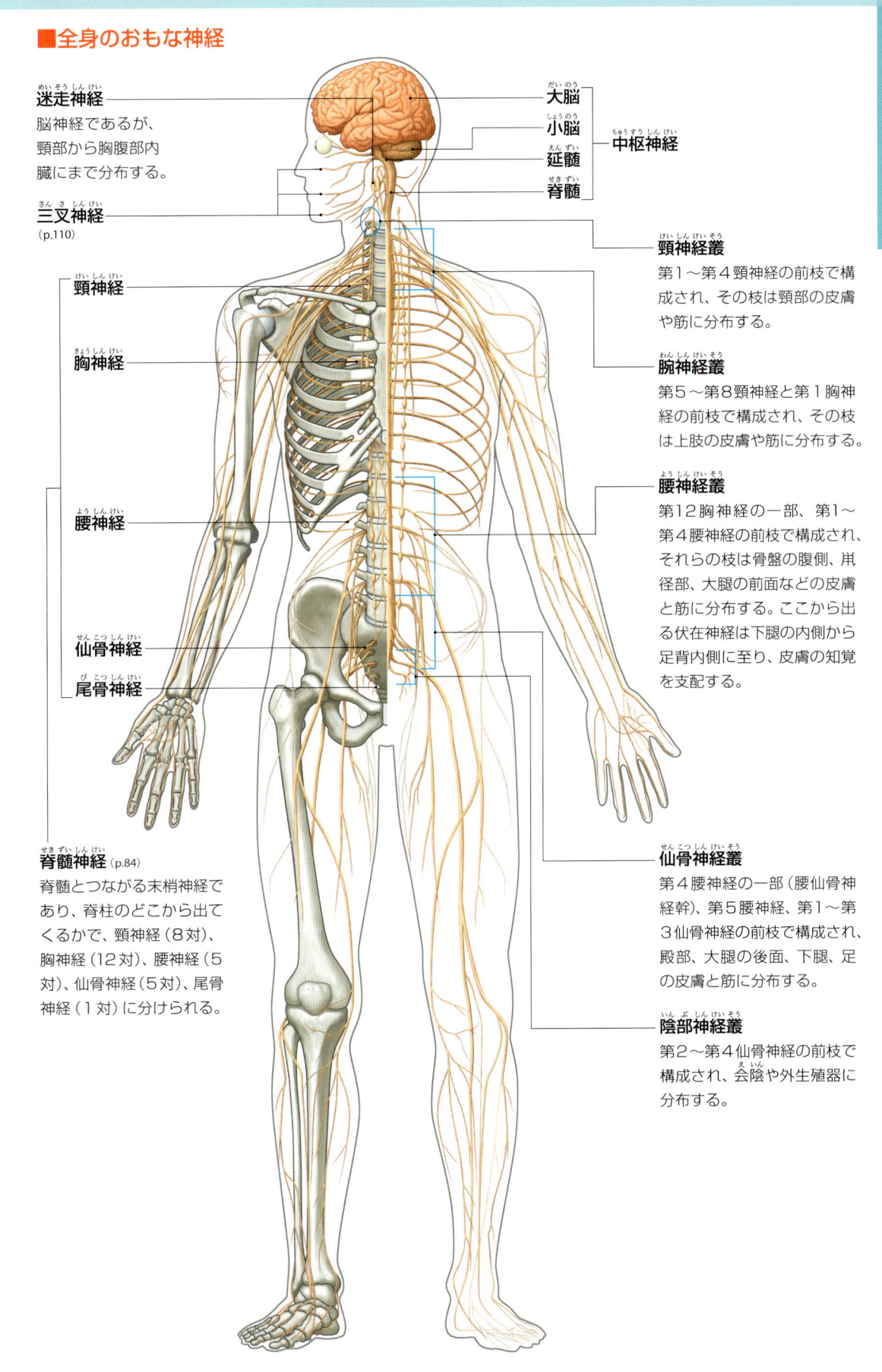

迷走神経
脳神経であるが、頸部から胸腹部内臓にまで分布する。

三叉神経
(p.110)

頸神経

胸神経

腰神経

仙骨神経

尾骨神経

脊髄神経 (p.84)
脊髄とつながる末梢神経であり、脊柱のどこから出てくるかで、頸神経（8対）、胸神経（12対）、腰神経（5対）、仙骨神経（5対）、尾骨神経（1対）に分けられる。

大脳

小脳

延髄

脊髄

中枢神経

頸神経叢
第1～第4頸神経の前枝で構成され、その枝は頸部の皮膚や筋に分布する。

腕神経叢
第5～第8頸神経と第1胸神経の前枝で構成され、その枝は上肢の皮膚や筋に分布する。

腰神経叢
第12胸神経の一部、第1～第4腰神経の前枝で構成され、それらの枝は骨盤の腹側、鼠径部、大腿の前面などの皮膚と筋に分布する。ここから出る伏在神経は下腿の内側から足背内側に至り、皮膚の知覚を支配する。

仙骨神経叢
第4腰神経の一部（腰仙骨神経幹）、第5腰神経、第1～第3仙骨神経の前枝で構成され、殿部、大腿の後面、下腿、足の皮膚と筋に分布する。

陰部神経叢
第2～第4仙骨神経の前枝で構成され、会陰や外生殖器に分布する。

神経のしくみ

神経細胞は核周部とそこから出る突起からなる。突起のうち長く伸びているものを神経線維という。中枢神経系では核周部が集まった部分を灰白質、神経線維が集まった部分を白質という。

中枢神経系と末梢神経系 ⇒ p.76
脊髄神経のしくみ ⇒ p.84
運動神経と知覚神経 ⇒ p.86
自律神経系 ⇒ p.88
脳の内部構造 ⇒ p.118

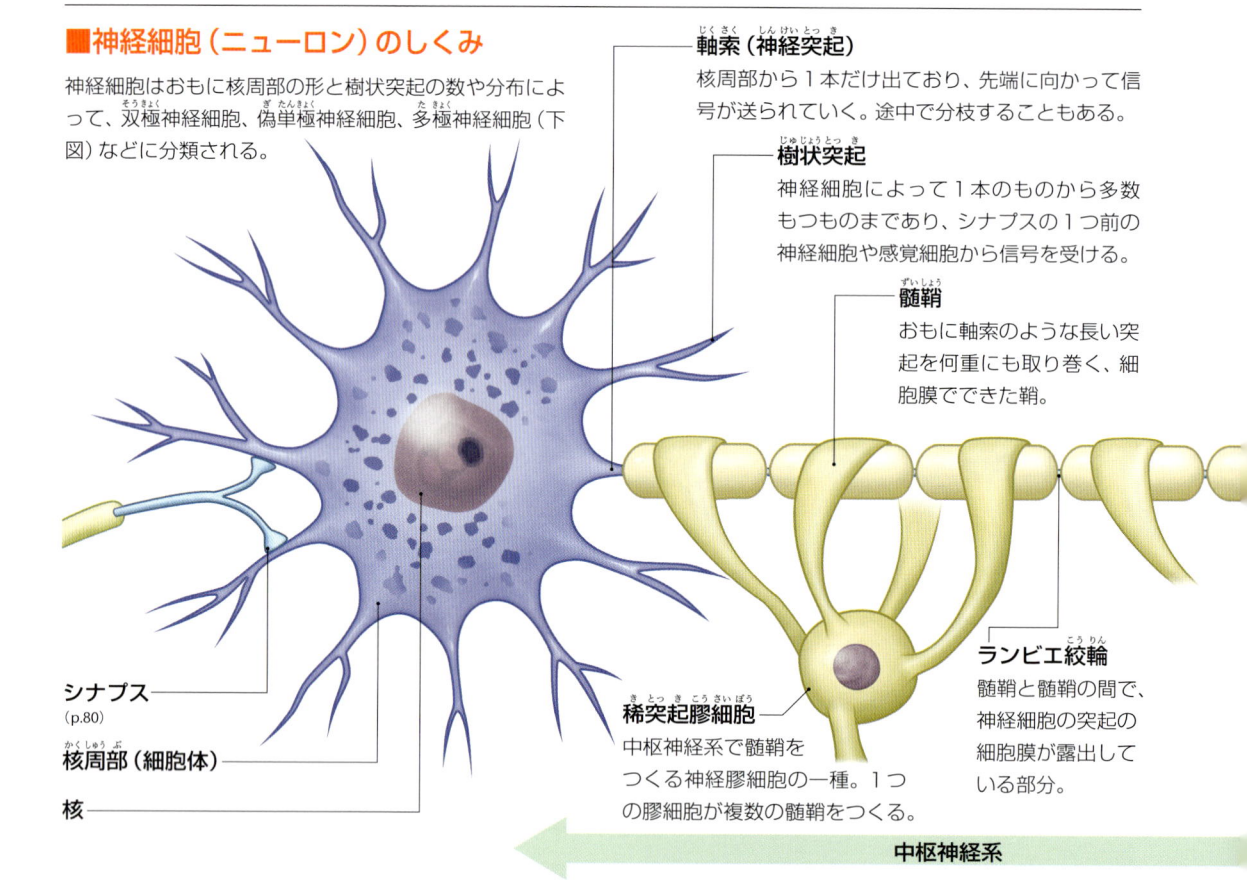

■神経細胞（ニューロン）のしくみ

神経細胞はおもに核周部の形と樹状突起の数や分布によって、双極神経細胞、偽単極神経細胞、多極神経細胞（下図）などに分類される。

軸索（神経突起）
核周部から1本だけ出ており、先端に向かって信号が送られていく。途中で分枝することもある。

樹状突起
神経細胞によって1本のものから多数もつものまであり、シナプスの1つ前の神経細胞や感覚細胞から信号を受ける。

髄鞘
おもに軸索のような長い突起を何重にも取り巻く、細胞膜でできた鞘。

シナプス（p.80）

核周部（細胞体）

核

稀突起膠細胞
中枢神経系で髄鞘をつくる神経膠細胞の一種。1つの膠細胞が複数の髄鞘をつくる。

ランビエ絞輪
髄鞘と髄鞘の間で、神経細胞の突起の細胞膜が露出している部分。

中枢神経系

神経細胞の構造

神経細胞はニューロン（神経元）ともよばれ、核とその周囲の細胞質でできている**核周部**（**細胞体**ともいう）と、そこから出る突起でできている。

突起は、**樹状突起**と**軸索（神経突起）**の2種類があり、樹状突起は短く、枝分かれし、複数あることが多いのに対して、軸索は1本であり、長く、枝分かれは少ない。樹状突起には他の神経細胞の軸索の末端が接着しており、この接着部を**シナプス**という。そして軸索や樹状突起のうち、長く伸びているものを**神経線維**という。

このような長い突起の周囲は鞘に包まれており、その鞘には**稀突起膠細胞**や**シュワン細胞**の細胞膜が何重にも取り巻いている「**髄鞘（ミエリン鞘）**」と、シュワン細胞の細胞質が取り巻いている「**シュワン鞘**」の2種類がある。

髄鞘が取り巻いている神経線維を**有髄線維**、シュワン鞘がある神経線維を**有鞘線維**という。シュワン鞘は末梢神経系のみに存在するので、中枢神経系の神経線維は有髄無鞘線維となり、末梢神経系の神経線維は有鞘線維である。

中枢神経系の神経線維は、1つの稀突起膠細胞が複数の突起に対して髄鞘をつくっている。末梢神経系の神経線維は、シュワン細胞が髄鞘をつくるかどうかで、**有髄有鞘線維**と**無髄有鞘線維**に区別される。

有髄有鞘線維では1つのシュワン細胞が1つの突起の周りに髄鞘をつくっているのに対して、無髄有鞘線維では、1つのシュワン細胞が複数の突起を包んでいる。

■末梢神経の有髄有鞘線維

軸索の周りをシュワン細胞が取り巻いている。

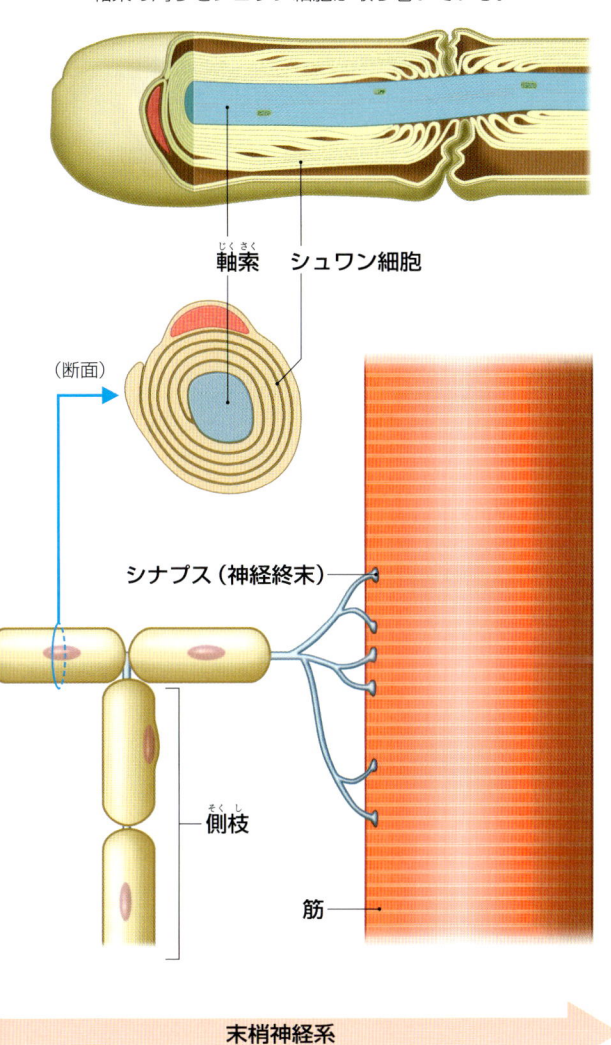

軸索　シュワン細胞

（断面）

シナプス（神経終末）

側枝

筋

末梢神経系

神経突起の末端は多くの場合分枝し、**神経終末**となって、次の神経細胞あるいは筋などの効果器に終わっている。

灰白質と白質

　神経細胞の核周部や神経線維は集団をつくることが多く、中枢神経系で核周部が集まっているところを**灰白質**といい、神経線維が集まっているところを**白質**という。また、白質の中に灰白質が島状にある部分を**神経核**といい、大脳の髄質（白質）の中にある大脳基底核などが代表的な例である。脳幹などでは、白質と灰白質が混在している部分があり、これを**網様体**という。

　一方、末梢神経系では、核周部が集まっている部分を**神経節**といい、神経線維の束がいわゆる「神経」である。神経節には**知覚神経**（p.86）のものと**自律神経系**（p.88）のものとがある。知覚神経は長い樹状突起と神経突起を1本ずつもっていて、その神経節にはシナプスはなく、末梢からの感覚は1つの神経細胞で中枢神経系にまで伝えられている。

　自律神経系の神経細胞は**多極神経細胞**ともよばれ、神経節をつくっている核周部の周りには短い樹状突起が多数あり、そこにはシナプスがある。

　中枢神経系から出てきた神経線維は、神経節のところで、シナプスによって次の神経細胞の神経線維に交替する。前者の神経線維を、神経節の前にあることから**節前線維**、後者を**節後線維**とよんでいる。

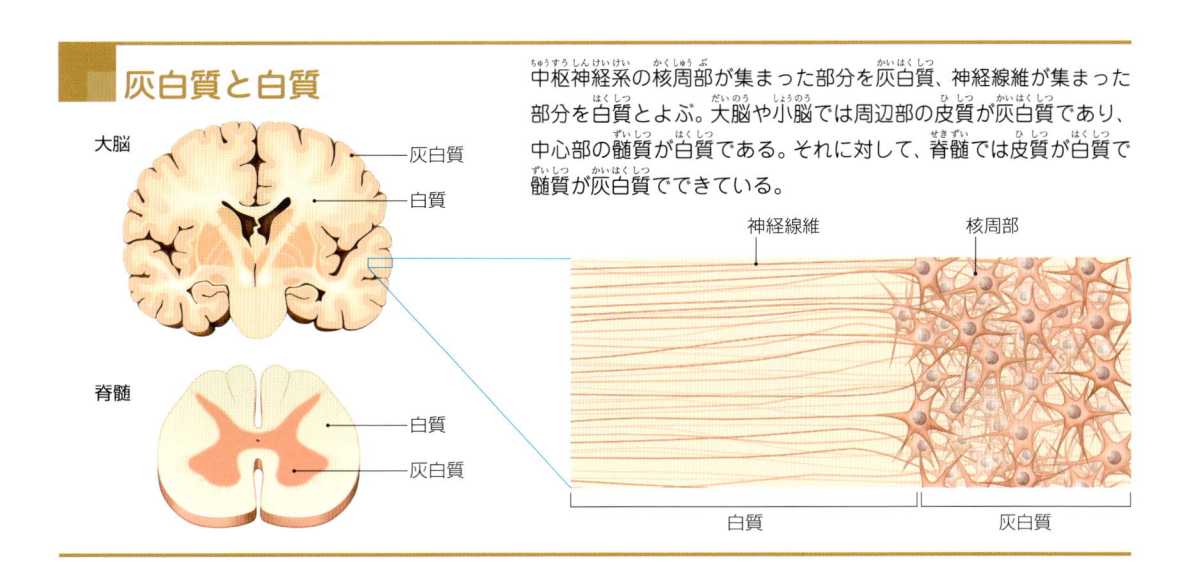

灰白質と白質

大脳　　灰白質　白質

脊髄　　白質　灰白質

中枢神経系の核周部が集まった部分を灰白質、神経線維が集まった部分を白質とよぶ。大脳や小脳では周辺部の皮質が灰白質であり、中心部の髄質が白質である。それに対して、脊髄では皮質が白質で髄質が灰白質でできている。

神経線維　核周部

白質　灰白質

神経伝達のしくみ

神経細胞内で起こった電気的刺激は、軸索の中を通って伝えられる。軸索の先端にはシナプスという接合部があり、化学物質によって次の神経細胞に伝達される。

神経のしくみ⇨p.78

イオンによる細胞内外の電位差

ナトリウムやカリウムなどの原子は、体内では**イオン**という電気を帯びた状態で存在する。
細胞膜には、特定のイオンを通す孔（チャネル）がある。普通の状態では、カリウムチャネルは開いているのでカリウムイオン（K^+）は通り抜けやすく、ナトリウムチャネルやカルシウムチャネルは閉じているので、ナトリウムイオン（Na^+）やカルシウムイオン（Ca^{2+}）は通り抜けにくい。

細胞の内と外では、Na^+、K^+、Ca^{2+}、塩化物イオン（Cl^-）、リン酸水素イオン（HPO_4^{2-}）などの分布に偏りがあり、だいたいにおいて細胞外にはNa^+とCl^-が多く、細胞内にはK^+とHPO_4^{2-}が多く含まれている。プラスの電荷をもつK^+が濃度の高い方（細胞内）から低い方（細胞外）に流出すると、細胞内は細胞外に比べてマイナスに帯電することになる。

軸索内の刺激の伝導

神経細胞の**軸索**も同様に、細胞膜をはさんで軸索内がマイナスに帯電しているのであるが、通常は閉じているイオンチャネルが開くなどして、マイナス

■神経細胞における刺激の伝導

【無髄線維】

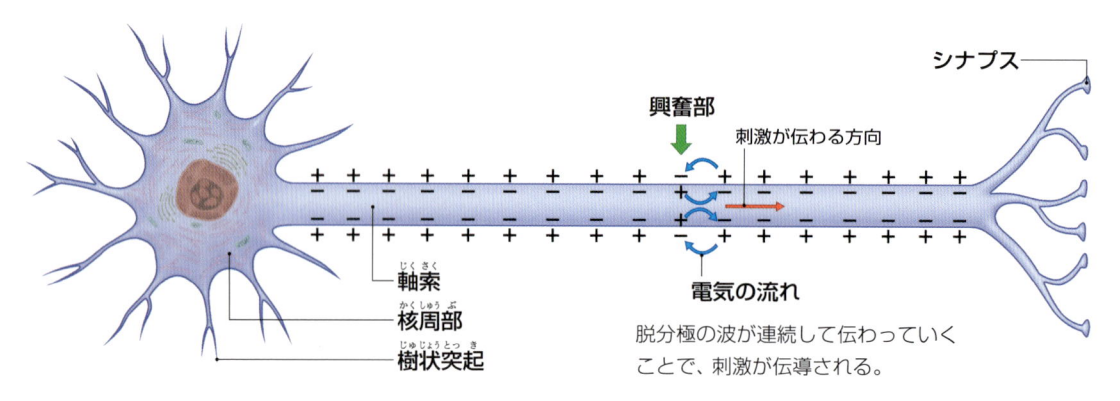

- シナプス
- 興奮部
- 刺激が伝わる方向
- 軸索
- 核周部
- 樹状突起
- 電気の流れ

脱分極の波が連続して伝わっていくことで、刺激が伝導される。

【有髄線維】

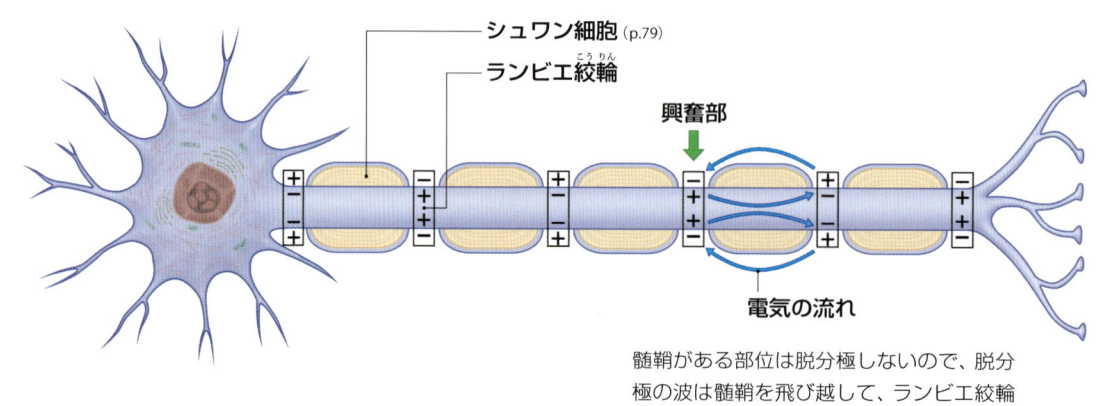

- シュワン細胞 (p.79)
- ランビエ絞輪
- 興奮部
- 電気の流れ

髄鞘がある部位は脱分極しないので、脱分極の波は髄鞘を飛び越して、ランビエ絞輪部を跳躍するように伝わっていく。

■シナプスにおける刺激の伝導

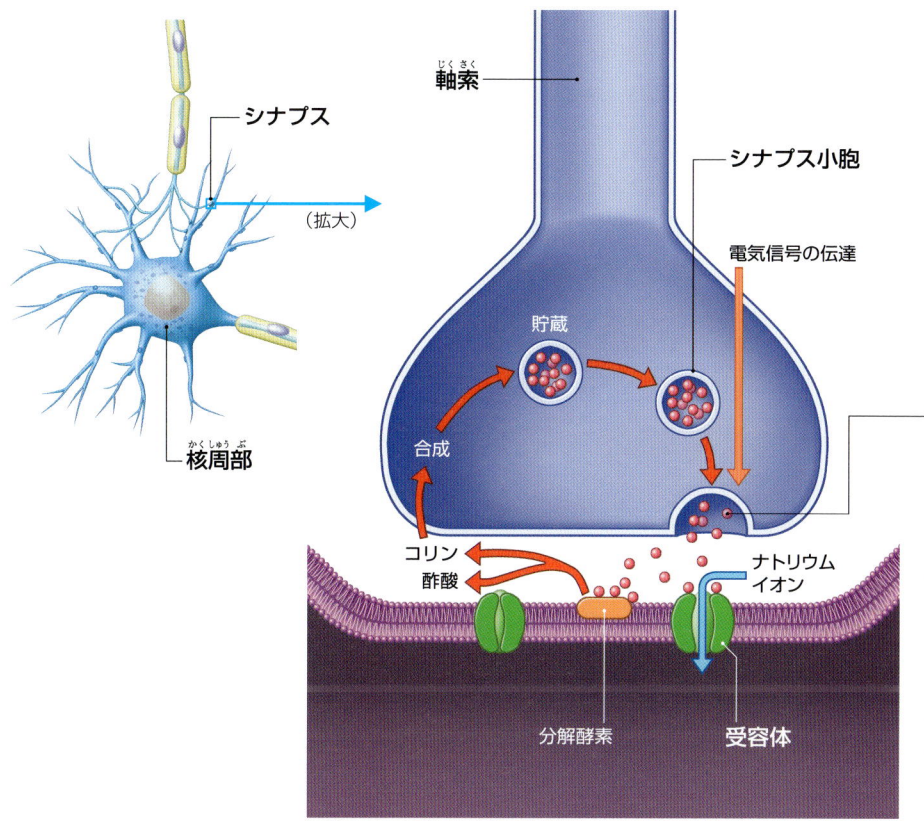

軸索
シナプス
シナプス小胞
（拡大）
核周部
貯蔵
電気信号の伝達
合成
化学伝達物質
（アセチルコリンなど）
コリン
酢酸
ナトリウムイオン
分解酵素
受容体

シナプスでは、軸索を伝わってきた刺激に応じて化学物質が放出され、その化学物質が次の神経細胞の細胞膜でイオンの通り道を開ける。化学物質はすぐに分解されるが、神経終末に取り込まれて、再利用されている。

の程度が低くなり、ある値（これを**閾値**という）を超えてしまうと、Na^+のチャネルが開いて、一挙に軸索外から軸索内にNa^+が流入してくる。これを**脱分極**という。そうなると、その部位は軸索内の方がプラスのイオンが増加し、プラスに帯電することになる。

すると、今度はK^+のチャネルが開いて軸索内から外にK^+が出ていき、再び軸索内はマイナスに荷電するようになる。しかし、軸索の内外でNa^+とK^+の量が本来の量とは異なってしまうため、軸索内からはNa^+を外にくみ出し、同時にK^+を外から中に入れる機構がはたらいて、もとの状態に戻している。

軸索のある部位でNa^+が流入してプラスに帯電していると、その周囲の部位はマイナスに帯電しているので、プラスとマイナスの間で電気が流れ、マイナスの程度が低くなってしまう。このマイナスの程度が**閾値**を超えてしまうと、今度はこの場所で脱分極が起こり、次いでその隣の部位でも同じことが起こる。

ところで、一度脱分極を起こして、Na^+とK^+の軸索内外のバランスが崩れてしまった部位は、それがもとに戻るまで脱分極することができない。そのため、脱分極の波は軸索を一方向に順次移動していくことになる。この脱分極の波が伝わっていくことを**刺激の伝導**という。

有髄線維（p.78）の場合は軸索の周りを髄鞘が密に取り巻いており、髄鞘と髄鞘の間のランビエ絞輪の部分を除いて、細胞外のイオンと触れることがない。そのため、脱分極の波は髄鞘を飛び越してランビエ絞輪の部分で次々と起こっていくことになる。

このような刺激は軸索の終末部のシナプスにまで伝わるが、終末部では電気が伝わらないため、代わりに化学物質に置き換えて信号が伝えられる。終末部からは刺激に応じて、アセチルコリンのような化学物質が放出される。次の神経細胞の細胞膜には、アセチルコリンが結合する部位があり、そこにアセチルコリンが結合すると、イオンの通り道が開き、その場所のマイナスの帯電が低くなっていく。

これが広がっていって軸索の最初の部分にまで到達すると、再びそこで脱分極が起こり、今度はその軸索を刺激が伝わっていくことになる。

脳神経のしくみ

脳に出入りする末梢神経を脳神経という。
脳神経の神経線維には、知覚神経や運動神経、
副交感神経などの種類がある。

中枢神経系と末梢神経系⇒p.76
運動神経と知覚神経⇒p.86
自律神経系⇒p.88
頭部の神経⇒p.110
脳のしくみ⇒p.116
小脳と脳幹の構造⇒p.120

脳に接続する末梢神経

　末梢神経のなかには、脳から直接出てきたり、脳に入っていったりするものが全部で12対あり、これらを**脳神経**という。脳から出る位置によって、前から順にⅠからⅫまでの番号がついている。脳が収まる頭部には、眼、耳、鼻、舌など特殊な感覚のための感覚器が集中しているので、脳神経には、一般的な皮膚の知覚以外に、これらの感覚を脳に伝える**知覚神経**がある。さらに、頭頸部の筋を支配する**運動神経**や、頭部だけではなく胸腹部の内臓をも支配する**副交感神経**がある。

■脳幹と脳神経の位置関係
（左側面から見たところ）

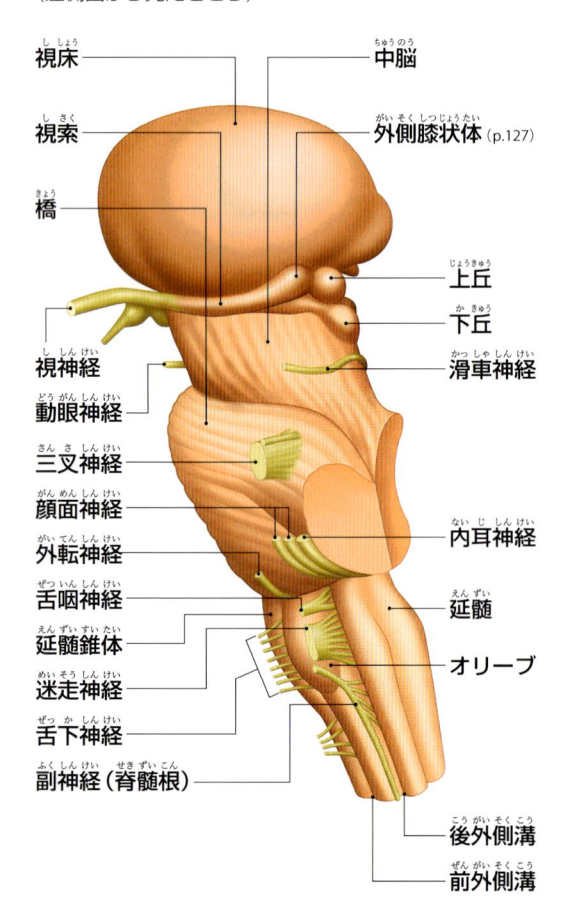

視床
視索
橋
視神経
動眼神経
三叉神経
顔面神経
外転神経
舌咽神経
延髄錐体
迷走神経
舌下神経
副神経（脊髄根）

中脳
外側膝状体（p.127）
上丘
下丘
滑車神経
内耳神経
延髄
オリーブ
後外側溝
前外側溝

滑車神経（第Ⅳ脳神経）
眼球に付着する上斜筋(p.124)を支配する運動神経で、中脳背側面から出る。

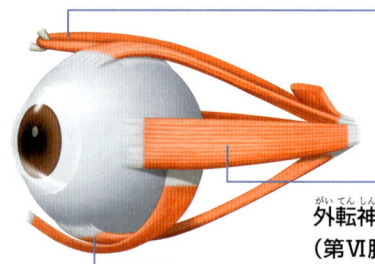

外転神経（第Ⅵ脳神経）
眼球に付着する外側直筋を支配する運動神経で、橋と延髄の境界部から出る。

動眼神経（第Ⅲ脳神経）
眼球に付着する筋のうち4つの筋および上眼瞼挙筋の運動を支配する運動神経と、眼の毛様体筋(p.123)や瞳孔括約筋を支配する副交感神経が含まれている。中脳下方の腹側から出る。

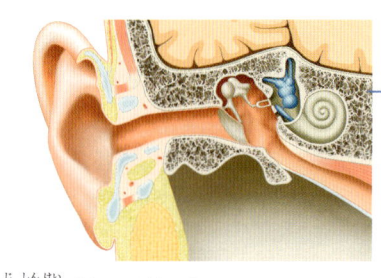

内耳神経（第Ⅷ脳神経）
外転神経や顔面神経とともに、橋と延髄の境界部から出る。側頭骨内に入って内耳に向かい、聴覚を伝える蝸牛神経と平衡感覚(p.132)を伝える前庭神経に分かれる。

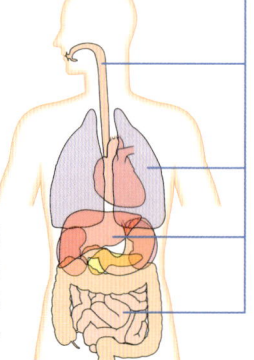

迷走神経（第Ⅹ脳神経）
咽頭や喉頭の筋の運動支配と知覚、頸部から胸部・腹部の内臓を支配する副交感神経よりなる。延髄の後外側溝から出る。

■脳神経の種類と行き先およびはたらき（脳を底面から見たところ）

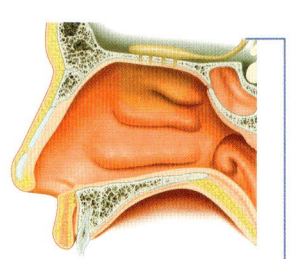

嗅神経（第Ⅰ脳神経）
嗅覚を伝える神経で、多数ある。大脳半球の下面にある嗅球（p.137）に入る。

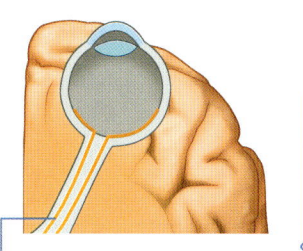

視神経（第Ⅱ脳神経）
眼からの視覚を伝える。間脳底部で視交叉（p.127）をつくり、2本の視索になる。

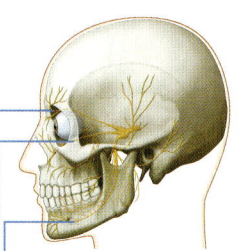

三叉神経（第Ⅴ脳神経）
眼神経、上顎神経、下顎神経の3本に分かれ、顔面の皮膚の一般知覚を伝えるのに加えて、下顎神経には咀嚼筋（p.103）を支配する運動神経も含まれる。橋の外側部から出る。

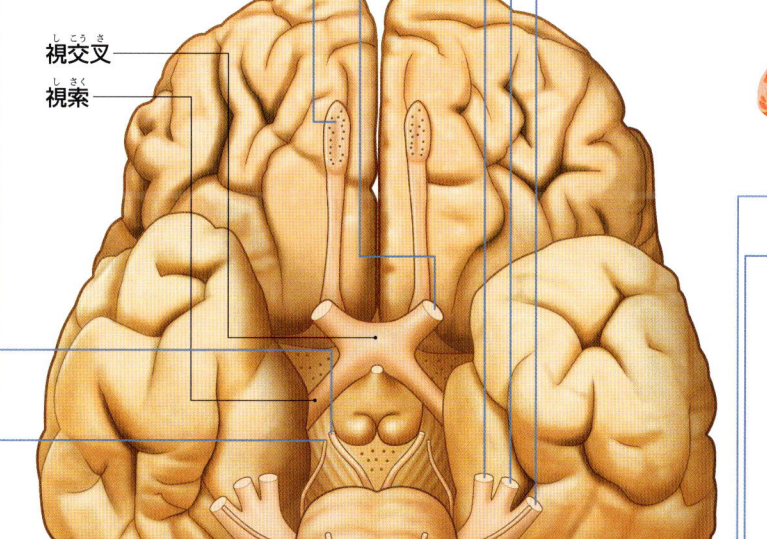

視交叉
視索

顔面神経（第Ⅶ脳神経）
顔面表情筋を支配する運動神経と、中間神経の2つに分かれる。中間神経は味覚を伝える知覚神経と、涙腺、顎下腺や舌下腺を支配する副交感神経からなる。

舌咽神経（第Ⅸ脳神経）
中耳の知覚、舌根部と咽頭の知覚と味覚、咽頭の筋の運動支配、耳下腺の分泌を支配する副交感神経である。延髄の後外側溝の上方から出る。

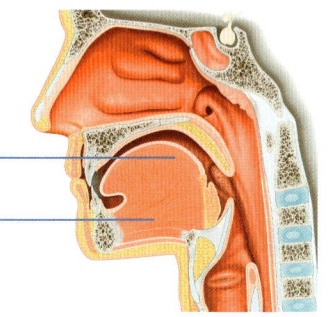

橋
延髄

副神経（第Ⅺ脳神経）
胸鎖乳突筋（p.102）と僧帽筋を支配する運動神経。延髄の後外側溝から出る延髄根の一部と、頸髄の側面から多数出てくる脊髄根が合流している。脊髄根と合流しなかった方の延髄根は、迷走神経と合流し、喉頭の筋を支配する。

舌下神経（第Ⅻ脳神経）
舌の内外の筋を支配する運動神経。延髄の前外側溝から多数出る。

脊髄神経のしくみ

脊髄に出入りする末梢神経を脊髄神経という。全部で31対あり、出る高さによって頸神経、胸神経、腰神経、仙骨神経、尾骨神経に分かれる。

中枢神経系と末梢神経系 ⇨ p.76
運動神経と知覚神経 ⇨ p.86
脊柱 ⇨ p.174

■ 脊髄神経の構成

脊髄神経は脊髄とつながる神経である。脊髄と脊髄神経を結ぶ部分を**根**といい、脊髄の前外側溝から出るものを**前根**、後外側溝から出るものを**後根**という。前根と後根が合わさって脊髄神経となり、上下に隣り合う椎骨の間の椎間孔から出てくる。

最も上の脊髄神経は後頭骨と第1頸椎の間から出てきており、これを第1頸神経という。以下、第2、第3と続き、第7頸椎と第1胸椎の間から第8頸神経が出る。これに続く第1胸椎と第2胸椎の間からは第1胸神経が出てきており、以降、第12までの胸神経、5対の腰神経、5対の仙骨神経、1対の尾骨神経となる。後根には前根と合わさる直前に膨らみがあり、これを**脊髄神経節**あるいは後根神経節とよぶ。

脊髄神経は椎間孔から出ると前枝と後枝に分かれるが、胸神経と腰神経からは交感神経節との間の交通枝も出る。

■ 脊髄神経の全体（前面）

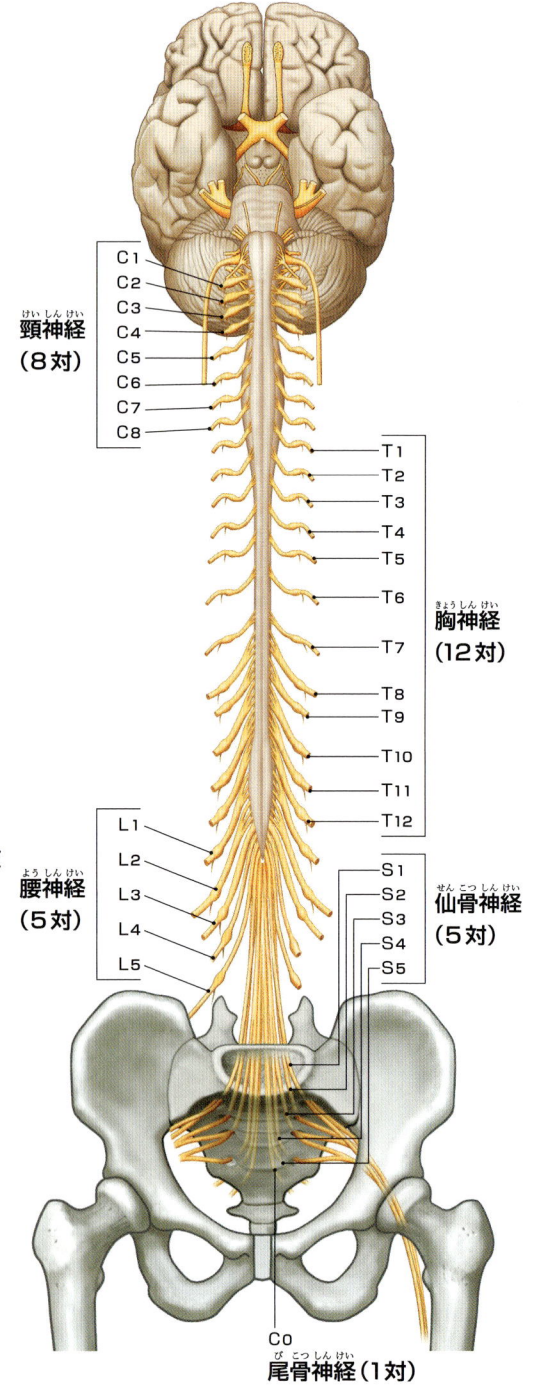

頸神経（8対）C1〜C8
胸神経（12対）T1〜T12
腰神経（5対）L1〜L5
仙骨神経（5対）S1〜S5
尾骨神経（1対）Co

■ 脊髄神経の断面（胸神経）

前根
後根
後枝
白交通枝
灰白交通枝
脊髄神経
交感神経節
前枝

脊髄神経節
前根と後根が合わさって脊髄神経となる直前の、後根にある膨らんだ部分。知覚性の神経節で後根神経節ともいう。

交感神経幹
上下の隣り合った交感神経節が神経線維で結ばれてできる。胸神経と腰神経は交感神経節との間に交通枝がある。

■脊髄神経と脊柱の位置関係

脊髄が収まっている脊柱管の長さに比べて、脊髄は短く、第1ないし第2腰椎の高さまでしかない。そのため、各脊髄神経をつくる根は、対応した脊髄から脊柱管内を下方に向かって走行している。脊髄の下端よりも下には根しかなく、この部位の根の集団を馬尾とよぶ。また、脊柱管内のクモ膜下腔から脳脊髄液を採取する際は、第2と第3あるいは第4腰椎との間に注射針を刺入すると、脊髄を傷つけることがない。

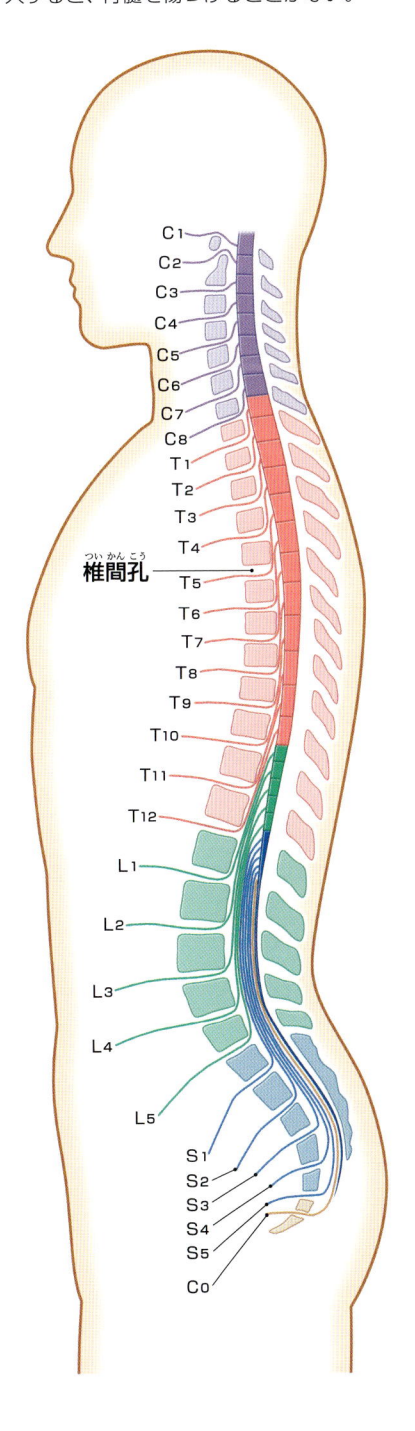

■脊髄神経と皮膚の分節

脊髄神経が周期的に分かれているのは、発生の過程で分節化したためである。神経だけではなく、皮膚や筋も同様に分節化し、同じ分節の皮膚や筋はその分節の神経によって支配されている。成長して形が変わっても、皮膚や筋は最初に支配した神経を伴うため、成人の皮膚の知覚神経支配は分節化している。

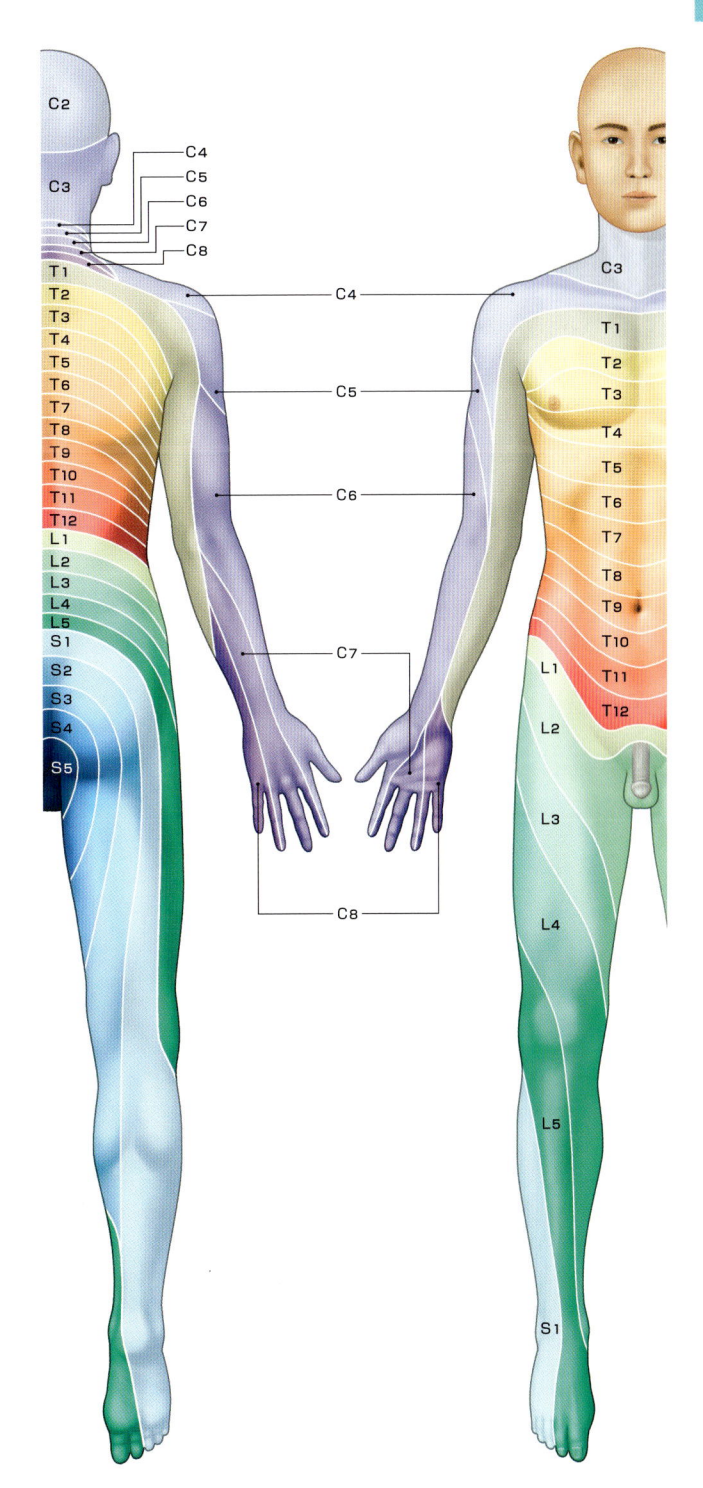

運動神経と知覚神経

脊髄神経の神経線維には運動神経と知覚神経がある。
運動性の神経線維は脊髄神経の前根を通り、
知覚性の神経線維は後根を通る。

中枢神経系と末梢神経系⇨p.76
神経のしくみ⇨p.78
脊髄神経のしくみ⇨p.84
脳の内部構造⇨p.118

前根と後根

　脊髄神経に含まれる神経線維を機能的に見ると、筋を支配する遠心性の**運動神経**と、末梢からの知覚を中枢に伝える求心性の**知覚神経**が含まれており、さらに胸神経と腰神経には**交感神経**も含まれている。
　運動神経の神経細胞の**核周部**（核の周囲の細胞体部分）は脊髄の前角（下図参照）にあり、その軸索は**前根**を形成している。一方、知覚神経の神経細胞の核周部は**脊髄神経節**（**後根神経節**）をつくり、その軸索が**後根**となり、脊髄の後角に入ってそこの神経細胞とシナプスをつくる。

中枢から末梢への伝導路

　随意的な運動は**大脳皮質**の**運動野**(p.117)に中枢がある。この部位には、長い軸索をもつ大型の**錐体細胞**が多く含まれている。錐体細胞の軸索が集まって**内包**という伝達路を形成し、**大脳脚**を通って**皮質脊髄路**となる。この経路の神経線維は、多くは延髄(p.121)の錐体で正中線を横切って反対側に移動しており、ここを**錐体交叉**という。交叉した線維は**外側皮質脊髄路**となり、前角の運動神経細胞にシナプスをつくる。交叉しなかった線維はそのまま下って**前皮質脊髄路**となり、標的の高さで正中線を横断し、反対側の前角の神経細胞にシナプスをつくる。
　延髄の錐体を通るこの経路は**錐体路**ともよばれ、随意的な運動を行う代表的な伝導路である。

末梢から中枢への伝導路

　知覚は、種類によってその経路が異なる。粗大な触覚や温痛覚を伝える神経線維の経路の場合、後根を通った神経線維は後角の神経細胞にシナプスをつくる。次の神経細胞の軸索は正中線を越えて上行し、**脊髄視床路**をつくって**視床**の神経細胞に終わる。その次の神経細胞の軸索は大脳皮質の**感覚野**に達する。
　一方、精細な触覚圧を伝える神経線維の経路では、後根を通った神経線維がそのまま**後索**を上行し、延髄で正中線を横断して**内側毛帯**という帯状の神経路となり、視床に終わる。この経路を**後索・毛帯路**という。視床からは同様に大脳皮質の感覚野に至る。

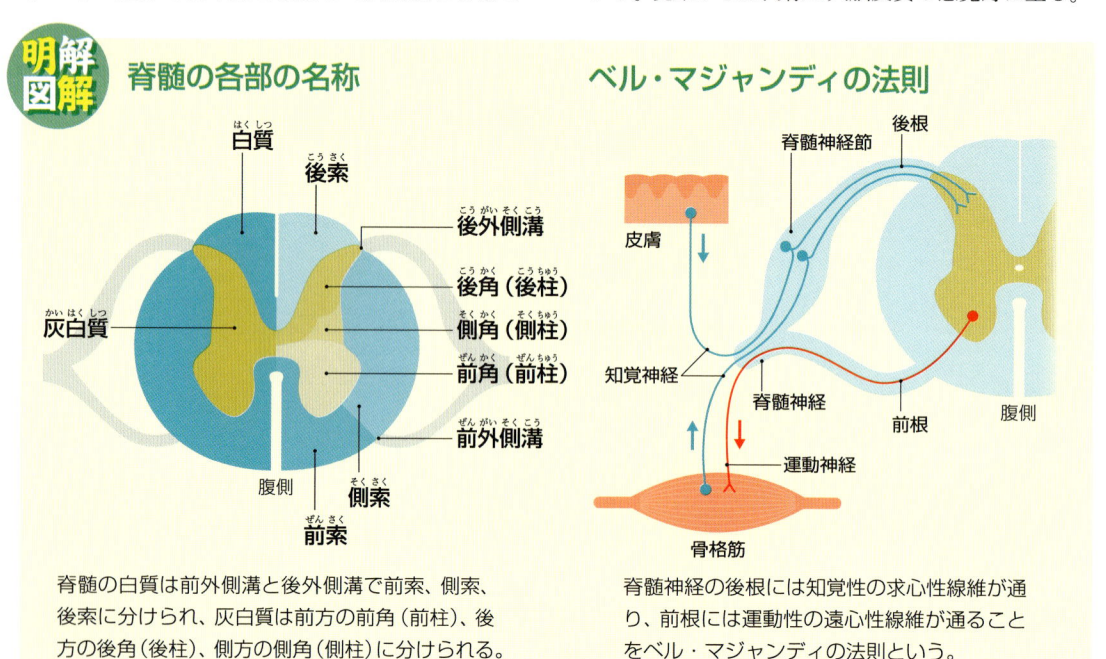

明解図解　脊髄の各部の名称

白質
後索
後外側溝
後角（後柱）
側角（側柱）
灰白質
前角（前柱）
前外側溝
腹側
側索
前索

脊髄の白質は前外側溝と後外側溝で前索、側索、後索に分けられ、灰白質は前方の前角（前柱）、後方の後角（後柱）、側方の側角（側柱）に分けられる。

ベル・マジャンディの法則

皮膚
知覚神経
脊髄神経節
後根
脊髄神経
前根
腹側
運動神経
骨格筋

脊髄神経の後根には知覚性の求心性線維が通り、前根には運動性の遠心性線維が通ることをベル・マジャンディの法則という。

■下行性伝導路（運動神経）

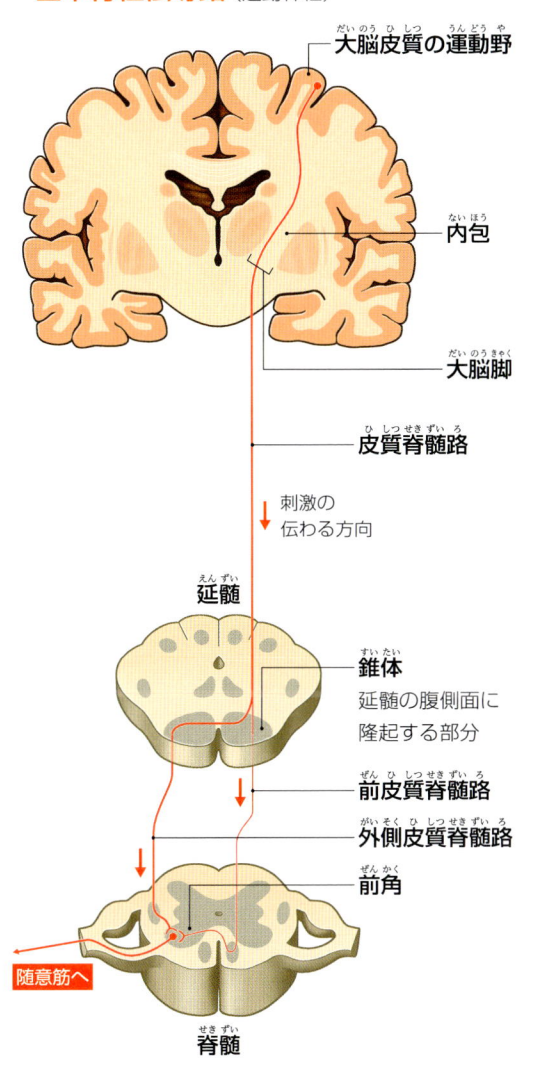

- 大脳皮質の運動野
- 内包
- 大脳脚
- 皮質脊髄路
- 刺激の伝わる方向
- 延髄
- 錐体（延髄の腹側面に隆起する部分）
- 前皮質脊髄路
- 外側皮質脊髄路
- 前角
- 随意筋へ
- 脊髄

大脳皮質運動野から伸びる、随意運動を支配する神経線維は、延髄の錐体を通り脊髄の前角細胞に至る。

■上行性伝導路（知覚神経）

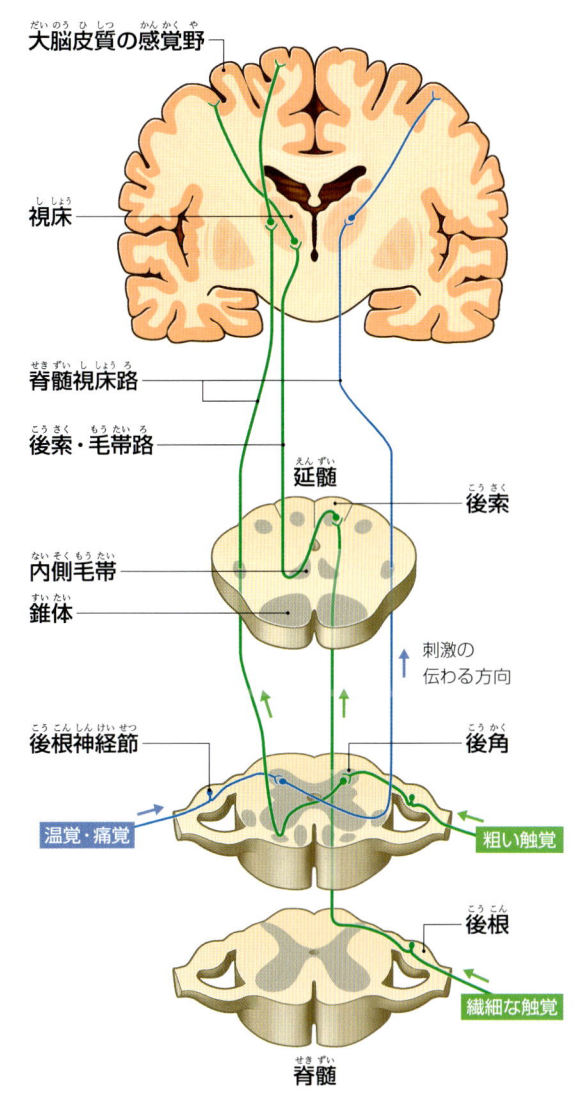

- 大脳皮質の感覚野
- 視床
- 脊髄視床路
- 後索・毛帯路
- 延髄
- 後索
- 内側毛帯
- 錐体
- 刺激の伝わる方向
- 後根神経節
- 後角
- 温覚・痛覚
- 粗い触覚
- 後根
- 繊細な触覚
- 脊髄

知覚はいずれも後根を通って脊髄に入るが、知覚の種類によって、それ以降の経路が異なる。

反射について

椅子に座って力を抜き、膝を曲げて足を浮かせた状態で、大腿四頭筋の停止腱である膝蓋腱を軽くハンマーでたたくと、急激に大腿四頭筋が収縮して膝が伸展する。

これは、停止腱がたたかれることで筋が急激に伸展されたと知覚され、その刺激が脊髄で同筋を支配する前角の運動神経細胞にも伝えられ、その細胞が興奮するためである。このような現象を反射（脊髄反射）といい、筋の伸展状況を知覚する固有知覚の神経線維の枝が同じ筋を支配する運動神経細胞にシナプスをつくっていることによる。

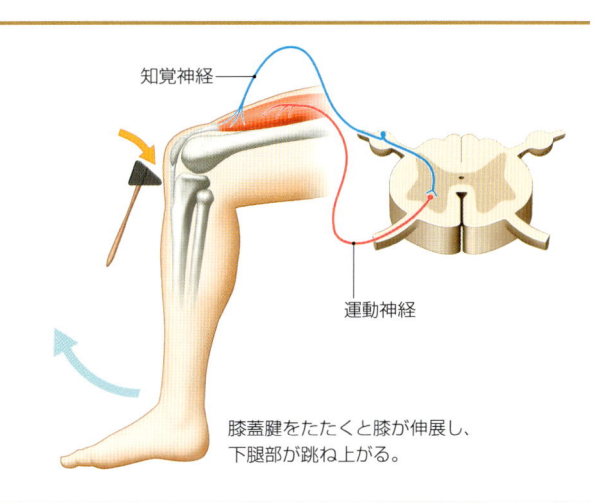

- 知覚神経
- 運動神経

膝蓋腱をたたくと膝が伸展し、下腿部が跳ね上がる。

1章 総論

自律神経系

自律神経系には、運動器系の機能を向上させる交感神経系と、内臓機能を向上させる副交感神経系があり、正反対の効果を発揮する。

中枢神経系と末梢神経系 ⇒ p.76
神経のしくみ ⇒ p.78
脳神経 ⇒ p.82
脊髄神経 ⇒ p.84
頭部の神経 ⇒ p.110
頸部の神経 ⇒ p.112

交感神経系と副交感神経系の分布

　自律神経系は互いに正反対の作用をする**交感神経系**と**副交感神経系**からなり、これらのはたらきをする神経線維も脳神経あるいは脊髄神経の中に含まれている。

　自律神経系の特徴は、末梢の標的器官に到達する前に一度シナプスをつくって神経細胞が交替することであり、この神経細胞の核周部が集まっている部位が神経節であることから、中枢神経系から出てきて神経節に至るまでの神経線維を**節前線維**といい、神経節から出る神経線維を**節後線維**という (p.79)。

　交感神経の神経節は脊椎の両側に並んでおり、上下の神経節が神経線維で結ばれて、全体で**交感神経幹**をつくっている (p.84)。交感神経節は頸部で3対、胸部で10〜12対、腰部4〜5対、仙骨部に4〜5対あり、最下端は尾骨の前面で、1個の不対神経節がある。第1胸神経から第3腰神経までは、それに対応した交感神経節に交通枝が2本出ており、そのうちの白交通枝には節前線維が通り、灰白交通枝は節後線維が通っている。

　ただし、すべての節前線維が交感神経節で神経細胞を交替するわけではなく、腹部や骨盤内の内臓に向かう交感神経は交感神経節を素通りし、大・小内臓神経、腰内臓神経となり、腹大動脈の周囲に**腹腔神経節**、上・下腸間膜神経節をつくり、そこで神経細胞を交替する。

　節後線維は腹大動脈の枝の周りに神経叢をつくって、各臓器に至る。頸部や胸部の神経節からは頭頸部の腺や平滑筋、呼吸器系や心臓に向かう節後線維が出るが、頭部に向かう節後線維は内頸動脈や外頸動脈の周囲に神経叢をつくり、血管とともに器官に至る。

　副交感神経は含まれている神経が限られており、脳神経では、**動眼神経、顔面神経、舌咽神経、迷走神経**であり、脊髄神経では第2〜第4仙骨神経がつくる**骨盤内臓神経**である。このうち、迷走神経は頸部から腹部内臓にまで分布しており、残りの生殖器や肛門を骨盤内臓神経が担当している。副交感神経の神経節は、頭部を除いて、ほとんどが臓器の近くあるいは臓器内にある。

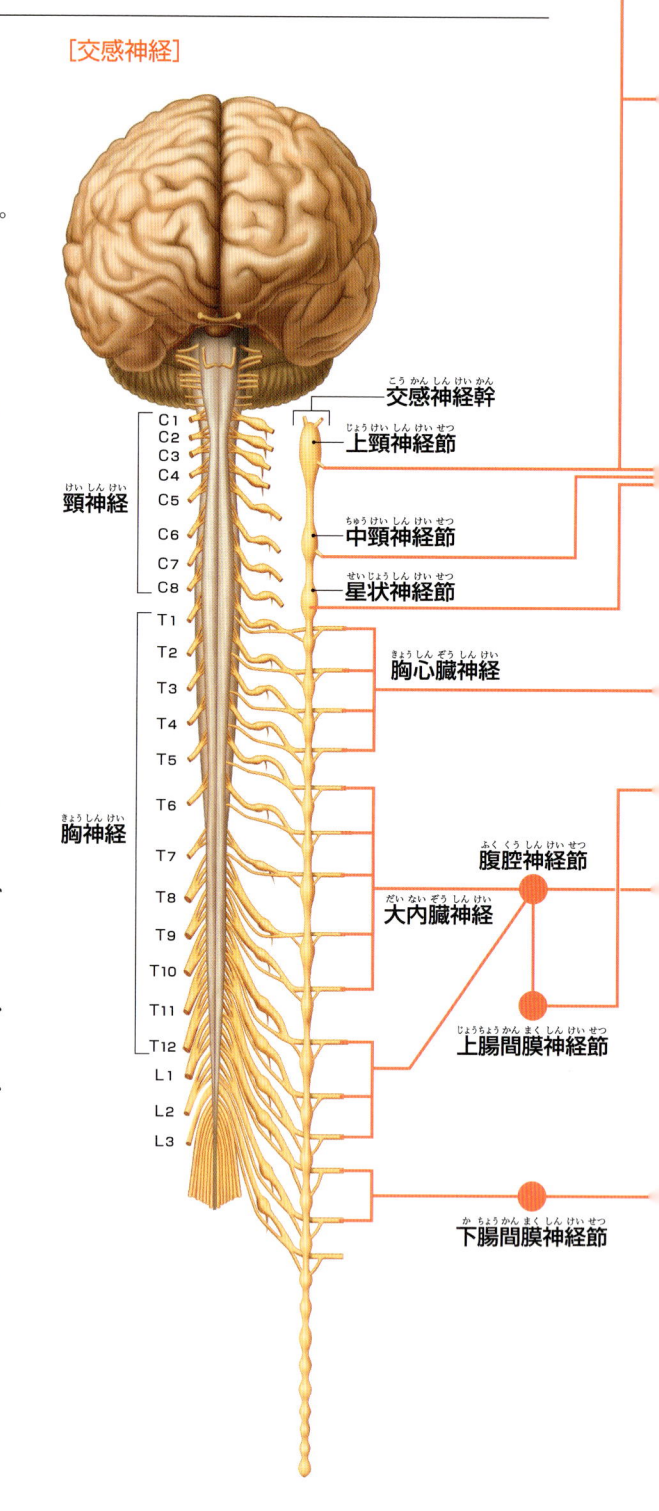

[交感神経]

交感神経幹
上頸神経節
中頸神経節
星状神経節
胸心臓神経
腹腔神経節
大内臓神経
上腸間膜神経節
下腸間膜神経節

頸神経 C1〜C8
胸神経 T1〜T12
L1〜L3

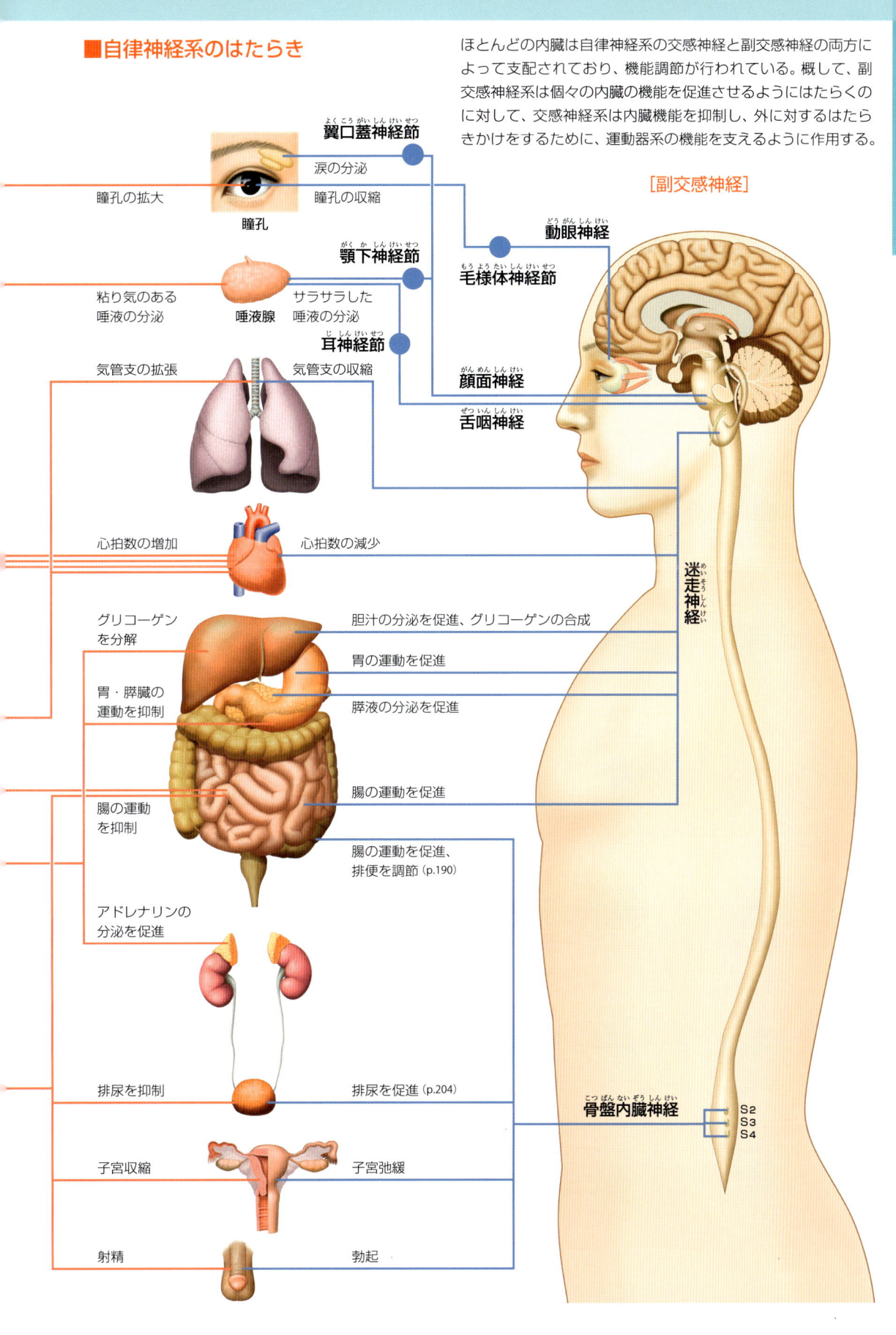

■自律神経系のはたらき

ほとんどの内臓は自律神経系の交感神経と副交感神経の両方によって支配されており、機能調節が行われている。概して、副交感神経系は個々の内臓の機能を促進させるようにはたらくのに対して、交感神経系は内臓機能を抑制し、外に対するはたらきかけをするために、運動器系の機能を支えるように作用する。

[副交感神経]

- 瞳孔の拡大 / 瞳孔の収縮（瞳孔）
- 涙の分泌（翼口蓋神経節）
- 粘り気のある唾液の分泌 / サラサラした唾液の分泌（唾液腺）（顎下神経節、耳神経節）
- 気管支の拡張 / 気管支の収縮
- 心拍数の増加 / 心拍数の減少
- グリコーゲンを分解 / 胆汁の分泌を促進、グリコーゲンの合成
- 胃・膵臓の運動を抑制 / 胃の運動を促進
- 膵液の分泌を促進
- 腸の運動を抑制 / 腸の運動を促進
- 腸の運動を促進、排便を調節（p.190）
- アドレナリンの分泌を促進
- 排尿を抑制 / 排尿を促進（p.204）
- 子宮収縮 / 子宮弛緩
- 射精 / 勃起

動眼神経
毛様体神経節
顔面神経
舌咽神経
迷走神経
骨盤内臓神経 S2, S3, S4

皮膚の構造

皮膚は、表皮、真皮、皮下組織の3層からなる。
表皮や真皮の厚さは部位によって異なる。
皮膚の付属器としては、毛、爪、汗腺、脂腺がある。

皮膚付属器⇒p.92
皮膚の機能⇒p.94

表皮の構造

皮膚は全身の体表を覆い、からだを保護している。皮膚は表層の上皮である**表皮**とその下の**真皮**、そして**皮下組織**でできている。

表皮は角化する**重層扁平上皮**（p.241）であり、最深部から**基底層、有棘層、顆粒層、淡明層（透明層）**、最表層の**角質層**に分けられる。基底層の細胞は分裂および増殖し、新しく生じた細胞は表層に向かって移動していき、およそ1か月で角質層の表面からはがれ落ちていく。有棘層は多角形の細胞どうしが密に結合している層であり、顆粒層では細胞が扁平になってくる。次の淡明層は、細胞が退化変性して境界のはっきりしない均質な層であり、足底など皮膚の厚い部位では見られるが、それ以外では見られない。角質層では、退化変性した細胞は**ケラチンたんぱく**で満たされて角化しており、最表層から、いわゆる垢としてはがれ落ちていく。表皮にはこの角化層をつくる角質細胞以外に、基底層にはメラニン色素を産生する**メラニン細胞**などが、有棘層には免疫系に関与する**ランゲルハンス細胞**などが存在する。

表皮の厚さはからだの部位によって異なり、足底のように絶えず強い力が加わっている部位は厚いが、口唇などは全体でも数層しかなく、非常に薄い。

真皮の構造

真皮は密な**線維性結合組織**でできており、表皮と密に結合している。真皮はところどころで表皮に向かって入り込んでおり、この部位を**乳頭**という。乳頭には**毛細血管網**（p.53）が発達したものがあり、このような乳頭を**血管乳頭**という。また、足底や手掌には、内部に知覚性の神経終末の**マイスネル小体**（p.94）がある神経乳頭もある。真皮の厚さも部位によって異なっており、背中の皮膚などでは厚いが、顔面などは薄い。

皮下組織

皮下組織は**疎性結合組織**でできており、脂肪細胞に富んだ脂肪組織になっている部位も多い。いわゆる**皮下脂肪**は、この皮下組織内の発達した脂肪組織

■表皮の構造

角質層
ケラチンたんぱくを満たして退化変性した、扁平な細胞が積み重なった層

淡明層
皮膚の厚い部位にあり均質に見える、明るい層

顆粒層
扁平な細胞が重層している層。上層では細胞質がケラトヒアリン顆粒というたんぱく質の一種で満たされて核が消失し、細胞は死んでしまう。

有棘層
細胞間接着装置で互いに強く結合した、多角形の細胞の層

基底層
表皮の最下層で、細胞が分裂して増殖している層

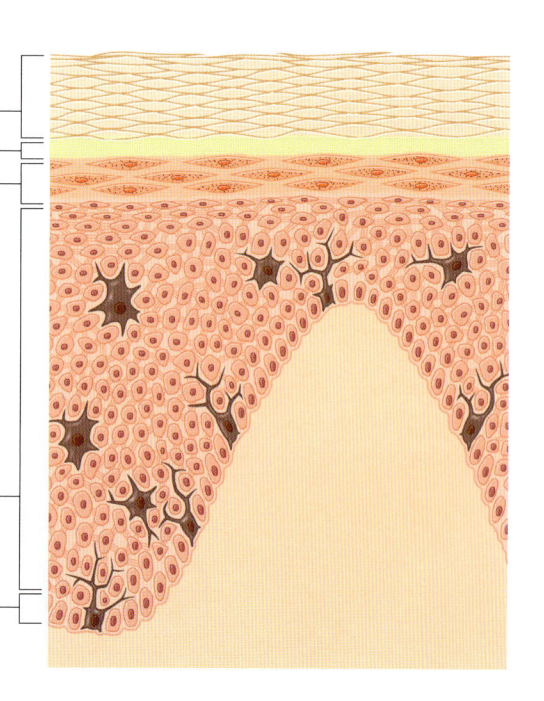

のことをいう。

皮膚には特殊な構造として毛や爪、そして付属腺として汗腺、脂腺がある。また、触覚や温痛覚に関与する各種の神経終末が分布しており、感覚器官としてのはたらきもある。さらに、皮膚には血管網が発達しており、動脈や静脈は皮下組織内、真皮内で血管叢をつくっており、そこにつながる毛細血管はループ状に乳頭内に入り込み、その中で毛細血管網を形成している。皮膚が紅潮して見えたり、蒼白に見えたりするのは、この血管網内の血流の違いによるものである。

入れ墨

人種や部位による皮膚の色の違いはメラニン色素の量の違いであるので、メラニン色素の合成を抑えれば、脱色することができる。一方「入れ墨」は、墨などの色素を人工的に真皮内にまで押し込んだものである。そのため、表皮の細胞が基底層での増殖によって置換されていっても、真皮は置換されることがない。いったん真皮内にこのような色素が入ってしまったら、真皮を含む皮膚移植によって取り除くなどの処置が必要となる。

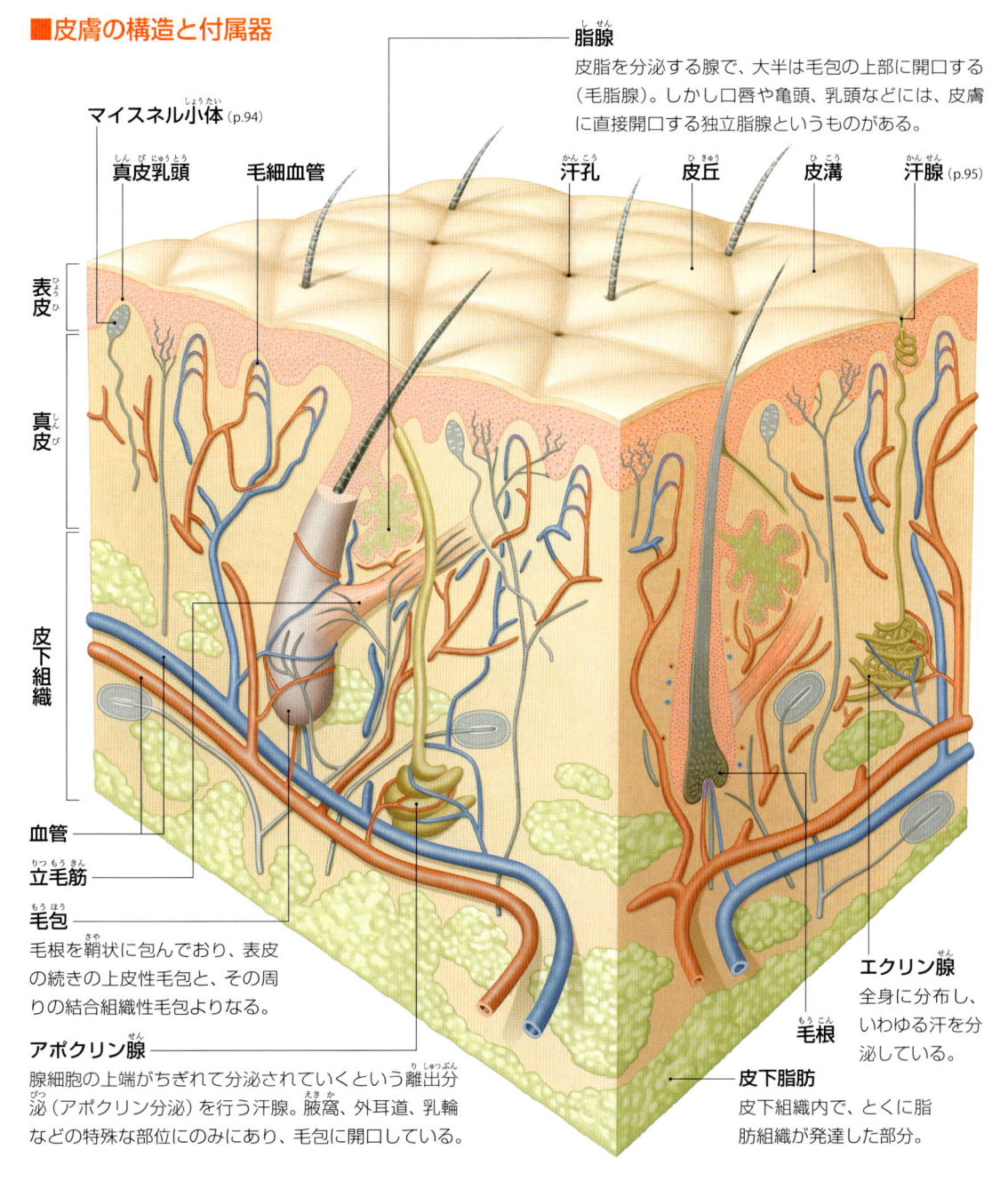

■皮膚の構造と付属器

脂腺
皮脂を分泌する腺で、大半は毛包の上部に開口する（毛脂腺）。しかし口唇や亀頭、乳頭などには、皮膚に直接開口する独立脂腺というものがある。

マイスネル小体 (p.94)
真皮乳頭
毛細血管
汗孔
皮丘
皮溝
汗腺 (p.95)
表皮
真皮
皮下組織
血管
立毛筋

毛包
毛根を鞘状に包んでおり、表皮の続きの上皮性毛包と、その周りの結合組織性毛包よりなる。

アポクリン腺
腺細胞の上端がちぎれて分泌されていくという離出分泌（アポクリン分泌）を行う汗腺。腋窩、外耳道、乳輪などの特殊な部位にのみにあり、毛包に開口している。

エクリン腺
全身に分布し、いわゆる汗を分泌している。

毛根

皮下脂肪
皮下組織内で、とくに脂肪組織が発達した部分。

皮膚付属器

毛や爪は、表皮の細胞が変化してできたものである。どちらもその根本にある、毛母基や爪母基という部分で細胞分裂が起こることによって成長する。

皮膚の構造 ⇨ p.90
皮膚の機能 ⇨ p.94

毛の構造と成長

毛は表皮の一部が変化してできたものである。毛となる表皮は、真皮の深層から皮下組織の浅層付近にまで、管状に落ち込んでいる。

毛の本体を**毛幹**といい、毛の皮膚内に収まっている部分を**毛根**、毛根の先端の球状になっている部分を**毛球**という。毛球には深層から結合組織が入り込んで、**毛乳頭**をつくっている。毛の中心部は**毛髄質**、周囲を**毛皮質**といい、表面は単層の**毛小皮**で包まれている。また、毛根の周囲は表皮の続きである**上皮性の毛包**と**結合組織性の毛包**に包まれている。上皮性毛包の深部は毛球に移行しており、ここで細胞分裂が起こって毛が成長していくことから、この部位を**毛母基**とよんでいる。毛包の浅部には平滑筋束の一端が付着しており、斜め上方に向かって走り、他端は真皮の浅層についている。この平滑筋が収縮すると、毛が皮膚に対して垂直に立つことから、**立毛筋**とよばれる。また、毛包の浅部には、脂腺である**毛脂腺**が開口している。

毛には寿命がある。ある期間伸びると、毛母基で細胞分裂が起こらなくなるために成長が止まり、毛根が毛乳頭から離れて上昇し、ついには脱落してしまう。残った毛包は下方が増殖して伸び出し、そこに毛乳頭が形成されて、新しい毛の形成が始まる。毛の寿命は種類によって異なり、頭の毛は2～5年といわれている。

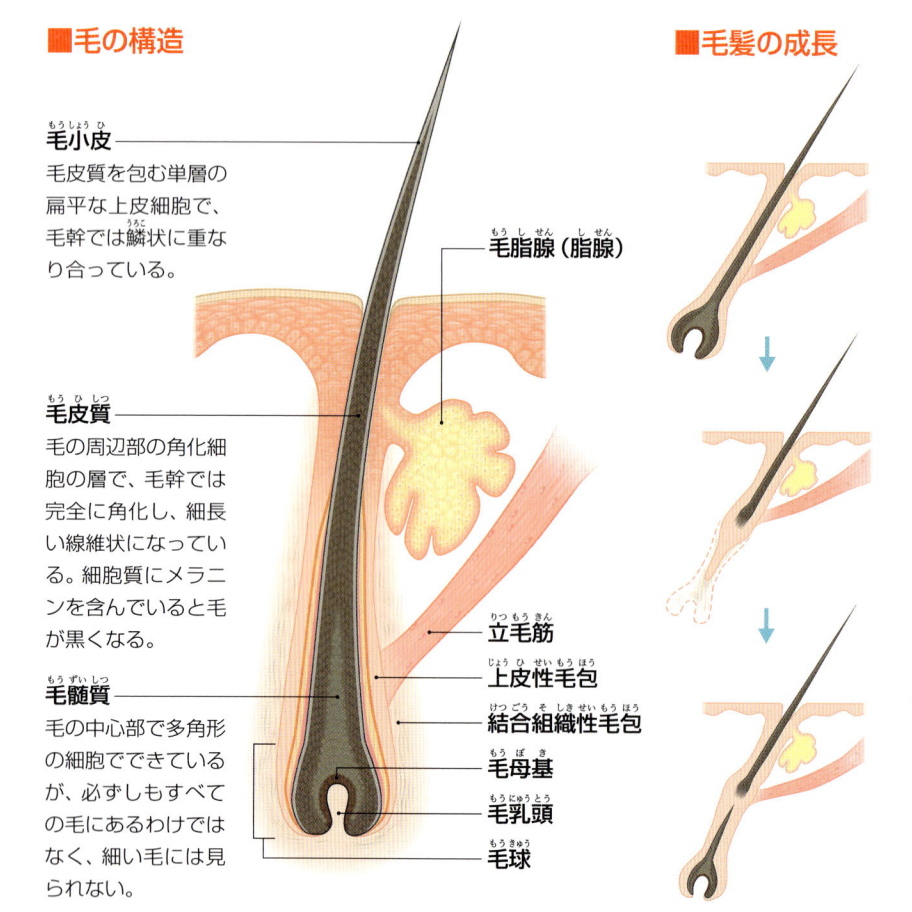

■毛の構造

毛小皮
毛皮質を包む単層の扁平な上皮細胞で、毛幹では鱗状に重なり合っている。

毛皮質
毛の周辺部の角化細胞の層で、毛幹では完全に角化し、細長い線維状になっている。細胞質にメラニンを含んでいると毛が黒くなる。

毛髄質
毛の中心部で多角形の細胞でできているが、必ずしもすべての毛にあるわけではなく、細い毛には見られない。

毛脂腺（脂腺）
立毛筋
上皮性毛包
結合組織性毛包
毛母基
毛乳頭
毛球

■毛髪の成長

❶ 毛は毛母基での細胞分裂によって伸び続けている。

❷ 毛の成長が止まり、毛母基と毛乳頭が退化し、上皮性の毛包は上皮細胞索となる。毛の下端部は棍棒状となるので、このような毛は棍毛とよばれる。続いて、結合組織性の毛包に沿って上皮性毛包が伸び出す。

❸ 上皮性毛包の下端に新しく毛母基と毛乳頭が形成され、新しい毛が毛包の中に伸び出してくる。古い棍毛は押し上げられ、ついには脱落する。

■爪の各部名称と構造

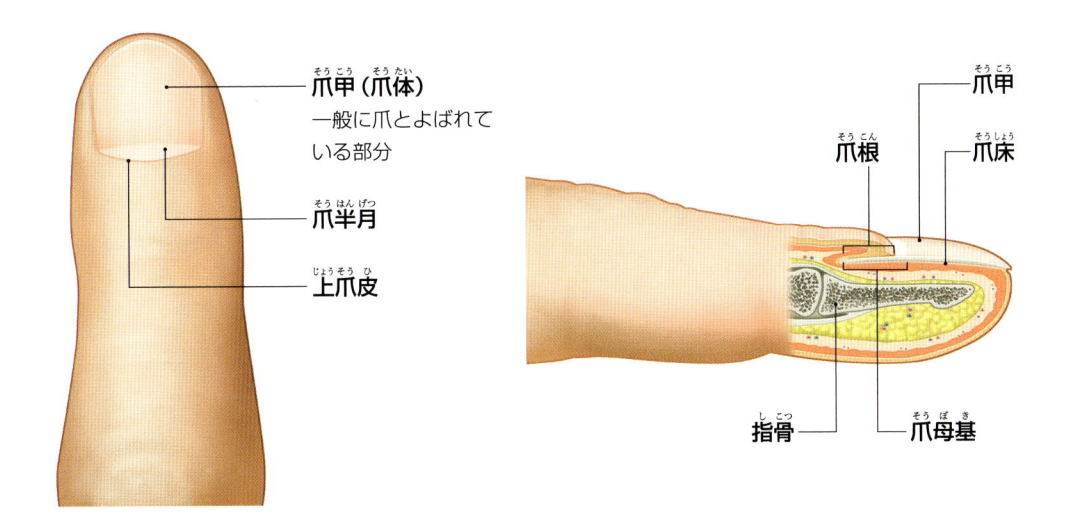

爪甲（爪体）
一般に爪とよばれている部分

爪半月

上爪皮

爪甲

爪根

爪床

指骨

爪母基

爪の構造

爪は表皮の角質が板状になったもので、指先の背側のみにある。爪の本体を**爪甲**あるいは**爪体**といい、板状になった角質でできている。爪の基部は皮内に埋まっており、この部分を**爪根**という。爪根の部分や爪の外側で爪にかぶさる皮膚のヒダを、それぞれ**後爪郭**、**外側爪郭**という。後爪郭の先端では、表皮の角質層が爪にかぶさっているが、これを**上爪皮**といい、これがいわゆる甘皮である。

爪の深層にある部分を**爪床**という。これは表皮の有棘層と基底層に相当する**爪胚芽層**と、真皮に相当する**爪真皮**とからなる。爪体はおもに、爪根の爪胚芽層で細胞分裂が起こり成長してくることから、ここを**爪母基**とよぶ。爪母基の一部は後爪郭よりも先端側に伸び出しており、この部分が**爪半月**である。このように、爪は爪母基での細胞の増殖によってつくられているので、もし何らかの原因によって爪母基が壊されてしまうと、新しい爪は生えてくることができなくなってしまう。

爪のケラチンは表皮のケラチンよりもかたく、表皮では垢としてはがれていくが、爪ははがれることがない。また、爪は白っぽい半透明であるが、爪を透かして爪真皮の毛細血管の血液が見えるので、ピンク色をしている。

脂腺の分泌

脂腺は皮脂を分泌しているが、その分泌様式は全分泌とよばれる特殊なものである。

脂腺の腺細胞では、細胞質に脂質滴が貯えられていく。その量が増えてくると、細胞質が脂質滴で満たされ、核が圧迫されて小さくなり、細胞自体も退化変性して細胞全体が分泌物となって放出される。腺全体で見ると、新しい腺細胞は腺の周囲で細胞が分裂・増殖することで供給され、腺の中央部に向かうにつれて脂質滴を貯蔵し、中心部で全分泌を行って腺細胞は消失していく。

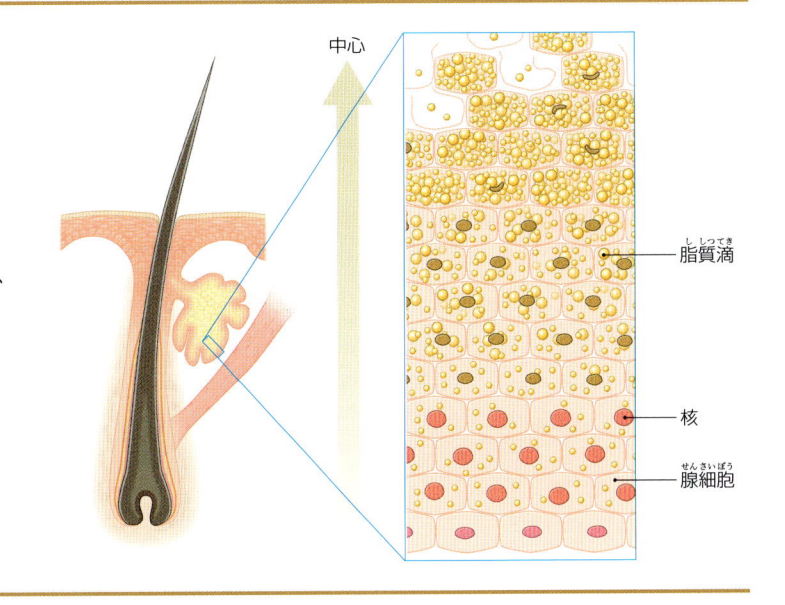

中心

脂質滴

核

腺細胞

1章──総論

皮膚の機能

皮膚には神経が分布しており、触覚や温覚などさまざまな感覚を受容する。また皮膚に分布する血管を通じて熱を体外に放出し、体温を一定に保つはたらきもある。

神経のしくみ⇨p.78
運動神経と知覚神経⇨p.86
皮膚の構造⇨p.90
皮膚付属器⇨p.92

皮膚の感覚受容器

皮膚はからだを保護するだけでなく、触覚や温覚、痛覚などの感覚を捉えている。感覚は知覚神経の末端あるいは特殊な感覚細胞で知覚されており、感覚を受容するさまざまな感覚受容器がある。

神経の末端が髄鞘をなくして露出しているものとしては、温覚・冷覚・痛覚を感じる**自由神経終末**、触覚を感じる**メルケル小体（触覚小体）**がある。知覚神経の末端が特殊な細胞で取り巻かれて感覚受容装置をつくっているものには、触覚を感じる**マイスネル小体**、深部の圧覚や振動を感知する**ファーター・パチニ小体**、皮膚の引っ張りによる緊張を感じるといわれる**ルフィニ小体**などがある。

皮膚による体温調節

また、皮膚は体温の調節にも深くかかわっている。体内では代謝によって絶えず熱を産生しており、そ

■いろいろな感覚受容器

【有毛部】　【無毛部】

メルケル小体
知覚神経の末端が円盤状に広がり、表皮内の触覚細胞（メルケル細胞）に接している。皮膚、毛、重層扁平上皮の粘膜にある。

自由神経終末
神経の末端が露出して終わっているもの。温覚、冷覚、痛覚を感じ、全身の上皮や結合組織、筋に分布している。

メルケル小体

マイスネル小体
手の掌側や足の底側、陰核、陰茎亀頭などの神経乳頭内にある長さ0.1mmほどの楕円体。触覚を感じる。

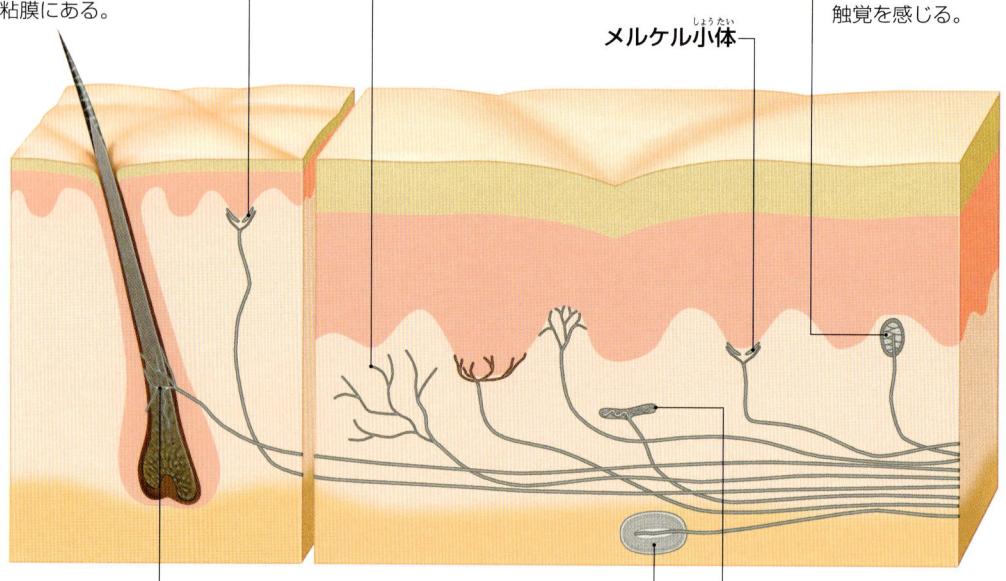

毛の感覚器
毛包の深部を取り巻く神経叢があり、上皮性毛包（p.92）にはメルケル小体もある。

ファーター・パチニ小体
皮膚の皮下組織や関節の周囲、腸間膜（p.178）などにあるが、手の掌側や足の底側に多い。0.5～4mmほどの楕円体で断面はタマネギの横断面のように見える。深部の圧覚や振動を感知している。

ルフィニ小体
手指や足底の皮下や関節周囲にあり、紡錘形をしていて、長いものは3mm近くもある。皮膚の引っ張りのような機械的刺激を感知している。

れを体外に放出することによって体温を一定に保っている。なかでも、皮膚は表面積が広く、熱の放出作用が大きい。熱は、皮膚の**血管乳頭**内の毛細血管やその後の静脈内の血液から表皮を介して、体外に放散されていく。体温が上昇しているときには、皮膚に向かう動脈を拡張させて皮膚に流れる血液量を増やすだけでなく、手足などの無毛部の皮膚にある短絡路(p.53)を開き、より多くの血液が流れるようにして、体表から放散する熱を増やす。また、体表に汗の分泌を増やし、汗の水分が気化していく際に奪われる気化熱によって体表の温度を下げ、体内からの熱の放出がより効率的に行われるようにしている。

逆に外の温度が低く、皮膚からの体温の放散を減らして体温を維持する必要がある場合には、皮膚に向かう動脈や短絡路を収縮させて皮膚に流れる血液量を減らし、さらに血液を戻す際には皮静脈(p.224、232)ではなく動脈に伴行する深静脈を流すことにより、体表からの熱の放散を減少させている。

このように、皮膚を流れる血液量を調節することによって体温の調節をしているので、たとえば、体温が上昇して熱を発散する必要がある場合には、血流が増加しているために、肌が赤っぽく見え、体温の低下を防ごうとして血流を減らしている場合には、肌が青白く見えることになる。

■ 暑いときの皮膚

発汗
エクリン腺からの汗の分泌が盛んになり、汗孔から体表に出てくる。汗は99％以上が水でわずかに電解質が含まれ、水が蒸発するときの気化熱で体温を奪う。

血管乳頭の毛細血管には多量の血液が流れ、血液の熱が表皮を経て放散されていく。

■ 寒いときの皮膚

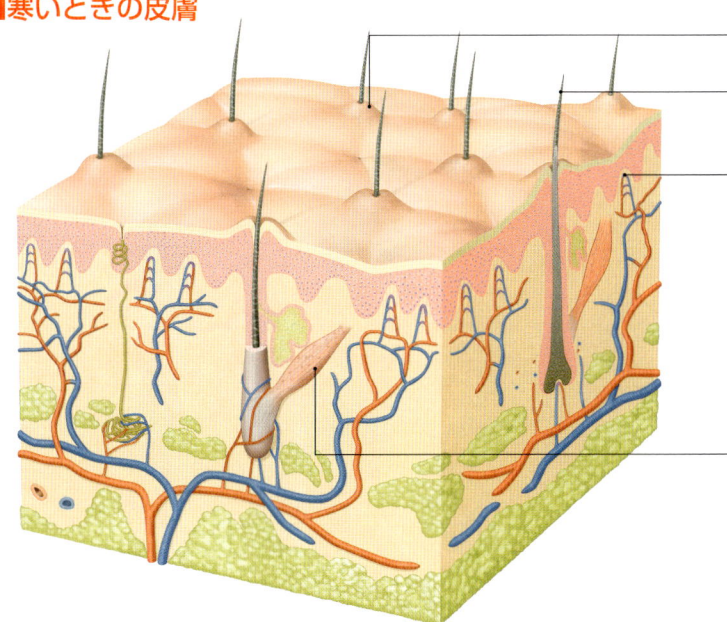

鳥肌
毛が立ち上がる。

毛細血管を流れる血液は減少し、体表から放散によって熱が奪われるのを防ぐ。

立毛筋が収縮すると、毛は垂直に近く立つようになるが、同時に立毛筋の他端が付着している皮膚にはくぼみができ、いわゆる鳥肌となる。

2章 頭部・頸部

頭部と頸部

頭部は顔面とそれ以外の部分に分けられ、
顔面は眼、鼻、口など構造物を基準にして細かく区分される。
頸部は筋肉の盛り上がりを基準にして区分する。

頭蓋骨のしくみ ⇨ p.100
頭部の筋肉 ⇨ p.102
頸部の筋肉 ⇨ p.104

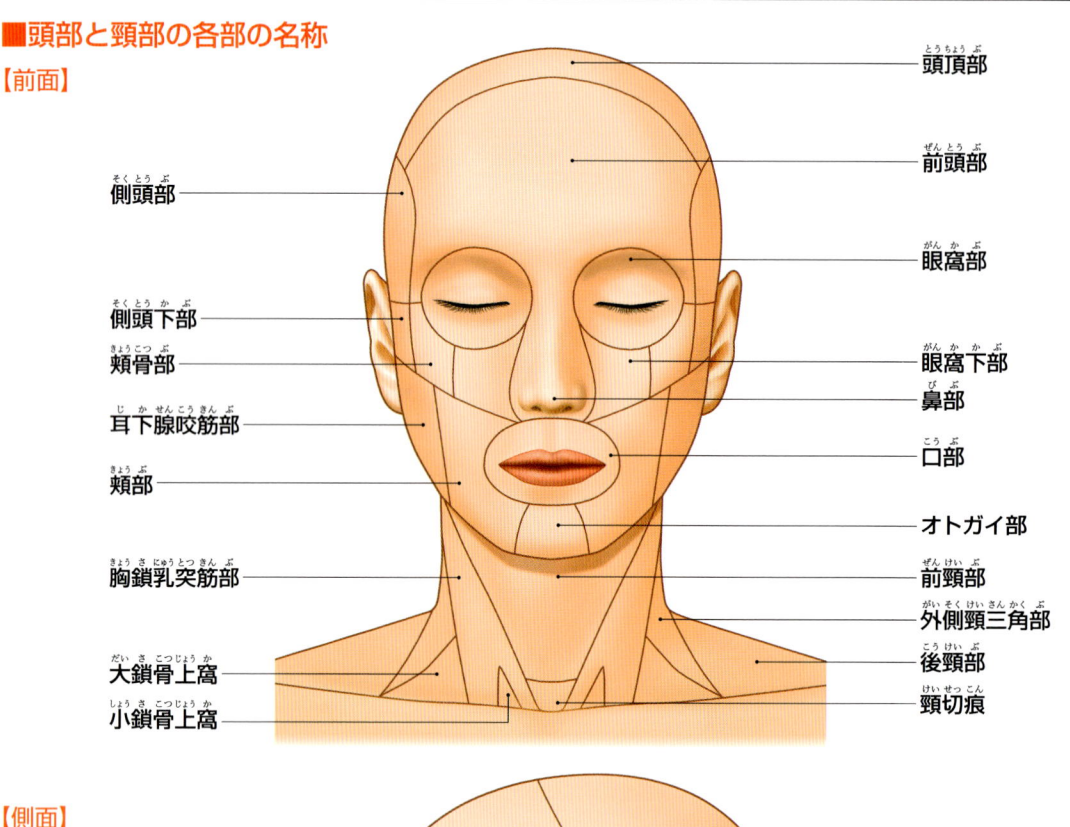

■頭部と頸部の各部の名称

【前面】

- 側頭部
- 側頭下部
- 頬骨部
- 耳下腺咬筋部
- 頬部
- 胸鎖乳突筋部
- 大鎖骨上窩
- 小鎖骨上窩
- 頭頂部
- 前頭部
- 眼窩部
- 眼窩下部
- 鼻部
- 口部
- オトガイ部
- 前頸部
- 外側頸三角部
- 後頸部
- 頸切痕

【側面】

- 頭頂部
- 側頭部
- 後頭部
- 胸鎖乳突筋部
- 後頸部（⇨僧帽筋 p.102）
- 外側頸三角部
- 大鎖骨上窩
- 小鎖骨上窩

頭頸部、とくに頭部の顔面は骨格が複雑であり、体表から凹凸を触れることができるので、それにもとづいて区分されたり、筋の盛り上がりで区分されたりしている。骨格(p.100)や筋肉(p.102、p.104)の図を重ね合わせてみると、境界がわかりやすい。

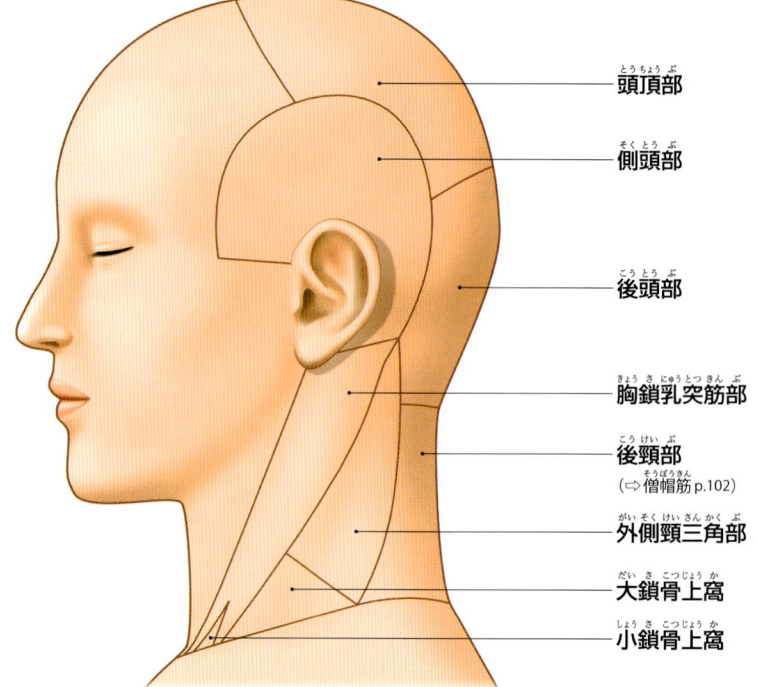

頭部の区分名称

　頭部は、前方の顔面とそれ以外の部分に分けられる。顔面には眼、鼻、口など多様な構造物があり、骨の凹凸が多く、多数の筋肉も付いているため、それにもとづいて細かく部位が区分されている。

　骨による境界としては、**眼窩部**、**側頭部**、**側頭下部**、**頬骨部**がある。眼窩部は、眼窩（眼球が収まるくぼみ）の縁で囲まれた部分である。側頭部と側頭下部は、頬骨弓(p.100)で分けられる。頬骨部は頬骨の隆起に対応している。

　耳の下から頬にかけて咬筋(p.103)がつくる盛り上がりの領域は、その上に耳下腺が広がっているので、**耳下腺咬筋部**という。口を取り巻く口輪筋の領域が**口部**、口部と耳下腺咬筋部の間が**頬部**である。

　顔面以外の部位は特徴となる構造物が少ないため、**前頭部**、**頭頂部**、**後頭部**、**側頭部**とに分けられているだけである。

頸部の区分名称

　頸部は、内下方から外上方に向かって胸鎖乳突筋(p.102)による盛り上がりが明瞭なため、この部分を**胸鎖乳突筋部**といい、それを1つの基準にして区分する。背側では僧帽筋の前縁が目印になっている。

　左右の胸鎖乳突筋に挟まれた領域が**前頸部**であり、その下方の胸骨の上端で左右の胸鎖関節(p.104)の間のくぼみを**頸切痕**という。前頸部は肩甲舌骨筋と正中線によって、前下方の左右の**筋三角**と後上方の**頸動脈三角**に分けられる。胸鎖乳突筋の後縁と僧帽筋の前縁の間も肩甲舌骨筋によって上下に分けられ、上方が**外側頸三角部**、下方が**大鎖骨上窩**である。また、胸鎖乳突筋の胸骨からの起始と鎖骨からの起始の間のすき間は**小鎖骨上窩**という。

　下顎の下面は顎二腹筋(p.104)を基準にして分けられる。顎二腹筋の前腹と舌骨で囲まれた部分を**オトガイ下三角**という。また、オトガイ下三角を正中線で区切って左右のオトガイ下三角ということもある。下顎骨下縁と顎二腹筋の前腹と後腹で囲まれる領域は**顎下三角**である。

■ 前頸部の各部名称

- オトガイ部
  オトガイとは下顎の先端のこと。
- オトガイ下三角
- 顎下三角
- 頸動脈三角
- 筋三角
- 胸鎖乳突筋部
- 外側頸三角部
- 後頸部
- 大鎖骨上窩
- 小鎖骨上窩
- 頸切痕

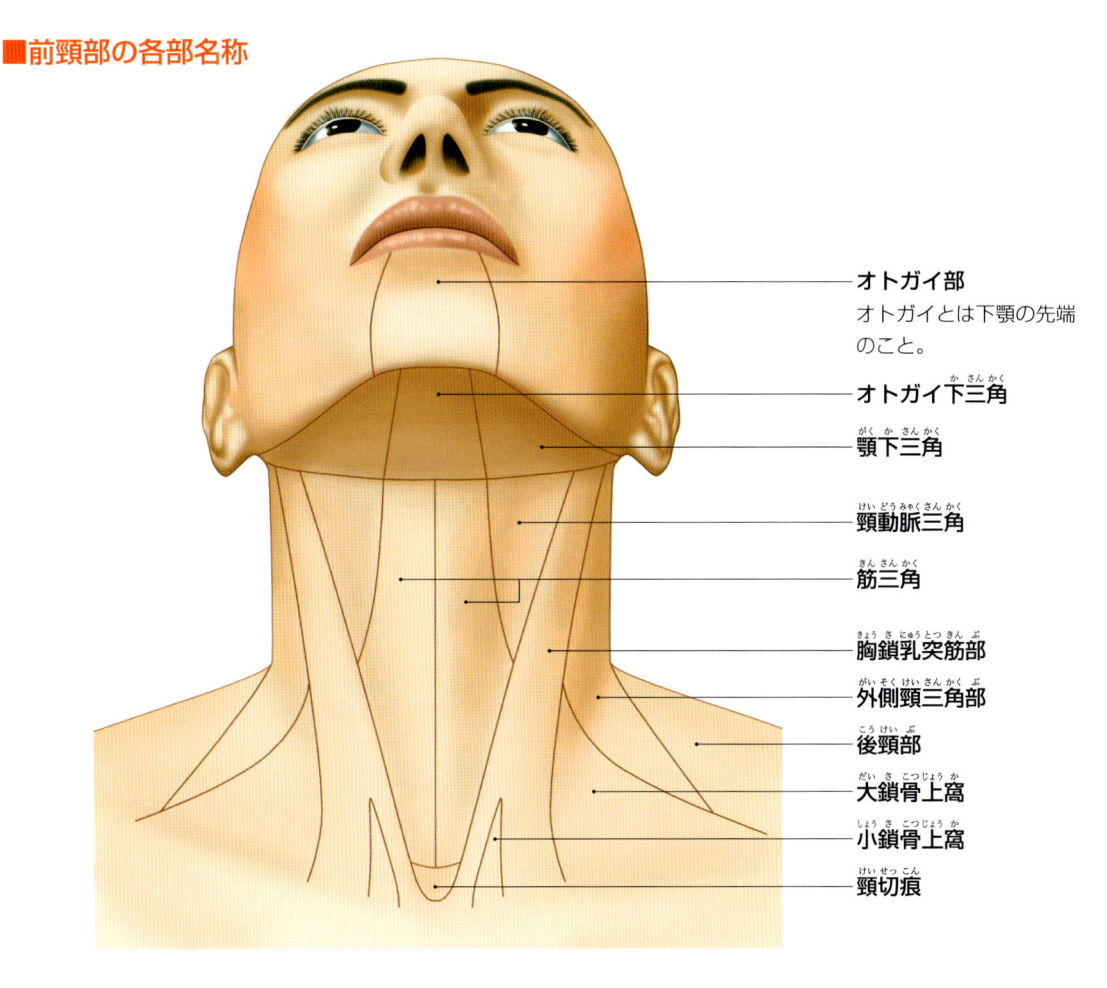

2章 —— 頭部・頚部

頭蓋骨のしくみ

頭蓋骨は15種類の骨で構成され、脳が入る脳頭蓋と
顔面を構成する顔面頭蓋からなる。成人では一部の骨を除き、
縫合によって骨どうしが強固に連結している。

全身の骨格 ⇨ p.30, 32
脳を保護するしくみ ⇨ p.114
鼻の構造 ⇨ p.134

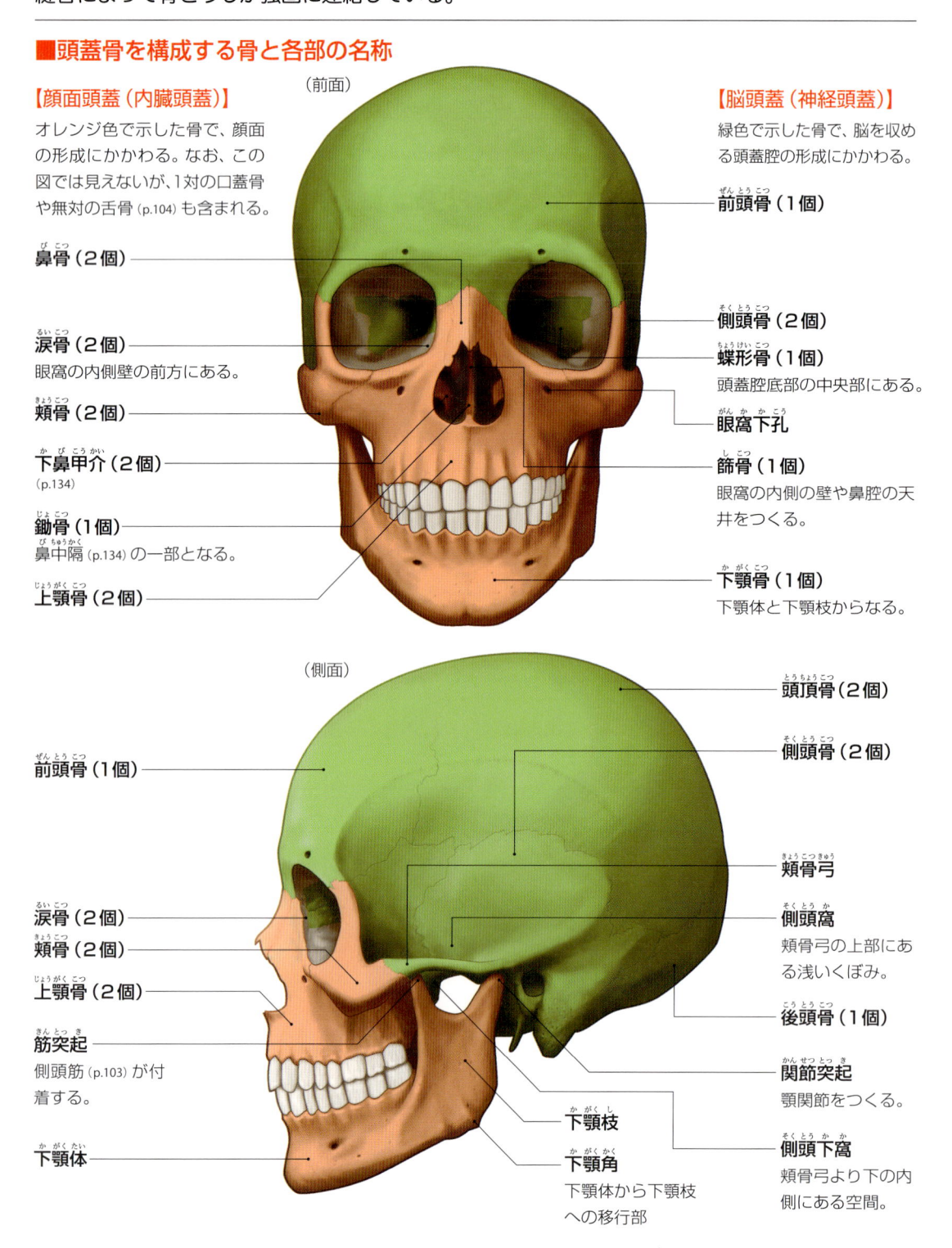

■頭蓋骨を構成する骨と各部の名称

（前面）

【顔面頭蓋（内臓頭蓋）】
オレンジ色で示した骨で、顔面の形成にかかわる。なお、この図では見えないが、1対の口蓋骨や無対の舌骨（p.104）も含まれる。

- 鼻骨（2個）
- 涙骨（2個）
  眼窩の内側壁の前方にある。
- 頬骨（2個）
- 下鼻甲介（2個）
  （p.134）
- 鋤骨（1個）
  鼻中隔（p.134）の一部となる。
- 上顎骨（2個）

【脳頭蓋（神経頭蓋）】
緑色で示した骨で、脳を収める頭蓋腔の形成にかかわる。

- 前頭骨（1個）
- 側頭骨（2個）
- 蝶形骨（1個）
  頭蓋腔底部の中央部にある。
- 眼窩下孔
- 篩骨（1個）
  眼窩の内側の壁や鼻腔の天井をつくる。
- 下顎骨（1個）
  下顎体と下顎枝からなる。

（側面）

- 前頭骨（1個）
- 涙骨（2個）
- 頬骨（2個）
- 上顎骨（2個）
- 筋突起
  側頭筋（p.103）が付着する。
- 下顎体

- 頭頂骨（2個）
- 側頭骨（2個）
- 頬骨弓
- 側頭窩
  頬骨弓の上部にある浅いくぼみ。
- 後頭骨（1個）
- 関節突起
  顎関節をつくる。
- 側頭下窩
  頬骨弓より下の内側にある空間。
- 下顎枝
- 下顎角
  下顎体から下顎枝への移行部

頭蓋骨

　頭部には全部で15種23個の骨があり、これらを総称して**頭蓋骨**とよぶ。骨の数が種類よりも多いのは、左右に1対ある骨が8種類あるためである。

　頭蓋骨は脳が入っている**頭蓋腔**(p.27)をつくる部分と、呼吸器系や消化器系の入り口であって眼を収める顔面の部分に大別され、前者を**脳頭蓋**あるいは**神経頭蓋**、後者を**顔面頭蓋**あるいは**内臓頭蓋**とよぶ。

　脳頭蓋を構成するのは、頭蓋腔の壁をつくっている、無対の**前頭骨**、**後頭骨**、**蝶形骨**、**篩骨**と、有対の**頭頂骨**、**側頭骨**である。また、顔面頭蓋を構成するのは、有対の**鼻骨**、**涙骨**、**上顎骨**、**下鼻甲介**、**頬骨**、**口蓋骨**と無対の**鋤骨**、**下顎骨**、**舌骨**である。ただし、これらの区分は厳密なものではなく、蝶形骨や篩骨などは両方に関わっている。

頭蓋骨の連結

　下顎骨と舌骨以外の頭蓋骨は、**縫合**(骨と骨がかみ合って密着する結合様式)によって連結されており、可動性はない。縫合の例としては、左右の頭頂骨の間の**矢状縫合**、前頭骨と頭頂骨の間の**冠状縫合**、頭頂骨と後頭骨の間の**ラムダ縫合**がある。

　頭蓋にある唯一の関節は**顎関節**である。顎関節は、U字形をした下顎骨の両端と、縫合によって一体化した脳頭蓋の左右の側頭骨が連結してできている。下顎骨の運動は、左右の顎関節を結んだ線を軸とする蝶番運動と、関節頭が関節窩内を前後に滑る運動に限られている。

　舌骨は、他の骨との連結がない独立した骨であり、靭帯や筋によって他の骨とつながっている。

小児期の頭蓋骨

　前述のような縫合は小児期に完成されるが、それ以前は骨と骨とが離れていて、間は結合組織性の膜で覆われている。乳児の頭蓋では、冠状縫合と矢状縫合の交点には**大泉門**、矢状縫合とラムダ縫合の交点には**小泉門**とよばれる、大きく膜で覆われた部分がある。これらは出生時に産道を通る際、頭蓋骨を変形させて通りやすくするのに役立っている。大泉門は生後2年ぐらい、小泉門は生後半年から1年ぐらいで閉鎖する。

■頭蓋骨の縫合

頭蓋骨の凸凹の縁どうしがかみ合って、かたく結合している結合様式で、代表的なものに、冠状縫合、矢状縫合、ラムダ縫合がある。

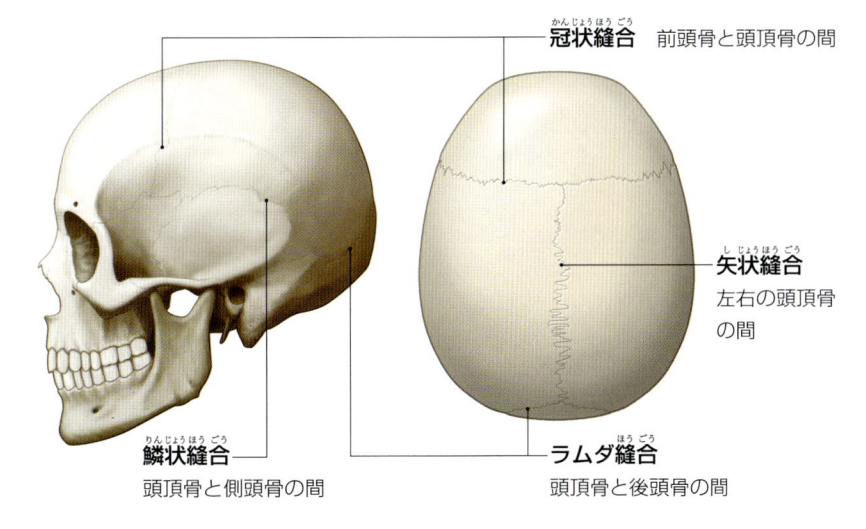

冠状縫合　前頭骨と頭頂骨の間
矢状縫合　左右の頭頂骨の間
鱗状縫合　頭頂骨と側頭骨の間
ラムダ縫合　頭頂骨と後頭骨の間

■小児の頭蓋骨と泉門

小児では、縫合が完成しておらず、骨どうしの間は結合組織性の膜になっている。このうち、矢状縫合の前端と後端は膜性の部分が大きく、前方を大泉門、後方を小泉門という。

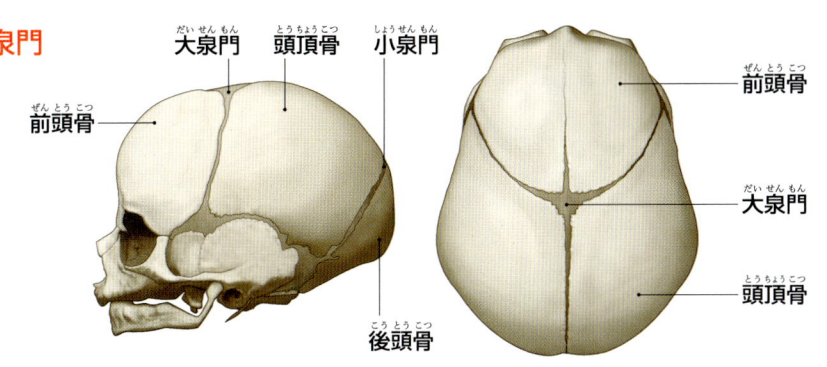

大泉門　頭頂骨　小泉門
前頭骨
後頭骨
前頭骨
大泉門
頭頂骨

頭部の筋肉

顔面表情筋は、眉や口角を上げ下げするなど皮膚を動かして表情をつくる。咀嚼筋は、下顎を動かすことで口の中のものをかみくだく。

全身の筋肉 ⇒ p.38, 40
頭部の筋肉 ⇒ p.104
頭部の神経 ⇒ p.110

■顔面表情筋　画面向かって右は、やや深層の筋肉。

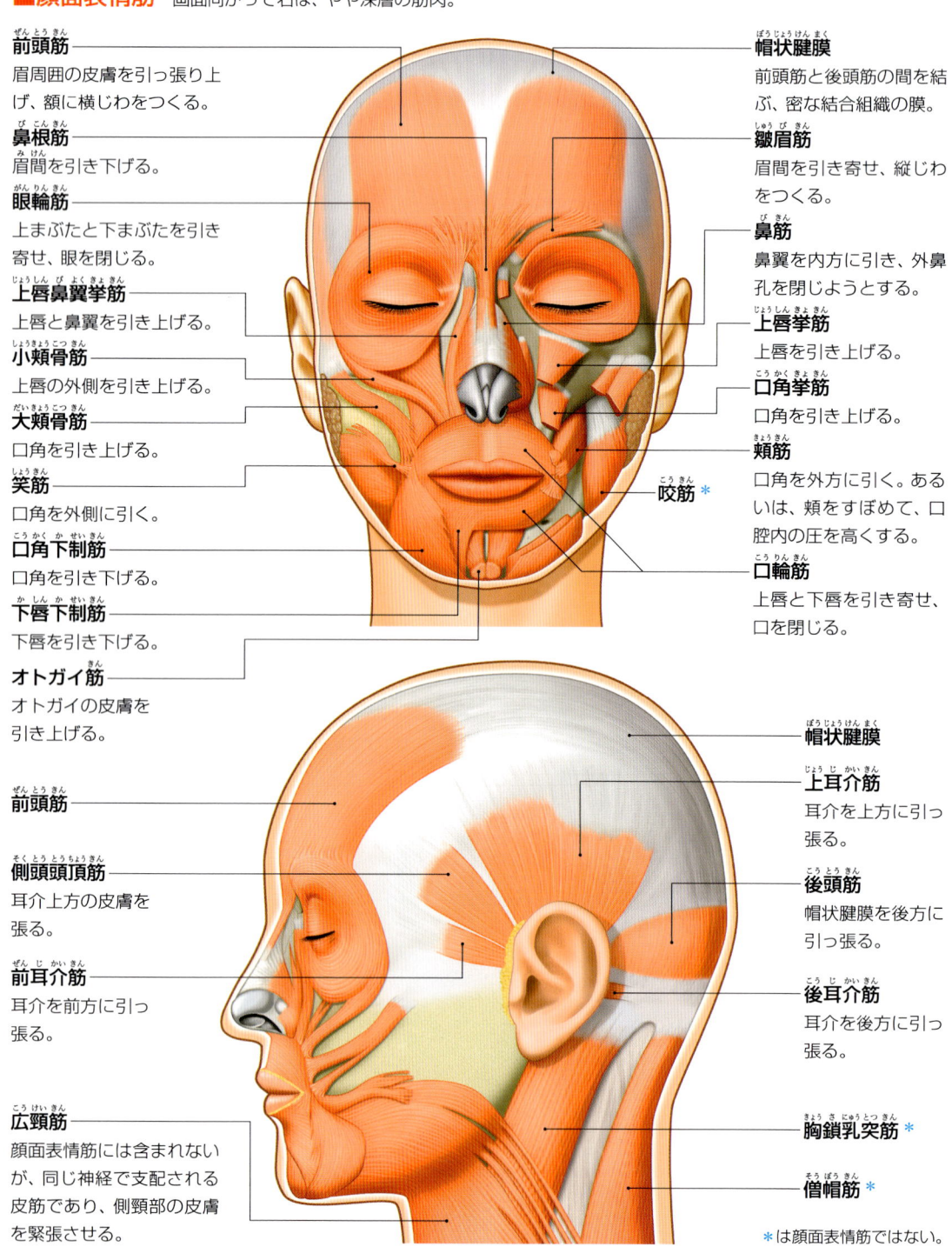

前頭筋
眉周囲の皮膚を引っ張り上げ、額に横じわをつくる。

鼻根筋
眉間を引き下げる。

眼輪筋
上まぶたと下まぶたを引き寄せ、眼を閉じる。

上唇鼻翼挙筋
上唇と鼻翼を引き上げる。

小頬骨筋
上唇の外側を引き上げる。

大頬骨筋
口角を引き上げる。

笑筋
口角を外側に引く。

口角下制筋
口角を引き下げる。

下唇下制筋
下唇を引き下げる。

オトガイ筋
オトガイの皮膚を引き上げる。

帽状腱膜
前頭筋と後頭筋の間を結ぶ、密な結合組織の膜。

皺眉筋
眉間を引き寄せ、縦じわをつくる。

鼻筋
鼻翼を内方に引き、外鼻孔を閉じようとする。

上唇挙筋
上唇を引き上げる。

口角挙筋
口角を引き上げる。

頬筋
口角を外方に引く。あるいは、頬をすぼめて、口腔内の圧を高くする。

咬筋 *

口輪筋
上唇と下唇を引き寄せ、口を閉じる。

前頭筋

側頭頭頂筋
耳介上方の皮膚を張る。

前耳介筋
耳介を前方に引っ張る。

広頚筋
顔面表情筋には含まれないが、同じ神経で支配される皮筋であり、側頚部の皮膚を緊張させる。

帽状腱膜

上耳介筋
耳介を上方に引っ張る。

後頭筋
帽状腱膜を後方に引っ張る。

後耳介筋
耳介を後方に引っ張る。

胸鎖乳突筋 *

僧帽筋

＊は顔面表情筋ではない。

顔面表情筋

　頭部にある筋は、**顔面表情筋**と**咀嚼筋**の2種類に大別される。

　顔面表情筋は一般の筋とは異なって、皮下の結合組織内を走行して皮膚に停止する筋で、**皮筋**に分類される。この筋が収縮することによって皮膚が引っ張られ、眉が上がり額に横じわが生じたり、口角が挙上（引き上げられる）したり下がったりして、顔の表情がつくられることから顔面表情筋とよばれる。

　また、顔面表情筋のなかには眼や口といった開口部を取り巻くように走行し、収縮することによって開口部を閉鎖する、**眼輪筋**や**口輪筋**もある。これらの顔面表情筋はすべて**顔面神経**に支配されている。

咀嚼筋

　一方、もう1つの筋である咀嚼筋は、文字どおり顎関節の運動である咀嚼に関係する筋で、**側頭筋**、**咬筋**、**内側翼突筋**、**外側翼突筋**の4つがある。これらはどれも**下顎骨**に停止する。

　側頭筋、咬筋、内側翼突筋は**閉口筋**ともよばれ、収縮すると下顎が引き上げられ、口を閉じる。逆に、外側翼突筋は下顎骨の関節頭を前方に引っ張る筋で、一方のみが収縮すると、下顎は反対側に向き、両側が収縮すると、下顎が前に出てくる。咀嚼筋はすべて**三叉神経**(p.110)の第3枝である**下顎神経**に支配されている。なお、口を開くのは、**舌骨筋群**のはたらきによる。

■咀嚼筋

（浅層）

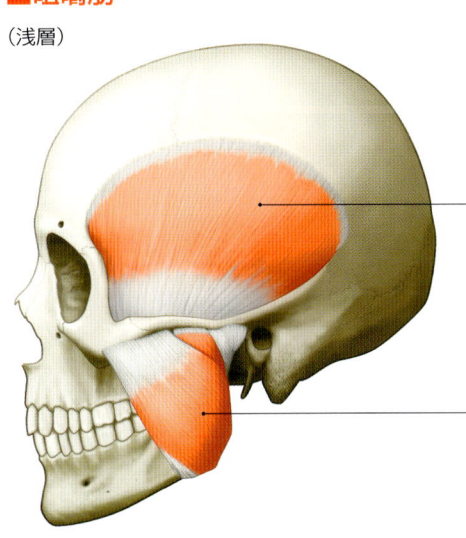

側頭筋
側頭窩を埋める扇形の筋で、下顎骨の筋突起(p.100)に停止し、下顎骨を引き上げる。

咬筋
頬骨弓(p.100)と下顎骨の下顎角の外側面を結ぶ筋で、下顎骨を引き上げる。

（深層）

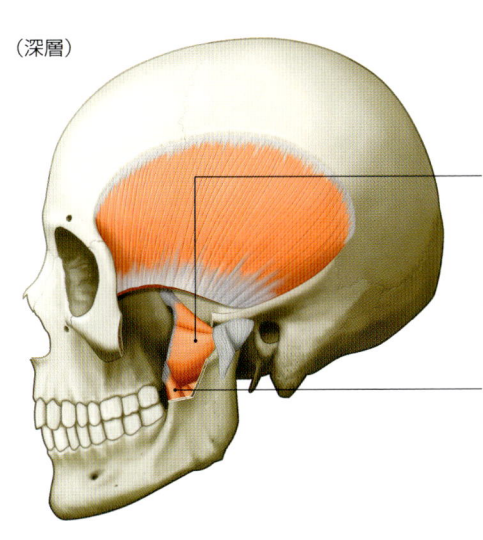

外側翼突筋
蝶形骨の翼状突起と下顎骨の関節突起に付く筋で、下顎骨を前方に引く。

内側翼突筋
蝶形骨の翼状突起と下顎角の内側面に付く筋で、下顎骨を引き上げる。

明解図解　咀嚼筋の走行

●浅層
- 側頭筋
- 咬筋

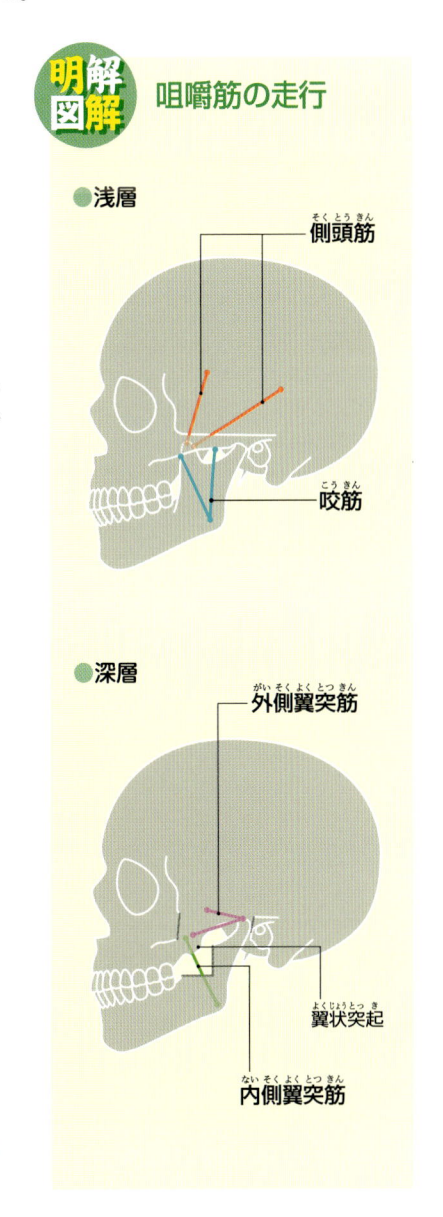

●深層
- 外側翼突筋
- 翼状突起
- 内側翼突筋

2章——頭部・頸部

頸部の筋肉

頸部には多くの筋があり、表層から深い部分まで4層に分かれている。頭部を動かす筋だけではなく、口を開く筋や舌の動きにかかわる筋も存在する。

全身の骨格⇒p.30
全身の筋肉⇒p.38, 40
頭蓋骨のしくみ⇒p.100
頭部の筋肉⇒p.102

頸部の筋肉の構成

頸部の筋は最表層の**広頸筋**(p.102)、その下層の**胸鎖乳突筋**、その下層の**舌骨上筋群**と**舌骨下筋群**、そして最下層の**斜角筋群**と椎前筋群からなる。

広頸筋と胸鎖乳突筋

広頸筋は顔面表情筋の仲間の皮筋であり、支配神経も同じ顔面神経である。その下にある胸鎖乳突筋は胸骨と鎖骨から起こって、側頭骨に停止する。この筋は側頭部において、内下方から外上方に向かう隆起として、体表からも観察することができる。

舌骨上筋群と舌骨下筋群

舌骨上筋群には、舌骨と下顎をつなぐ**顎舌骨筋**と**オトガイ舌骨筋**、側頭骨とをつなぐ**茎突舌骨筋**がある。側頭骨から起こって下顎骨に停止する**顎二腹筋**の中間腱は、舌骨に付着した線維性の滑車の輪の中を通っている。

舌骨下筋群は舌骨を引き下げる筋群であり、舌骨

■ 舌骨上筋と舌骨下筋　画面向かって右は、やや深層の筋肉。

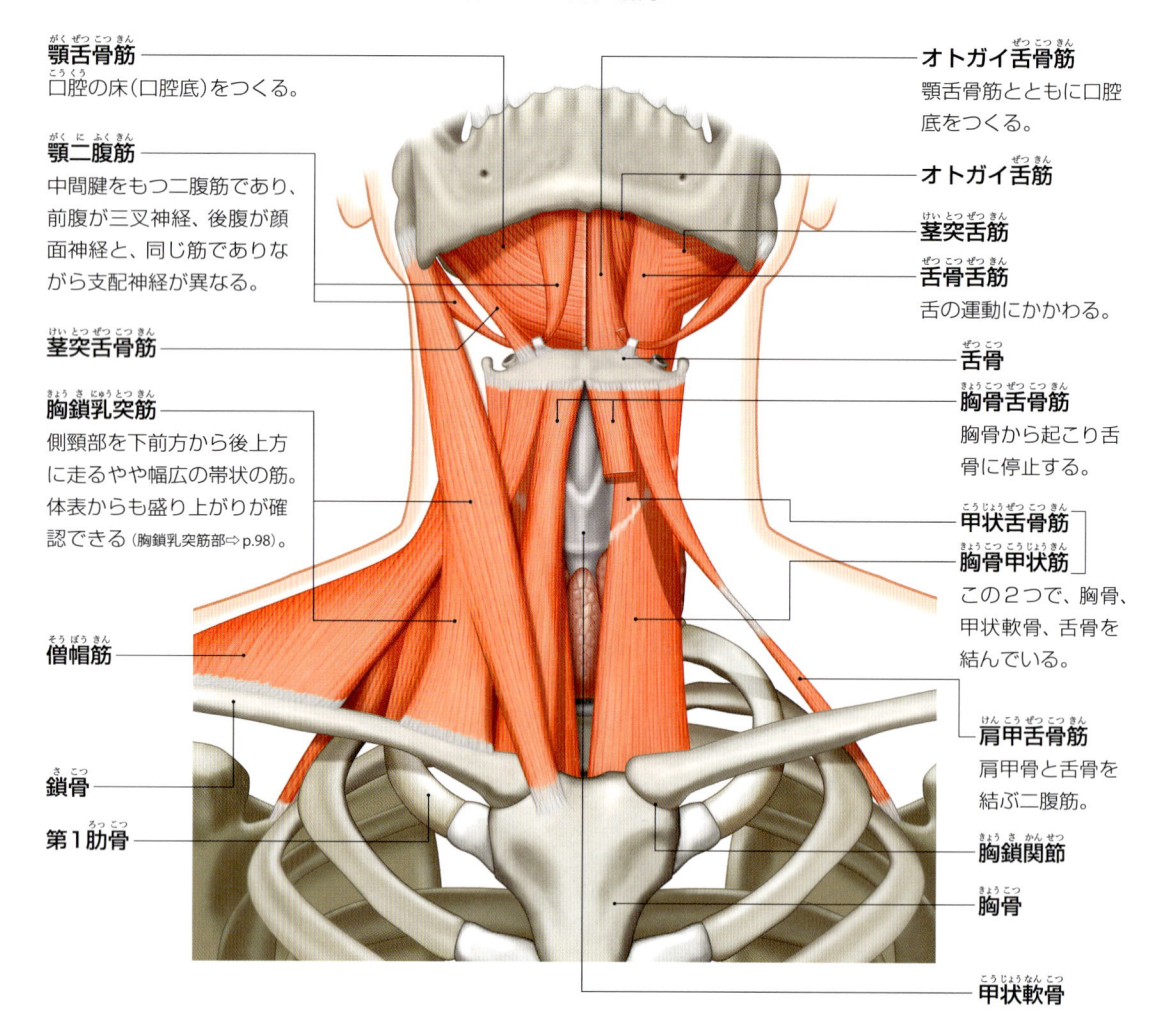

顎舌骨筋
口腔の床(口腔底)をつくる。

顎二腹筋
中間腱をもつ二腹筋であり、前腹が三叉神経、後腹が顔面神経と、同じ筋でありながら支配神経が異なる。

茎突舌骨筋

胸鎖乳突筋
側頭部を下前方から後上方に走るやや幅広の帯状の筋。体表からも盛り上がりが確認できる(胸鎖乳突筋部⇒p.98)。

僧帽筋

鎖骨

第1肋骨

オトガイ舌骨筋
顎舌骨筋とともに口腔底をつくる。

オトガイ舌筋

茎突舌筋

舌骨舌筋
舌の運動にかかわる。

舌骨

胸骨舌骨筋
胸骨から起こり舌骨に停止する。

甲状舌骨筋

胸骨甲状筋
この2つで、胸骨、甲状軟骨、舌骨を結んでいる。

肩甲舌骨筋
肩甲骨と舌骨を結ぶ二腹筋。

胸鎖関節

胸骨

甲状軟骨

上筋とともに下顎を引き下げ、口を開くはたらきがある。舌骨下筋群には、胸骨と舌骨をつなぐ**胸骨舌骨筋**と肩甲骨と舌骨をつなぐ**肩甲舌骨筋**があり、その下には途中で甲状軟骨に停止して2つに分かれている**胸骨甲状筋**と**甲状舌骨筋**がある。

斜角筋群と椎前筋群

斜角筋は頸椎の横突起から起こって肋骨に停止する筋であり、位置によって**前斜角筋**、**中斜角筋**、**後斜角筋**に分けられる。前斜角筋と中斜角筋の間のすき間を**斜角筋隙**といい、腕神経叢の根や鎖骨下動脈(p.49)が通る。

椎前筋群は名前のとおり頸椎の前面にある筋であり、胸椎や頸椎の椎体に付着する**頸長筋**と、後頭骨に停止する**頭長筋**、第1頸椎と後頭骨を結ぶ**前頭直筋**や**外側頭直筋**がある。

明解図解 前頸部の筋の走行

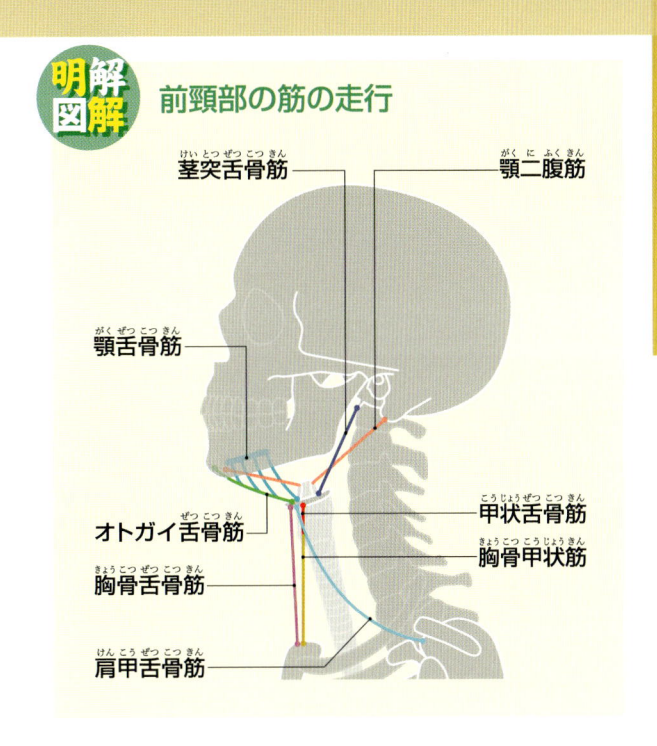

- 茎突舌骨筋
- 顎二腹筋
- 顎舌骨筋
- オトガイ舌骨筋
- 甲状舌骨筋
- 胸骨甲状筋
- 胸骨舌骨筋
- 肩甲舌骨筋

■斜角筋群と椎前筋群

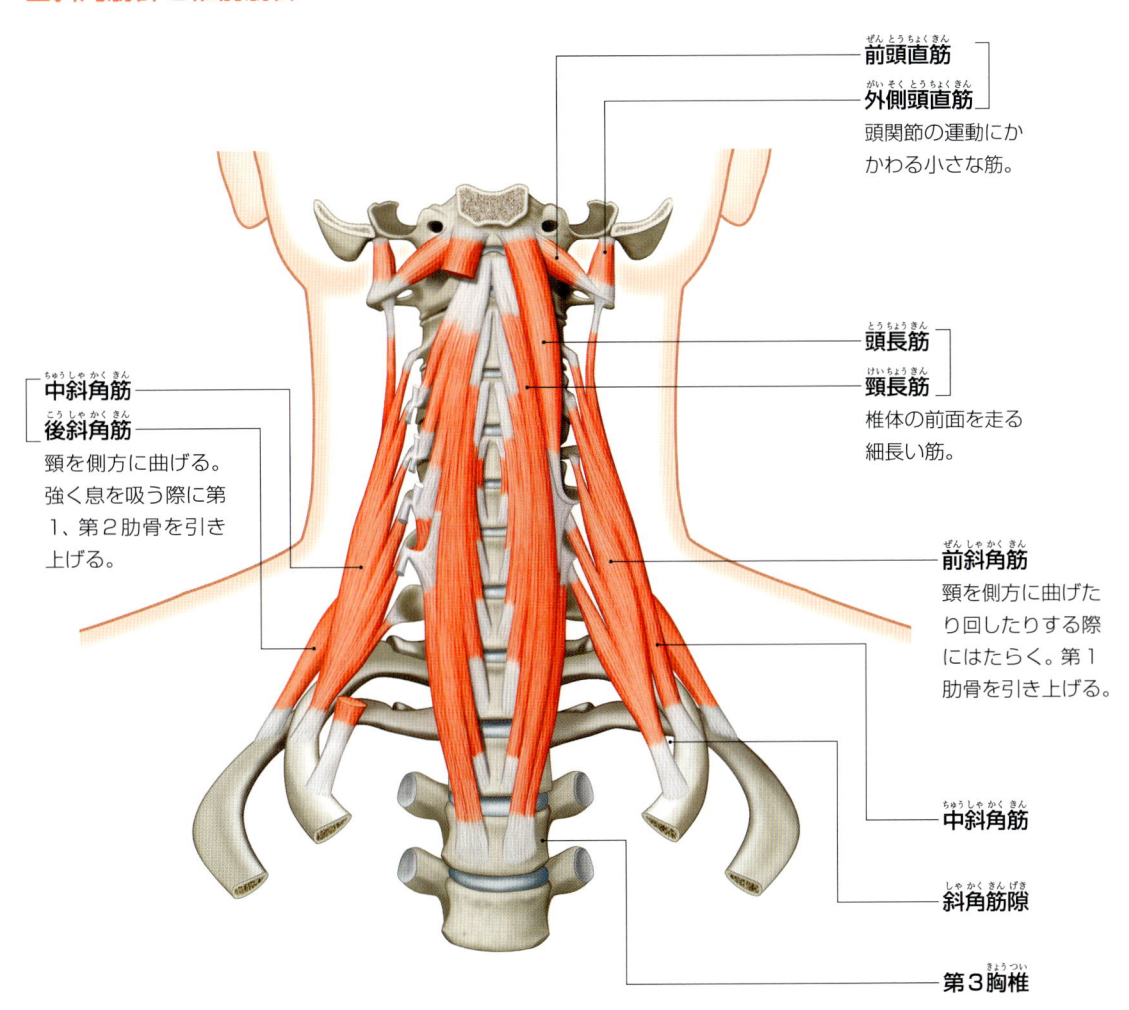

- 前頭直筋
- 外側頭直筋
  頭関節の運動にかかわる小さな筋。
- 頭長筋
- 頸長筋
  椎体の前面を走る細長い筋。
- 中斜角筋
- 後斜角筋
  頸を側方に曲げる。強く息を吸う際に第1、第2肋骨を引き上げる。
- 前斜角筋
  頸を側方に曲げたり回したりする際にはたらく。第1肋骨を引き上げる。
- 中斜角筋
- 斜角筋隙
- 第3胸椎

頭部の血管［動脈］

外頸動脈は顔面や硬膜、内頸動脈は脳に分布する。
椎骨動脈は脳底から脳へ血液を供給する。
脳の底面では3つの動脈が血管でつながり、輪状になっている。

全身の血管 ⇨ p.48,50
頭部の血管［静脈］⇨ p.108

総頸動脈とその枝

頭部には**総頸動脈**の枝と、鎖骨下動脈から出た枝の**椎骨動脈**が血液を供給している。総頸動脈は**外頸動脈**と**内頸動脈**に分岐し、外頸動脈は顔面の各部や頭部の皮下、頭蓋腔内の硬膜に分布する。一方、内頸動脈は枝を出すことなく**頸動脈管**を通って頭蓋腔内に入り、眼窩内に分布する枝を出したのち、脳に分布する。脳の下面では**前大脳動脈**という枝を出して、**中大脳動脈**と名前を変える。

椎骨動脈とその枝

椎骨動脈は第6頸椎から上位の頸椎横突起(p.174)の横突孔を通って上昇し、**大後頭孔**(p.27)から頭蓋

■頭部の動脈

浅側頭動脈
外頸動脈の末端の枝の1つで、外耳孔の前方を上行するので、この部位で拍動を感じることができる。

眼角動脈
顔面動脈の末端の枝。ここから出る枝の1つが、内頸動脈から続く眼動脈の枝につながっている。

上唇動脈

下唇動脈

舌動脈
舌に分布する枝を出す。

顔面動脈
咬筋(p.102)の前縁付近で下顎の下縁を回って顔面に現れてくるので、この部位に触れると拍動を感じることができる。

外頸動脈
総頸動脈の枝で、上頸部から顔面、頭部に分布する枝を出す。

上甲状腺動脈
外頸動脈から最初に出る枝。

後耳介動脈
耳介やその後方の後頭部に分布する。

顎動脈
外頸動脈の末端の枝の1つで、側頭下窩(p.100)から眼窩底を経て、眼窩下孔(p.100)から顔面に出てくる。

後頭動脈
後頭部に分布する。

内頸動脈
総頸動脈から分枝した後、枝を出すことなく頸動脈管を通って頭蓋腔内に入り、眼窩と脳に分布する。

椎骨動脈
鎖骨下動脈の枝で横突孔を通って上行し、大後頭孔から頭蓋腔内に入る。

総頸動脈
右総頸動脈は腕頭動脈の枝であり、左総頸動脈は大動脈弓の枝である。上頸部から頭部へ血液供給をする。

鎖骨下動脈
右鎖骨下動脈は腕頭動脈の枝であり、左鎖骨下動脈は大動脈弓の枝である。下頸部への枝を出したのち、腋窩動脈となる。

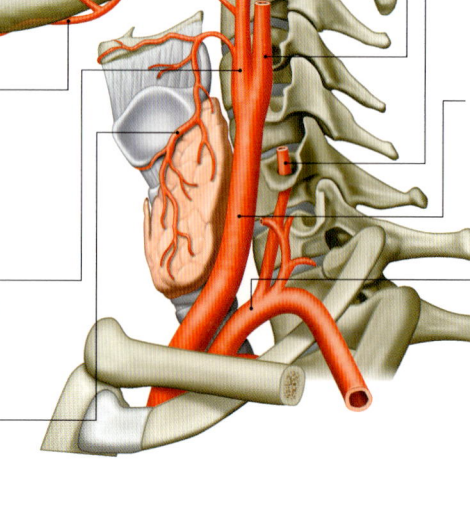

明解図解 頭部のおもな動脈

● 側面　点線は、頭蓋骨の表面に出ていないことを表す。

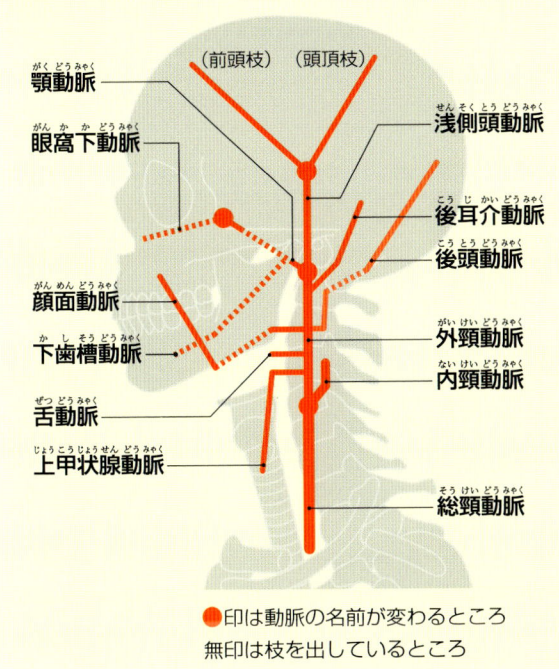

- 顎動脈（前頭枝）（頭頂枝）
- 眼窩下動脈
- 浅側頭動脈
- 後耳介動脈
- 顔面動脈
- 後頭動脈
- 下歯槽動脈
- 外頸動脈
- 舌動脈
- 内頸動脈
- 上甲状腺動脈
- 総頸動脈

● 印は動脈の名前が変わるところ
無印は枝を出しているところ

● 脳底（底面から見たところ）

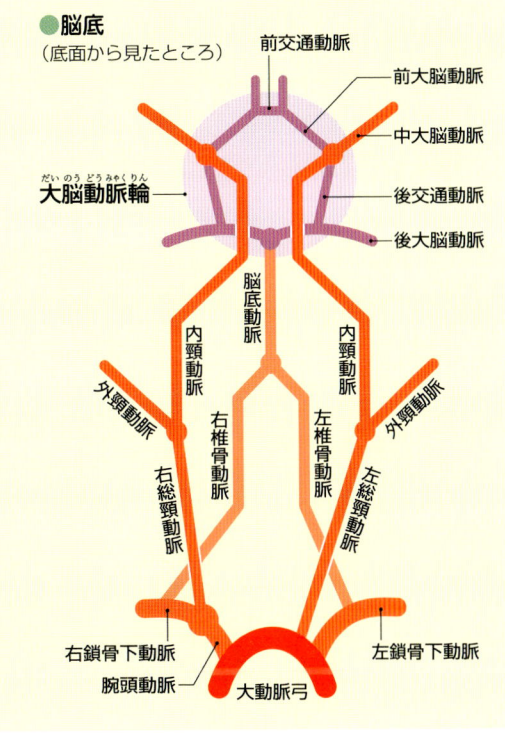

- 前交通動脈
- 前大脳動脈
- 中大脳動脈
- 大脳動脈輪
- 後交通動脈
- 後大脳動脈
- 脳底動脈
- 内頸動脈
- 外頸動脈
- 右椎骨動脈／左椎骨動脈
- 右総頸動脈／左総頸動脈
- 右鎖骨下動脈／左鎖骨下動脈
- 腕頭動脈
- 大動脈弓

腔内に入ったのち、左右が合流して**脳底動脈**となり、脳への枝を出す。脳底動脈は、延髄と橋（p.114）の下面を、それらに分布する枝を出しながら進み、再び左右の**後大脳動脈**に分かれる。

脳底動脈輪

脳の下面では、左右の後大脳動脈と左右の内頸動脈の間がそれぞれ**後交通動脈**という血管で結ばれ、また左右の前大脳動脈の間は**前交通動脈**で結ばれる。その結果、左右それぞれの後大脳動脈、後交通動脈、内頸動脈、前大脳動脈と1本の前交通動脈が、全体として脳底部を取り囲む動脈の輪を形成する。これを**大脳動脈輪**あるいは**ウィリス動脈輪**とよぶ。

■ 脳底の動脈（底面から見たところ）

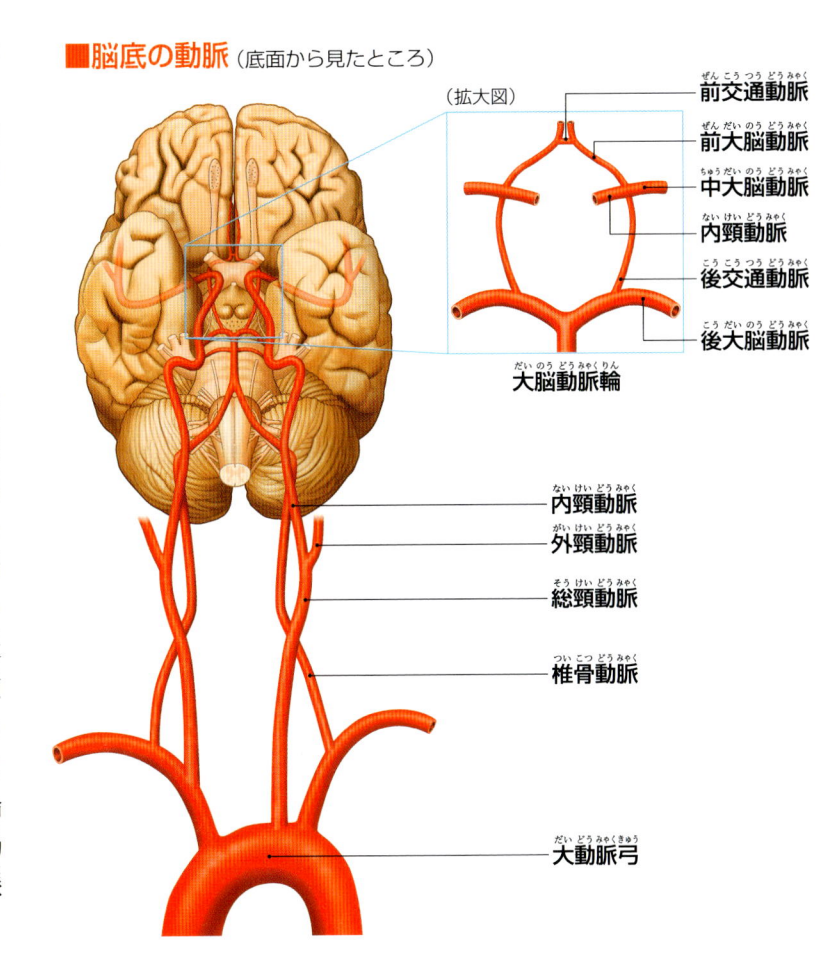

（拡大図）
- 前交通動脈
- 前大脳動脈
- 中大脳動脈
- 内頸動脈
- 後交通動脈
- 後大脳動脈
- 大脳動脈輪

- 内頸動脈
- 外頸動脈
- 総頸動脈
- 椎骨動脈
- 大動脈弓

頭部の血管 [静脈]

頭部の静脈は動脈と併走せず、血管内に弁がない。
硬膜には静脈が流れる部分があり、硬膜静脈洞という。
脳からの血液は大半がここに注いでいる。

全身の血管 ⇒ p.48,50
血管の構造 ⇒ p.52
頭部の血管 [動脈] ⇒ p.106
脳を保護するしくみ ⇒ p.114

頭部の静脈の特徴

頭部の静脈は四肢の静脈とは異なり、ほとんどが独立して走行しており、動脈を取り囲むような伴行静脈はない。また、頭部の静脈には弁 (p.52) がないのが大きな特徴である。脳からの大半の血液は、**硬膜静脈洞**（後述）に注いで最終的には**内頸静脈**に集まり、一部が**外頸静脈**を経由して**鎖骨下静脈**に注いでいる。

硬膜静脈洞

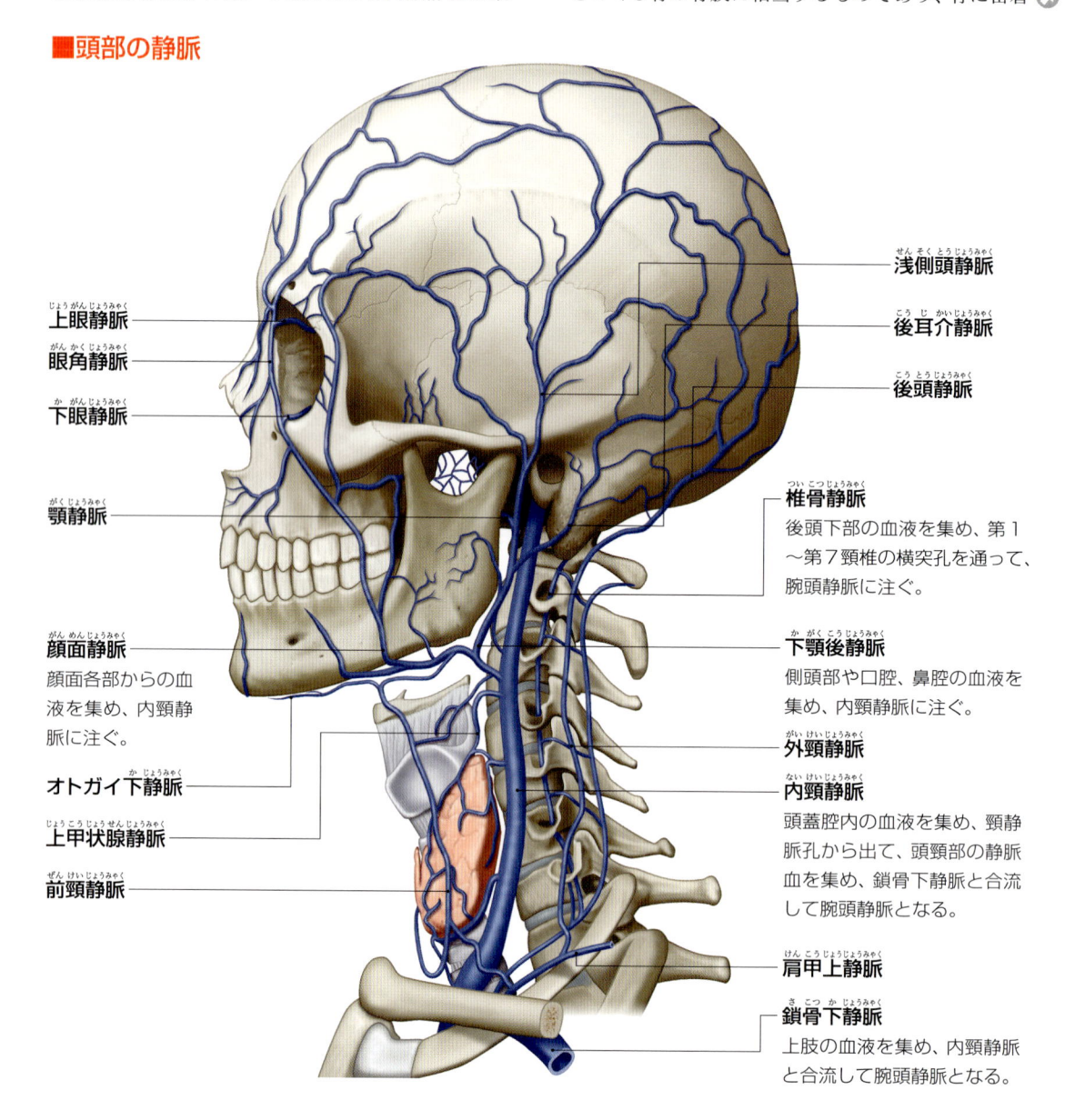

脳の硬膜 (p.115) は密な結合組織で、内外の2葉からできている。そのうちの外葉は、頭蓋腔 (p.27) をつくる骨の骨膜に相当するものであり、骨に密着

■ 頭部の静脈

浅側頭静脈

後耳介静脈

後頭静脈

上眼静脈

眼角静脈

下眼静脈

顎静脈

椎骨静脈
後頭下部の血液を集め、第1〜第7頸椎の横突孔を通って、腕頭静脈に注ぐ。

顔面静脈
顔面各部からの血液を集め、内頸静脈に注ぐ。

下顎後静脈
側頭部や口腔、鼻腔の血液を集め、内頸静脈に注ぐ。

オトガイ下静脈

外頸静脈

上甲状腺静脈

内頸静脈
頭蓋腔内の血液を集め、頸静脈孔から出て、頭頸部の静脈血を集め、鎖骨下静脈と合流して腕頭静脈となる。

前頸静脈

肩甲上静脈

鎖骨下静脈
上肢の血液を集め、内頸静脈と合流して腕頭静脈となる。

している。この外葉と内葉は大半の部位で密着しているが、一部にすき間があり、静脈血が流れるところがある。これが硬膜静脈洞で、上矢状静脈洞、下矢状静脈洞、直静脈洞、静脈洞交会、横静脈洞、S状静脈洞、海綿静脈洞などが含まれる。

頭蓋腔内の硬膜静脈洞は、頭蓋冠を貫く静脈（導出静脈、p.115）によって頭蓋腔外の静脈とつながっており、そのときの血圧の差によって、頭蓋腔の内外どちらにも流れていく。

解明図解 頭部のおもな静脈

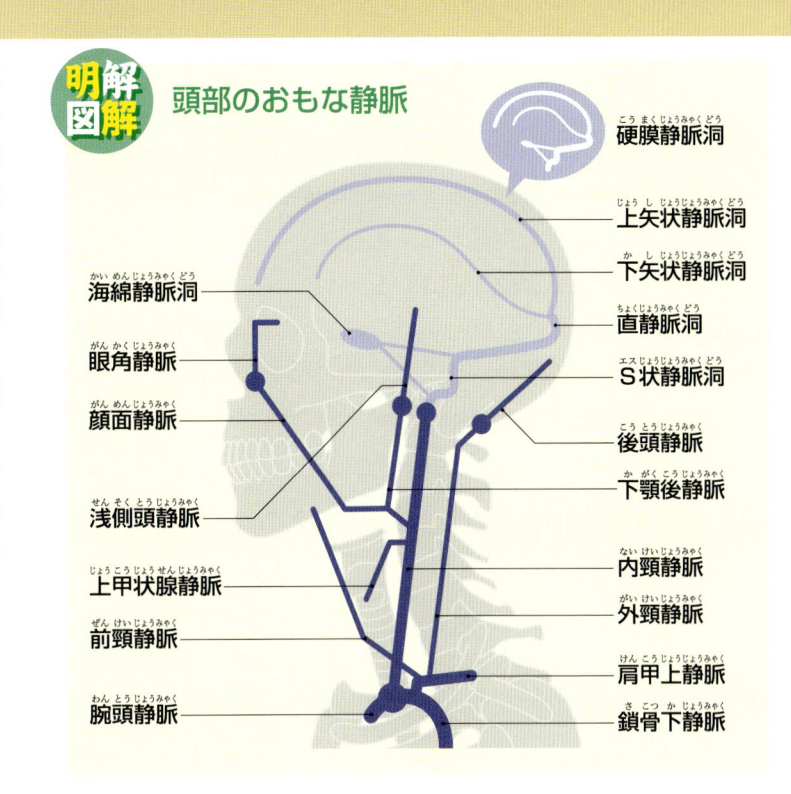

- 硬膜静脈洞
- 上矢状静脈洞
- 下矢状静脈洞
- 海綿静脈洞
- 直静脈洞
- 眼角静脈
- S状静脈洞
- 顔面静脈
- 後頭静脈
- 浅側頭静脈
- 下顎後静脈
- 上甲状腺静脈
- 内頸静脈
- 前頸静脈
- 外頸静脈
- 肩甲上静脈
- 腕頭静脈
- 鎖骨下静脈

■硬膜静脈洞（左側頭部を斜め上から見たところ）

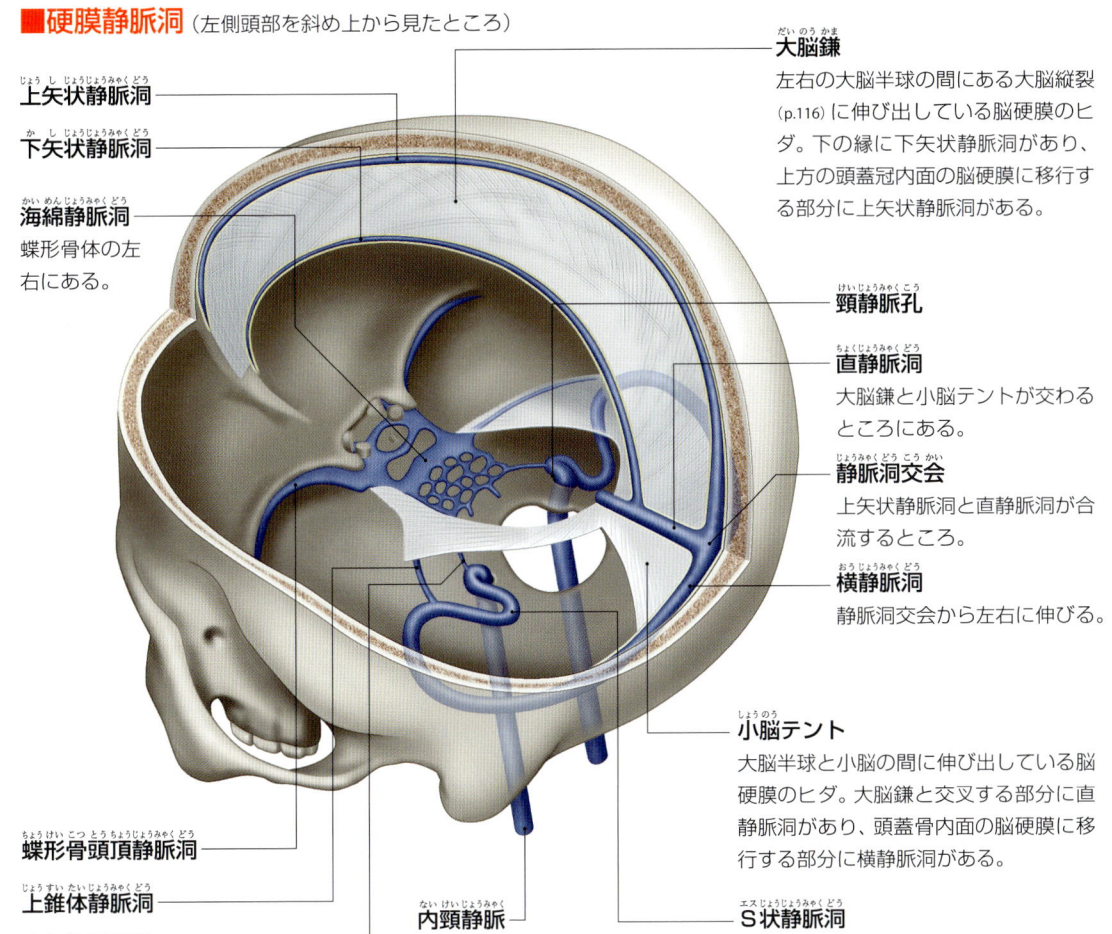

- 上矢状静脈洞
- 下矢状静脈洞
- 海綿静脈洞
  蝶形骨体の左右にある。
- 大脳鎌
  左右の大脳半球の間にある大脳縦裂（p.116）に伸び出している脳硬膜のヒダ。下の縁に下矢状静脈洞があり、上方の頭蓋冠内面の脳硬膜に移行する部分に上矢状静脈洞がある。
- 頸静脈孔
- 直静脈洞
  大脳鎌と小脳テントが交わるところにある。
- 静脈洞交会
  上矢状静脈洞と直静脈洞が合流するところ。
- 横静脈洞
  静脈洞交会から左右に伸びる。
- 小脳テント
  大脳半球と小脳の間に伸び出している脳硬膜のヒダ。大脳鎌と交叉する部分に直静脈洞があり、頭蓋骨内面の脳硬膜に移行する部分に横静脈洞がある。
- 蝶形骨頭頂静脈洞
- 上錐体静脈洞
- 下錐体静脈洞
- 内頸静脈
- S状静脈洞
  横静脈洞の続きで、側頭骨の内面をS字状に走り、頸静脈孔で内頸静脈に注ぐ。

頭部の神経

三叉神経は頭蓋骨の孔から出て、顔面の皮膚や粘膜の知覚、下顎を動かす咀嚼筋を支配する。顔面神経は頭蓋骨から出たあとは顔面表情筋に分布し、表情をつくる。

中枢神経系と末梢神経系⇨p.76
脳神経のしくみ⇨p.82
脊髄神経のしくみ⇨p.84
自律神経系⇨p.88

三叉神経と顔面神経

頭部には脳神経のいくつかが分布しているが、そのうち、頭部の一般的な知覚や運動を支配しているのは、第Ⅴ脳神経の**三叉神経**と第Ⅶ脳神経の**顔面神経**である。

三叉神経は**三叉神経節**（半月神経節）から、**眼神経、上顎神経、下顎神経**という3本の枝に分かれる。それぞれの神経は、頭蓋骨にあいている小さな孔から外に出て、顔面の皮膚や粘膜の知覚を支配している。また、下顎神経には運動線維が含まれており、**咬筋**（p.103）や**側頭筋**など、下顎骨の運動に関与する**咀嚼筋**を支配している。

顔面神経は、もともとは味覚という特殊感覚線維や副交感神経を含んでいるが、それらは頭蓋骨の内部で分枝し、顔面神経として頭蓋骨から出てくる際には、運動神経線維のみになっている。これらの線維は**後耳介神経**を分枝した後、耳下腺の中で**神経叢**を形成し、さらに5本の枝に分かれて、それぞれの**顔面表情筋**に分布していく。

■三叉神経の分布

眼神経
三叉神経の第1枝。鼻根部や眼窩の上方の知覚を支配する。

上顎神経
三叉神経の第2枝。鼻腔や口腔の上部を含む上顎の知覚を支配する。

前頭神経

眼窩上神経

滑車上神経

滑車下神経

涙腺神経

眼窩下神経

上歯槽神経

毛様体神経節（p.89）
動眼神経からくる副交感神経の神経節であり、節後線維(p.79)は毛様体筋や瞳孔括約筋に分布する。

オトガイ神経

三叉神経節

下顎神経
三叉神経の第3枝。舌など口腔の下部を含む下顎の知覚と、咀嚼筋の運動を支配する。

翼口蓋神経節（p.89）
上顎神経に付随しているが、顔面神経から大錐体神経を経由してくる副交感神経の神経節であり、節後線維は涙腺と鼻腔や口蓋の粘膜に分布する。

頬神経

舌神経

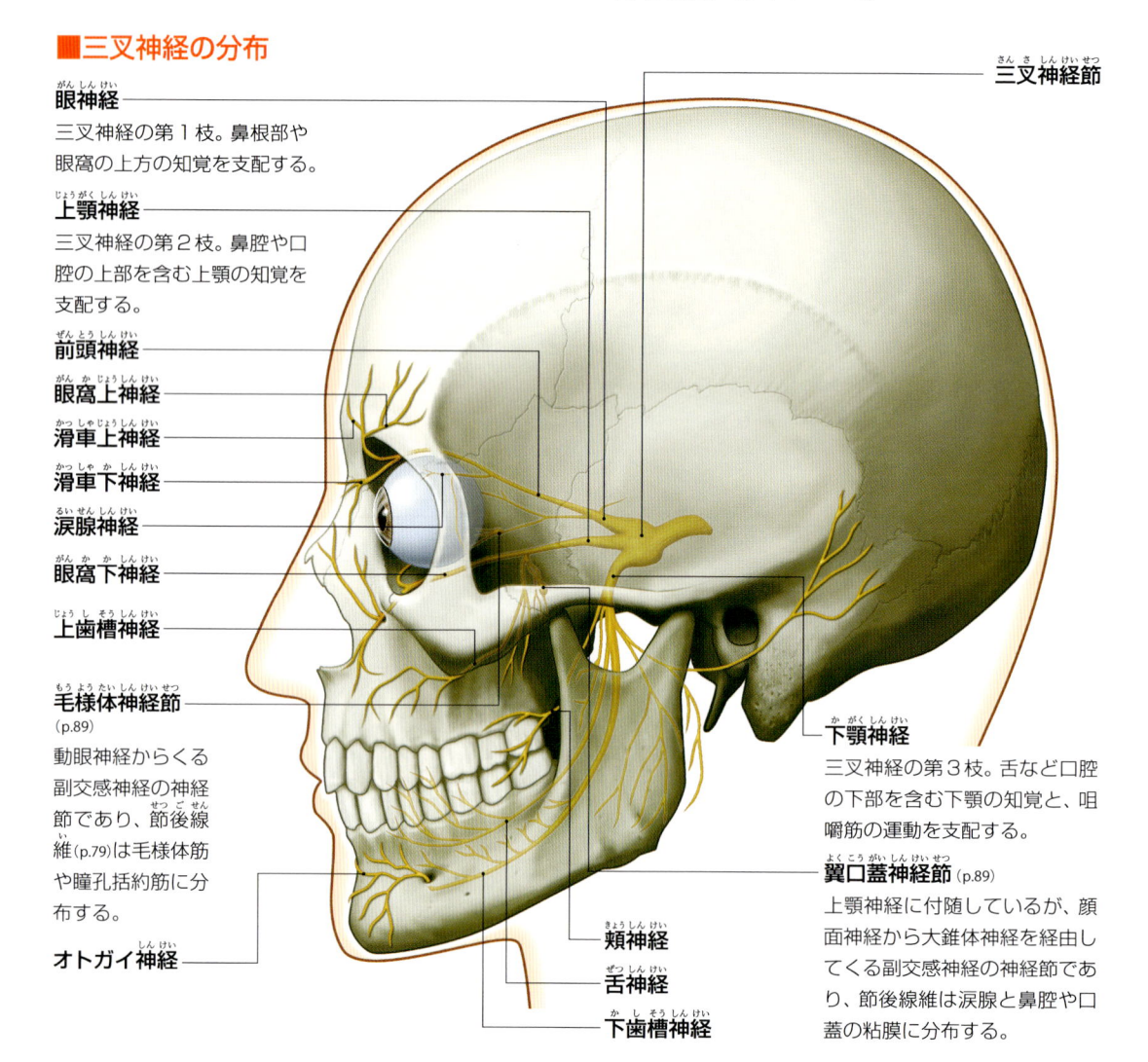

下歯槽神経

明解図解　三叉神経と顔面神経

●三叉神経の走行と皮膚知覚分布

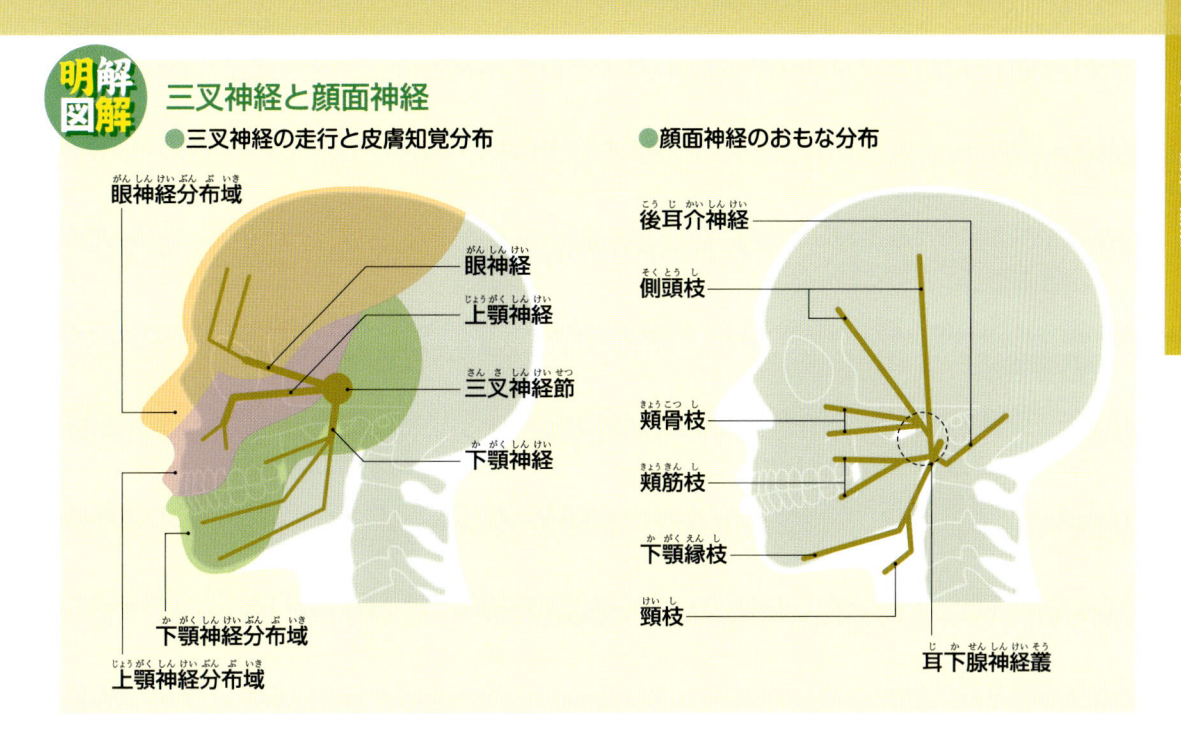

- 眼神経分布域
- 眼神経
- 上顎神経
- 三叉神経節
- 下顎神経
- 下顎神経分布域
- 上顎神経分布域

●顔面神経のおもな分布

- 後耳介神経
- 側頭枝
- 頬骨枝
- 頬筋枝
- 下顎縁枝
- 頸枝
- 耳下腺神経叢

■顔面神経の分布

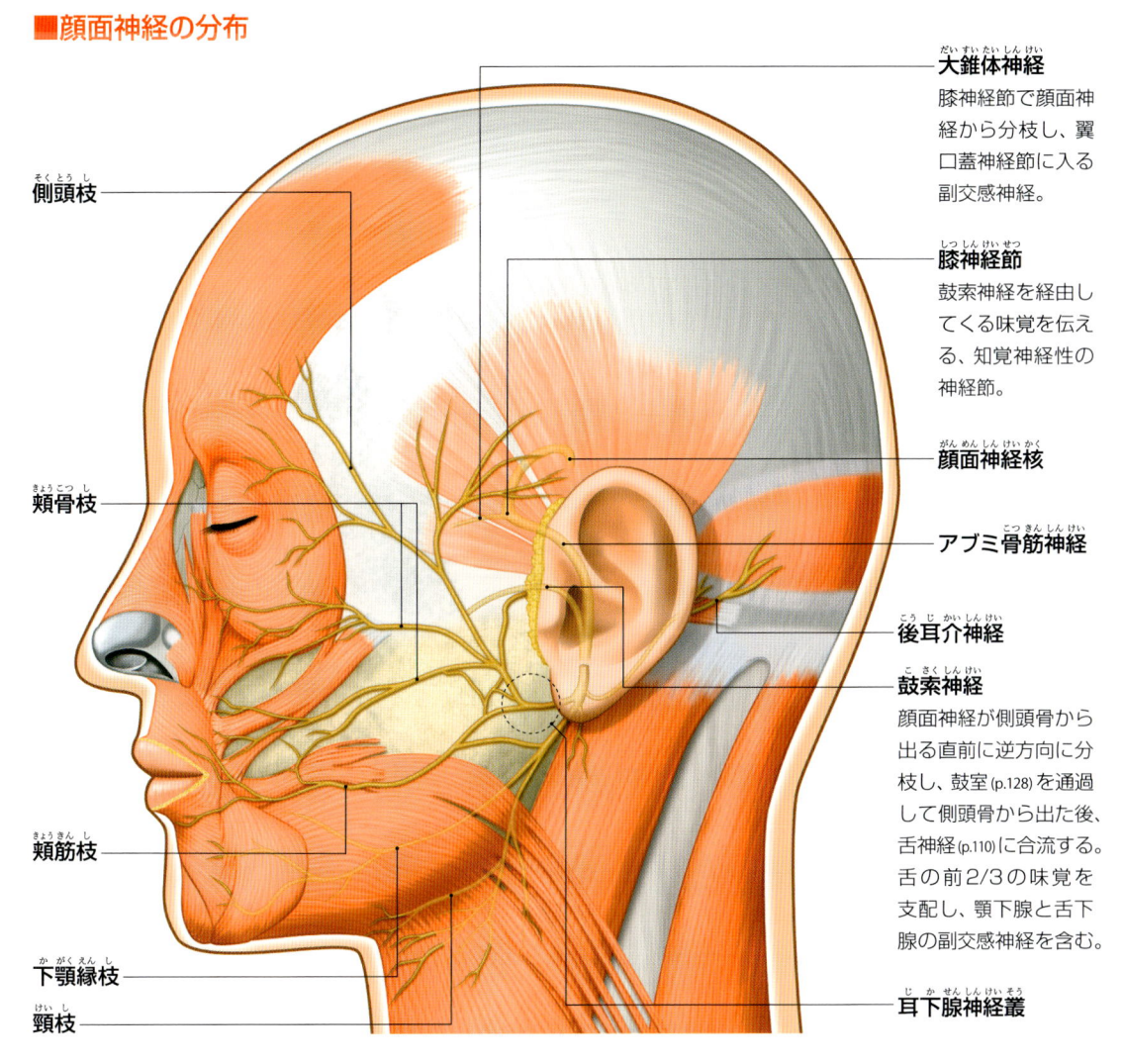

- 側頭枝
- 頬骨枝
- 頬筋枝
- 下顎縁枝
- 頸枝

大錐体神経
膝神経節で顔面神経から分枝し、翼口蓋神経節に入る副交感神経。

膝神経節
鼓索神経を経由してくる味覚を伝える、知覚神経性の神経節。

顔面神経核

アブミ骨筋神経

後耳介神経

鼓索神経
顔面神経が側頭骨から出る直前に逆方向に分枝し、鼓室(p.128)を通過して側頭骨から出た後、舌神経(p.110)に合流する。舌の前2/3の味覚を支配し、顎下腺と舌下腺の副交感神経を含む。

耳下腺神経叢

2章　頭部・頸部

頸部の神経とリンパ系

頸部を走行する神経には、頸神経以外に、喉頭や心臓に向かう迷走神経と頭頸部に分布する交感神経がある。頭部や頸部のリンパ管は互いに合流し、頸リンパ本幹となる。

全身のリンパ系 ⇒ p.58
中枢神経系と末梢神経系 ⇒ p.76
自律神経系 ⇒ p.88
頭部の血管 ⇒ p.106,108
頭部の神経 ⇒ p.110

頸部の神経

頸部には**頸神経**が走行し、一部は**頸神経叢**(p.77)をつくったのちに皮膚や筋に分布していくが、それら以外にも、**迷走神経**や**交感神経幹**とそれらの枝が走行している。

迷走神経

迷走神経は、喉頭に向かう**上喉頭神経**や心臓に向かう心臓枝を出した後、**内頸静脈**、**内・総頸動脈**とともに密な結合組織性の被膜である**頸動脈鞘**に包まれて下降し、胸部で**反回神経**を分枝する。右反回神経は右鎖骨下動脈を、左反回神経は大動脈弓を、それぞれ前方から下をくぐって後方に至り、頸部に向かって気管と食道の間を上行し、喉頭に分布する。

交感神経幹

頸部の交感神経幹は、**上頸神経節**および**中・下頸**

■頸部の交感神経幹と迷走神経

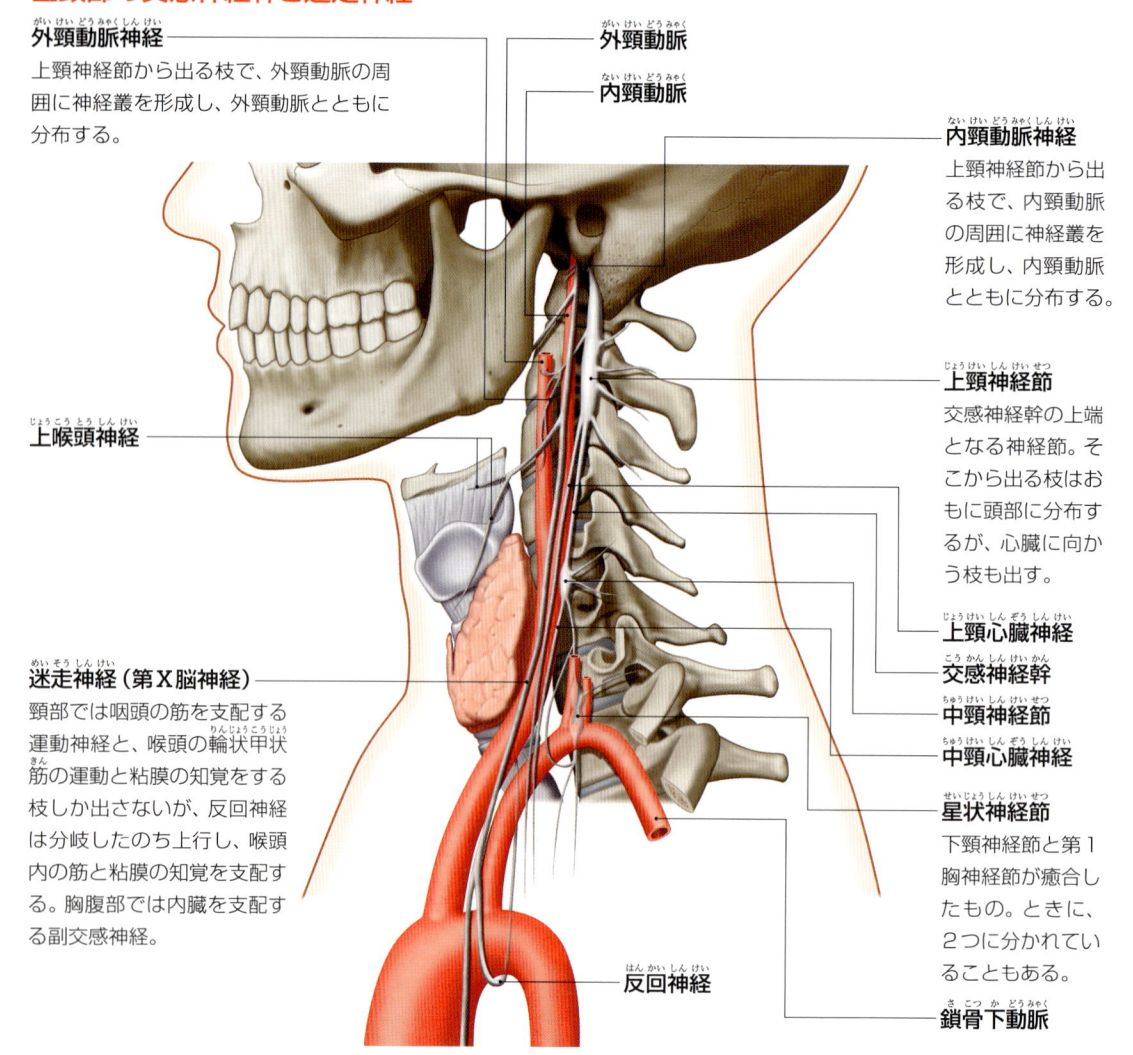

外頸動脈神経
上頸神経節から出る枝で、外頸動脈の周囲に神経叢を形成し、外頸動脈とともに分布する。

外頸動脈

内頸動脈

内頸動脈神経
上頸神経節から出る枝で、内頸動脈の周囲に神経叢を形成し、内頸動脈とともに分布する。

上喉頭神経

上頸神経節
交感神経幹の上端となる神経節。そこから出る枝はおもに頭部に分布するが、心臓に向かう枝も出す。

迷走神経(第Ⅹ脳神経)
頸部では咽頭の筋を支配する運動神経と、喉頭の輪状甲状筋の運動と粘膜の知覚をする枝しか出さないが、反回神経は分岐したのち上行し、喉頭内の筋と粘膜の知覚を支配する。胸腹部では内臓を支配する副交感神経。

上頸心臓神経

交感神経幹

中頸神経節

中頸心臓神経

星状神経節
下頸神経節と第1胸神経節が癒合したもの。ときに、2つに分かれていることもある。

反回神経

鎖骨下動脈

神経節をつくるが、下頸神経節は第1胸神経 (p.84)の神経節と癒合して星状神経節となることが多い。第2胸神経節から上方に向かう交感神経幹は2分し、一方は第1ないし星状神経節につながるが、もう一方は鎖骨下動脈の周囲を回ってU字形に折り返し、中頸神経節に向かう交感神経幹と合流する。上頸神経節からは**内頸動脈神経**および**外頸動脈神経**が出て、それぞれ対応する動脈の周囲に神経叢をつくり、その枝の分布とともに末梢に分布していく。さらに上・中・下頸神経節それぞれから心臓に向かう**上・中・下頸心臓神経**が出る。

頸部のリンパ系

頭頸部のリンパは数か所のリンパ節に集まり、最終的には**頸リンパ本幹**となり、**静脈角**（内頸静脈と鎖骨下静脈の合流部）より静脈に注いでいる。

額のリンパは、耳下腺の周囲にある**耳下腺リンパ節**に集まる。顔面の中央部や下部のリンパは、オトガイの内面にある**オトガイ下リンパ節**や、**顎下リンパ節**に集まる。頭頂部から後頭部のリンパは、**耳介後リンパ節**や、**後頭リンパ節**に集まる。外耳孔周辺の表層からのリンパや頸部のリンパは、**浅頸リンパ節**に集まる。

これらのリンパ節を経たリンパは深層に向かい、上部のものは**深頸リンパ節**の上部に注いだ後に下降し、下方のリンパ節からのリンパと合流して、深頸リンパ節の下部に入り、頸リンパ本幹をつくって、鎖骨下リンパ本幹と合流して静脈角に注ぐ。

顎下リンパ節や耳下腺リンパ節、浅頸リンパ節は比較的浅層にあり、筋などで覆われていない。そのため、リンパが還流してくる領域に炎症などがあると、腫れているのが皮膚を通して容易にわかる。

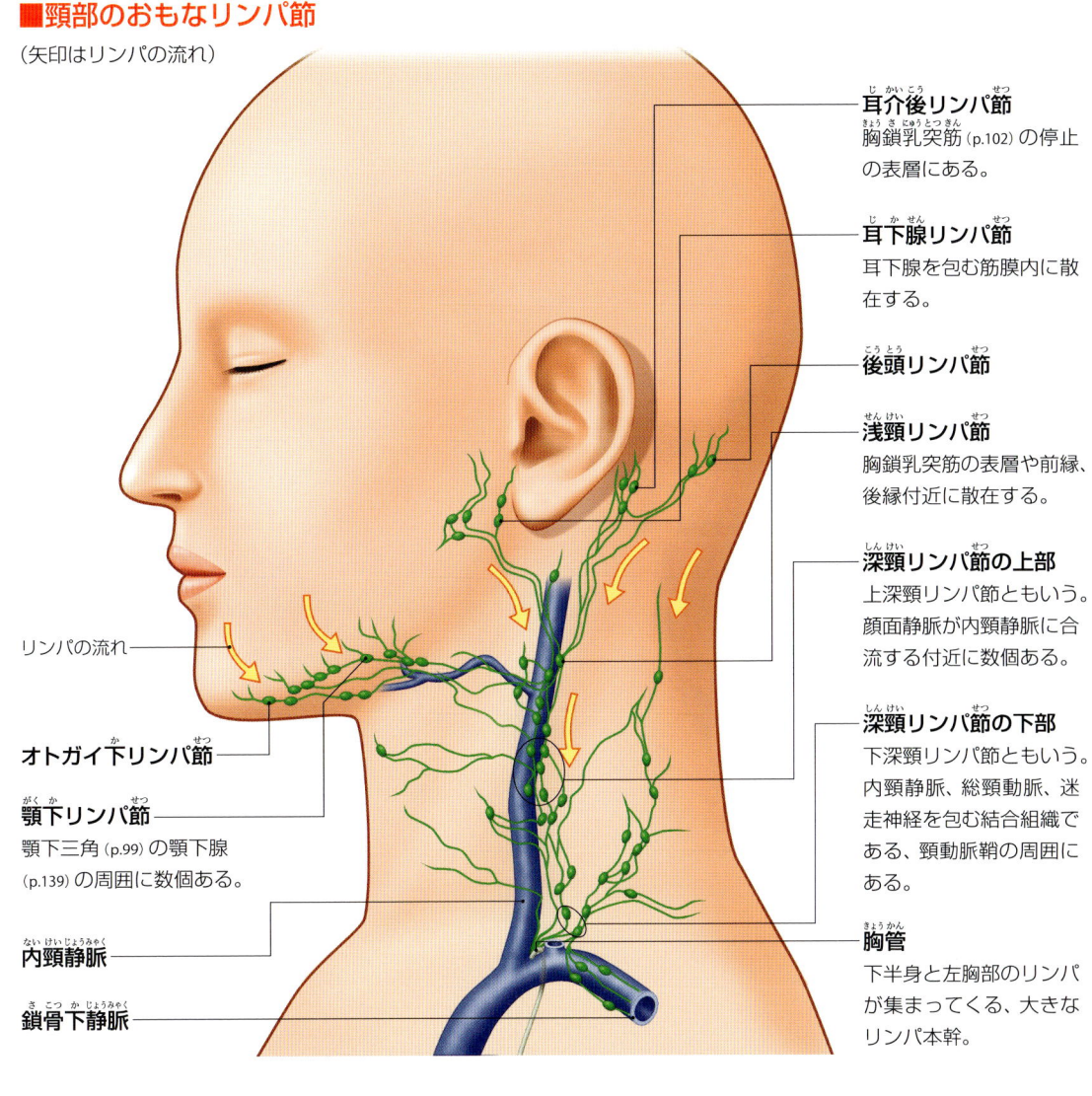

■頸部のおもなリンパ節
（矢印はリンパの流れ）

耳介後リンパ節
胸鎖乳突筋 (p.102) の停止の表層にある。

耳下腺リンパ節
耳下腺を包む筋膜内に散在する。

後頭リンパ節

浅頸リンパ節
胸鎖乳突筋の表層や前縁、後縁付近に散在する。

深頸リンパ節の上部
上深頸リンパ節ともいう。顔面静脈が内頸静脈に合流する付近に数個ある。

深頸リンパ節の下部
下深頸リンパ節ともいう。内頸静脈、総頸動脈、迷走神経を包む結合組織である、頸動脈鞘の周囲にある。

胸管
下半身と左胸部のリンパが集まってくる、大きなリンパ本幹。

リンパの流れ

オトガイ下リンパ節

顎下リンパ節
顎下三角 (p.99) の顎下腺 (p.139) の周囲に数個ある。

内頸静脈

鎖骨下静脈

脳を保護するしくみ

脳は3層の膜に包まれて頭蓋骨に収まり、保護されている。
膜は、外側から硬膜、クモ膜、軟膜という。
クモ膜のすき間には脳脊髄液がある。

頭部の血管[静脈] ⇨ p.108
脳のしくみ ⇨ p.116

頭蓋腔の内部構造

頭蓋の中には、脳を収める**頭蓋腔**(p.27)という腔所がある。頭蓋腔の中で、脳は**髄膜**という結合組織の3層の膜に包まれて保護されている。最外層の**硬膜**は、丈夫な結合組織の膜で、頭蓋骨に密着している。硬膜はところどころで2葉に分かれて、間に**硬膜静脈洞**(p.109)を含んでいる。脳から出た血液はすべて硬膜静脈洞に集められる。また硬膜は左右の大脳半球の間の**大脳鎌**や、大脳と小脳の間にある小脳テントとして突き出ており、脳の位置を保っている。中間層の髄膜は、**クモ膜**とよばれ、細かな結合組織の線維からなり、すき間に**脳脊髄液**を含んでいる。最内層の**軟膜**は、脳の表面に密着している。クモ膜のすき間は**クモ膜下腔**とよばれ、ところどころで大きく広がっている。脳の内部にある**脳室**という腔所には、血管が豊富に分布する**脈絡叢**という場所があり、ここで脳脊髄液がつくられる。脳脊髄液は延髄のあたりにある孔を通して脳室から外に出てクモ膜下腔に送り出され、硬膜静脈洞に突き出した**クモ膜顆粒**を通して血液に戻される。すなわち脳は、脳脊髄液の中に浮かんだ状態になっている。

■脳の構造

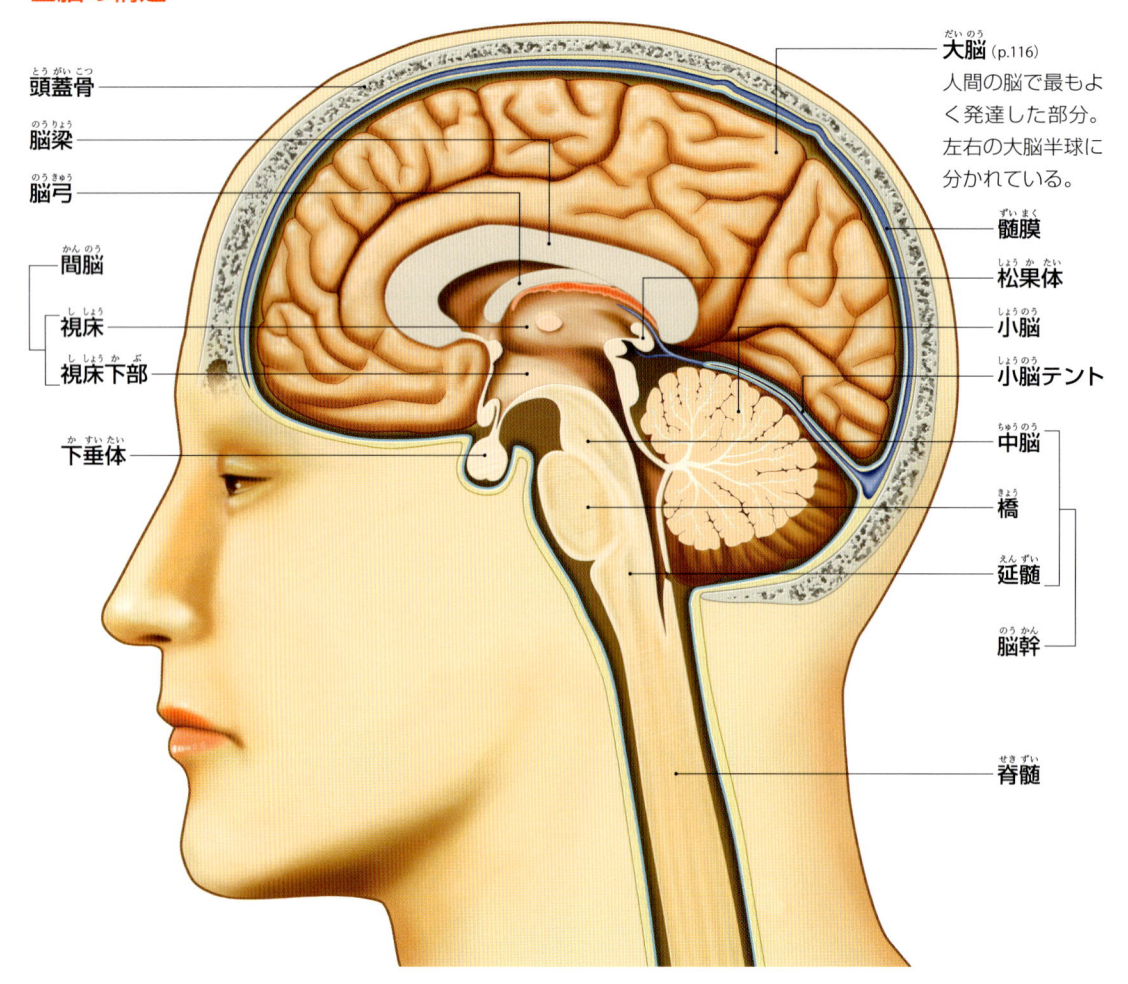

頭蓋骨
脳梁
脳弓
間脳
視床
視床下部
下垂体

大脳 (p.116)
人間の脳で最もよく発達した部分。左右の大脳半球に分かれている。

髄膜
松果体
小脳
小脳テント
中脳
橋
延髄
脳幹
脊髄

■硬膜とクモ膜

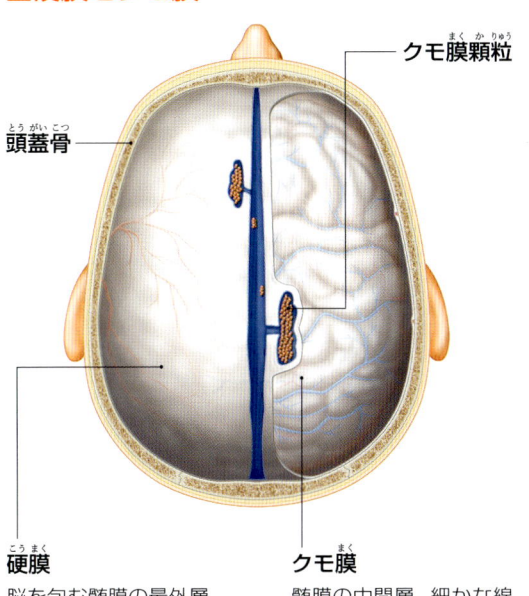

- 頭蓋骨（とうがいこつ）
- クモ膜顆粒（まくかりゅう）
- 硬膜（こうまく）
  脳を包む髄膜の最外層。丈夫な結合組織からできている。
- クモ膜（まく）
  髄膜の中間層。細かな線維からなり、すき間に脳脊髄液を含んでいる。

■髄膜の構造（脳の表面近くの前頭断面）

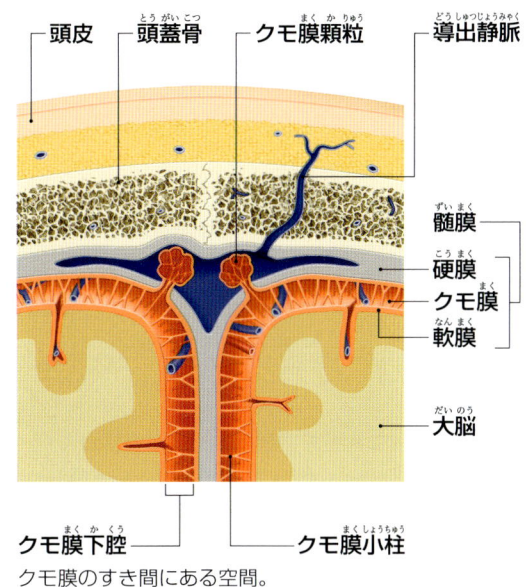

- 頭皮
- 頭蓋骨
- クモ膜顆粒
- 導出静脈（どうしゅつじょうみゃく）
- 髄膜（ずいまく）
- 硬膜（こうまく）
- クモ膜（まく）
- 軟膜（なんまく）
- 大脳（だいのう）
- クモ膜下腔（まくかくう）
  クモ膜のすき間にある空間。脳脊髄液を含んでいる。
- クモ膜小柱（まくしょうちゅう）

■脳脊髄液の流れ
（矢印は脳脊髄液の流れ）

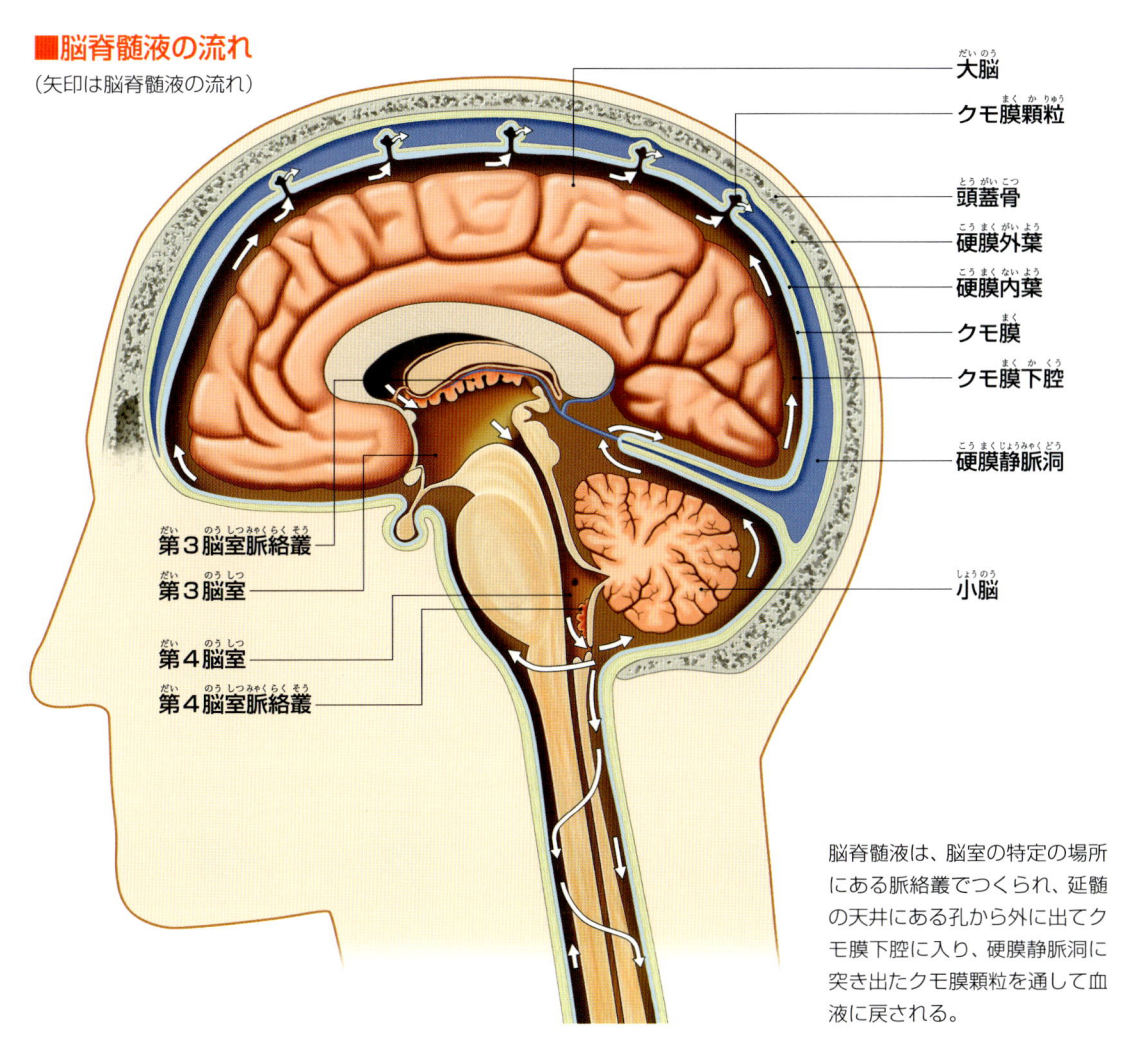

- 大脳（だいのう）
- クモ膜顆粒（まくかりゅう）
- 頭蓋骨（とうがいこつ）
- 硬膜外葉（こうまくがいよう）
- 硬膜内葉（こうまくないよう）
- クモ膜（まく）
- クモ膜下腔（まくかくう）
- 硬膜静脈洞（こうまくじょうみゃくどう）
- 小脳（しょうのう）
- 第3脳室脈絡叢（だいのうしつみゃくらくそう）
- 第3脳室（だいのうしつ）
- 第4脳室（だいのうしつ）
- 第4脳室脈絡叢（だいのうしつみゃくらくそう）

脳脊髄液は、脳室の特定の場所にある脈絡叢でつくられ、延髄の天井にある孔から外に出てクモ膜下腔に入り、硬膜静脈洞に突き出たクモ膜顆粒を通して血液に戻される。

2章──頭部・頸部

脳のしくみ

大脳の表面は皮質とよばれ、溝を境目に4つに区分される。
さらに大脳皮質は運動や感覚など場所によって
それぞれ役割が異なる。

脳の内部構造 ⇨ p.118
小脳と脳幹の構造 ⇨ p.120

4つの葉に分けられる大脳皮質

　脳を外から見ると、最上部に大きく目立つ**大脳**があり、その後ろの下部に**小脳**がある。大脳と小脳に包まれた脳の中心部分が**脳幹**である。

　大脳の表面には神経細胞の集まった**皮質**があり、不規則な溝(**脳溝**)とそれによって隔てられた幅1cmほどの回(**脳回** p.118)という膨らみがあり、表面積を広げている。大脳は、**大脳縦裂**によって左右の半球に分けられている。**脳梁**は、左右の大脳半球をつなぐ神経線維の通路である。

　大脳皮質(p.118)は、**前頭葉、頭頂葉、後頭葉、側頭葉**の4つの葉に区分されている。前頭葉と頭頂葉の間には**中心溝**があり、側頭葉のすぐ上には**外側溝**が走っている。頭頂葉と後頭葉の境目は外側からはわかりにくいが、大脳縦裂に面した正中面で見るとはっきりした溝がある。

　大脳皮質のうちで**一次運動野**と**一次感覚野(体性感覚野、視覚野、聴覚野)**では、脳幹などの下位脳との間を神経線維が連絡している。一次運動野は前頭葉の後端で中心溝のすぐ前に、体性感覚野は頭頂葉の前端で中心溝のすぐ後ろにある。視覚野は後頭葉の後端で正中面に広がっている。聴覚野は側頭葉の上端にある。

　それ以外の大脳皮質は、大脳内部で神経線維が連絡しており、**連合野**とよばれる。連合野のなかにも、運動や感覚と密接な関係をもち情報を受ける場所から、受け取った情報を統合して行動や計画を立案するところまで、さまざまな段階がある。**ブローカ野、ウェルニッケ野**などの言語中枢も、連合野の一部である。

　大脳の中心部には、**基底核**(p.119)という神経細胞の集団がある。大脳は、感覚を受容し、記憶し、判断するといった、高次の機能を営んでいる。

■脳の上面

前頭葉

大脳縦裂
左右の大脳半球を分ける深い裂け目。

【左半球】　【右半球】

中心溝　頭頂葉　後頭葉　側頭葉

■脳の底面

視神経 (p.126)

【右半球】　【左半球】

嗅球 (p.136)
嗅索
橋
延髄 (p.121)
小脳 (p.120)

■ 脳の各部名称とはたらき （左半球側面）

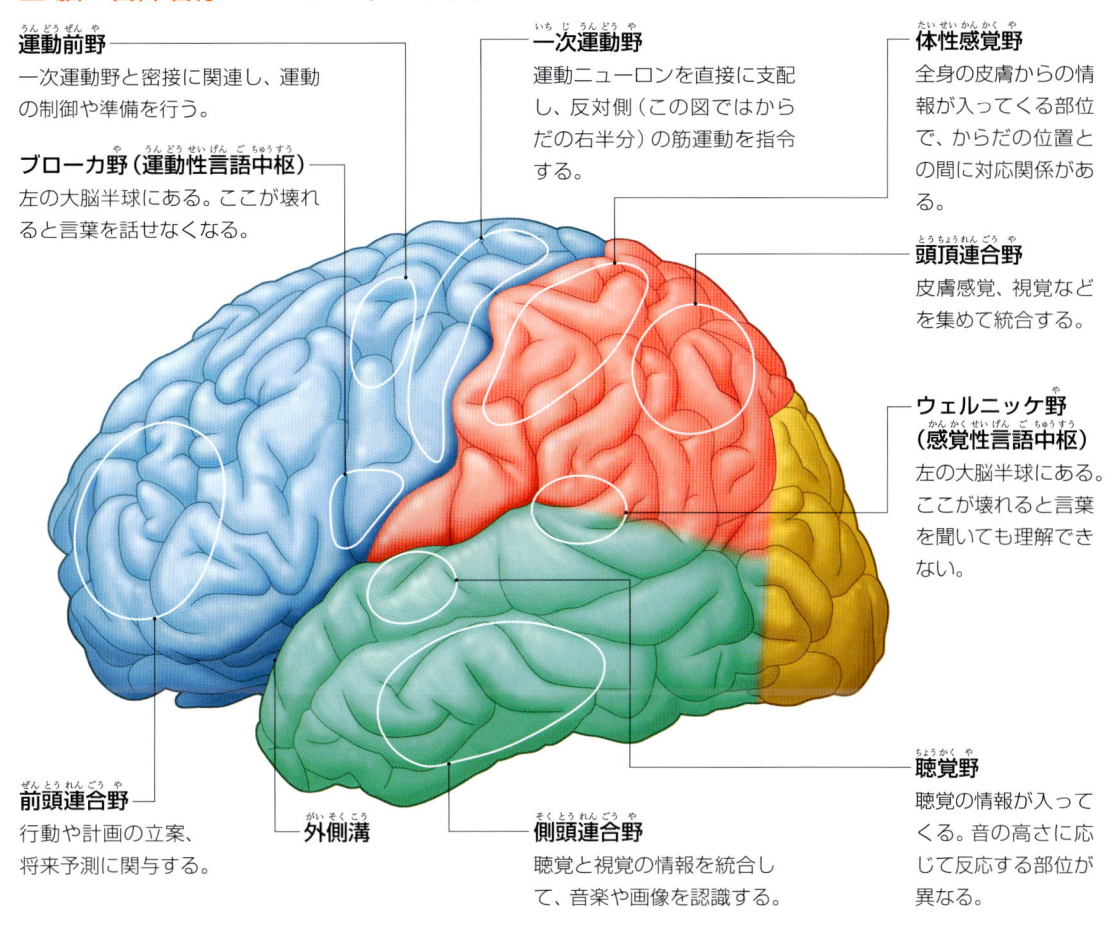

運動前野
一次運動野と密接に関連し、運動の制御や準備を行う。

ブローカ野（運動性言語中枢）
左の大脳半球にある。ここが壊れると言葉を話せなくなる。

一次運動野
運動ニューロンを直接に支配し、反対側（この図ではからだの右半分）の筋運動を指令する。

体性感覚野
全身の皮膚からの情報が入ってくる部位で、からだの位置との間に対応関係がある。

頭頂連合野
皮膚感覚、視覚などを集めて統合する。

ウェルニッケ野（感覚性言語中枢）
左の大脳半球にある。ここが壊れると言葉を聞いても理解できない。

前頭連合野
行動や計画の立案、将来予測に関与する。

外側溝

側頭連合野
聴覚と視覚の情報を統合して、音楽や画像を認識する。

聴覚野
聴覚の情報が入ってくる。音の高さに応じて反応する部位が異なる。

■ 脳の正中断面 （右半球を左側面から見る）

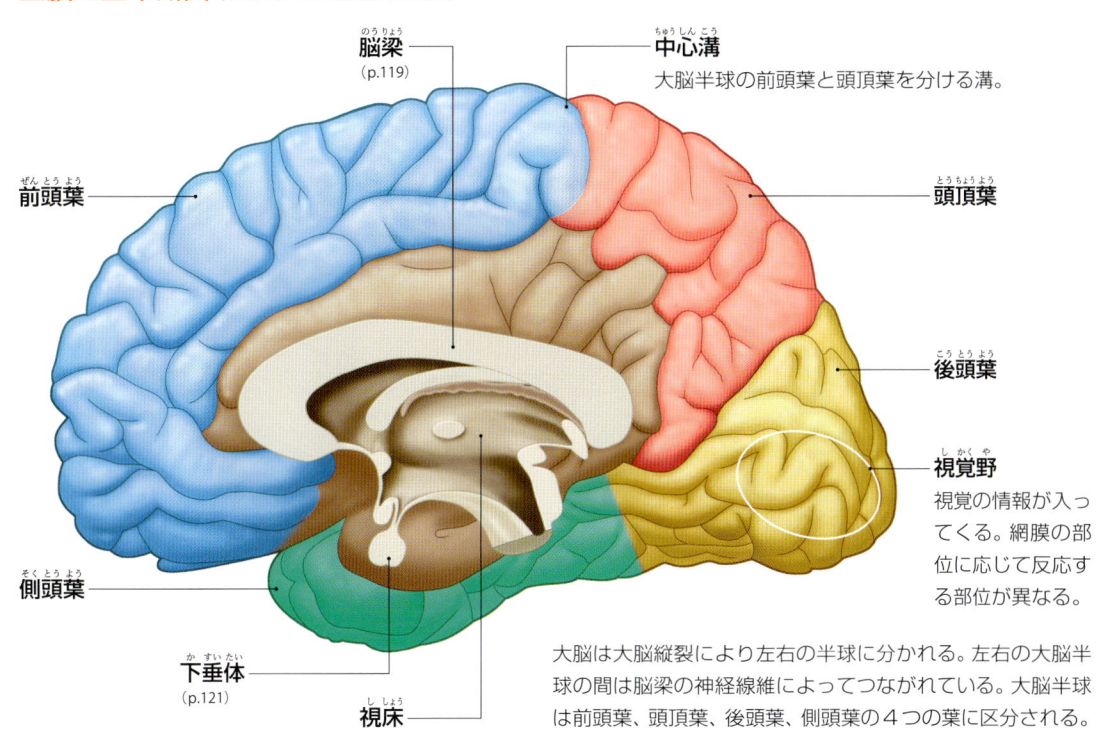

脳梁 (p.119)

中心溝
大脳半球の前頭葉と頭頂葉を分ける溝。

前頭葉

頭頂葉

後頭葉

視覚野
視覚の情報が入ってくる。網膜の部位に応じて反応する部位が異なる。

側頭葉

下垂体 (p.121)

視床

大脳は大脳縦裂により左右の半球に分かれる。左右の大脳半球の間は脳梁の神経線維によってつながれている。大脳半球は前頭葉、頭頂葉、後頭葉、側頭葉の4つの葉に区分される。

2章 — 頭部・頸部

脳の内部構造

大脳の内部は色の違いによって表層の皮質と深層の髄質に分けられ、皮質は灰白質、髄質は白質である。中心部には運動を調整する大脳基底核と、感情などを司る大脳辺縁系がある。

神経のしくみ ⇨ p.78
運動神経と知覚神経 ⇨ p.86
小脳と脳幹の構造 ⇨ p.120

大脳内部の層構造

脳の内部を見ると、色の違う2種類の部分がある。灰白質は神経細胞が集まった部分であり、白質は神経線維が集まった部分である。大脳と小脳では、灰白質が脳の表面に広がっており、**皮質**とよばれ、皮質の下に広がる白質は**髄質**とよばれる。

これに対して、脳の中心部分に見られる灰白質は、神経細胞の集団である**神経核**である。脳幹(p.120)では、神経細胞と神経線維が混在した部分があり、**網様体**とよばれる。

大脳皮質は、厚さ1.5〜4.5mmほどの灰白質の層で、神経細胞が集まっている。白質をつくる神経線維には、大脳皮質と下位脳(脳幹や脊髄など)を連絡する**投射線維**、左右の大脳半球をつなぐ**交連線維**、同側の大脳半球を連絡する**連合線維**が含まれる。**内包**(下図参照)には投射線維が集まり、**脳梁**には交連線維が集まっている。大脳皮質の一次運動野から下行する神経線維は、運動ニューロンにつながり、特定の場所の筋肉を支配する。特定の皮膚の部位につながる感覚ニューロンは、視床などで中継されながら、体性感覚野に連絡する。これらの皮質野とからだの部位との間には対応関係があり、皮質の上にからだの地図を描くことができる。

大脳基底核は、大脳皮質からの神経線維を受け取り、運動を調節するはたらきをする。脳梁の周辺の大脳皮質は、**大脳辺縁系**に含まれ、感情・欲求などを生みだし、自律神経の中枢である視床下部に影響を与えている。大脳辺縁系は、扁桃体、海馬、帯状回などで構成される。

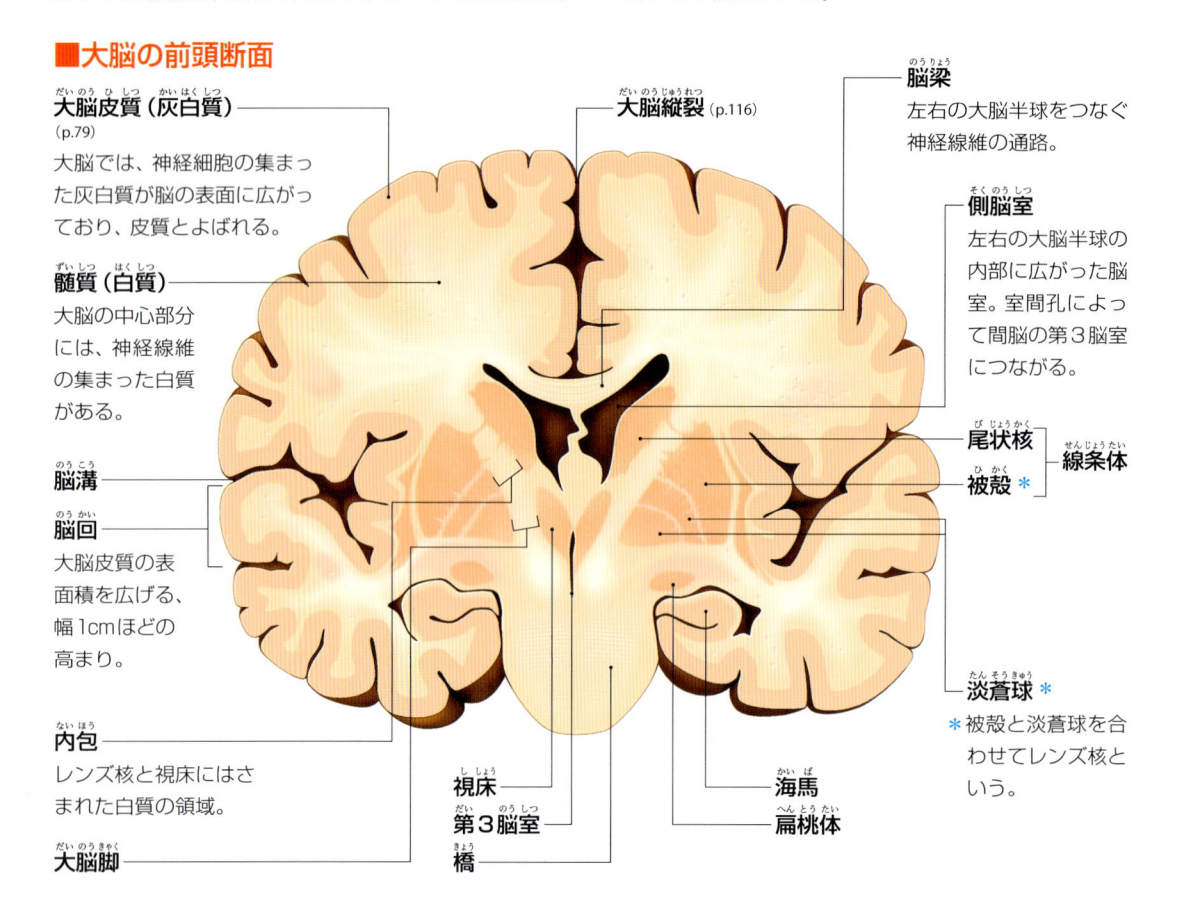

■大脳の前頭断面

大脳皮質（灰白質）(p.79)
大脳では、神経細胞の集まった灰白質が脳の表面に広がっており、皮質とよばれる。

髄質（白質）
大脳の中心部分には、神経線維の集まった白質がある。

脳溝

脳回
大脳皮質の表面積を広げる、幅1cmほどの高まり。

内包
レンズ核と視床にはさまれた白質の領域。

大脳脚

大脳縦裂 (p.116)

視床

第3脳室

橋

脳梁
左右の大脳半球をつなぐ神経線維の通路。

側脳室
左右の大脳半球の内部に広がった脳室。室間孔によって間脳の第3脳室につながる。

尾状核　**線条体**
被殻 *

淡蒼球 *

* 被殻と淡蒼球を合わせてレンズ核という。

海馬
扁桃体

■大脳皮質の運動野と感覚野

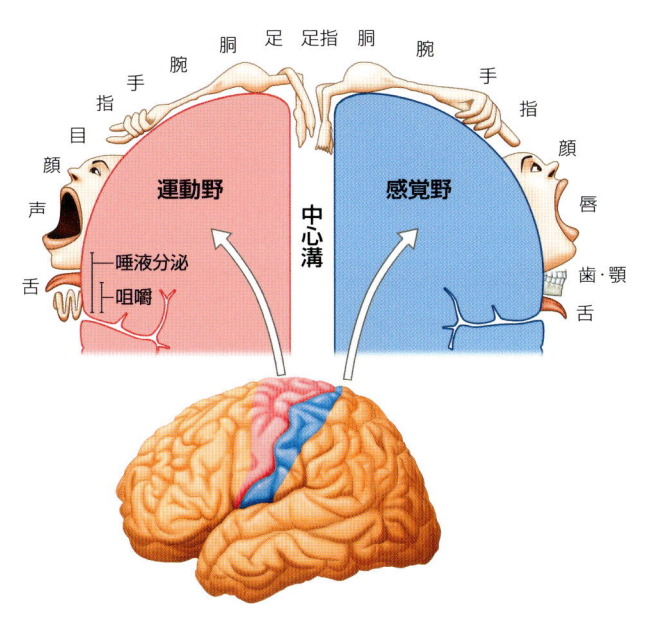

胴 腕 手 指 目 顔 声 舌　足 足指　胴 腕 手 指 顔 唇 歯・顎 舌

運動野　中心溝　感覚野

唾液分泌
咀嚼

大脳皮質の運動野と感覚野は、からだの部位と密接な関係がある。どちらも足が上に位置し、下に向かって上肢と頭の領域がある。

明解図解 脳の構造
（正中断面、左から見る）

間脳

大脳皮質　大脳辺縁系　大脳基底核　視床　視床下部　中脳　橋　延髄　小脳

大脳　脳幹

（前頭断面）

脳のうち、脳幹や間脳は起源が古く、大脳は哺乳類が登場してから進化した比較的「新しい」脳である。ヒトにおいてはとくに大脳皮質が発達している。

■大脳基底核

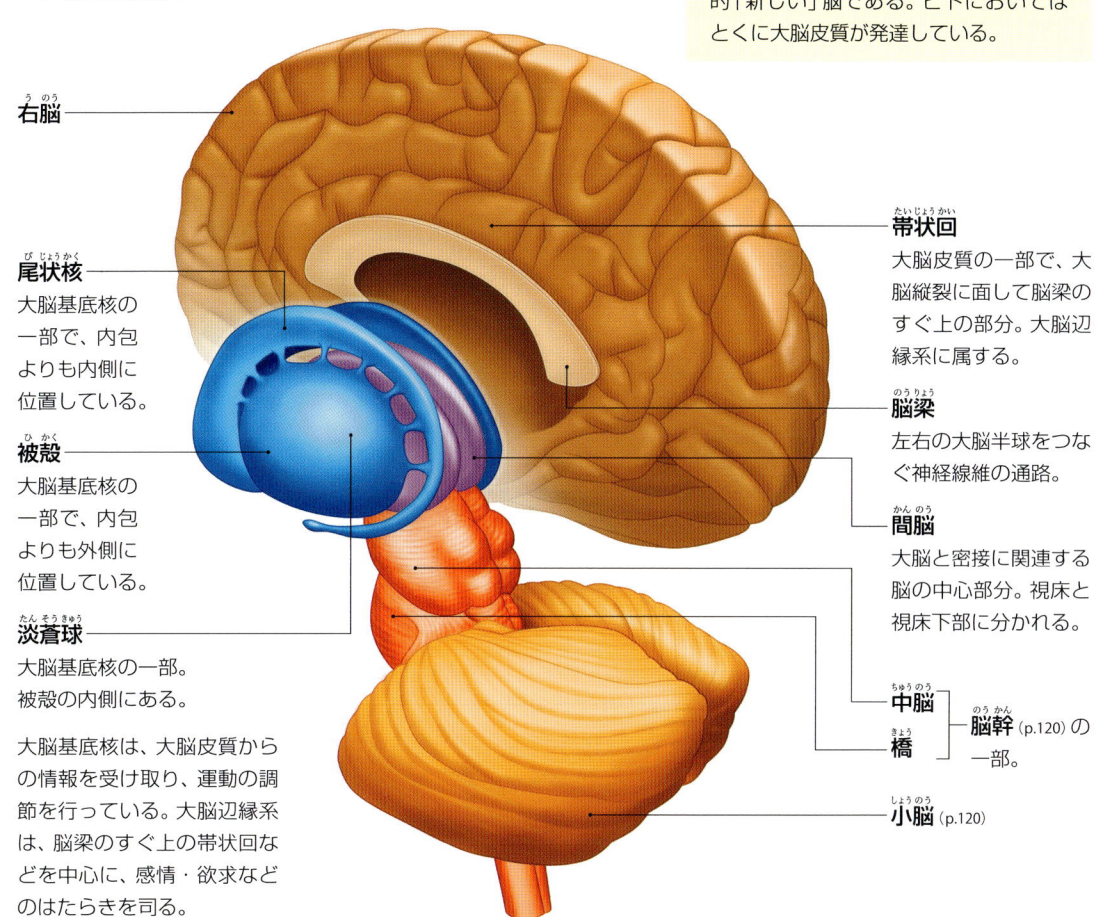

右脳

尾状核
大脳基底核の一部で、内包よりも内側に位置している。

被殻
大脳基底核の一部で、内包よりも外側に位置している。

淡蒼球
大脳基底核の一部。被殻の内側にある。

大脳基底核は、大脳皮質からの情報を受け取り、運動の調節を行っている。大脳辺縁系は、脳梁のすぐ上の帯状回などを中心に、感情・欲求などのはたらきを司る。

帯状回
大脳皮質の一部で、大脳縦裂に面して脳梁のすぐ上の部分。大脳辺縁系に属する。

脳梁
左右の大脳半球をつなぐ神経線維の通路。

間脳
大脳と密接に関連する脳の中心部分。視床と視床下部に分かれる。

中脳
橋 脳幹（p.120）の一部。

小脳（p.120）

小脳と脳幹の構造

大脳辺縁系の下に間脳があり、視床と自律神経の中枢である視床下部がある。その下に中脳、橋、延髄からなる脳幹が続く。脳幹の後ろには運動機能を調整する小脳がある。

内分泌系の概要 ⇨ p.72, 74
脳神経のしくみ ⇨ p.82
脳を保護するしくみ ⇨ p.114
脳のしくみ ⇨ p.116
脳の内部構造 ⇨ p.118

運動機能の調整と生命活動の維持

小脳は、脳幹の後ろに突き出していて、大脳半球の後部下に半分隠れるように見えている。小脳の表面には神経細胞の集まった皮質があり、平行な溝とそれによって隔てられた幅1.5mmほどの回という膨らみが表面積を広げている。小脳の中心部には、神経細胞の集まった**小脳核**があり、脳の他の部位との間で、**小脳脚**を通して神経線維が連絡している。小脳は、大脳から出された運動の指令を参照しながら、感覚の情報と比較し、運動を滑らかに行うように調整する。

脳の中心部の最上部を**間脳**といい、脳幹に含めることもあるが、大脳との関係が深い。間脳は、**視床**と**視床下部**からなり、**第3脳室**によって左右が隔てられている。視床は、神経核(p.79)の集まりで、脳の各部や全身からの感覚情報が集まり、ここで中継されて大脳皮質に投射する。視床下部は、飲水、摂食、性行動など本能行動の中枢であり、自律神経や内分泌とも深くかかわっている。視床下部からぶら下がった**下垂体**は、全身の細胞や他の内分泌腺を調節するホルモンを分泌し、視床下部からのホルモンにより調節されている。

狭い意味での**脳幹**は、**中脳**、**橋**、**延髄**に区分される。中脳は、間脳と橋の間の部分で、その前方の部分には**大脳脚**があり、大脳皮質から下に向かう神経線維の通路になっている。中心部には、第3脳室と第4脳室をつなぐ細い**中脳水道**が通っている。橋は前方に向かって突き出ているが、この部分には左右の小脳半球をつなぐ神経線維が通っている。橋と延髄の背側には**第4脳室**があり、その天井に開いた孔を通して、脳室がクモ膜下腔につながっている。脳幹には、呼吸、体温調節、血圧調節など、生命を維持する機能の中枢がある。また脳神経のほとんどが脳幹から出ている。

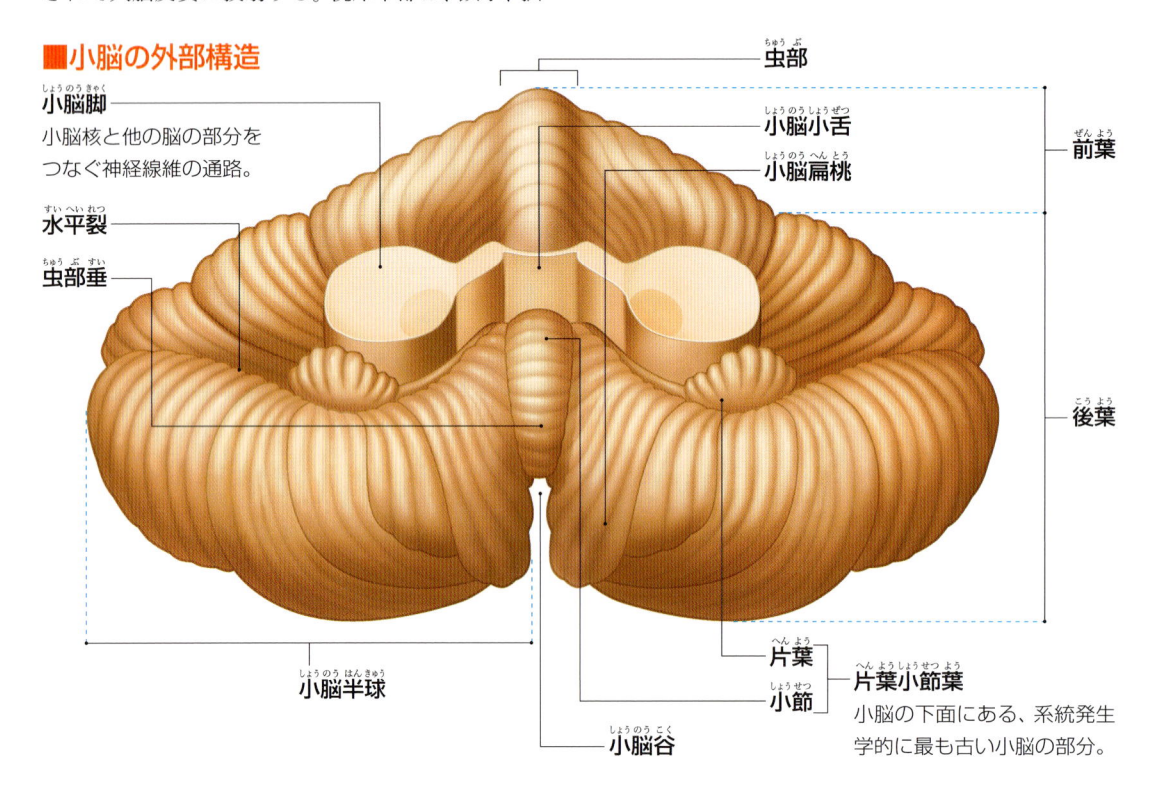

■ 小脳の外部構造

小脳脚
小脳核と他の脳の部分をつなぐ神経線維の通路。

水平裂

虫部垂

虫部

小脳小舌

小脳扁桃

前葉

後葉

小脳半球

片葉

小節

片葉小節葉
小脳の下面にある、系統発生学的に最も古い小脳の部分。

小脳谷

■間脳・小脳・脳幹の正中断面

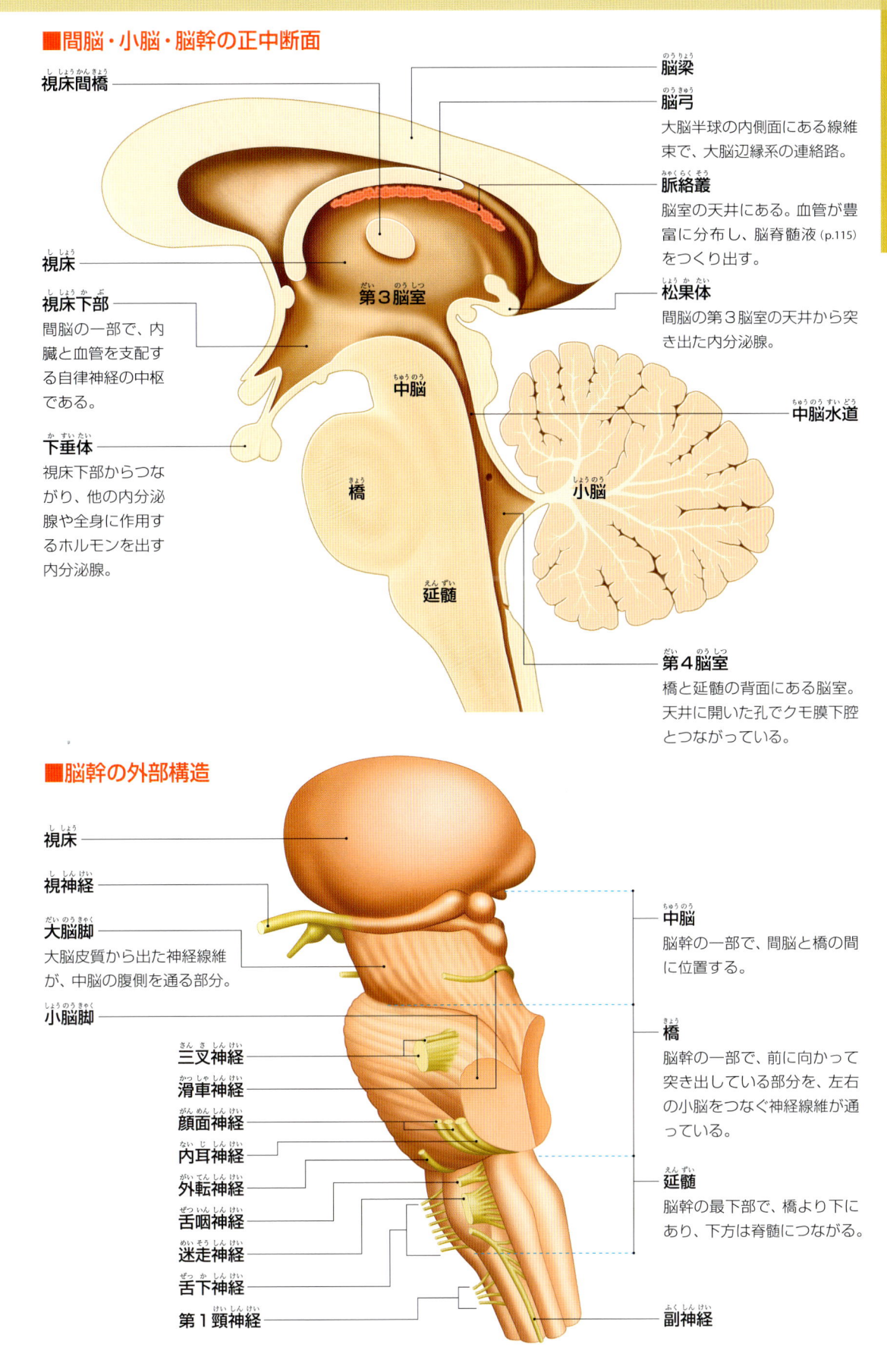

視床間橋

脳梁

脳弓
大脳半球の内側面にある線維束で、大脳辺縁系の連絡路。

脈絡叢
脳室の天井にある。血管が豊富に分布し、脳脊髄液(p.115)をつくり出す。

視床

視床下部
間脳の一部で、内臓と血管を支配する自律神経の中枢である。

第3脳室

松果体
間脳の第3脳室の天井から突き出た内分泌腺。

中脳

中脳水道

下垂体
視床下部からつながり、他の内分泌腺や全身に作用するホルモンを出す内分泌腺。

橋

小脳

延髄

第4脳室
橋と延髄の背面にある脳室。天井に開いた孔でクモ膜下腔とつながっている。

■脳幹の外部構造

視床

視神経

大脳脚
大脳皮質から出た神経線維が、中脳の腹側を通る部分。

小脳脚

三叉神経

滑車神経

顔面神経

内耳神経

外転神経

舌咽神経

迷走神経

舌下神経

第1頸神経

中脳
脳幹の一部で、間脳と橋の間に位置する。

橋
脳幹の一部で、前に向かって突き出している部分を、左右の小脳をつなぐ神経線維が通っている。

延髄
脳幹の最下部で、橋より下にあり、下方は脊髄につながる。

副神経

2章——頭部・頚部

眼の構造

眼球は強膜、ブドウ膜、網膜に包まれる。
最前部は透明な角膜で、つねに涙によって潤される。
眼球内部は、眼房、瞳孔、水晶体、硝子体などで構成される。

ものが見えるしくみ⇨p.124, 126
鼻の構造⇨p.134

眼球壁をつくる3つの層と眼球

眼球は直径が2.5cmほどの球状で、ピンポン玉ほどの大きさである。壁が3層からできている。

最外層の最前部の直径1cm強の部分は、透明な**角膜**である。角膜のうち、表層は**結膜**の表層に移行し、表層の下にある固有層は、丈夫な結合組織である**強膜**に移行する。眼球を前から見て、いわゆる白目の部分が強膜である。黒目の部分は透明な角膜であり、眼球の奥が透けて見えている。

中間層は、血管の豊富な**ブドウ膜**（虹彩、毛様体、脈絡膜）である。最前方では、虹彩と毛様体が周りから中心に向かって張り出しており、強膜の内面には**脈絡膜**が広がっている。黒目の中で周りの茶色っぽい部分が**虹彩**で、中央の黒い部分は**瞳孔**であり、ここから眼球の奥に入った光が網膜で感知される。虹彩は瞳孔の大きさを変えて、網膜に届く光の量を調節する。**毛様体**は虹彩の奥に隠れて見えないが、細い線維で水晶体とつながっており、伸び縮みすることによって水晶体の厚さを変えて遠近調節を行う。脈絡膜は、最内層の網膜に栄養を与えるはたらきをする。

眼球壁の最内層は**網膜**で、光を感知する部分である。網膜には動脈と静脈が分布していて、眼底鏡で調べると、血管の様子を観察することができる。網膜から出た神経線維は、眼球の後端から視神経を通って脳に向かう。

眼球の内部では、虹彩のすぐ後ろに**水晶体**がある。水晶体より前方の**眼房**には**眼房水**が入っており、後方にはゲル状の**硝子体**がある。水晶体は、毛様体のはたらきによって厚さが変わる。見る対象が網膜にちょうどよく像を結ぶように距離を変える（水晶体の厚さを変える）ことで、遠近調節を行う。

眼球には6本の**眼筋**が付属している。これは、頭の動きに従って眼球を動かし、視線の向かう位置がずれないようにするはたらきがある。ビデオカメラの手ぶれ防止と同じようなはたらきである。

眼の外側上部には**涙腺**があり、**涙液**（涙）を分泌して角膜が乾燥しないように保護している。**眼瞼**はまばたきして角膜表面をぬぐい、涙液を角膜の表面に広げる。眼瞼の中にある**マイボーム腺**は、脂質を分泌して、涙液が蒸発するのを防いでいる。

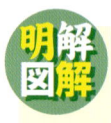

明解図解 涙（涙液）

● **涙の通路**（青い矢印）
涙液は、上眼瞼の後ろで外側寄りにある涙腺でつくられる。涙液の一部は蒸発して失われるが、一部は眼の内側から鼻涙管に入り、鼻腔に流れ出て、鼻水と混ざりあう。

● **涙の成分**
涙液の成分は、血液の液体成分と似ているが、たんぱく質の含量は少ない。眼瞼に備わっているマイボーム腺から脂質が分泌されて涙液の表面に広がり、蒸発を防いでいる。

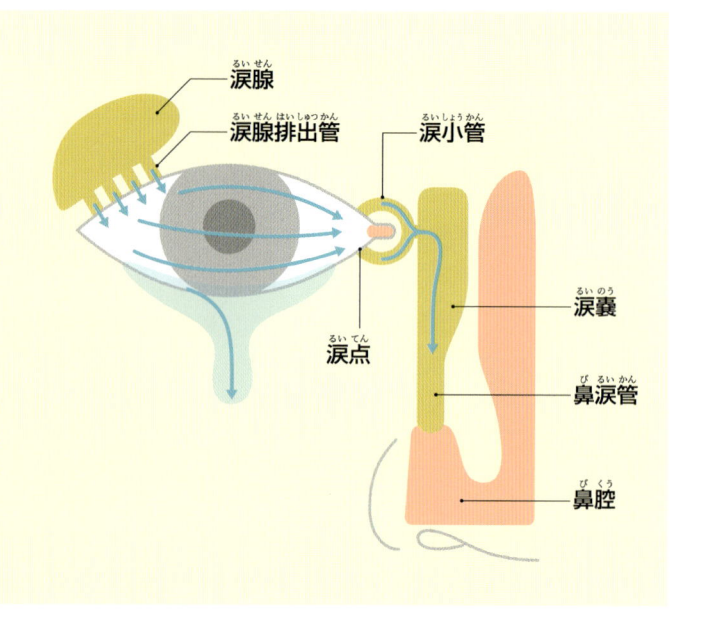

涙腺、涙腺排出管、涙小管、涙点、涙嚢、鼻涙管、鼻腔

■眼球とその周辺の構造

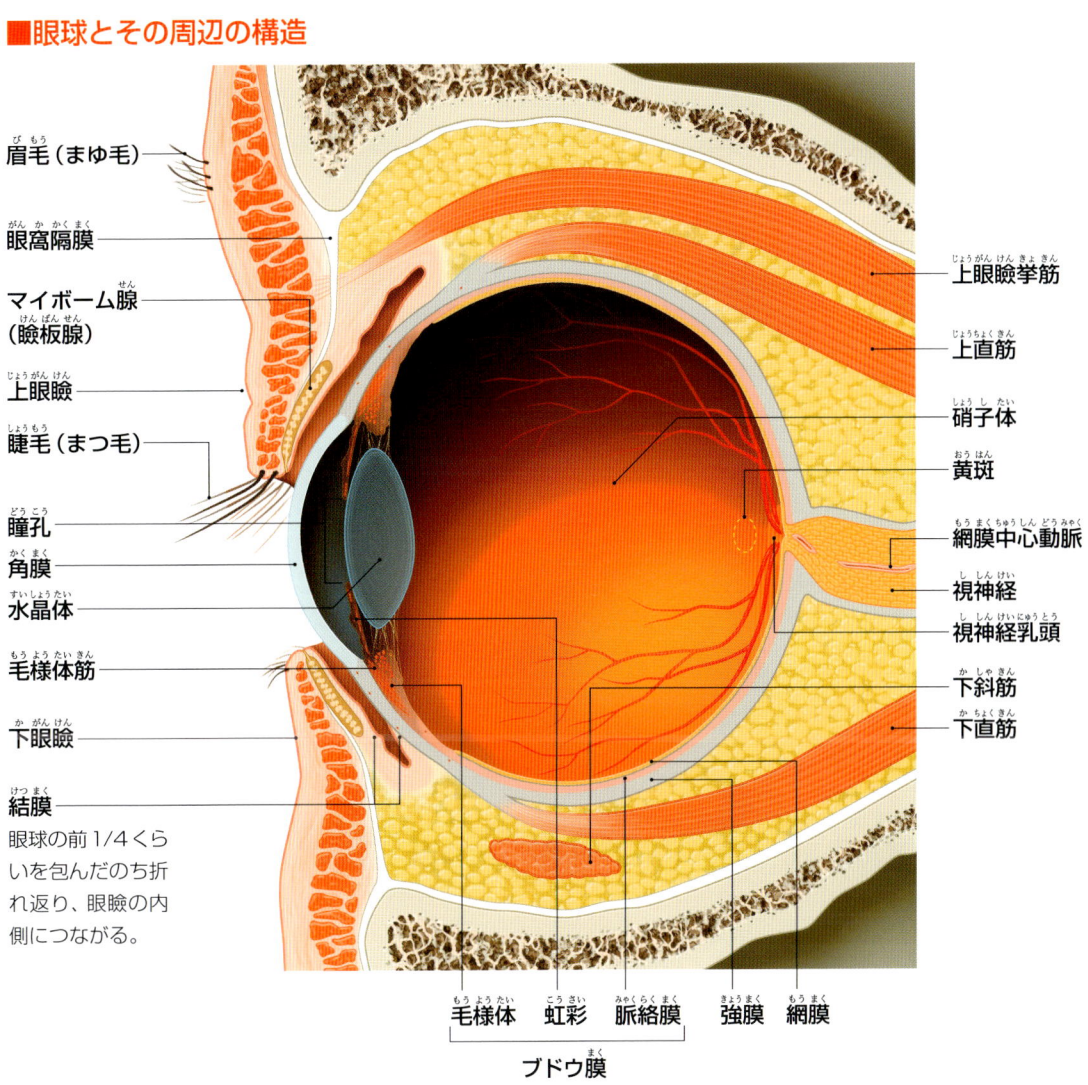

- 眉毛（まゆ毛）
- 眼窩隔膜
- マイボーム腺（瞼板腺）
- 上眼瞼
- 睫毛（まつ毛）
- 瞳孔
- 角膜
- 水晶体
- 毛様体筋
- 下眼瞼
- 結膜：眼球の前1/4くらいを包んだのち折れ返り、眼瞼の内側につながる。
- 上眼瞼挙筋
- 上直筋
- 硝子体
- 黄斑
- 網膜中心動脈
- 視神経
- 視神経乳頭
- 下斜筋
- 下直筋
- ブドウ膜（毛様体・虹彩・脈絡膜）
- 強膜
- 網膜

■眼房水の流れ（赤い矢印）

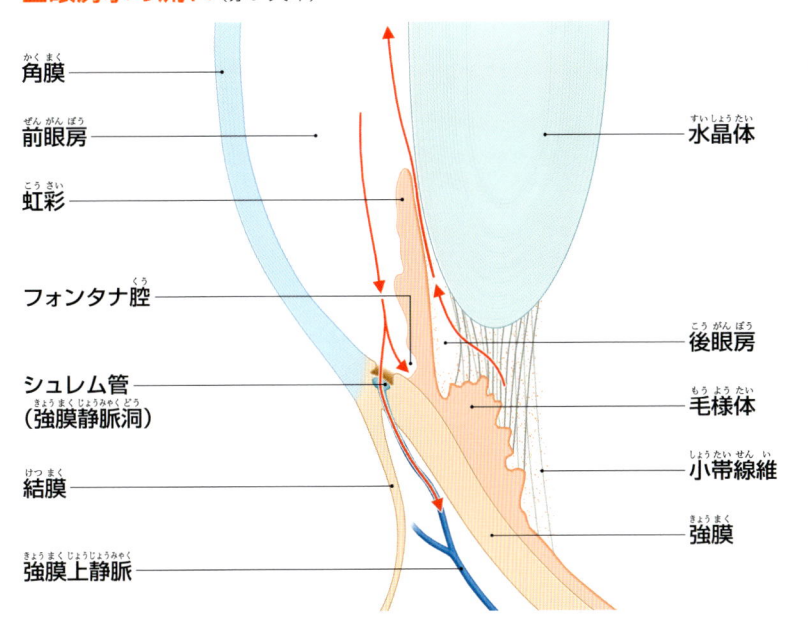

- 角膜
- 前眼房
- 虹彩
- フォンタナ腔
- シュレム管（強膜静脈洞）
- 結膜
- 強膜上静脈
- 水晶体
- 後眼房
- 毛様体
- 小帯線維
- 強膜

眼房水は、水晶体と角膜の間の眼房に含まれる液である。眼房は、虹彩を境にして前眼房と後眼房に分かれる。眼房水は毛様体から分泌され、角膜と虹彩の境目あたりで吸収されて静脈中に戻る。眼房水の吸収が悪くなると、眼球内の圧力が高くなり、網膜が圧迫されて緑内障になる。重症の場合には網膜が変性して視力を失うことがある。

ものが見えるしくみ ①

眼球の向きを変えるのは6本の眼筋、
眼に入る光の量を調節するのは虹彩である。
毛様体が伸縮して水晶体の厚さを変え、網膜に像が結ばれる。

自律神経系⇒p.88
眼の構造⇒p.122
ものが見えるしくみ②⇒p.126

■水晶体の厚さを変えてピントを調節

眼球には6本の**眼筋**が備わっていて、自由に視線の方向を変えることができる。頭の位置や方向が変わると視線がずれて、網膜に映る像がずれる。すると内耳からの平衡感覚（p.132）の情報により、眼筋は反射的に視線の向きを変えて、網膜に映る像がずれないようにする（**前庭動眼反射**）。また近くの対象を見るときには、視線が内向きにずれて、左右の目で同じ対象が見えるようにする（**輻輳反射**）。

虹彩には、メラニン色素が集まっていて、黒っぽく見える。白人はメラニン色素が少ないので、虹彩の色が薄く青い目になる。虹彩には平滑筋でできた**瞳孔散大筋**と**瞳孔括約筋**が備わっていて、瞳孔の大きさを変える。交感神経（p.88）が活動すると、瞳孔が開いて網膜に多くの光が届き、副交感神経が活動すると、瞳孔が縮んで網膜に届く光が減る。明るさによって瞳孔の大きさが変わる現象を**対光反射**といい、生死の判定に用いられる。

毛様体には平滑筋でできた**毛様体筋**が備わっていて、水晶体の厚さを変えることで遠近調節を行う。毛様体筋は副交感神経によって支配されており、収縮すると毛様体が中心に向かって突き出し、水晶体は自らの弾性によって厚さを増し、眼のピントが近くの物体に合う。毛様体筋が弛緩すると、水晶体は外に引っ張られて薄くなり、遠くの物体にピントが合う。眼球の前後が長い人は、近いところにピントが合いやすく（**近視**）、短い人は、遠いところにピントが合いやすい（**遠視**）。近視と遠視は、眼鏡やコンタクトレンズによって矯正することができる。中高年になると水晶体がかたくなり、遠近調節が難しくなる（**老眼**）。高齢者では水晶体が濁って、網膜にはっきりした像が映らなくなることがある（**白内障**）。

■眼球を動かす筋肉（左眼）

滑車

上斜筋
滑車で向きを変えて眼球の上面に付く。視線を下外側に向ける。

下斜筋
眼窩の内側面に付く。視線を上外側に向ける。

上直筋
眼球の上面に付く。視線を上内側に向ける。

内側直筋
眼球の内側面に付く。視線を内側に向ける。

外側直筋
眼球の外側面に付く。視線を外側に向ける。

下直筋
眼球の下面に付く。視線を下内側に向ける。

■瞳孔の大きさ

虹彩にはメラニン色素が集まって黒っぽく見え、中に2種類の平滑筋を備えている。交感神経に支配される瞳孔散大筋は瞳孔を広げ、副交感神経に支配される瞳孔括約筋は瞳孔を小さくする。

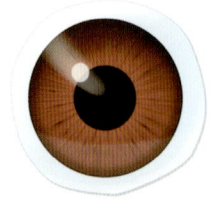

正常時　　縮小したとき　　拡大したとき

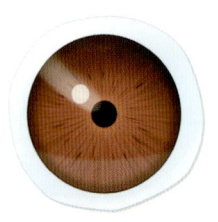

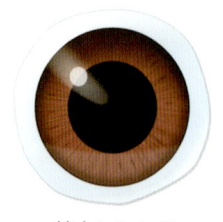

■見えるしくみ

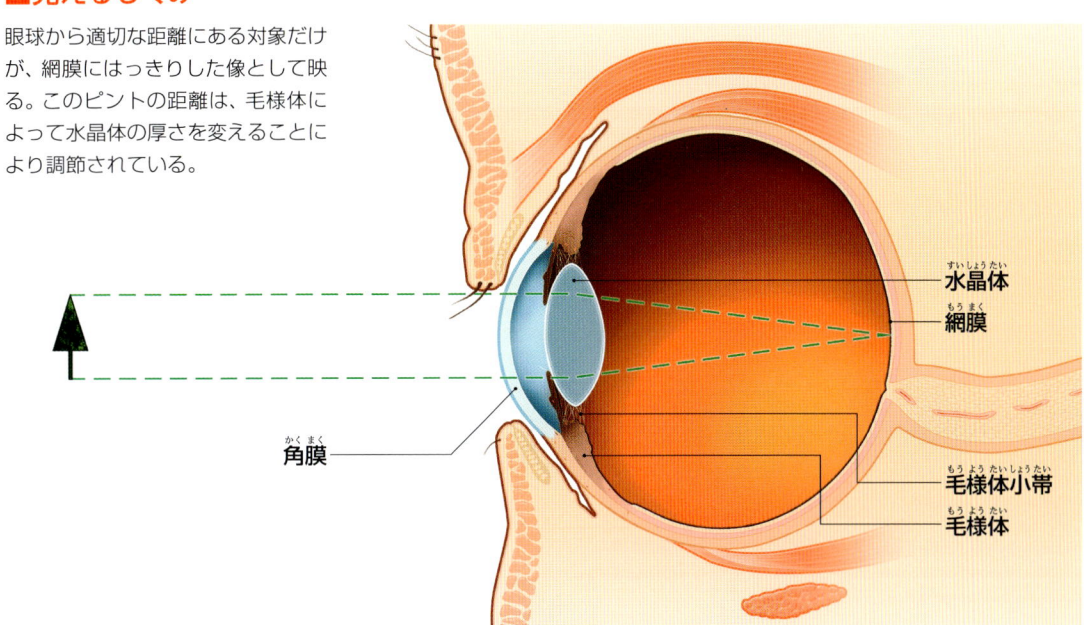

眼球から適切な距離にある対象だけが、網膜にはっきりした像として映る。このピントの距離は、毛様体によって水晶体の厚さを変えることにより調節されている。

水晶体
網膜
角膜
毛様体小帯
毛様体

【近くを見るときのレンズ】

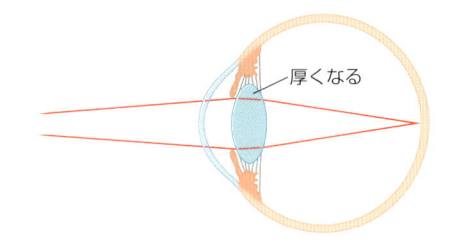

厚くなる

毛様体の平滑筋が収縮すると、毛様体が突き出して水晶体が厚みを増し、近くの対象にピントが合う。

【遠くを見るときのレンズ】

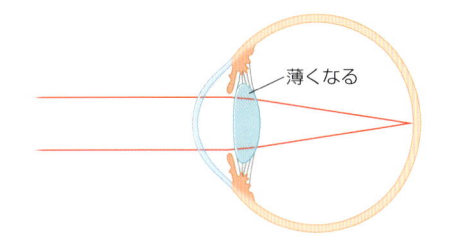

薄くなる

毛様体の平滑筋が弛緩すると、水晶体が外に引っ張られて薄くなり、遠くの対象にピントが合う。

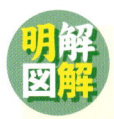

明解解図 近視と遠視の違い

●近視

角膜から網膜までの距離が長いため、近いものにはピントが合うが、遠くのものはよく見えない。

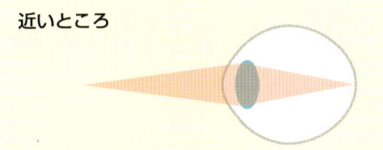

近いところ

網膜上に像を結ぶ（ピントが合う）。

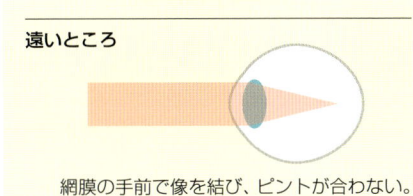

遠いところ

網膜の手前で像を結び、ピントが合わない。

●遠視

角膜から網膜までの距離が短いため、網膜より後ろに像を結び、近くのものも遠くのものもよく見えない。

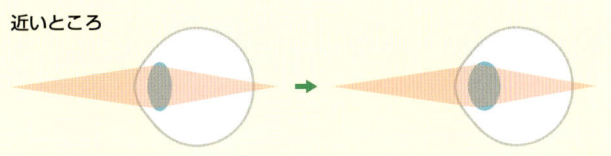

近いところ

網膜上に像を結ばず、水晶体を調整してもピントは合わない。

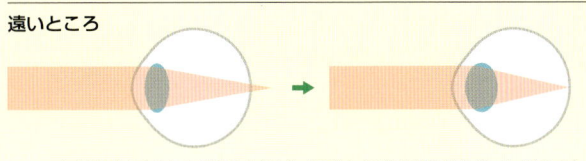

遠いところ

水晶体を厚くして調節すれば、網膜上に像を結ぶ（ピントが合う）。

2章──頭部・頸部

ものが見えるしくみ──②

視細胞には弱い光でも感知できる杆体と、色を区別する錐体がある。
視細胞で受け取った情報は視神経を通り、途中で視交叉をつくって、
大脳の視覚野で処理される。

脳のしくみ⇨p.116
眼の構造⇨p.122
ものが見えるしくみ❶⇨p.124

視細胞と神経線維

　眼球の中に入った光は、網膜に達して光として感知される。網膜には光を感じる**視細胞**と、興奮を伝える**神経細胞**が層をなしている。視細胞は網膜の最も深いところにあり、**杆体**と**錐体**の2種類がある。視細胞は、細胞体から伸び出した突起（外節）のところで光を感じ、その形が杆体では円柱状、錐体では円錐状と異なっている。杆体は光の感度が高く、暗いところでも光を感じるが、色の区別ができない。錐体は明るいところではたらき、異なる波長の光を感じる3種類のものがあり、色の区別をすることができる。**双極細胞**は神経節細胞と視細胞の中間にはさまって、視細胞から神経節細胞に興奮を伝える。
　神経節細胞から出た神経線維は、視神経を通って脳に達する。左右の眼球から出た視神経は、途中で視交叉をつくり、両方の眼球からの神経線維のうち半分が同側の脳に、残りの半分が反対側の脳に達する。網膜からの神経線維は、視床(p.120)の**外側膝状体**に達して、そこから出た神経線維が大脳の**一次視覚野**に達する。左脳の一次視覚野は、右の視野に対応する眼球の左半分からの情報を受け取り、右脳の一次視覚野には左の視野に対応する眼球の右半分からの情報を受け取るようになっている(p.127図)。左右の一次視覚野ではそれぞれ、両方の眼球からの情報を比較し、対象までの距離を判断することができる。
　一次視覚野に達した画像情報は、高次な情報処理を行うために、後頭葉の**視覚前野**に伝えられる。その経路には2つがあり、**腹側視覚経路**では対象を認識し、形状を把握する作業が行われ、**背側視覚経路**では対象の位置や運動を把握する作業が行われる。

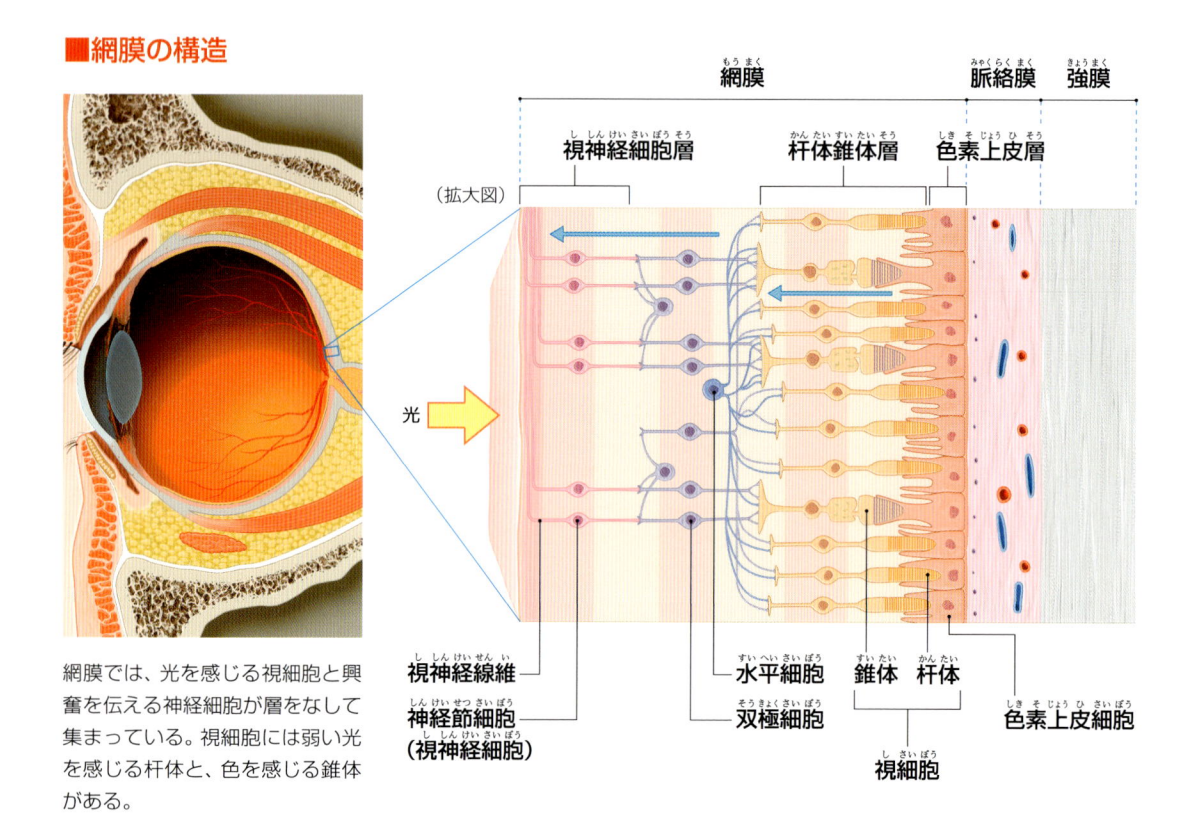

■網膜の構造

網膜では、光を感じる視細胞と興奮を伝える神経細胞が層をなして集まっている。視細胞には弱い光を感じる杆体と、色を感じる錐体がある。

網膜｜脈絡膜｜強膜

視神経細胞層｜杆体錐体層｜色素上皮層
（拡大図）

視神経線維
神経節細胞（視神経細胞）
水平細胞
双極細胞
錐体　杆体
視細胞
色素上皮細胞

■光の刺激が脳に伝わる経路 (脳を真上から見た図)

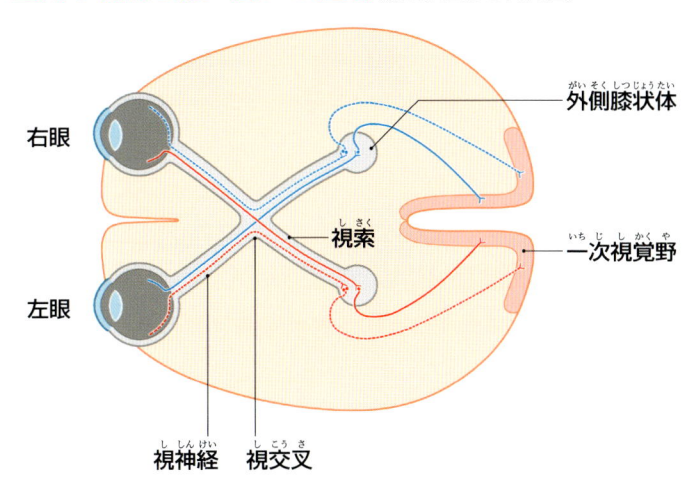

右眼
左眼
外側膝状体
視索
一次視覚野
視神経
視交叉

左側の視野（青い線）は、左右の網膜のそれぞれ右半分に、右側の視野（赤い線）は逆の半分に映る。眼球から出た視神経は途中で半分だけ交叉して、左側の視野の情報は右側の大脳半球の視覚野に、右側の視野の情報は逆の半球に集められる。

■大脳の視覚経路

網膜から出た神経線維は、視神経を通って視床の外側膝状体に達する。ここから出た神経線維は、大脳の後頭葉の一次視覚野に達し、画像として処理される。一次視覚野からは高次視覚野に情報が伝わるが、その経路は腹側と背側に分かれ、処理される情報が異なっている。

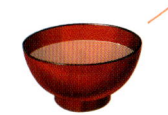

体性感覚野
外側膝状体
視覚前野
視覚機能に関連する後頭葉の連合野で、視覚野の前に位置する。
一次視覚野

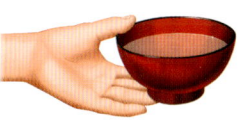

対象物（椀）の像が網膜に映り、視神経に伝えられる。

腹側視覚経路
一次視覚野から大脳の腹側に向かう経路で、対象の認識や形状の把握に関係する（椀の色や形、中身を把握）。

背側視覚経路
一次視覚野から大脳の背側に向かう経路で、対象の位置や運動の把握に関係する（手で椀を持つという行動の把握）。

■杆体と錐体の吸光度

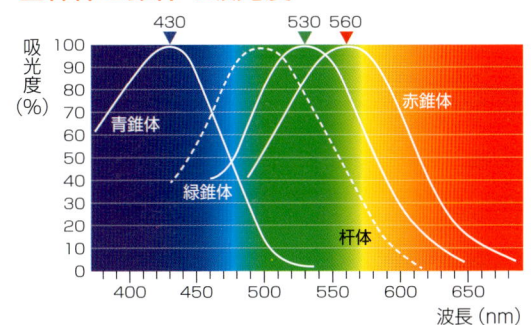

吸光度(%)
430　530　560
青錐体　緑錐体　赤錐体　杆体
波長 (nm)　400　450　500　550　600　650

錐体には3種類があり、それぞれ、短波長（青紫）、中波長（緑）、長波長（赤）を感知するため、色を区別できる。杆体は色の区別ができない。

色覚異常とは

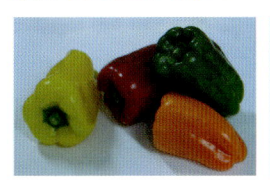

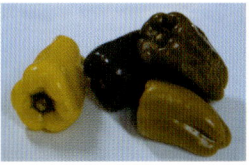

赤錐体がない、もしくは赤錐体が感じる光の波長が緑に近づいてしまっている人は、この2つの写真が同じ色調に見える。日本では遺伝的な異常で赤から緑の区別が困難になる先天赤緑色覚異常が多い。男性で5％、女性で0.2％程度の人に、この型の色覚異常が見られる。（写真提供＝カラーユニバーサルデザイン機構 http://www.cudo.jp/）

2章　頭部・頸部

127

耳の構造

外耳と中耳の境に鼓膜がある。中耳には3つの耳小骨があり、鼓膜の振動を内耳に伝える。内耳には音を感知する蝸牛と平衡感覚を担当する半規管がある。

音が伝わるしくみ⇨p.130
平衡感覚⇨p.132
耳管咽頭口⇨p.147

外耳・中耳・内耳の各構造

耳は、**外耳・中耳・内耳**の3つに分かれている。

外耳は**耳介**と**外耳道**からなり、空気中を伝わってきた音波を**鼓膜**にまで伝える。耳介は内部に軟骨の骨組みがあり、皮膚で覆われている。耳介がよく発達した動物では音を集めるはたらきをするが、人間ではそのはたらきは弱い。外耳道は長さ2～3cmの通路で、突き当たりに鼓膜がある。外耳道にはアポクリン腺があり、この分泌物が**耳垢**になる。鼓膜は直径1cmほどの薄い膜で、斜めに傾いている。内面にツチ骨が付いている。鼓膜の様子は、耳鏡を使って外から観察することができる。

中耳では、**鼓室**という空気の入った洞穴状の空間の中に、**耳小骨**という3つの小さな骨があり、鼓膜の振動を内耳にまで効率よく伝える。耳小骨は**ツチ骨、キヌタ骨、アブミ骨**の3つで、このうちツチ骨とアブミ骨には筋肉が付いていて、音の伝導を調節するはたらきをしている。外界の気圧が変動すると、鼓室の中の空気の体積が変わって、鼓膜を圧迫し、破裂する危険もある。それを防ぐために、鼓室は**耳管**を通して**咽頭**につながっている。耳管は普段は閉じているが、ものを飲み込む動作をしたときに一時的に開いて、外界との間で気圧を調節することができる（p.147）。

内耳は、側頭骨の錐体の中に収まっている。骨の内部に複雑な形をした空洞があり、**骨迷路**とよばれている。さらにその内部に、ほぼ同じ形の膜の袋があり、**膜迷路**とよばれている。膜迷路の外には**外リンパ液**、中には**内リンパ液**という液体が含まれていて、液の成分が違っている。迷路の形は3つに分かれており、前方にある**蝸牛**は、カタツムリのような渦巻き型の管からできていて音を感知する。後方にある**半規管**は、3本のループ状の管が互いに垂直に配置されていて回転運動の平衡感覚を担当する。中間の**前庭**は、2つの袋からなり、両者をつなぐとともに、直線運動の平衡感覚を担当する。

■耳介の各部名称

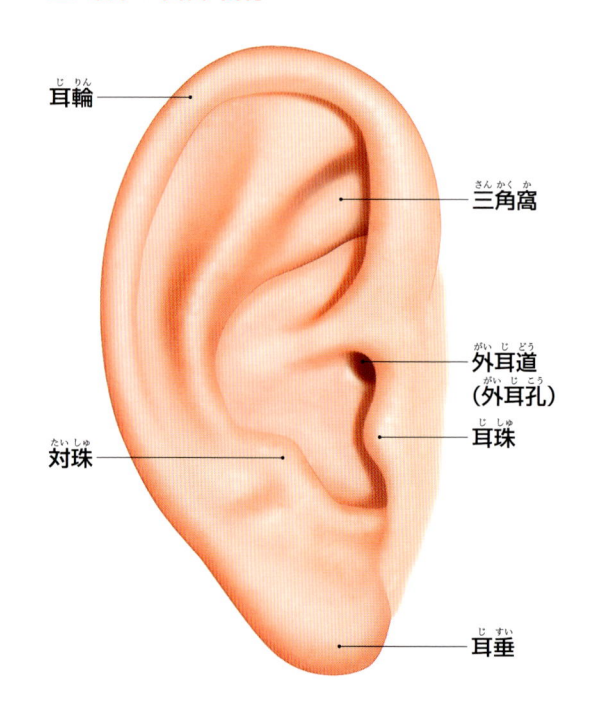

耳輪
三角窩
外耳道（外耳孔）
耳珠
対珠
耳垂

■加齢に伴う聴力の変化

周波数（Hz）: 125, 250, 500, 1000, 2000, 4000, 8000
聴力レベル（dB）

- 20代
- 60代
- 70代
- 80代

聴力は、年齢が進むとすべての音域で低下するが、とくに高音域での低下が顕著である。

■外耳・中耳・内耳の構造

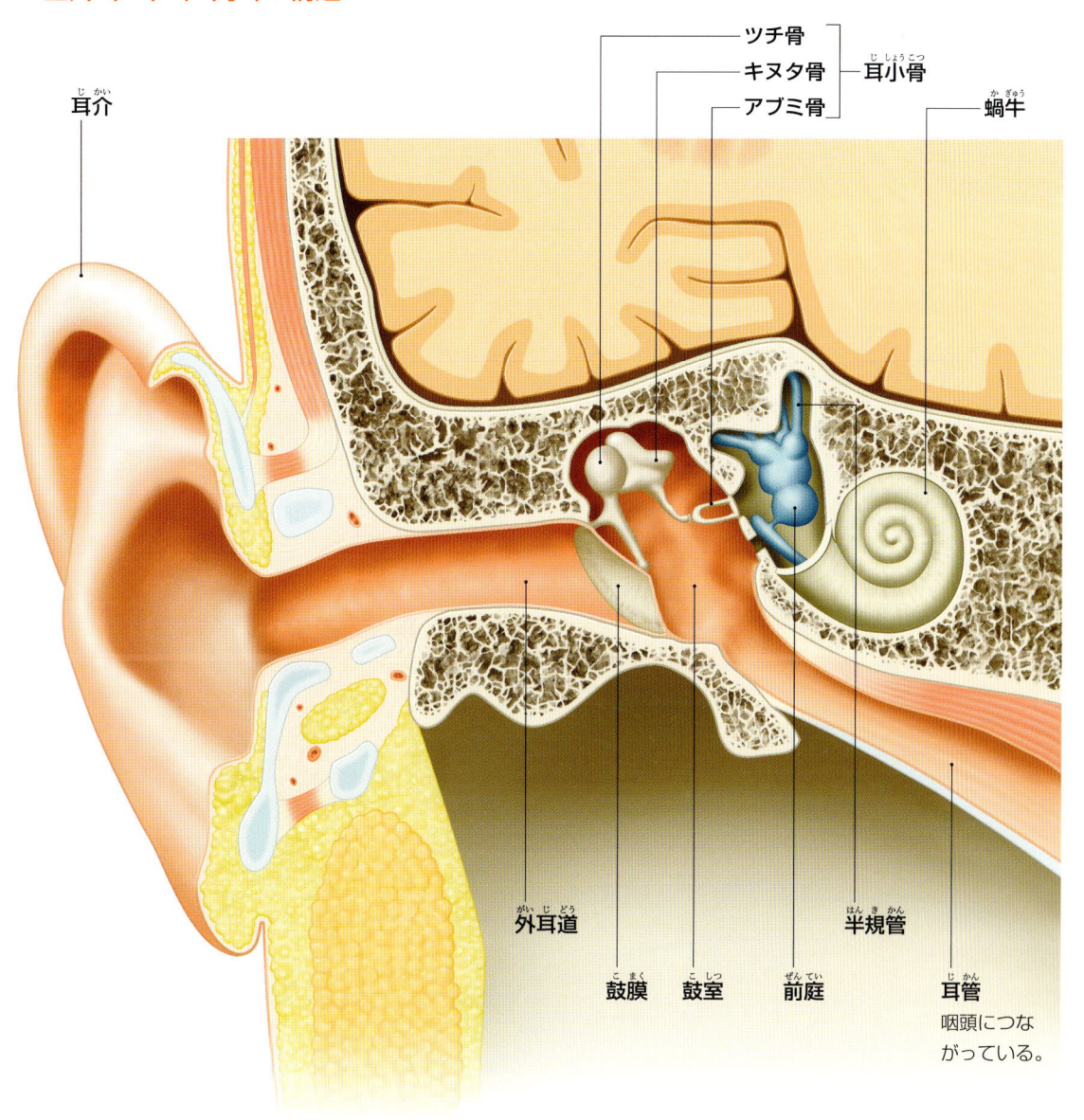

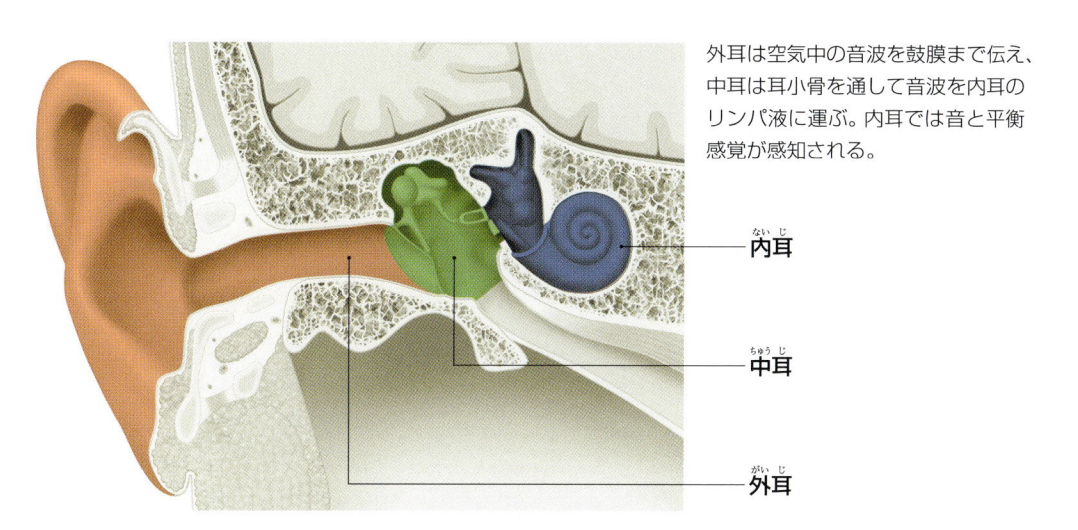

- 耳介（じかい）
- ツチ骨
- キヌタ骨
- アブミ骨
- 耳小骨（じしょうこつ）
- 蝸牛（かぎゅう）
- 外耳道（がいじどう）
- 鼓膜（こまく）
- 鼓室（こしつ）
- 前庭（ぜんてい）
- 半規管（はんきかん）
- 耳管（じかん）　咽頭につながっている。

外耳は空気中の音波を鼓膜まで伝え、中耳は耳小骨を通して音波を内耳のリンパ液に運ぶ。内耳では音と平衡感覚が感知される。

- 内耳（ないじ）
- 中耳（ちゅうじ）
- 外耳（がいじ）

音が伝わるしくみ

耳小骨から内耳に伝わった音の振動は、
内部がリンパ液で満たされたラセン状の蝸牛を上下する。
蝸牛管のコルチ器にある有毛細胞で、音の振動が神経に伝わる。

耳の構造 ⇒ p.128
平衡感覚 ⇒ p.132

鼓室の構造

鼓膜の振動は、3つの耳小骨を介して内耳に伝えられる。耳小骨は、鼓膜の広い面積の振動をアブミ骨底の狭い面積に伝え、てこの原理で振幅が小さくなり、音波のエネルギーが集中して強まり、音を効率よく内耳に伝えることができる。こういったしくみがないと、密度の低い空気中の音波は、水中（内耳を満たすリンパ液）にほとんど伝わらない。ツチ骨とアブミ骨には筋肉が付いていて、大きな音が伝わったときに反射的に収縮して音の伝導を抑制し、音のエネルギーで内耳が壊れないようにするはたらきがある。

内耳を伝わる音

音は、アブミ骨の底から蝸牛の**前庭階**に伝えられる。音波は前庭階を上行して蝸牛のラセンの頂点に達し、そこで**鼓室階**に移って下行する。音波が前庭階と鼓室階を進行する間に、音の高さによって蝸牛管の特定の部位が強く振動する。これによって蝸牛は、音の高さを識別することができる。

蝸牛管の床は丈夫な**基底板**からなり、鼓室階に接している。ここに音を感知する装置である**コルチ器**がある。コルチ器の有毛細胞には**聴毛**があり、これが動かされると信号が神経細胞に伝わる。聴毛は先端が蓋膜に固定されているので、コルチ器が強く振動すると刺激を受けて反応する。蝸牛管は膜迷路（p.128）で、有毛細胞は内リンパ液に浸っている。有毛細胞が反応するには、カリウムを多く含む内リンパ液の成分が重要なはたらきをしている。

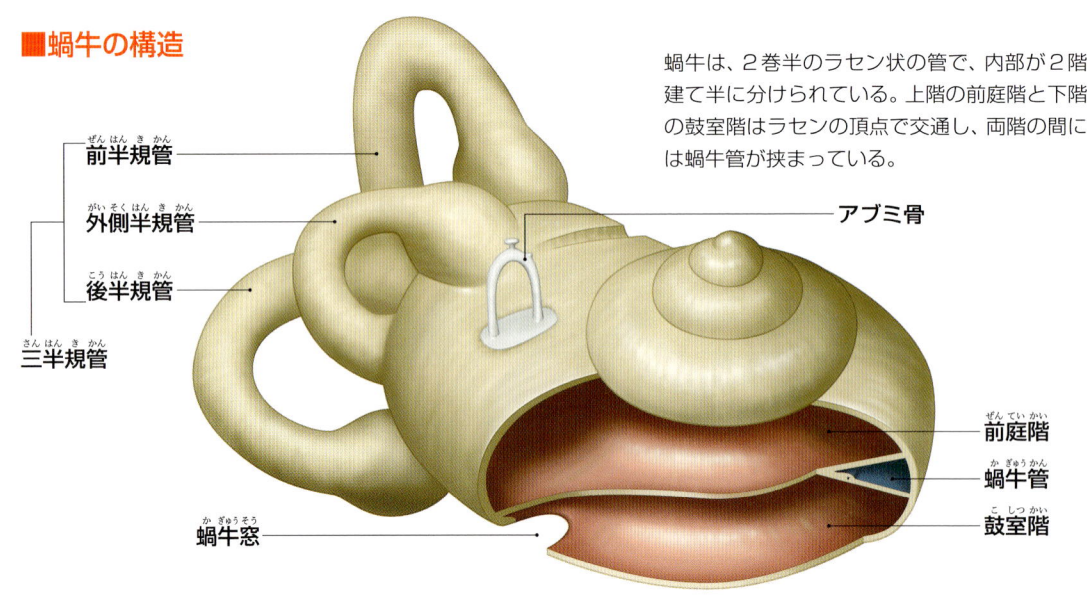

■音の伝わり方

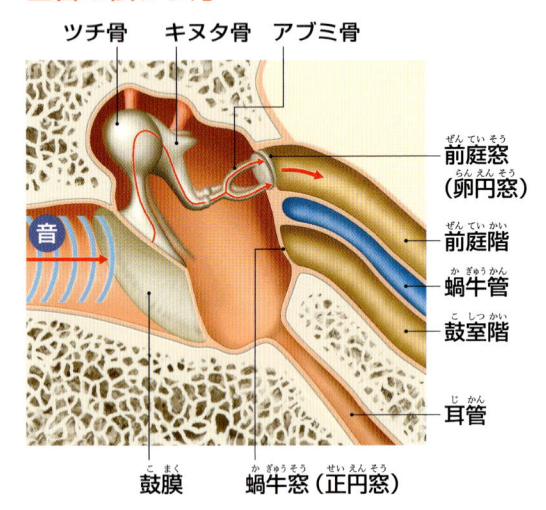

ツチ骨・キヌタ骨・アブミ骨・前庭窓（卵円窓）・前庭階・蝸牛管・鼓室階・耳管・鼓膜・蝸牛窓（正円窓）

■蝸牛の構造

前半規管・外側半規管・後半規管・三半規管・アブミ骨・前庭階・蝸牛管・鼓室階・蝸牛窓

蝸牛は、2巻半のラセン状の管で、内部が2階建て半に分けられている。上階の前庭階と下階の鼓室階はラセンの頂点で交通し、両階の間には蝸牛管が挟まっている。

■蝸牛の断面

アブミ骨を伝わってきた音波は前庭階に入り、ラセンを上って蝸牛頂に達し、鼓室階を下って蝸牛窓から出て行く。このときに、音の高さによって蝸牛管の特定の部位が強く振動して音を感知する。

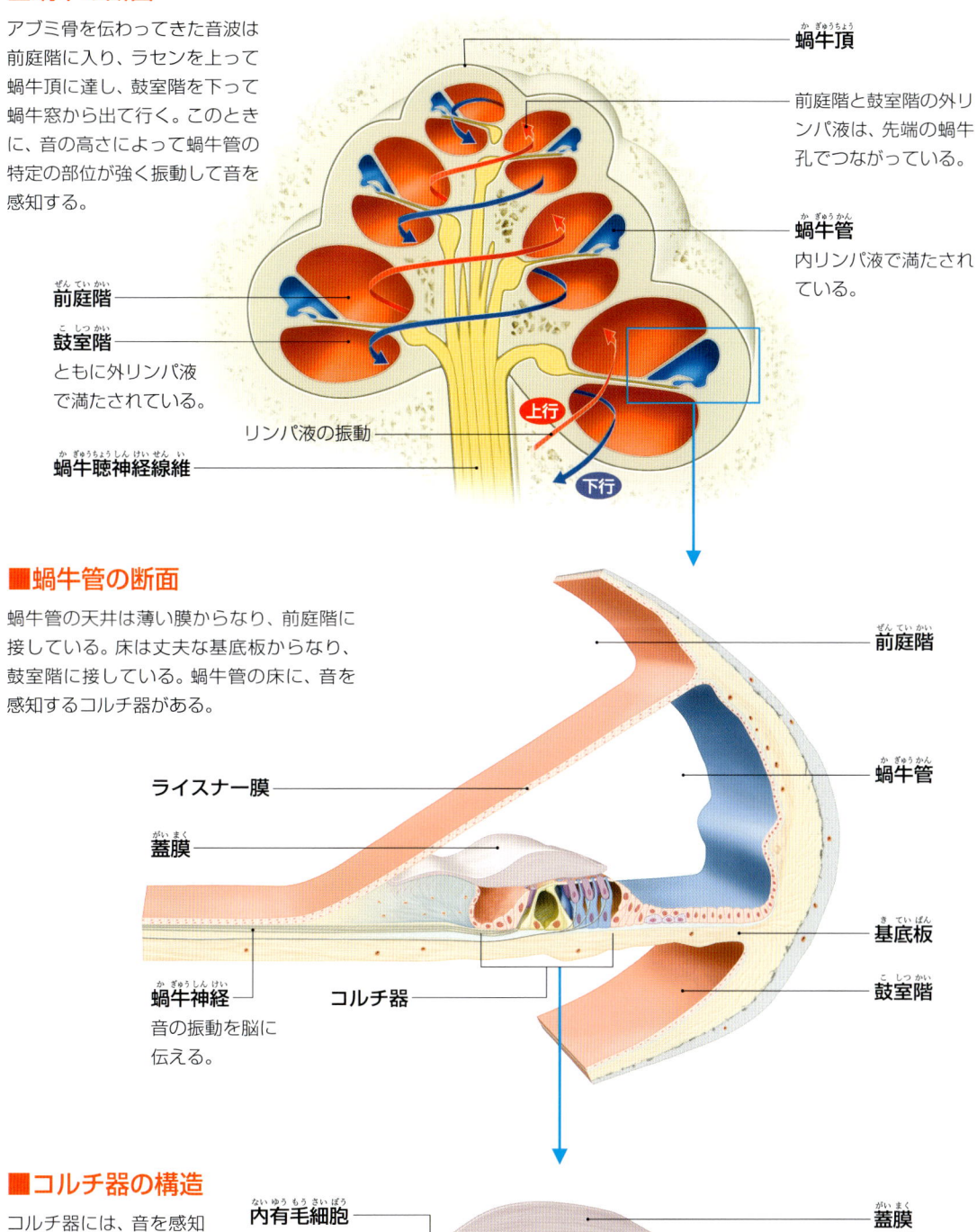

蝸牛頂

前庭階と鼓室階の外リンパ液は、先端の蝸牛孔でつながっている。

蝸牛管
内リンパ液で満たされている。

前庭階

鼓室階
ともに外リンパ液で満たされている。

リンパ液の振動
上行
下行

蝸牛聴神経線維

■蝸牛管の断面

蝸牛管の天井は薄い膜からなり、前庭階に接している。床は丈夫な基底板からなり、鼓室階に接している。蝸牛管の床に、音を感知するコルチ器がある。

前庭階

蝸牛管

ライスナー膜

蓋膜

基底板

鼓室階

蝸牛神経
音の振動を脳に伝える。

コルチ器

■コルチ器の構造

コルチ器には、音を感知する有毛細胞とそれを支える支持細胞がある。有毛細胞から生えた聴毛は、蓋膜に固定されており、これが動かされて音の信号が細胞に伝わり、蝸牛神経を通じて脳に伝わる。

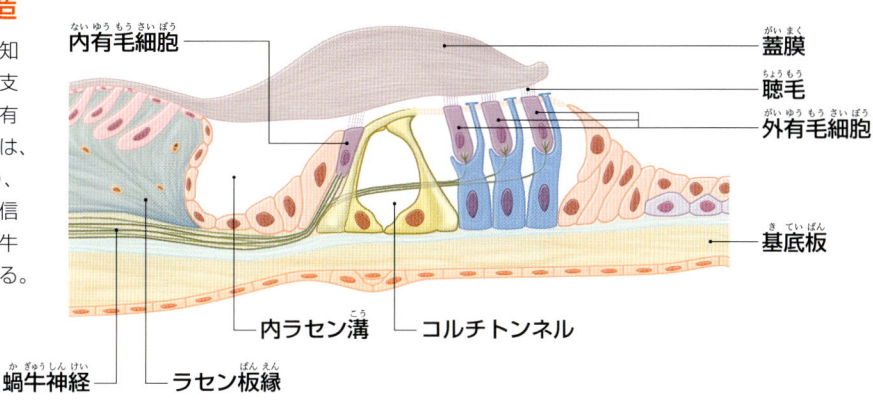

内有毛細胞

蓋膜

聴毛

外有毛細胞

基底板

蝸牛神経 **ラセン板縁** **内ラセン溝** **コルチトンネル**

2章 ── 頭部・頸部

平衡感覚

半規管には3つのループがあり、内部のクプラが動くことで回転運動を感知する。前庭には2つの平衡斑があり、内部の耳石膜がずれると傾きを感知する。

耳の構造⇨ p.128
音が伝わるしくみ⇨ p.130

平衡感覚の種類

内耳は、平衡感覚の感覚器でもある。内耳の感知する平衡感覚には2種類のものがあり、内耳の異なる部位で感知している。

回転運動を感じるしくみ

内耳の後方部にある**半規管**では、回転運動の変化を感知する。半規管には3本のループがあり、**外側半規管**は水平面に、**前半規管**と**後半規管**は垂直面にあり、互いに垂直になるように配置されている。半規管はそれぞれの面の中での回転運動を感知する。回転運動が起こると、慣性によって半規管の中の内リンパ液が逆方向に流れる。半規管の付け根の膨大部には、感覚細胞を備えた**膨大部稜**があり、**有毛細**胞の感覚毛をゼラチン状の物質が包んで**クプラ**をつくっている。内リンパ液の流れはクプラを動かして有毛細胞を刺激する。このようにしてさまざまな向きの回転運動の変化が有毛細胞によって感知される。

傾きを感じるしくみ

内耳の中間にある**前庭**には、**球形嚢**と**卵形嚢**という2つの膜迷路の袋があり、頭部の傾きや直線運動の変化を感知する。その壁の一部に有毛細胞の集まった**平衡斑**があり、有毛細胞の感覚毛にはカルシウムからなる**耳石**が集まって**耳石膜**をつくっている。平衡斑が傾くと耳石膜が横方向にずれて有毛細胞を刺激する。球形嚢と卵形嚢の平衡斑は互いに垂直な向きに配置されていて、さまざまな方向の頭部の傾きや直線運動の変化が感知される。

■前庭の内部構造

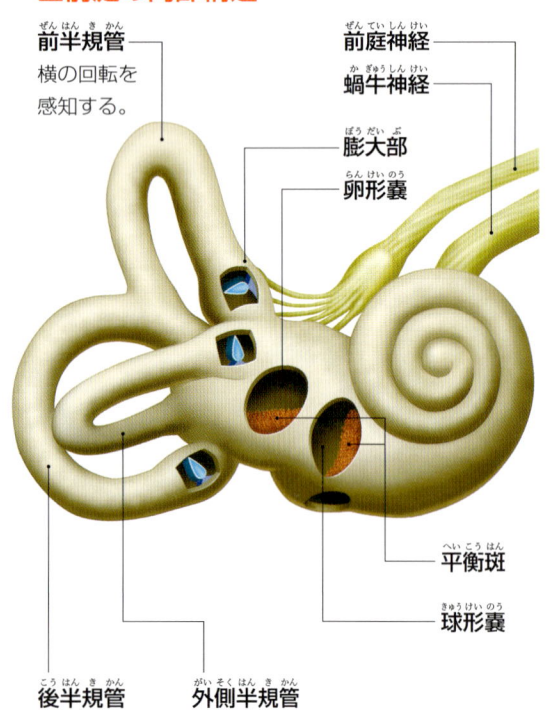

- **前半規管** 横の回転を感知する。
- **前庭神経**
- **蝸牛神経**
- **膨大部**
- **卵形嚢**
- **平衡斑**
- **球形嚢**
- **後半規管** 前後の回転を感知する。
- **外側半規管** 体軸の回転を感知する。

■半規管の膨大部の構造

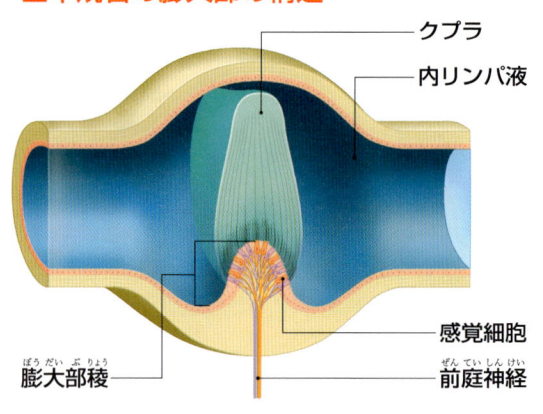

- クプラ
- 内リンパ液
- 感覚細胞
- 膨大部稜
- 前庭神経

■平衡斑の構造

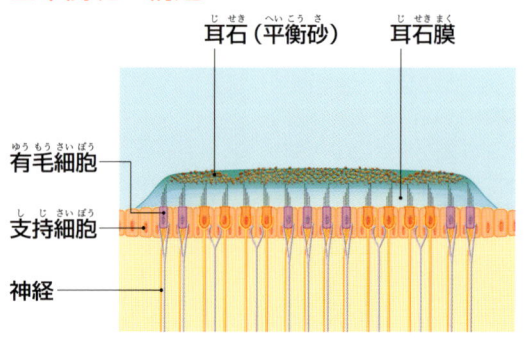

- 耳石（平衡砂）
- 耳石膜
- 有毛細胞
- 支持細胞
- 神経

■回転運動を感知する膨大部稜

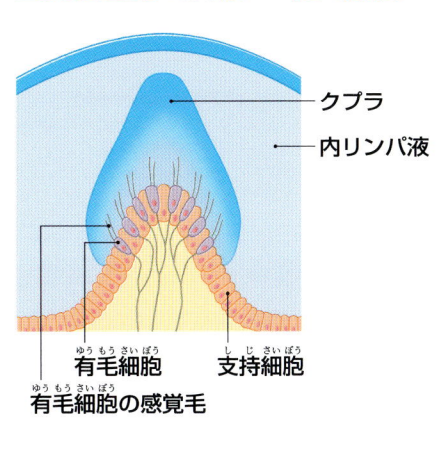

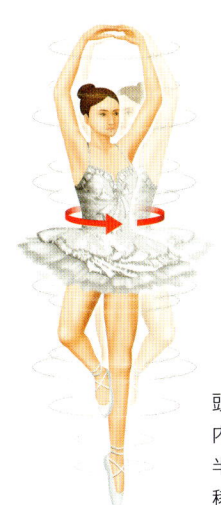

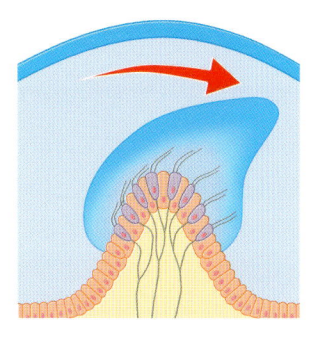

- クプラ
- 内リンパ液
- 有毛細胞
- 支持細胞
- 有毛細胞の感覚毛

頭部が回転をすると、慣性によって半規管の中の内リンパ液が逆方向に流れる。この流れによって半規管の付け根にあるクプラが動かされ、膨大部稜の有毛細胞が刺激される。

■傾きを感知する平衡斑

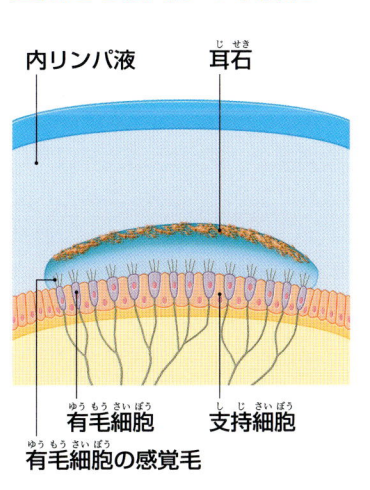

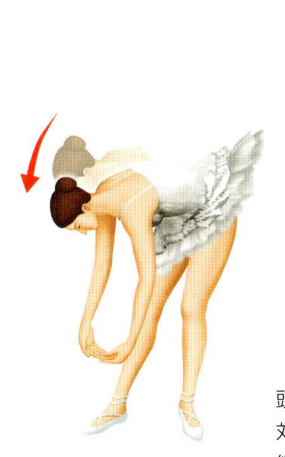

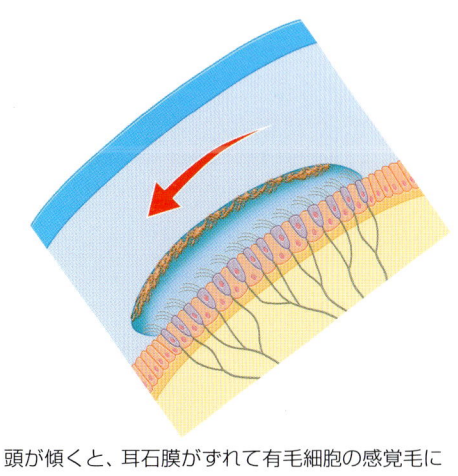

- 内リンパ液
- 耳石
- 有毛細胞
- 支持細胞
- 有毛細胞の感覚毛

頭が傾くと、耳石膜がずれて有毛細胞の感覚毛に対して横向きの力を加える。この力によって有毛細胞が刺激される。

明解図解 めまいの起こるしくみ

●良性発作性頭位めまい
三半規管のリンパ液の中に、耳石器から耳石がはがれ落ちて入ってしまうことで起こる。

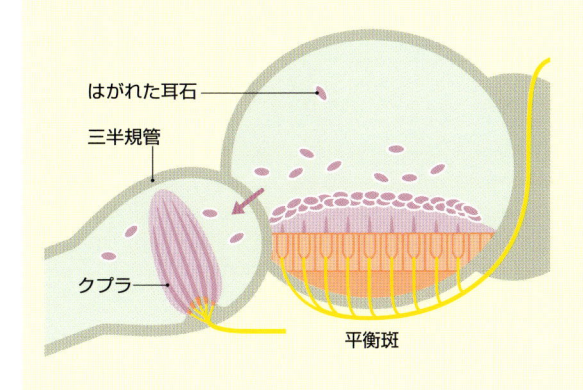

●メニエール病
内リンパ液が過剰になることにより、発作的なめまいと耳鳴り・難聴などが繰り返し起こる病気である。

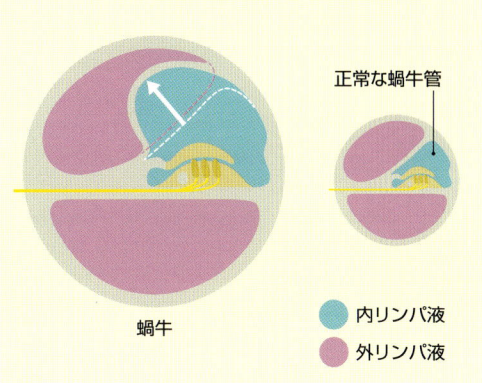

- はがれた耳石
- 三半規管
- クプラ
- 平衡斑
- 蝸牛
- 正常な蝸牛管
- 内リンパ液
- 外リンパ液

2章 頭部・頸部

鼻の構造

鼻腔は鼻中隔によって左右の鼻腔に分けられ、
鼻腔には鼻甲介という棚があり、上・中・下鼻道に分けられる。
鼻腔の周囲の骨には副鼻腔という空洞があいている。

頭蓋骨のしくみ⇨p.100
においを感じるしくみ⇨p.136
のどの構造⇨p.144

鼻腔の構造

顔の中央に突き出した鼻の部分を**外鼻**という。外鼻には軟骨の骨組みがあり、皮膚によって覆われている。下の端に1対の**外鼻孔**がある。

鼻腔は、頭の骨の中にある大きな腔所で、前方は外鼻孔によって外界とつながっている。鼻腔は**鼻中隔**によって左右に分かれており、内面は粘膜に覆われている。鼻腔の後端は、**後鼻孔**によって咽頭につながっている。鼻腔の床は口蓋であり、口腔の天井になっている。鼻腔の天井は**篩板**という1枚の骨板を隔てて、脳を収める頭蓋腔(p.27)に接している。

鼻腔の外側壁には、骨を含むひさし状の3つの突き出しがあり、**上・中・下鼻甲介**とよばれる。鼻甲介の下は3つの空気の通路になっていて、**上・中・下鼻道**とよばれる。

鼻腔の粘膜の大部分は、肺に送られる空気を温めて湿り気を与えるはたらきをしている。これによって、肺胞の繊細な壁が傷つかないようにしているので、**呼吸上皮**とよばれる。鼻腔の最上部の粘膜には、においを感じる細胞が含まれており**嗅上皮**とよばれ、他の部分の粘膜と性質が違っている。

副鼻腔

鼻腔の周囲の骨の内部には、空気を含む空洞があり、鼻腔につながっているので**副鼻腔**とよばれる。**前頭洞、蝶形骨洞、篩骨洞、上顎洞**である。

副鼻腔は人によって形や大きさがさまざまで、特別のはたらきをしているわけではない。頭部には脳、眼窩、鼻腔、口腔といった、特定の構造とはたらきをもつ器官があり、固有の形をもったこれらの器官の間に副鼻腔は位置していて、すき間を埋める関係にある。強いていえば、そのすき間を空洞にすることにより、頭部の重さを軽減するはたらきがある。

鼻腔に炎症が起こると、しばしば副鼻腔に波及する。とくに上顎洞は開口部が高い位置にあって内部の液が排出されにくいので、炎症が慢性化して膿がたまり、蓄膿症(副鼻腔炎)を起こしやすい。

鼻腔には、眼からつながる**鼻涙管**(p.122)も開いており、過剰な涙が鼻涙管を通って鼻に入る。そのため、鼻水には涙も一部含まれている。また鼻腔のすぐ後ろの咽頭の最上部には、中耳につながる耳管(p.147)の開口部がある。このように、鼻腔は頭部のさまざまな場所につながっている。

■外鼻の各部名称

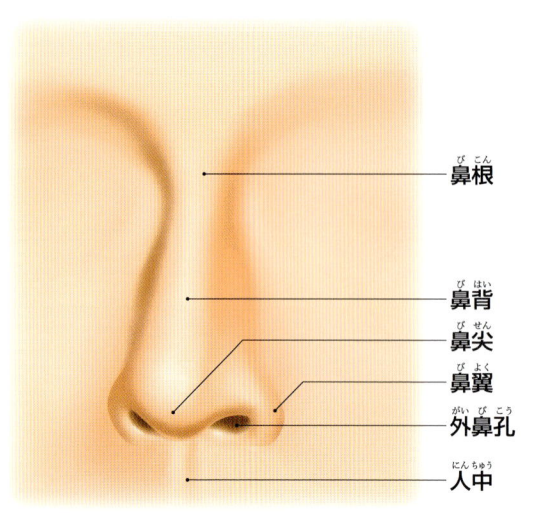

- 鼻根
- 鼻背
- 鼻尖
- 鼻翼
- 外鼻孔
- 人中

明解図解 鼻の内部構造

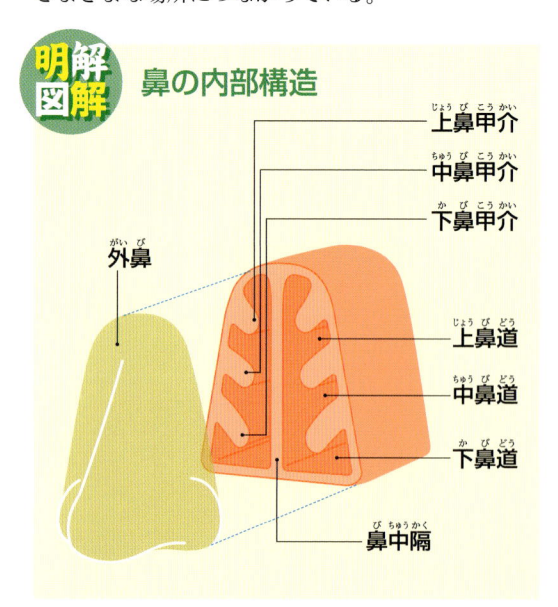

- 外鼻
- 上鼻甲介
- 中鼻甲介
- 下鼻甲介
- 上鼻道
- 中鼻道
- 下鼻道
- 鼻中隔

■鼻の構造

鼻腔の外側壁には、鼻甲介というひさし状の突き出した部分が3つあり、その下が鼻道という3つの空気の通路になっている。鼻腔は前方の外鼻孔で外界とつながり、後方の後鼻孔で咽頭とつながる。

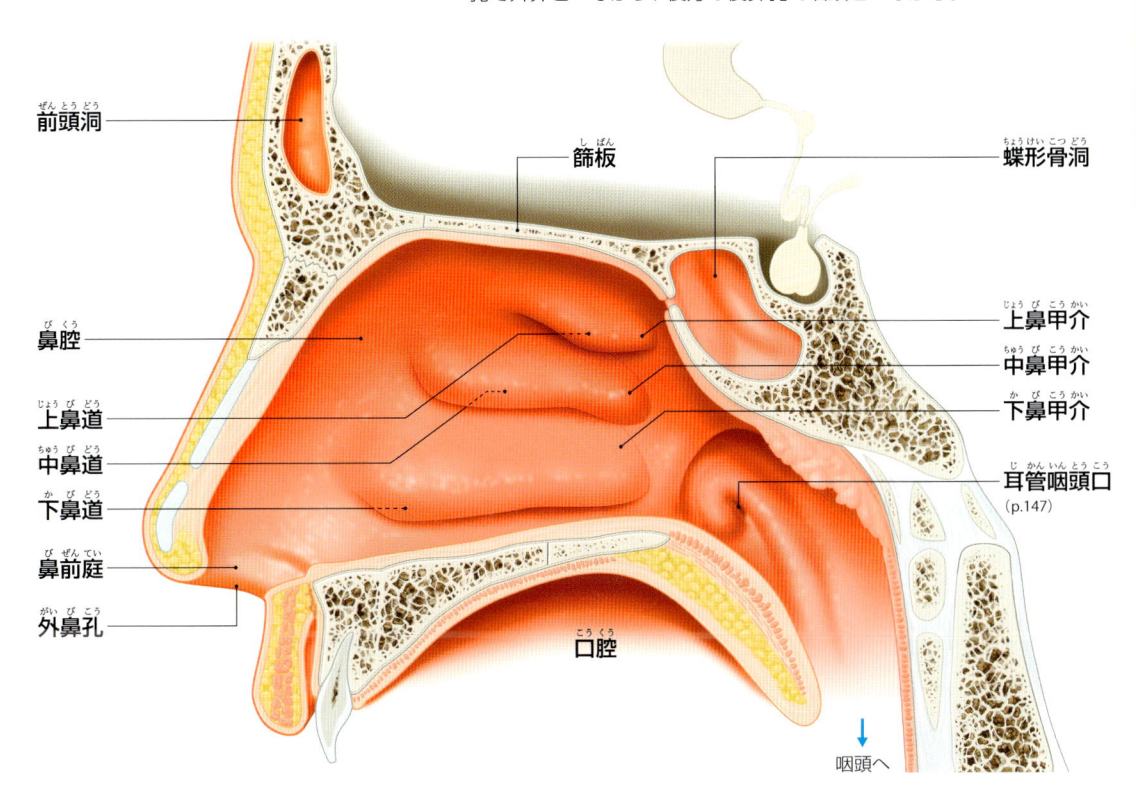

- 前頭洞（ぜんとうどう）
- 篩板（しばん）
- 蝶形骨洞（ちょうけいこつどう）
- 鼻腔（びくう）
- 上鼻甲介（じょうびこうかい）
- 中鼻甲介（ちゅうびこうかい）
- 下鼻甲介（かびこうかい）
- 上鼻道（じょうびどう）
- 中鼻道（ちゅうびどう）
- 下鼻道（かびどう）
- 耳管咽頭口（じかんいんとうこう）（p.147）
- 鼻前庭（びぜんてい）
- 外鼻孔（がいびこう）
- 口腔（こうくう）
- 咽頭へ

■副鼻腔の位置

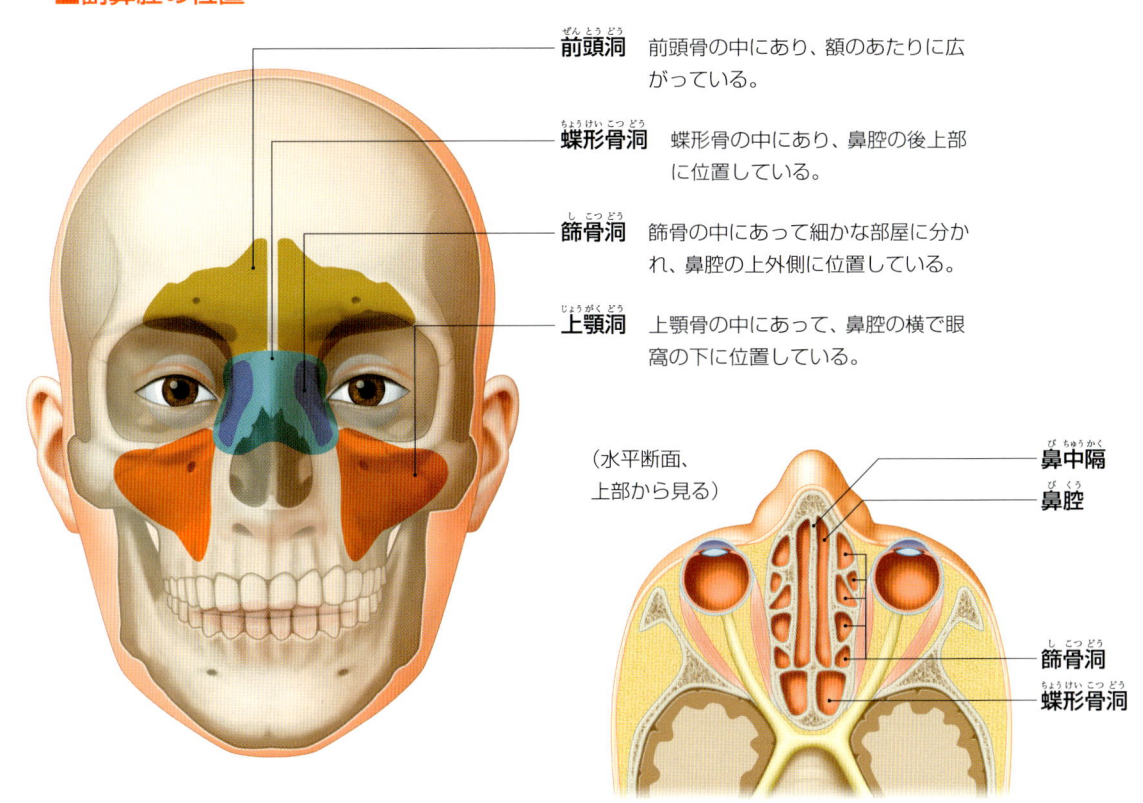

- **前頭洞**（ぜんとうどう）　前頭骨の中にあり、額のあたりに広がっている。
- **蝶形骨洞**（ちょうけいこつどう）　蝶形骨の中にあり、鼻腔の後上部に位置している。
- **篩骨洞**（しこつどう）　篩骨の中にあって細かな部屋に分かれ、鼻腔の上外側に位置している。
- **上顎洞**（じょうがくどう）　上顎骨の中にあって、鼻腔の横で眼窩の下に位置している。

（水平断面、上部から見る）

- 鼻中隔（びちゅうかく）
- 鼻腔（びくう）
- 篩骨洞（しこつどう）
- 蝶形骨洞（ちょうけいこつどう）

2章　頭部・頸部

においを感じるしくみ

2章　頭部・頸部

嗅上皮にあるボウマン腺からは粘液が分泌され、におい物質が溶けこむ。それが、嗅細胞の受容器に接合することで、においとして感知される。

脳のしくみ⇒p.116
脳の内部構造⇒p.118
鼻の構造⇒p.134

嗅上皮の構造

鼻腔の最上部の粘膜は**嗅上皮**とよばれ、においを感じる**嗅細胞**や**支持細胞**、ボウマン腺（**嗅腺**）が分布している。ボウマン腺から分泌された粘液は嗅上皮の表面を覆い、嗅細胞から出ている線毛は粘液の中に埋まっている。空気中に含まれるにおい物質は、粘液の中に溶けこみ、嗅細胞の線毛の細胞膜上にある受容体と結合して、においとして感知される。嗅細胞の寿命は1か月ほどで、嗅上皮に含まれる基底細胞から新しく生み出される。鼻づまりや鼻粘膜の炎症によって、嗅覚障害が生じることがある。

におい物質

においの物質は自然界に2万種以上存在すると考えられ、その分子の立体的な構造が、受容体の分子の構造と合致して結合したときに、においの感覚を引き起こす。においの感覚は個人差が大きく、また同じ人でも年齢や体調によって影響される。さらに嗅覚は順応が速いために、同じにおいをかいでいるとすぐに感覚が鈍くなってしまう。また同じにおい物質でも、濃度によって違うにおいと感じることがある。人間のにおいの感覚は、イヌなどに比べると格段に鈍い。

嗅細胞から大脳への伝達

嗅細胞は、1本の神経線維を中枢に向かって出している。嗅細胞から出た神経線維は束をつくって、鼻腔の天井の篩板に開いた多数の小さな孔を通って頭蓋腔に入り、大脳の底面に位置する**嗅球**に連絡している。嗅球の中の神経回路で処理されたにおいの情報は、**嗅索**を通って大脳に向かい、**大脳辺縁系**（p.119）や**前頭葉**（p.117）の一部に達する。においの感覚は意識に上るだけでなく、感情や本能にも影響しやすい。フェロモンは、におい物質でそのようなはたらきがとくに強いものである。

■副鼻腔の開口する場所

鼻腔には、頭部のさまざまな場所につながる開口部がある。副鼻腔は鼻腔周辺の骨の中の腔所である。鼻涙管（p.122）は眼からの涙を鼻腔に運び、耳管は中耳につながっている。

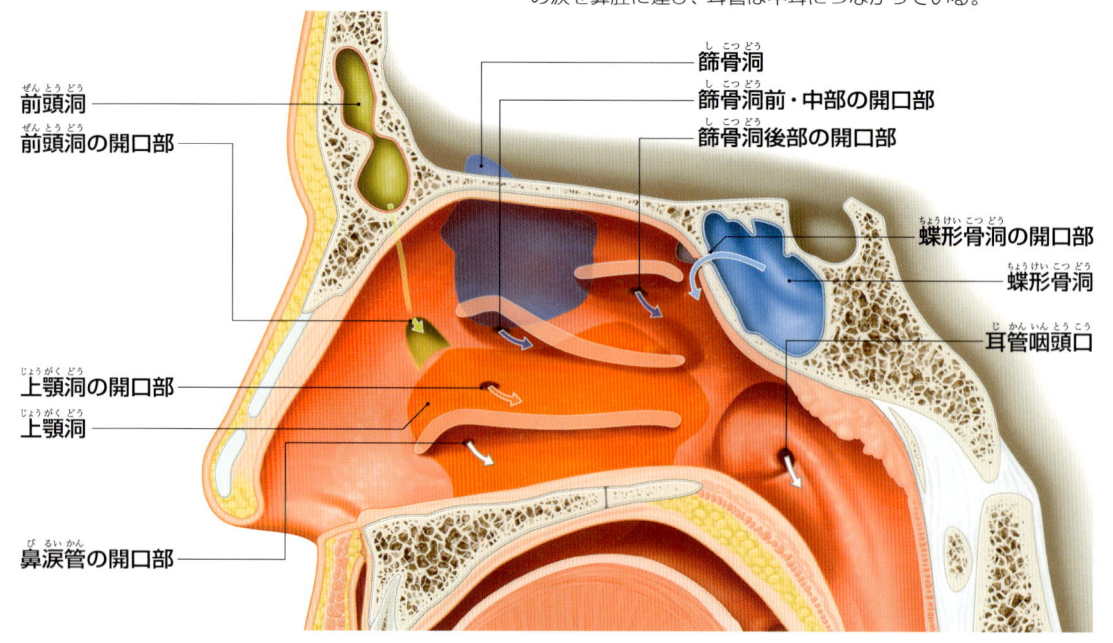

- 前頭洞
- 前頭洞の開口部
- 上顎洞の開口部
- 上顎洞
- 鼻涙管の開口部
- 篩骨洞
- 篩骨洞前・中部の開口部
- 篩骨洞後部の開口部
- 蝶形骨洞の開口部
- 蝶形骨洞
- 耳管咽頭口

■嗅覚刺激の伝わり方

嗅上皮は、ボウマン腺から分泌される粘液によって表面を覆われている。におい物質は粘液に溶けて嗅細胞の嗅小毛に達し、細胞膜の受容体に結合する。嗅細胞から出た神経線維は篩板にあいた孔を通って大脳の底面にある嗅球に達し、そこから出た神経線維はさらに大脳へと到達する。

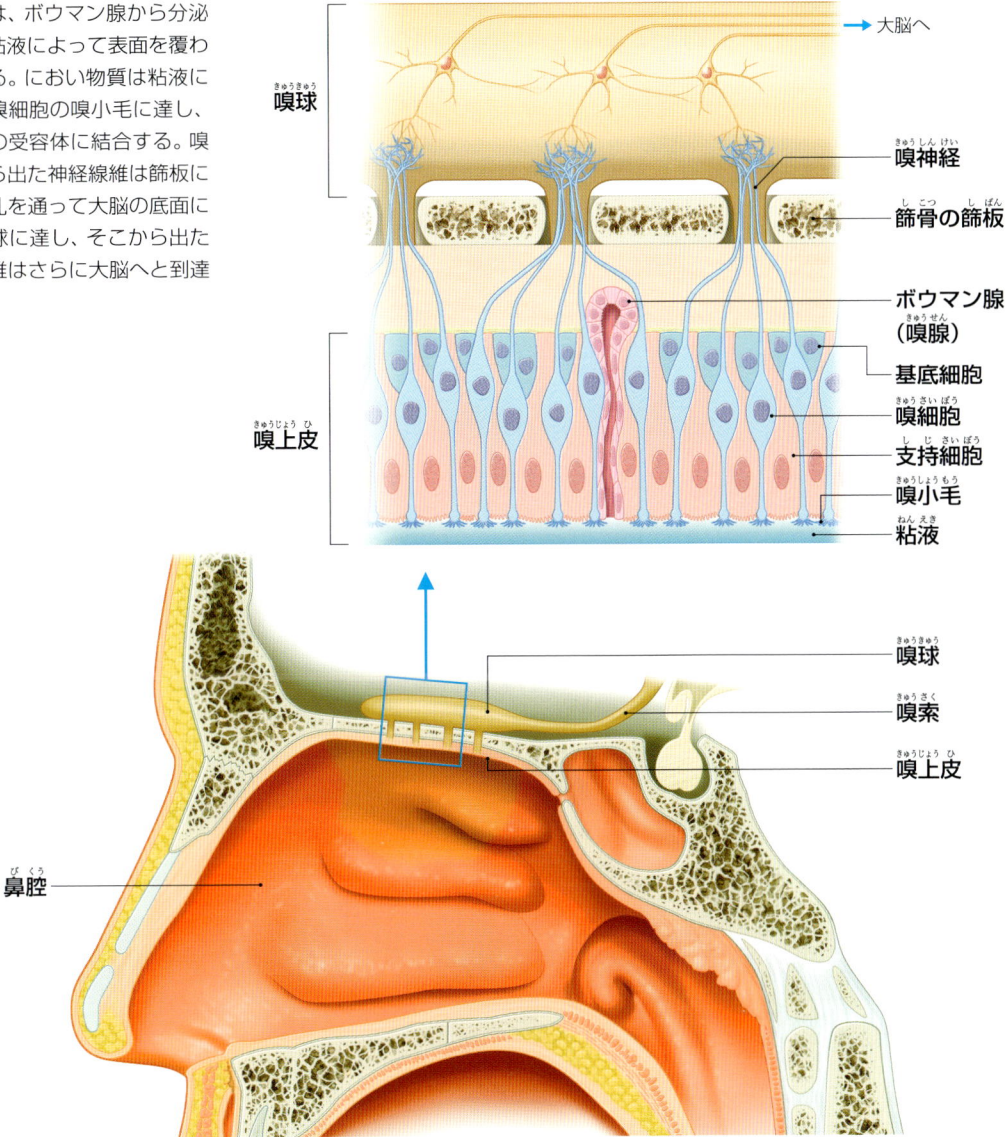

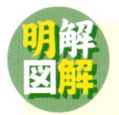

→大脳へ

嗅球
嗅神経
篩骨の篩板
ボウマン腺（嗅腺）
基底細胞
嗅上皮
嗅細胞
支持細胞
嗅小毛
粘液

嗅球
嗅索
嗅上皮
鼻腔

明解図解　鼻出血

鼻出血は、局所的な要因によっても、全身的な要因によっても起こる。局所的な原因で突然起こる鼻出血は、鼻中隔の前方のキーゼルバッハ部位からの出血が多い。この場所は、血管が豊富に分布していて、粘膜が薄いので、傷ついて出血しやすい。また、動脈硬化や血液疾患など、全身の重大な病気が原因となって鼻出血が起こることもあるので、鼻出血を繰り返すときには注意が必要である。

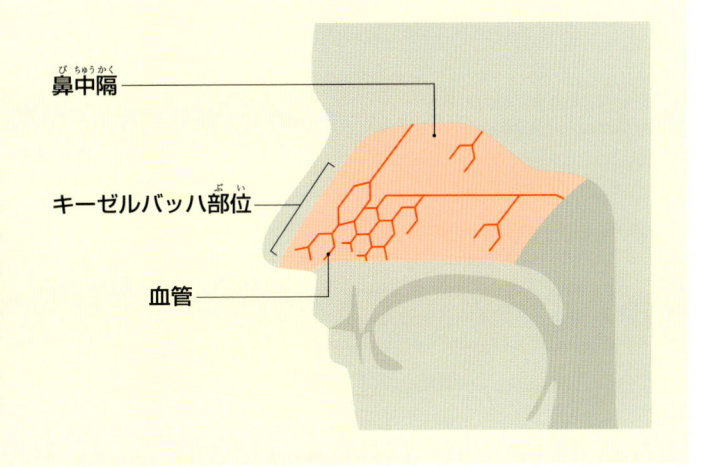

鼻中隔
キーゼルバッハ部位
血管

2章 — 頭部・頸部

口の構造

咀嚼時には前方の口裂と後方の口峡が閉じ、嚥下時には口峡が開く。
3つの大唾液腺から、食物を湿らし、
でんぷんを分解する酵素を含んだ唾液が分泌される。

消化器系の概要 ⇨ p.62
頭部の筋肉 ⇨ p.102
歯のしくみ ⇨ p.142
のどの構造 ⇨ p.144

▍口腔の構造とはたらき

　口の中の空間を**口腔**といい、前方は**口唇**によって外界から隔てられ、後方は**口峡**を通して**咽頭**につながる。口腔の天井は**口蓋**で、側壁は頬であり、口腔の床は筋肉からなり舌が突き出している。口腔は、歯列を境にして、外側を**口腔前庭**といい、内側は**固有口腔**である。

　下の歯列は可動性の下顎骨にのっており、上の歯列に対して動かすことができる。上下の歯列の間で食物をかみくだくはたらきを**咀嚼**といい、食物の消化の第一段階であるとともに、味覚をよく味わうための動作でもある。

　咀嚼の際には、食物が外に漏れ出さないように、口を閉鎖空間にする必要がある。天井の口蓋と側壁の頬に加えて、前方では口裂を閉ざし、後方では口蓋と舌根を密着させて口峡を閉鎖する。咀嚼の済んだ食物を嚥下するときは、口峡が開き、舌のはたらきで食物が奥に送られる。

　咀嚼にあたって、舌は食物を歯列の間の適当な位置に動かすはたらきをし、**唾液腺**から分泌される大量の唾液は、食物を湿らせて咀嚼を可能にするとともに、食物からうま味を引き出して味覚を刺激する。

　口唇と頬には、顔の皮膚を動かす表情筋(p.102)が分布しており、下顎骨と独立に動かすことができる。

■口の各部名称

上唇
歯肉
歯
硬口蓋
軟口蓋
口蓋垂
舌
口腔前庭
下唇

鼻唇溝（ほうれい線）
人中
口角
口裂
上唇
口唇
下唇

口蓋扁桃
口と咽頭の境目で側壁にあるリンパ組織の集まり。

口峡
口と咽頭の境目で狭くなった部分。

138

唾液とは

　食物を口の中でかみくだくはたらきを咀嚼といい、食物の消化の第1段階（p.64）である。咀嚼は、下顎骨を動かして歯列の間で食物をすりつぶすが、その際に十分な液で食物を湿らせる必要がある。そのために3種類の大唾液腺が口腔に備わっていて、大量の唾液を分泌している。このほかに、小さな唾液腺が舌の表面や口腔の粘膜に散在している。**耳下腺**の唾液はサラサラした漿液性、**舌下腺**の唾液はネバネバした粘液性、**顎下腺**の唾液はその中間である。唾液にはでんぷんを分解する**プチアリン**という消化酵素が含まれている。唾液を加えてよくかむことで、食物のうま味が引き出されて味覚を刺激する。唾液は一日あたり1ℓほど分泌されている。

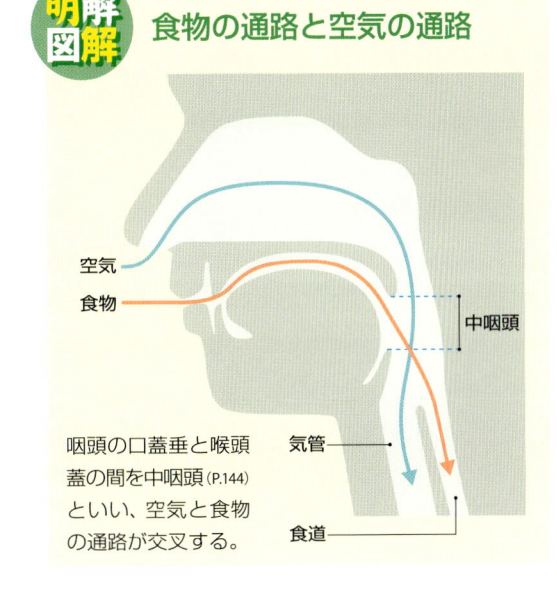

明解図解　食物の通路と空気の通路

空気／食物／中咽頭／気管／食道

咽頭の口蓋垂と喉頭蓋の間を中咽頭（P.144）といい、空気と食物の通路が交叉する。

■唾液腺

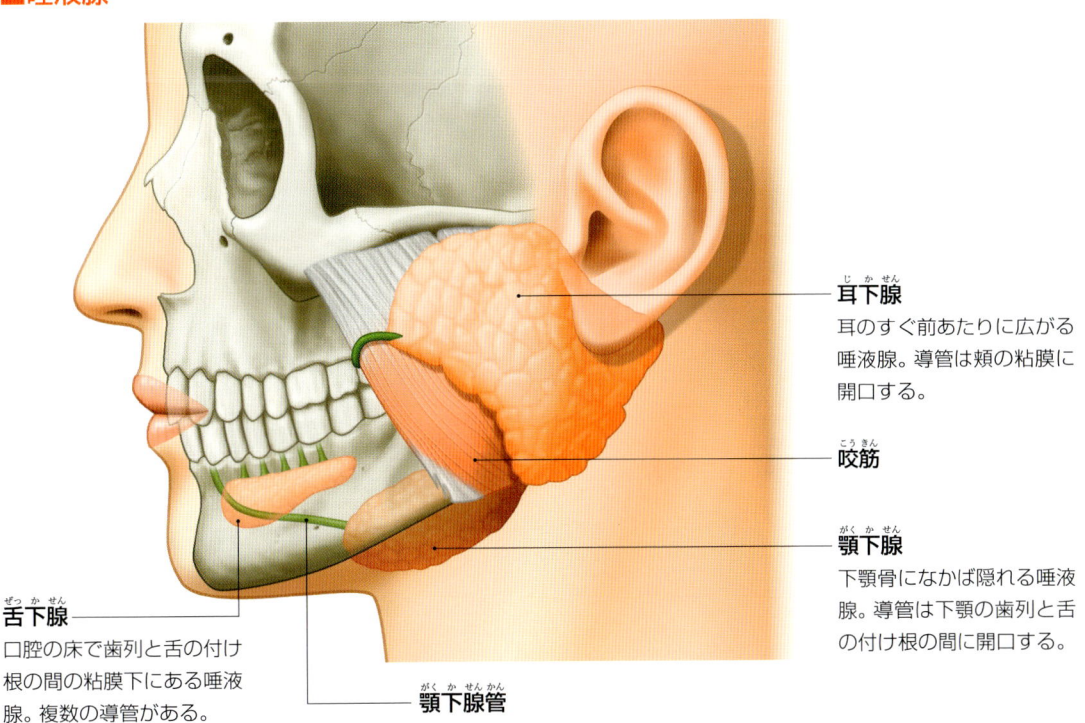

耳下腺
耳のすぐ前あたりに広がる唾液腺。導管は頬の粘膜に開口する。

咬筋

顎下腺
下顎骨になかば隠れる唾液腺。導管は下顎の歯列と舌の付け根の間に開口する。

舌下腺
口腔の床で歯列と舌の付け根の間の粘膜下にある唾液腺。複数の導管がある。

顎下腺管

■唾液腺の構造

唾液腺の内部では、細かく枝分かれした導管の末端に腺細胞（漿液細胞と粘液細胞）が集まって、腺房をつくっている。腺細胞には、たんぱく質を分泌する漿液細胞と、粘液を分泌する粘液細胞がある。

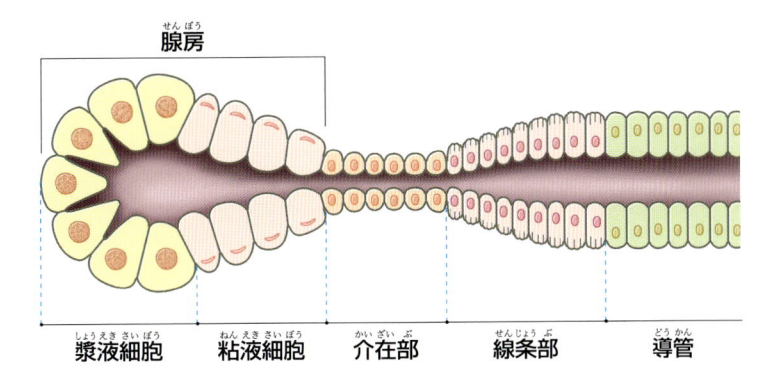

腺房／漿液細胞／粘液細胞／介在部／線条部／導管

2章――頭部・頚部

味覚を感じるしくみ

舌の粘膜には4種類の乳頭があり、その一部には
味蕾が分布している。味蕾の中の味細胞からは微絨毛が伸び出し、
その細胞膜にある受容体などで味を感知する。

脳神経のしくみ⇨p.82
頭部の神経⇨p.110

乳頭の味蕾が味を感じる

舌の背側面（表面）の粘膜には、**乳頭**という小さな盛り上がりが分布していて、舌の表面にでこぼこでザラザラした印象を与えている。乳頭には4つの型があり、その一部に味覚を感じる装置である**味蕾**がある。
有郭乳頭は、舌体の最後部に逆V字形に並ぶ大型の乳頭で、**乳頭溝**によって周囲から隔てられている。有郭乳頭の側壁には味蕾が分布しており、乳頭溝の深部には**エブネル腺**があって漿液性の唾液を分泌している。
葉状乳頭は、舌体の外側部にあるヒダ状の乳頭で、前後に並んで配列する。乳頭の側面に味蕾が分布している。
茸状乳頭は、舌体に広く分布する針頭大の乳頭で、上端がやや膨らんでキノコのような形をしている。小児では上面に味蕾が分布しているが、成人では味蕾はわずかになる。
味蕾は粘膜上皮内にあって、幅20〜40μm、長さ70μmほどの紡錘形をした装置で、先端部に**味孔**が開いていて口腔とつながっている。1個の味蕾には30〜80個の**味細胞**が含まれており、その寿命は10日ほどである。味細胞は先端から微絨毛が生えており、この細胞膜に味覚を感じるための受容体やチャネル（イオンを通過させるはたらきがあるところ）がある。味覚の刺激は、味細胞から味覚の神経線維に伝えられる。味覚には、塩味、酸味、甘味、苦味の4つの基本味があるが、そのほかに、うま味も国際的に認められている。また、味蕾は、舌の乳頭以外の粘膜にも分布する。
各味蕾には5つの基本味に対応する味細胞が含まれており、味物質（味覚の刺激をもたらす化学物質）の濃度が高い場合には舌のどの味蕾でも感じるが、薄くなってくると部位によって感じ方に差が出てくる。
味覚を伝える神経は、**舌体**からは顔面神経（p.110）を通って脳に入り、**舌根**からは舌咽神経を通って脳に入る。味覚の神経線維は、延髄と視床で中継されて、大脳皮質（p.116）の前頭葉と頭頂葉の下端部あたりに投射する。

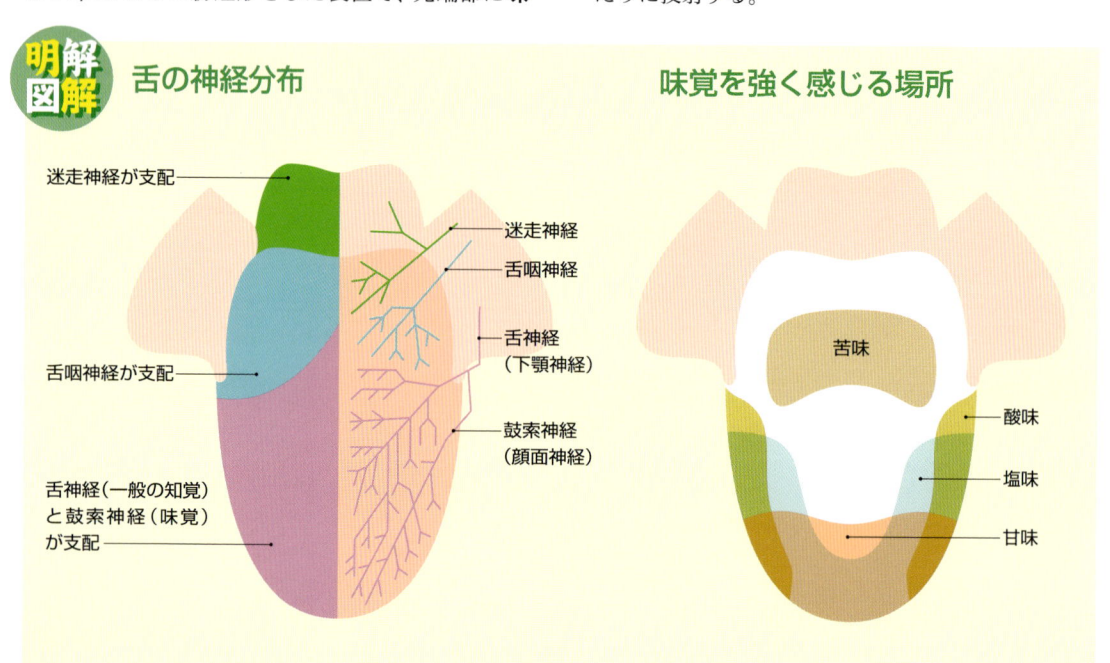

明解図解　舌の神経分布

- 迷走神経が支配
- 舌咽神経が支配
- 舌神経（一般の知覚）と鼓索神経（味覚）が支配
- 迷走神経
- 舌咽神経
- 舌神経（下顎神経）
- 鼓索神経（顔面神経）

味覚を強く感じる場所

- 苦味
- 酸味
- 塩味
- 甘味

■舌の各部名称と味蕾の分布

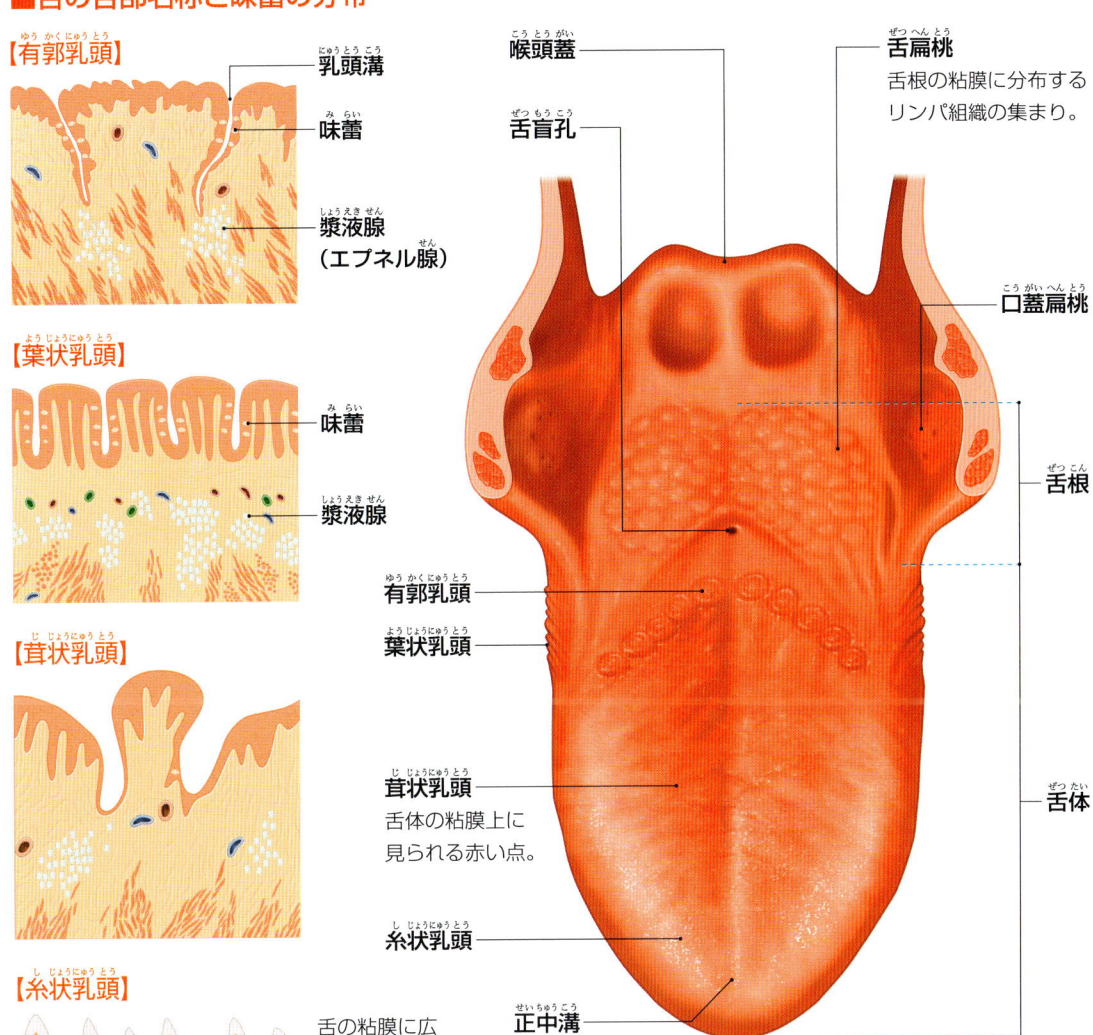

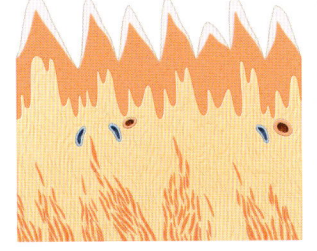

【有郭乳頭】
- 乳頭溝
- 味蕾
- 漿液腺（エブネル腺）

【葉状乳頭】
- 味蕾
- 漿液腺

【茸状乳頭】

【糸状乳頭】
舌の粘膜に広く分布している乳頭で、先端が角化してざらついた感じがする。味覚には関与しない。

- 喉頭蓋
- 舌扁桃：舌根の粘膜に分布するリンパ組織の集まり。
- 舌盲孔
- 口蓋扁桃
- 舌根
- 有郭乳頭
- 葉状乳頭
- 茸状乳頭：舌体の粘膜上に見られる赤い点。
- 舌体
- 糸状乳頭
- 正中溝
- 舌尖

■味蕾の構造

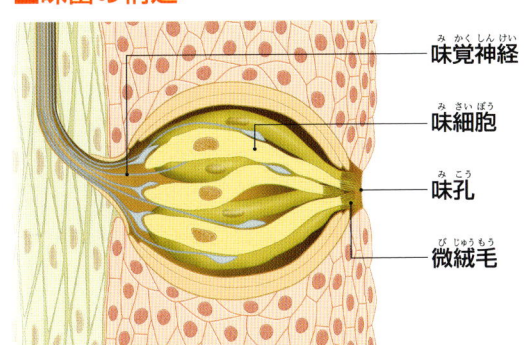

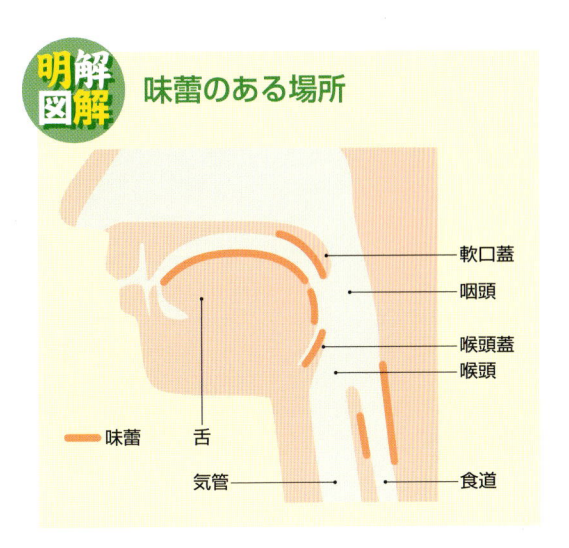

- 味覚神経
- 味細胞
- 味孔
- 微絨毛

明解図解 味蕾のある場所

- 軟口蓋
- 咽頭
- 喉頭蓋
- 喉頭
- 味蕾
- 舌
- 気管
- 食道

2章――頭部・頚部

歯のしくみ

4種類32本の永久歯は、それぞれ形が違う。
歯の最上部は非常にかたいエナメル質、本体は象牙質、
歯根の表面はセメント質で覆われ、周囲の骨とつながる。

口の構造⇒p.138

■ 永久歯の構造

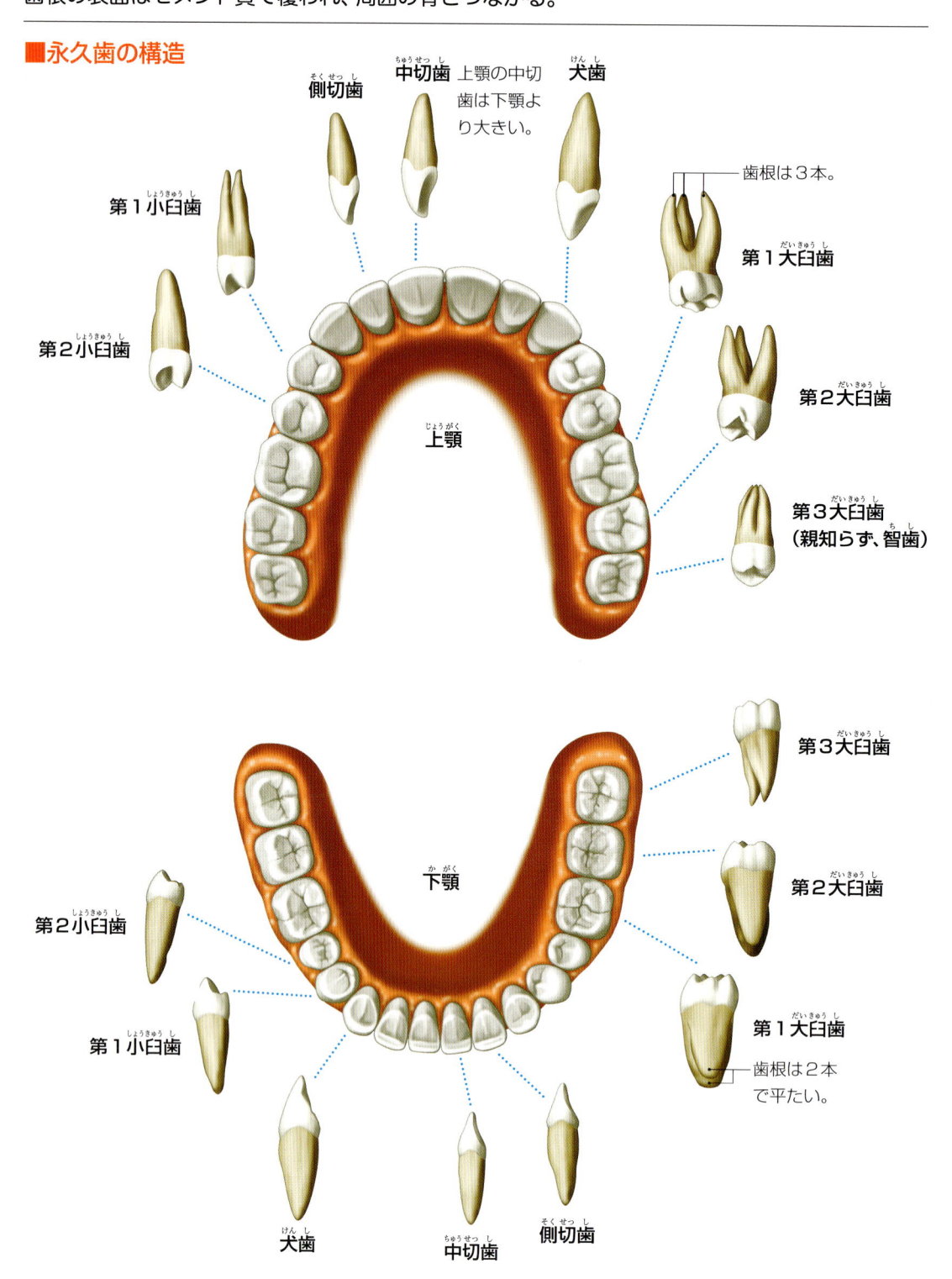

側切歯
中切歯　上顎の中切歯は下顎より大きい。
犬歯
第1小臼歯
歯根は3本。
第1大臼歯
第2小臼歯
第2大臼歯
上顎
第3大臼歯（親知らず、智歯）

第3大臼歯
第2大臼歯
第2小臼歯
下顎
第1大臼歯
第1小臼歯
歯根は2本で平たい。
犬歯
中切歯
側切歯

4種類32本の永久歯

成人の**永久歯**は、**切歯**2、**犬歯**1、**小臼歯**2、**大臼歯**3の合計8本が、上下左右に4組あり、合計32本ある。切歯はノミのように薄い歯、犬歯は先のとがった歯、小臼歯と大臼歯は握り拳状の歯で、盛り上がった部分が複数ある。

小児の**乳歯**は、永久歯の最初の5本（切歯2、犬歯1、小臼歯2）に対応し、合計20本ある。乳歯は永久歯よりもやわらかく虫歯になりやすい。6歳ごろに最初の永久歯として第1大臼歯が生え出し、12歳ごろまでにすべての乳歯が永久歯に置き換わる。第3大臼歯は思春期を過ぎて生え出すという意味で、「親知らず」と名付けられた。

歯は、3種類の**硬組織**からできている。歯の本体をつくる**象牙質**の70％ほどはカルシウム分であり、硬貨とナイフの中間ぐらいのかたさがある。象牙質の中心部には**歯髄**という空間があり、その壁に並ぶ**象牙芽細胞**から出た細い突起が象牙質の中に伸び出している。

歯冠の表面は、かたい**エナメル質**に覆われており、95％ほどがカルシウム分で、水晶に匹敵するかたさがある。歯が生え出す前に**歯肉**の中で形成され、できあがったエナメル質には細胞が含まれない。

歯根の表面を覆う**セメント質**は、骨に似た構造と性質をもっている。歯を収める**歯槽骨**との間を**歯根膜**という丈夫な結合組織がつないでいる。

4種類の歯の形は、哺乳類に共通した特徴であるが、動物によってそれぞれの歯の形が変わることがある。ネズミとウサギの切歯は、一生伸び続ける。イヌやライオンの臼歯の一部は先が鋭くとがって**裂肉歯**とよばれ、ウシやウマなどの有蹄類の臼歯は表面が平坦になって植物をすりつぶすのに適している。ゾウの牙は上顎の切歯が大きくなったものである。

■歯の組織

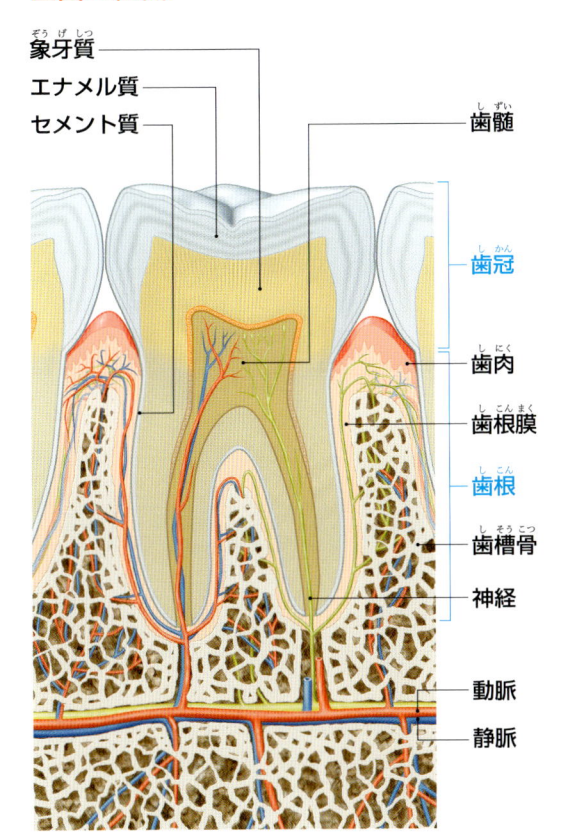

象牙質
エナメル質
セメント質
歯髄
歯冠
歯肉
歯根膜
歯根
歯槽骨
神経
動脈
静脈

歯は3種類の硬組織からなる。象牙質は歯の本体をつくり、最もかたいエナメル質は歯冠の表面を覆う。歯根の表面には骨に似たセメント質があり、歯根膜という結合組織によって周囲の骨とつながっている。

乳歯から永久歯へ

5〜9歳の歯

第1大臼歯

5本4組の乳歯があり、この図では右の第1大臼歯が生え出している。それぞれの乳歯と2本の大臼歯のための永久歯が準備されている。

9〜12歳の歯

第2大臼歯

右側は第2大臼歯が生え出している。2本の切歯は永久歯に生え換わっているが、3本の乳歯がまだ残っている。

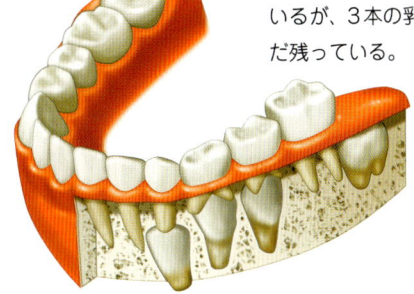

のどの構造

のどには口から食道に向かう咽頭と、鼻腔から肺に向かう喉頭がある。
嚥下するときは、喉頭蓋が閉じて食物を食道に送る。
喉頭の内部にある声帯で音声を発する。

鼻の構造⇒p.134
口の構造⇒p.138

■咽頭と喉頭

咽頭は、口腔から食道に向かう食物の通路と、鼻腔から気管に向かう空気の通路の交差点で、壁は筋肉でできている。喉頭は咽頭から気管に向かう空気の取り入れ口で、軟骨に囲まれている。

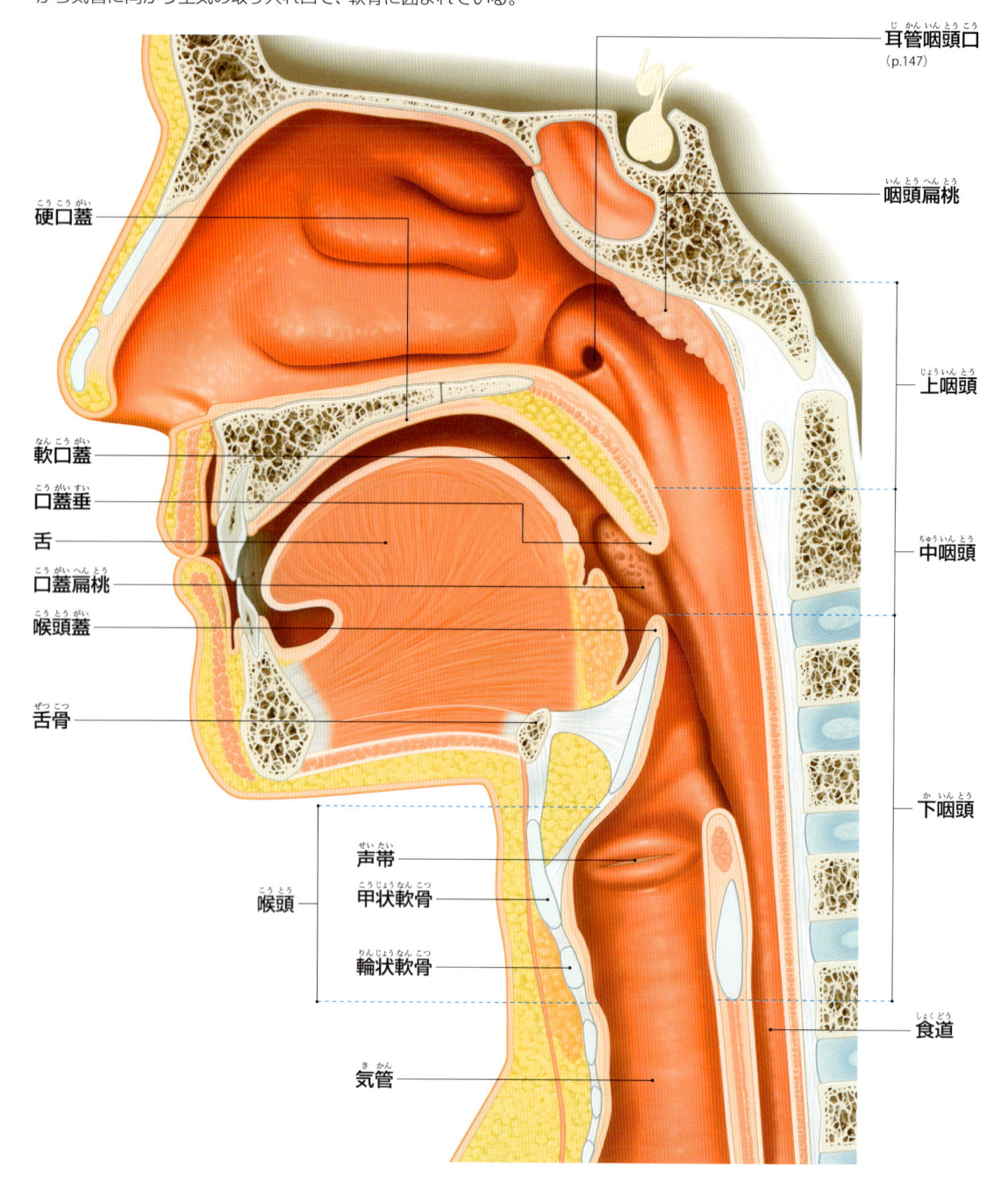

耳管咽頭口 (p.147)
咽頭扁桃
硬口蓋
上咽頭
軟口蓋
口蓋垂
舌
中咽頭
口蓋扁桃
喉頭蓋
舌骨
下咽頭
声帯
喉頭　甲状軟骨
　　　輪状軟骨
食道
気管

食物と空気の通路の交差点

のどには2つの構造がある。**咽頭**は筋肉でできた管で、口腔から食道に向かう食物の通路と、鼻腔から気管に向かう空気の通路の交差点のはたらきをする。**喉頭**は、軟骨で囲まれた箱で、咽頭から気管に向かう空気の取り入れ口のはたらきをする。咽頭は口を大きく開いたときに、口の奥に見える部分である。喉頭は、男性ではしばしば「のどぼとけ」として頸の前面に突き出しており、体表から手で触れることができる。

人間の咽頭は、食物の通路と空気の通路を場合によって切り替えて、いわば信号機で交差点の交通を切り替えるようにはたらく。イヌやネズミなど動物の咽頭は、喉頭が上に伸びて鼻腔の後端にはまり込み、食物の通路と空気の通路が構造的に分けられていて、立体交差の道路のようにはたらく。

咽頭は3つの部分に区分され、口蓋の後端よりも上の高さを**上咽頭（咽頭鼻部）**といい、**耳管咽頭口**（p.147）がここに開いている。咽頭の天井部分の粘膜は、リンパ組織の集まった**咽頭扁桃**になっている。これは、口峡の側壁の口蓋扁桃（p.138）、舌根の舌扁桃（p.141）とともに消化器の入り口で外敵を防ぐ免疫系のはたらきをしている。咽頭の口部と喉頭蓋の間の部分は**中咽頭（咽頭口部）**である。これより下の部分は**下咽頭（咽頭喉頭部）**で、下方は食道につながっている。

喉頭の内部には、左右の壁から突き出た**声帯ヒダ**という1対のヒダがあり、音声をつくるはたらきをしている。声帯ヒダの中には**声帯靭帯**と**声帯筋**が含まれ、後ろの端で可動性の1対の軟骨に付いている。この軟骨が喉頭の筋肉のはたらきで動くことにより、声帯ヒダのすき間の**声門裂**は幅を変えることができる。音声を発するときには、声門裂が狭くなり、ここを空気が勢いよく通り抜けることにより声帯ヒダが振動して、音波が発生する。呼吸をするときには声門裂が開いて空気を通しやすくする。

声帯でつくられた音波は、そのままでは声にならない。空気を口腔に導いて、口腔の中で音波を共鳴させ、口唇、歯、舌の位置を変えることにより声が発生する。

■喉頭の断面（背中側から見たところ）

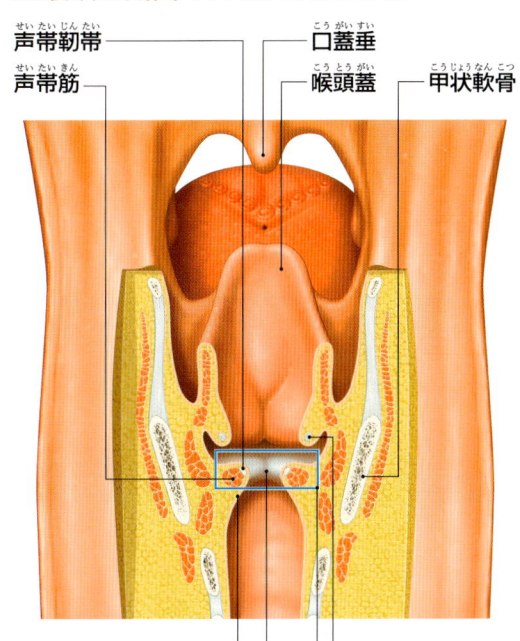

- 声帯靭帯
- 声帯筋
- 口蓋垂
- 喉頭蓋
- 甲状軟骨
- 声帯ヒダ：喉頭の左右の壁から突き出たヒダで、ヒダの間のすき間を声門裂といい、空気がここを通り抜けて音を発生する。
- 声門
- 声帯
- 前庭ヒダ：声帯ヒダより上にある左右1対のヒダで、声帯ヒダを保護するはたらきがある。

■声帯（上から見たところ）

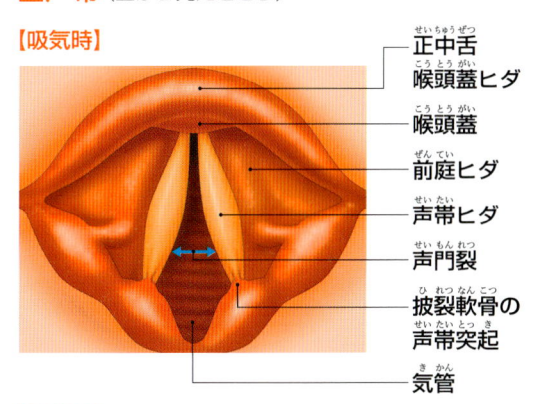

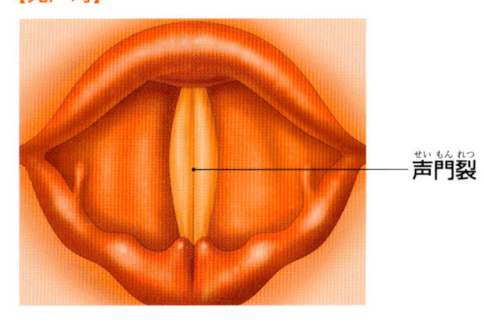

【吸気時】
- 正中舌喉頭蓋ヒダ
- 喉頭蓋
- 前庭ヒダ
- 声帯ヒダ
- 声門裂
- 披裂軟骨の声帯突起
- 気管

【発声時】
- 声門裂

音声を出すときには声門裂が狭くなり、ここを勢いよく空気が通り抜けて声帯ヒダが振動し、音波を発生する。

のどのはたらき

食物を飲み込む嚥下時には、軟口蓋と喉頭蓋が閉じるために、食物は食道に送られる。喉頭蓋がうまく閉じずに、食物が気管に入ってしまうことを誤嚥とよぶ。

耳の構造 ⇨ p.128
口の構造 ⇨ p.138
のどの構造 ⇨ p.144

食物を食道に送るしくみ

ものを食べる際には、食物を口に入れて咀嚼し、その後に嚥下して胃に向かって送り出すという一連の動作が行われる。

食物の性状は、視覚、嗅覚、味覚、触覚などで認知され、食べ方を判断し唾液が分泌されるなど、咀嚼のための準備がまず行われる。食物は口腔の中で、唾液と混ぜ合わされ、歯で咀嚼して手ごろな大きさにされる。よくかむことにより食物のうま味が引き出され、味覚が刺激される。

咀嚼が十分に行われ、食物が飲み込みやすい大きさになったと判断すると、随意運動により嚥下が始まる。

嚥下の第1期は**口腔相**といい、舌のはたらきで食塊を咽頭に送り出すまでの時期である。口峡(p.138)が広げられ、食塊が咽頭に入る。

嚥下の第2期は**咽頭相**で、反射的な運動により食物が咽頭から食道に向かって送り出される。その際に、軟口蓋が挙上して鼻腔と咽頭の間をふさぐ、舌骨と喉頭が挙上して食塊を下に押し出す、喉頭蓋が反転して喉頭の入り口をふさぐ、声門が閉じて呼吸が一時的に止まる、咽頭の壁の筋肉が収縮し食道の入り口が開く、といった一連の動きが生じる。

嚥下の第3期は**食道相**で、食道壁の**蠕動運動**(p.66)が起こり、食塊が胃に向かって運ばれ、同時に食道の入り口が閉鎖して食塊の逆流を防ぐ。舌骨、喉頭などは安静時の状態に戻る。

嚥下の反射的な運動は、延髄の**嚥下中枢**で行われる。嚥下の動作がうまくできなくて、食物が誤って気道に入ることを**誤嚥**という。少量の誤嚥であれば反射的に咳が起こって排出されるが、それがうまくいかないと食物や飲料が異物となって気管支や肺に入り込み、誤嚥性肺炎を起こす。

■嚥下の過程

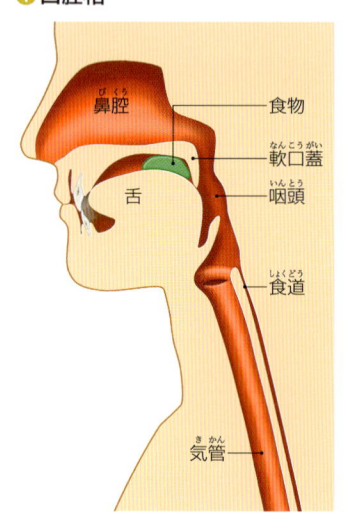

❶口腔相

鼻腔／食物／軟口蓋／舌／咽頭／食道／気管

咀嚼が終わった食物は、舌のはたらきによって後方の咽頭に向かって送り出される。この動きは随意運動によって行われる。

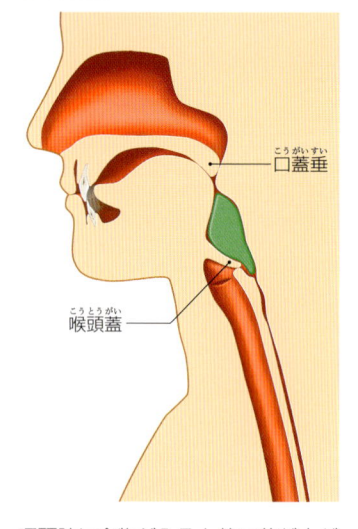

❷咽頭相

口蓋垂／喉頭蓋

咽頭腔に食物が入ると軟口蓋が上がって鼻腔との連絡を閉じる。同時に喉頭がもち上がって喉頭蓋が下がることにより喉頭の入り口が閉じられる。この動きは反射運動である。

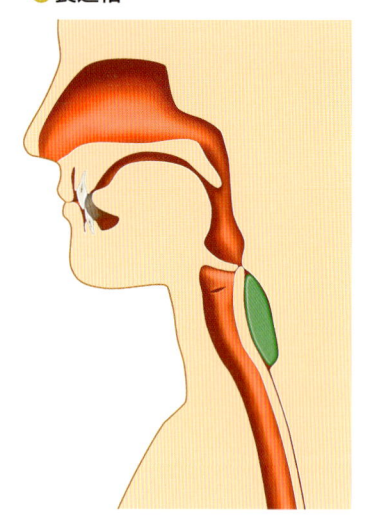

❸食道相

食道に食物が入ると、食道壁の蠕動運動によって、速やかに下に運ばれていく。

■耳管咽頭口および耳管の構造

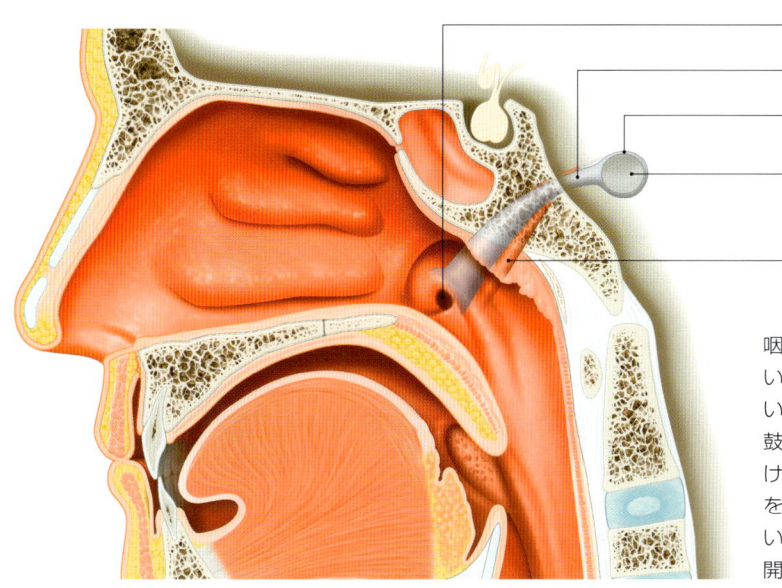

耳管咽頭口
耳管
中耳
鼓膜
口蓋帆張筋

咽頭には耳へ通じる耳管咽頭口があいている。耳管は、中耳の鼓室と咽頭をつないでいる。外界の気圧が変動したときに鼓室の空気が膨張・収縮して鼓膜を傷つけないように、気圧を調節するはたらきをしている。耳管咽頭口は普段は閉じているが、嚥下動作をしたときに一時的に開く。

嚥下と耳管

口（咽頭）と耳は耳管によってつながっている。耳管の周囲には口蓋帆張筋などの筋肉が付いており、もう一端は軟口蓋につながっている。嚥下やあくびをする際には口蓋帆張筋が収縮して軟口蓋を引き上げ、同時に耳管が開く。これによって鼓室の外側（外耳道）と内側（咽頭）の気圧がつりあう。

解明図解 耳管のしくみ

耳管
中耳
口蓋帆張筋
耳管咽頭口
空気

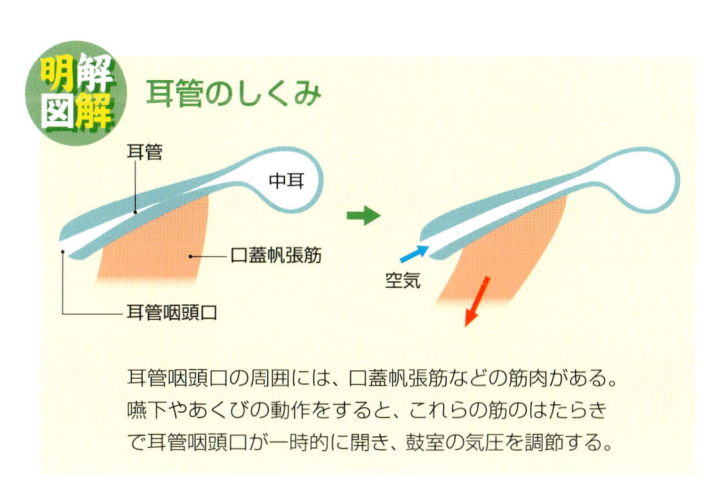

耳管咽頭口の周囲には、口蓋帆張筋などの筋肉がある。嚥下やあくびの動作をすると、これらの筋のはたらきで耳管咽頭口が一時的に開き、鼓室の気圧を調節する。

■誤嚥のしくみ

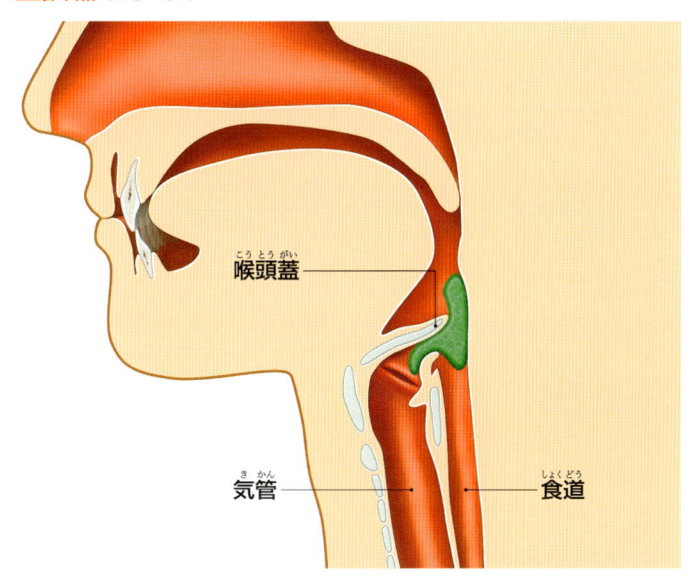

喉頭蓋
気管
食道

人間の咽頭 (p.144) は、信号機のついた交差点のようにはたらくために、誤嚥の可能性がつねにある。ときには誤嚥性肺炎を起こすこともある。

動物の咽頭では、食物の通路と空気の通路が構造的に分けられているために、誤嚥の心配はない。しかし人間は誤嚥のリスクと引き替えに、音声を発することができるようになった。喉頭で生成した音波を口腔に導いて共鳴させ、音声として発することができるのは、口腔を通して空気を出し入れできる構造のためである。

3章 胸部

胸壁

肋骨、胸椎、胸骨が骨組みとなって、胸部内臓が収まる胸腔をつくっている。肩甲骨や上肢の運動、呼吸にかかわる筋肉などがある。

全身の骨格⇒p.30, 32
全身の筋肉⇒p.38, 40
全身の血管⇒p.48, 50
呼吸のしくみ⇒p.156
腹壁⇒p.172
脊柱⇒p.174
上肢の骨格と筋肉⇒p.220

胸部の概観

胸部は上方に**鎖骨**があり、下方は**肋骨下縁**である。左右の胸の中央部には**乳頭**があり、成人女性ではその周囲に脂肪が蓄積し、**乳房**(p.168)を形づくっている。

内部に胸部内臓を収める**胸腔**があり、その壁が**胸壁**である。胸壁の芯をつくっているのが**胸郭**であり、胸郭は12個の**胸椎**と12対の**肋骨**、1個の**胸骨**でできている。

胸部の筋

胸郭の前面には**大胸筋**がある。大胸筋は上肢に停止し、肩関節の運動に関与する筋であり、大胸筋の発達した人では、前胸部でこの筋が盛り上がっているのが見られる。大胸筋の下には**小胸筋**があるが、この筋は肋骨から起こって肩甲骨の烏口突起に停止しており、肩甲骨を引き下げる。また、側胸部には**前鋸筋**があり、肋骨から起こって肩甲骨に停止し、肩甲骨を側方に引く。

■胸部の部位名称

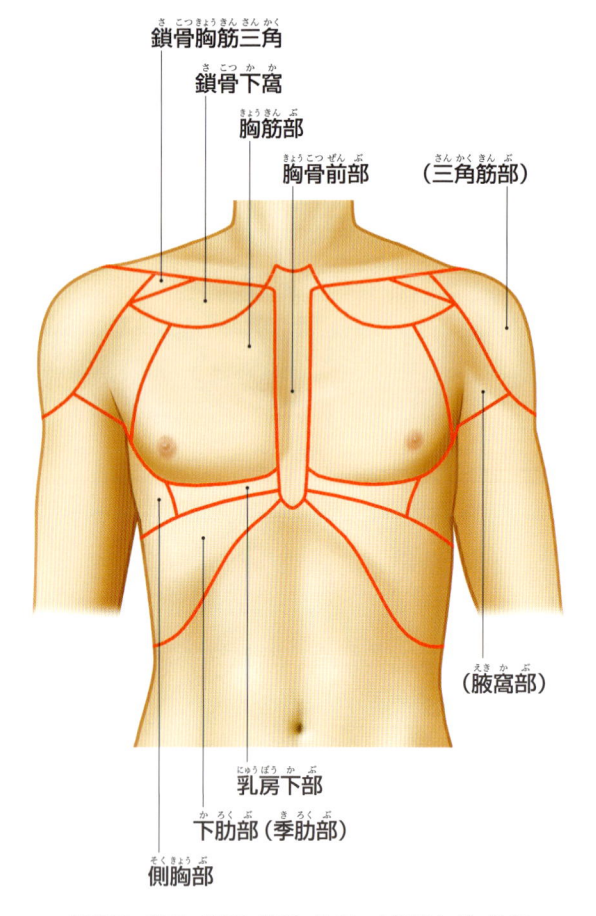

- 鎖骨胸筋三角
- 鎖骨下窩
- 胸筋部
- 胸骨前部
- (三角筋部)
- (腋窩部)
- 乳房下部
- 下肋部(季肋部)
- 側胸部

胸部は、鎖骨、乳頭、胸骨、肋骨、大胸筋など、体表からも見たり触れたりして観察できる構造が多い。これらを目印にして、各部位に分けられている。

■胸部のおもな筋肉

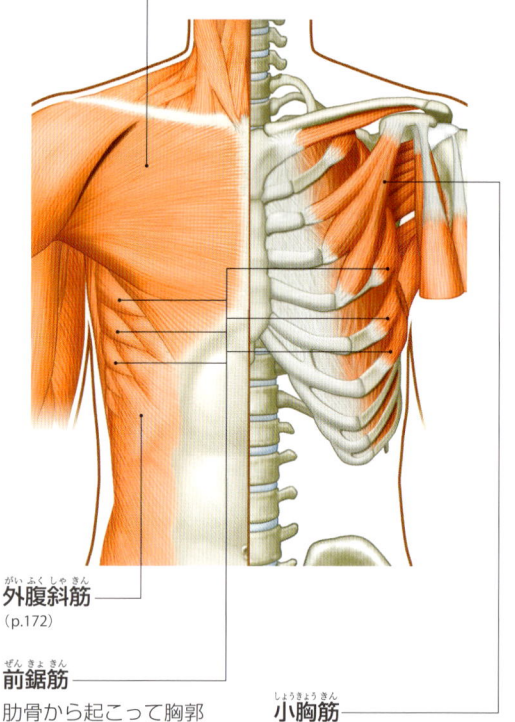

大胸筋
左右の胸の前面を覆う幅広い大きな筋。鎖骨、胸骨、肋軟骨、腹直筋鞘(p.175)から起こり、上腕骨に停止する。腋窩の前壁をつくる。

外腹斜筋(p.172)

前鋸筋
肋骨から起こって胸郭の外側面を覆い、肩甲骨の内側縁に停止する幅広い鋸筋。

小胸筋
肋骨と肩甲骨の烏口突起(p.221)を結ぶ三角形の筋で、大胸筋に覆われている。

肋骨の間にある**肋間筋**は、層と走行によって**外肋間筋**と**内肋間筋**に分けられる。外肋間筋は肋骨を挙上して吸気の作用があるのに対して、内肋間筋は肋骨を引き下げ、呼気にはたらいている。

肋骨と胸骨

肋骨は12対あり、骨の部分を**肋硬骨**、前方の軟骨部を**肋軟骨**という。後方では胸椎と関節をつくり、前方では肋軟骨が胸骨と関節をつくる。ただし、胸骨と直接関節をつくるのは第1から第7肋骨までであり、第8から第10肋骨までは、上位の肋軟骨につながり、第11、第12肋骨の前方端は遊離している。

■肋骨と胸骨の名称

胸骨角
胸骨柄と胸骨体を連結している部位で、体表からも角張っているのが確認できる。ここに第2肋骨がつながるので、肋骨を調べる際の基準になる。

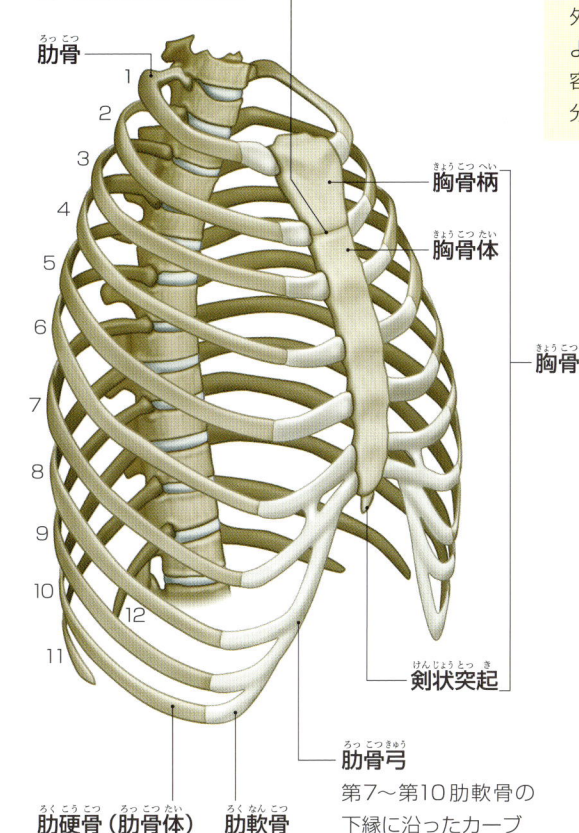

肋骨 / 1・2・3・4・5・6・7・8・9・10・12・11 / 胸骨柄 / 胸骨体 / 胸骨 / 剣状突起

肋骨弓
第7〜第10肋軟骨の下縁に沿ったカーブ

肋硬骨（肋骨体） / 肋軟骨

■呼吸にかかわる筋肉

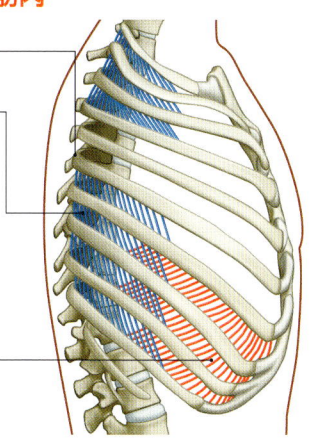

肋骨角

外肋間筋
肋骨結節（肋骨体が胸椎の横突起と関節する部分）から、肋骨と肋軟骨連結部までの各肋骨間を、斜め前下方に走行する。

内肋間筋
肋骨角から胸骨までを、斜め後下方に走行する。

明解図解 呼吸筋のはたらきと胸部の変化

●息を吸うとき
肋骨 / 外肋間筋 / 胸骨 / 脊椎

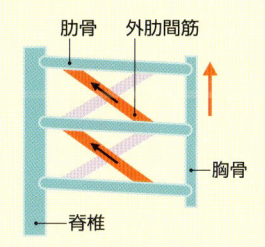

外肋間筋が収縮することにより肋骨が挙上し、胸郭の容積が増す。容積が増した分だけ肺に空気が入る。

●息を吐くとき
内肋間筋

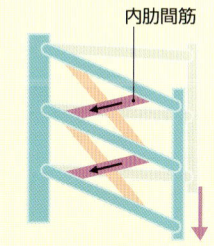

外肋間筋が収縮を止め、逆に内肋間筋が収縮することで肋骨が下がり、胸郭の容積が減る。

■肋間動脈と肋間静脈

隣り合う2本の肋骨の間のすき間を肋間隙といい、第1から第11まである。このすき間は内・外肋間筋や結合組織の膜で閉じられており、この中を肋間動静脈と肋間神経が、上方の肋骨の下縁に沿って走行している。

奇静脈
肋間静脈や食道の静脈の血液を集めて胸椎の右側を走行し、上大静脈に注ぐ。

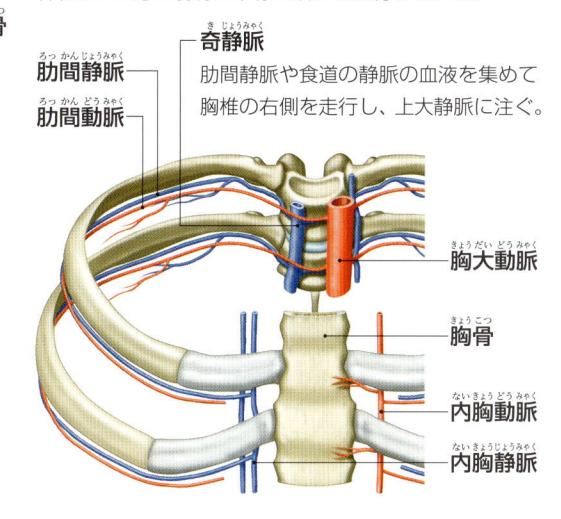

肋間静脈 / 肋間動脈 / 胸大動脈 / 胸骨 / 内胸動脈 / 内胸静脈

3章——胸部

胸部の内臓

胸部には呼吸器系の気管、気管支、肺と循環器系の心臓や大血管がある。
肺と心臓は漿膜に包まれて、周囲の胸壁と密着していないので、
収縮・拡張することができる。

胸壁⇨ p.150
肺⇨ p.154, 156
心臓の構造⇨ p.160

胸腔とは

胸部の内臓を取り除いた跡にできる腔を**胸腔**という。胸腔の壁は、**胸椎**、**肋骨**、**胸骨**でできる**胸郭**と、肋骨の間を埋める**肋間筋**(p.151)などでできている。肋骨は後上方から前下方に向かって、前下がりに並んでいるので、外肋間筋が収縮して肋骨が挙上されると、胸郭の前後径が長くなり、胸腔の容積は大きくなる。さらに、胸腔の床は、胸腔内に向かって突出した**横隔膜**(p.156)でできているので、横隔膜が収縮すると胸腔の床が下がり、これによっても胸腔の容積は大きくなる。すなわち、胸腔というのは、筋が収縮することによって容積を大きくすることができる腔ということができる。

胸腔内には、呼吸器系の**気管**、**気管支**、**肺**、そして循環器系の**心臓**やそこから出る**大血管**、**胸腺**などが収まっている。肺は胸腔の左右を占めており、左右の肺にはさまれたすき間を**縦隔**という。縦隔には心臓があり、縦隔の心臓の上面あるいは**胸骨角**(p.151)を通る水平面より上を**上縦隔**、心臓のある部分を**下縦隔**という。また下縦隔は、下図のように**前縦隔**、**中縦隔**、**後縦隔**に分けられる。

胸膜と心膜の構造

肺と心臓は、**漿膜**という薄く滑らかな膜に包まれている。肺を包む漿膜は**胸膜**、心臓を包む漿膜は**心膜**とよばれる。漿膜からは**漿液**というサラサラした液が分泌されており、周りとの摩擦を小さくするはたらきがある。

胸膜のうち左右の胸壁を裏打ちする部分を**壁側胸膜**といい、肺門部(p.154)において肺の表面を包む**臓側胸膜**に移行する。壁側胸膜と臓側胸膜の間が**胸膜腔**であり、漿液である**胸水**が入っている。

心臓は、**心嚢**という袋の中につり下げられた状態になっている。心嚢の壁の内側は**壁側心膜**によって裏打ちされているが、壁側心膜は大血管が心嚢を出入りするところで反転し、心臓の表面を包む**臓側心膜**に移行している。壁側心膜と臓側心膜の間のすき間を**心膜腔**といい、こちらにも漿液が入っている。

呼吸の際に、肺が膨らんだりしぼんだりできるのも、心臓が拡張と収縮を繰り返して血液を送り出せるのも、胸膜腔や心膜腔内に肺や心臓が浮かんだ状態になっているからである。

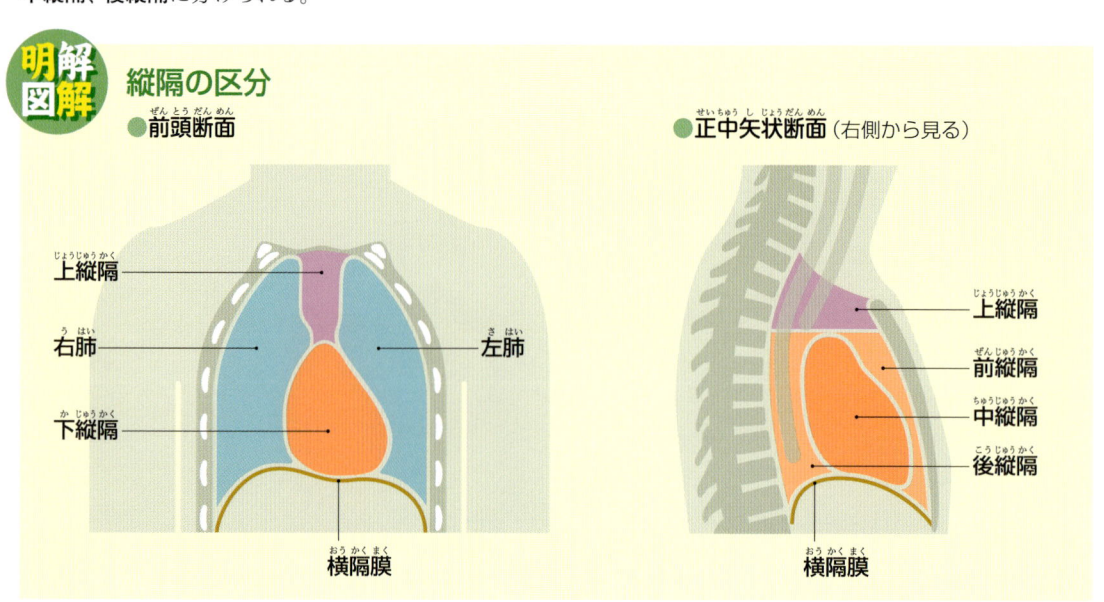

明解図解 縦隔の区分

●前頭断面

上縦隔 / 右肺 / 左肺 / 下縦隔 / 横隔膜

●正中矢状断面（右側から見る）

上縦隔 / 前縦隔 / 中縦隔 / 後縦隔 / 横隔膜

■胸部の内臓

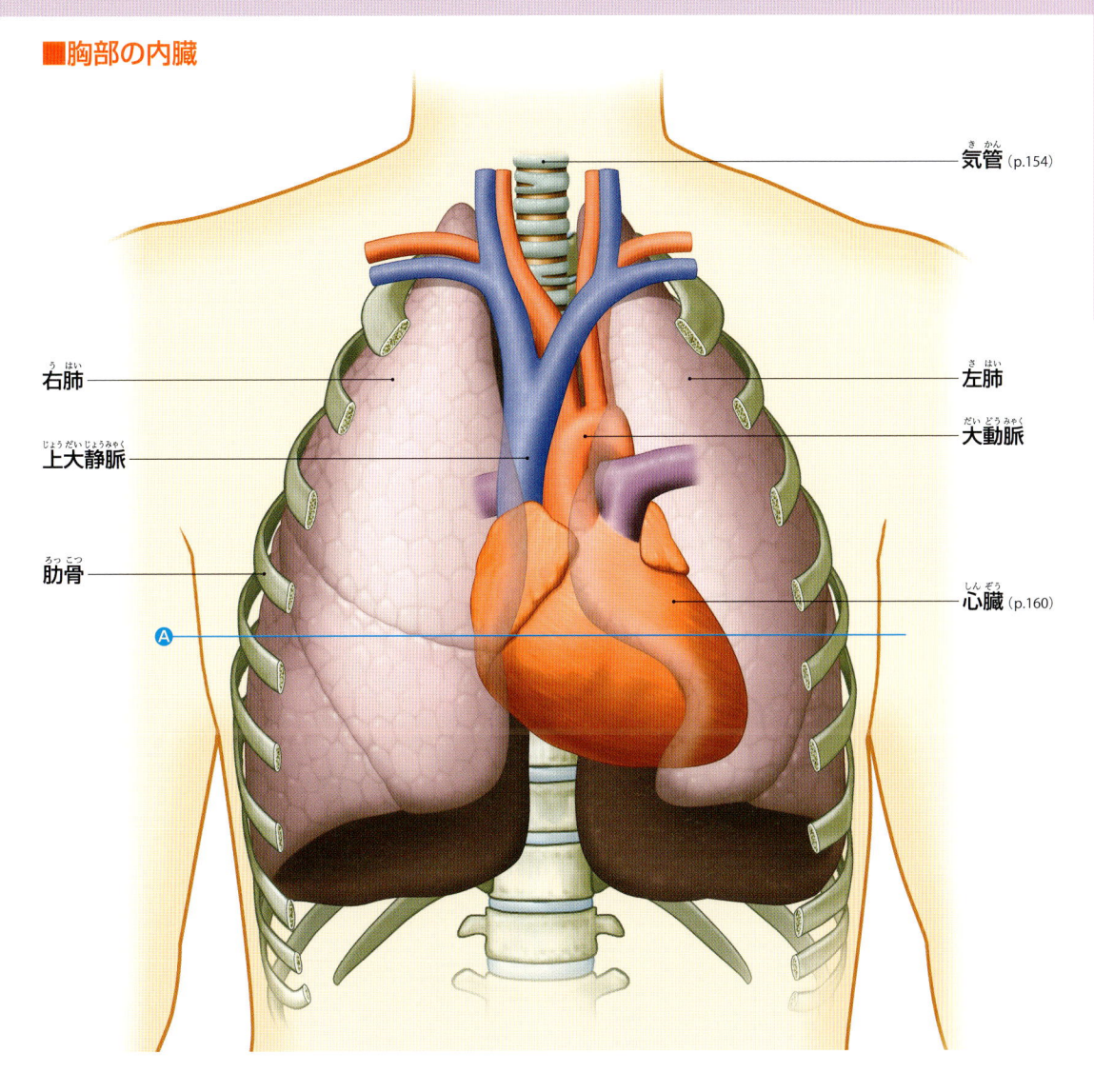

- 気管 (p.154)
- 右肺
- 左肺
- 上大静脈
- 大動脈
- 肋骨
- 心臓 (p.160)
- Ⓐ

■胸部の断面

（上図Ⓐの水平断面）

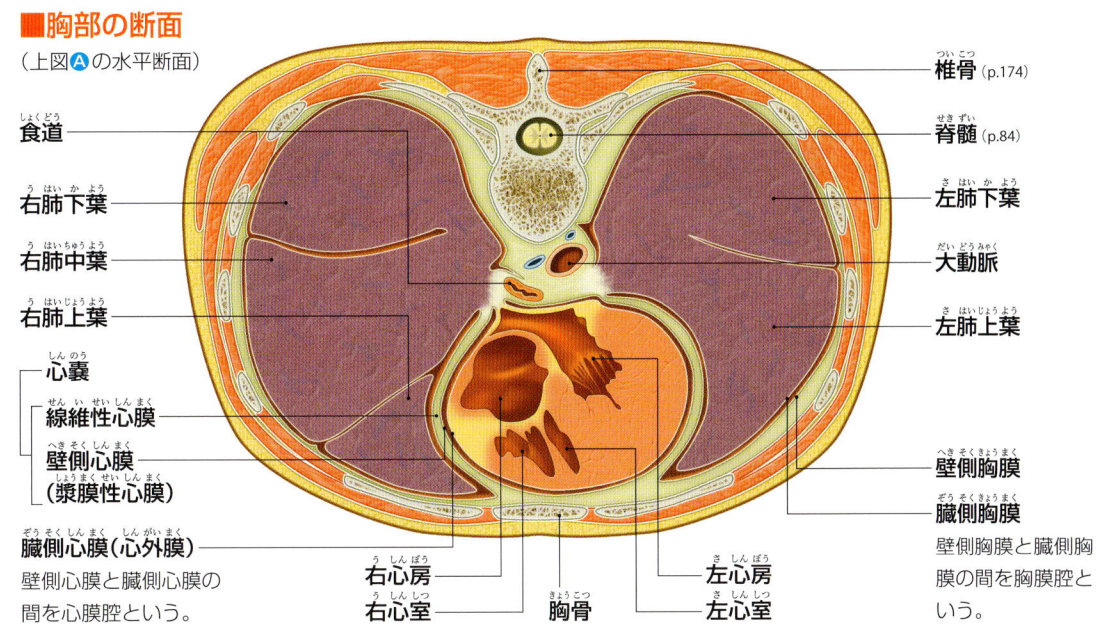

- 椎骨 (p.174)
- 食道
- 脊髄 (p.84)
- 右肺下葉
- 左肺下葉
- 右肺中葉
- 大動脈
- 右肺上葉
- 左肺上葉
- 心嚢
- 線維性心膜
- 壁側心膜（漿膜性心膜）
- 壁側胸膜
- 臓側胸膜
- 臓側心膜（心外膜）
- 右心房
- 左心房
- 右心室
- 胸骨
- 左心室

壁側心膜と臓側心膜の間を心膜腔という。

壁側胸膜と臓側胸膜の間を胸膜腔という。

3章――胸部

肺の構造

右肺と左肺は合わせて5つの区域に分けられ、さらに細かく区分される。気管支は2分岐を繰り返し、細い枝が肺のそれぞれの区域に入っていく。

呼吸器系の概要⇨p.68
胸部の内臓⇨p.152
呼吸のしくみ⇨p.156
ガス交換のしくみ⇨p.158

■ 肺の各部名称

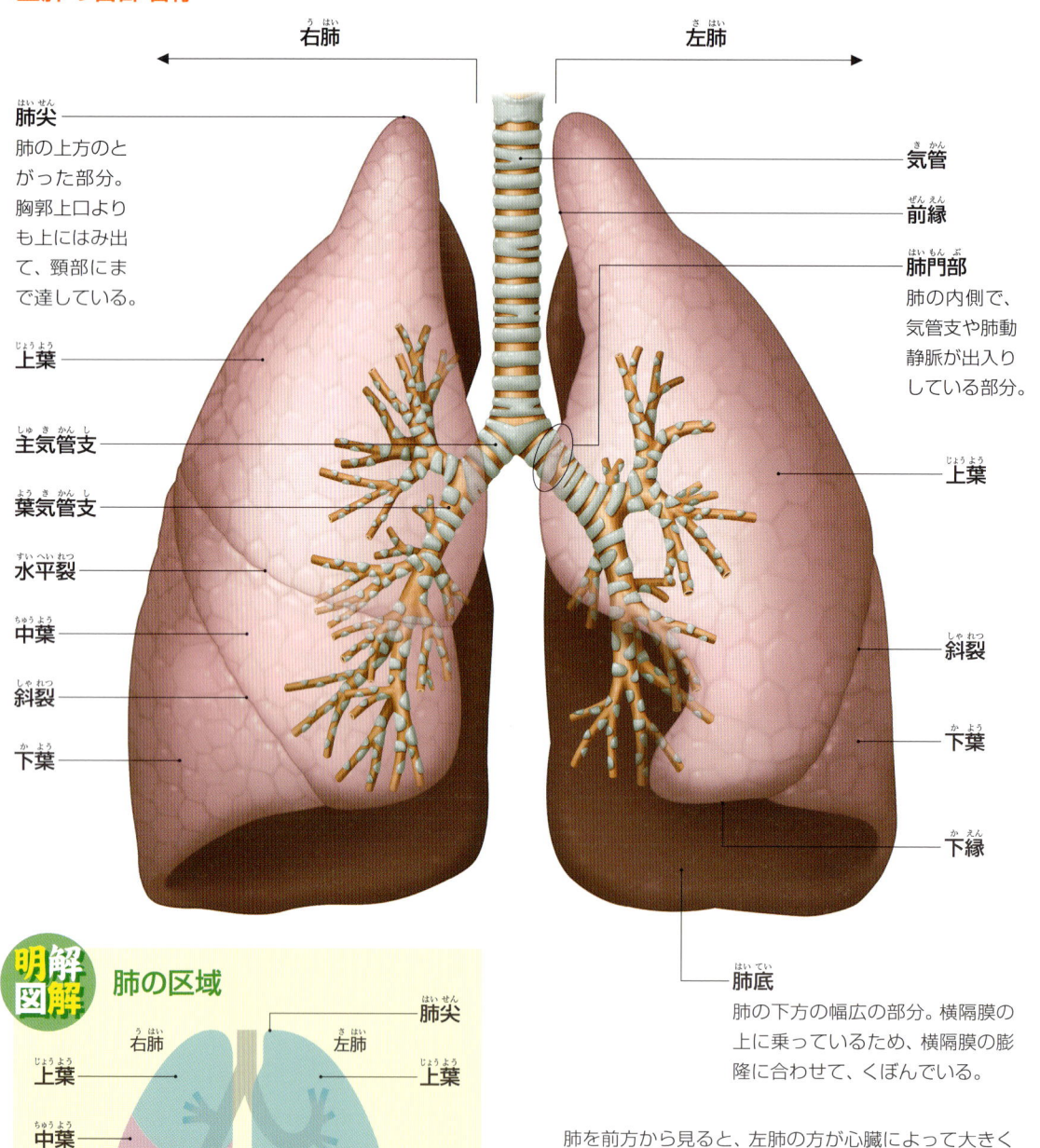

右肺 / **左肺**

肺尖
肺の上方のとがった部分。胸郭上口よりも上にはみ出て、頸部にまで達している。

上葉

主気管支

葉気管支

水平裂

中葉

斜裂

下葉

気管

前縁

肺門部
肺の内側で、気管支や肺動静脈が出入りしている部分。

上葉

斜裂

下葉

下縁

肺底
肺の下方の幅広の部分。横隔膜の上に乗っているため、横隔膜の膨隆に合わせて、くぼんでいる。

明解図解 肺の区域

右肺 / 左肺
肺尖
上葉 / 上葉
中葉
下葉 / 下葉
肺底

肺を前方から見ると、左肺の方が心臓によって大きくへこんでいるため、幅が狭く小さく見える。左右の肺の間にはすき間があるが、この部分を縦隔(p.152)といい、心臓や気管、気管支、食道などがある。

5つの葉と肺区域

　肺は胸腔内にある1対の臓器である。円錐を正中面で縦に半分に切って左右に分けたような形をしており、切った面が向かい合っている。左肺よりも右肺の方が少し大きいが、これは心臓が左右の肺の間で、やや左寄りにあるためである。上方のとがった部位を**肺尖**、下方の広くなったところを**肺底**といい、内側面の気管支や肺動静脈が出入りする部分を**肺門**という。肺尖は胸郭上口よりもやや上に飛び出しており、肺底は横隔膜の上に載っているため、中央部がややくぼんでいる。

　肺を前面から見ると、外側の中央付近から内側下方に向かって斜めに走る裂け目があり、これを**斜裂**という。右肺には、斜裂のやや上に水平近くを走る裂け目もあり、これを**水平裂**という。これらの裂け目は肺を完全に分けるわけではないが、裂によって右肺は**上葉**、**中葉**、**下葉**の三葉に、また左肺は**上葉**と**下葉**の二葉に分けられている。

　肺の表面は**臓側胸膜**(p.152)で包まれているため、つやつやして見える。臓側胸膜は、胸腔の裏張りをしている壁側胸膜が肺門で折れ返ったもので、それぞれの裂の奥深くにまで入り込んでいる。

　肺の5つの葉に対応して、左右の主気管支も**葉気管支**に分岐し、各葉の中でも分岐を繰り返していく。葉気管支から出る枝を**区域気管支**といい、それぞれの区域気管支からでる枝は分岐を繰り返して広がっていくが、それらの枝や末端は互いに混じり合うことなく、肺内の一定の領域内に留まっている。この領域を**肺区域**といい、区域気管支に対応して名前が付けられている(下図)。

　肺動脈の枝も気管支の分岐と併行している。区域気管支が分岐するところで、気管支と動脈を結紮することで、気管支や動脈から空気と血液の漏れを防ぐことができるため、肺の一部を切除する場合の単位になっている。なお肺静脈は、気管支の分岐とは関係せず、区域と区域の境界部の結合組織の中を走行している(p.159)。

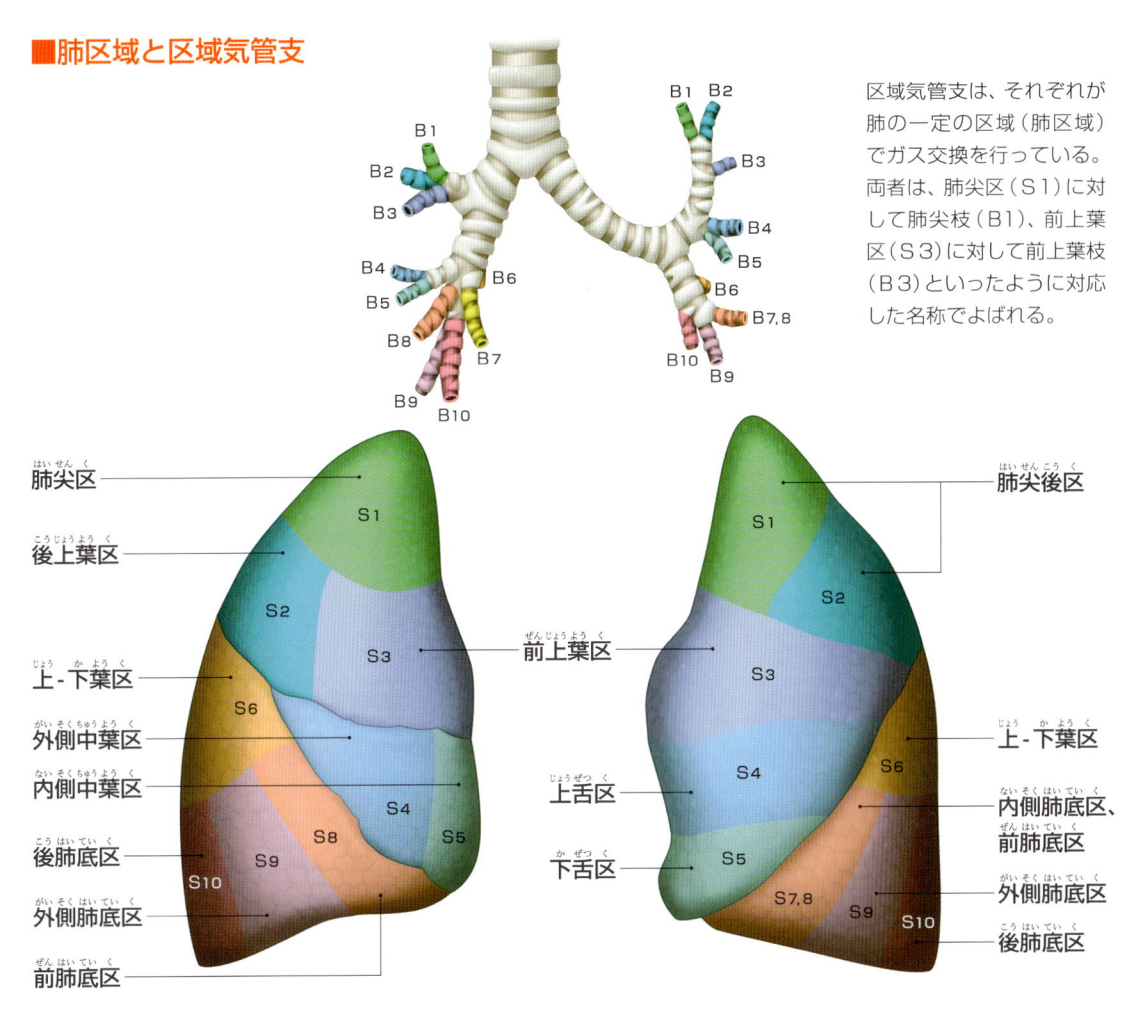

■肺区域と区域気管支

区域気管支は、それぞれが肺の一定の区域（肺区域）でガス交換を行っている。両者は、肺尖区（S1）に対して肺尖枝（B1）、前上葉区（S3）に対して前上葉枝（B3）といったように対応した名称でよばれる。

呼吸のしくみ

横隔膜が下がり、肋骨全体が引き上げられると肺が広がり、外気が吸い込まれる。横隔膜が上がり、肋骨が下がって肺が縮むと空気が吐き出される。

呼吸器系の概要 ⇨ p.68
胸壁 ⇨ p.150
肺の構造 ⇨ p.154

■ 肺が空気を取り込むしくみ

肺は胸腔内に収まっているが、胸腔の側壁は**胸郭**という骨格であり、その床は横隔膜である。胸郭をつくる**肋骨**は後上方から前下方に向かうように位置する。肋骨の間には後上方から前下方に向かう**外肋間筋**（p.151）と、それと交叉するように前上方から後下方に向かう**内肋間筋**がある。外肋間筋が収縮すると、上下に並んだ肋骨間の距離が短くなるようにはたらくので、肋骨は全体として前上方に引き上げられる。また、内肋間筋が収縮すると、逆に肋骨は全体として後下方に引き下げられる。一方、横隔膜は胸腔に向かってドーム状に突出している。横隔膜が収縮すると、ドーム状の部分の高さが低くなり、全体が引き下げられる。

ここで、胸腔という容器全体の内容積を考えてみる。まず、外肋間筋が収縮すると、肋骨が引き上げられて、胸腔の前後の長さが増えるので、全体の容積は増加する（p.151）。同様に、横隔膜が収縮しても、ドーム状の部分が引き下げられるために、胸腔の容積は増加する。逆に、内肋間筋が収縮すると、肋骨が引き下げられるため、胸腔の前後の長さが短くなり、胸腔の容積は小さくなってしまう。

肺をつくっている**肺胞**の壁には弾性線維が豊富に含まれている。個々の肺胞に空気が入って膨らむと、肺全体も膨らみ、個々の肺胞から空気が抜けてしぼんでしまうと、肺全体もしぼんでしまう。

肺には気管支がつながっており、気管支は気管、喉頭、咽頭、鼻腔を経て、外鼻孔から外界に開いている。肺は、**胸膜**に包まれており、胸腔の壁と肺の間には**胸膜腔**がある（p.152）。

横隔膜が収縮したり、外肋間筋が収縮したりして、胸腔の容積が増加すると、胸腔内は大気よりも圧が低くなってしまう。ところが、肺は気管支を通して外部から空気が出入りできるので、圧の低い胸腔内にある肺（の肺胞）に向かって、圧が大気と等しくなるまで、空気が入ってくる。これが**吸気**である。

外肋間筋や横隔膜が収縮を止め、力を抜いてしまうと、肺（肺胞）は自らの弾力性で空気を押し出してしぼんでしまう。すると、胸膜腔内の圧が大気圧よりも小さくなってしまい、胸腔の容積が小さくなるように、肋骨は下がっていき、横隔膜はドーム状に引っ張り上げられていく。これが**呼気**である。このとき、内肋間筋が収縮して、強制的に肋骨を引き下げると、より強く、早く息を吐き出すことになる。

ふつう、安静時には、おもに横隔膜のはたらきで呼吸している。横隔膜が収縮すると腹圧が上昇して腹壁が持ち上がることから、これを**腹式呼吸**といっている。一方、深呼吸して、思いきり空気を吸い込んだり、吐き出したりする場合には、内外肋間筋もはたらく。このときには、胸郭が拡大したり、縮小したりするので、**胸式呼吸**とよぶ。

■ 横隔膜
（下面から見たところ）

横隔膜は上方に向かって凸になっているが、心臓があるためにやや左下がりである。
中心には、食道、大動脈、下大静脈が通る孔があいている。

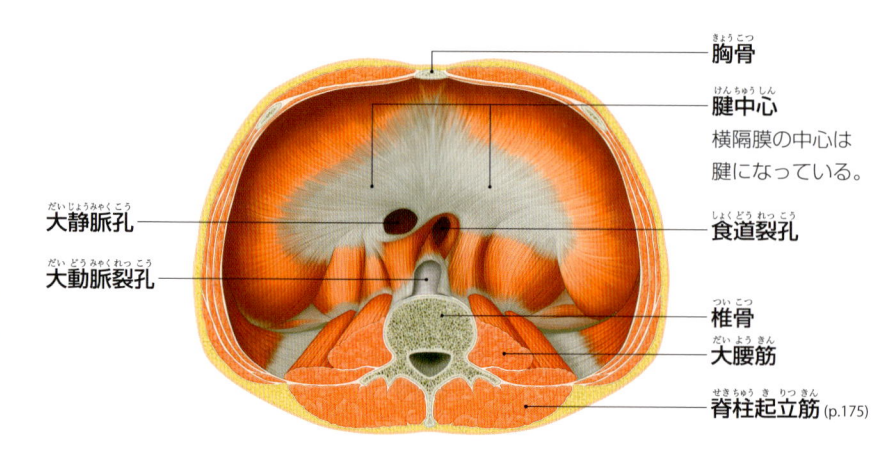

- 胸骨
- 腱中心 — 横隔膜の中心は腱になっている。
- 大静脈孔
- 食道裂孔
- 大動脈裂孔
- 椎骨
- 大腰筋
- 脊柱起立筋（p.175）

■横隔膜の動きと呼吸

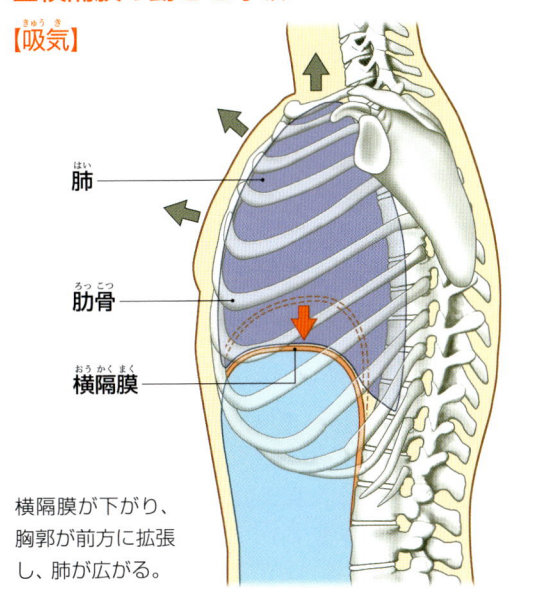

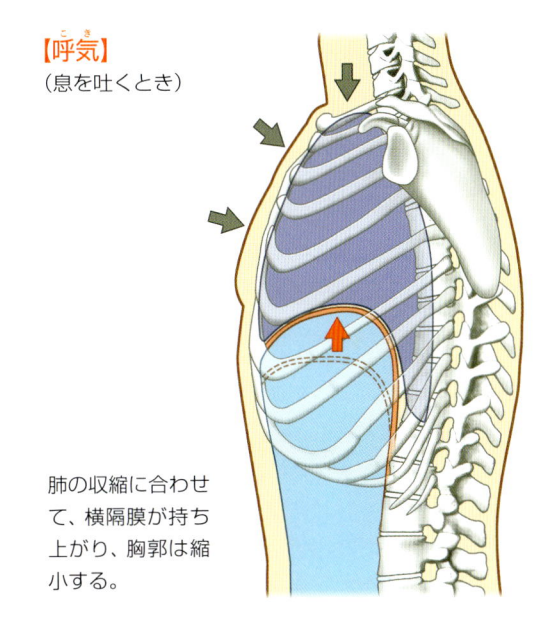

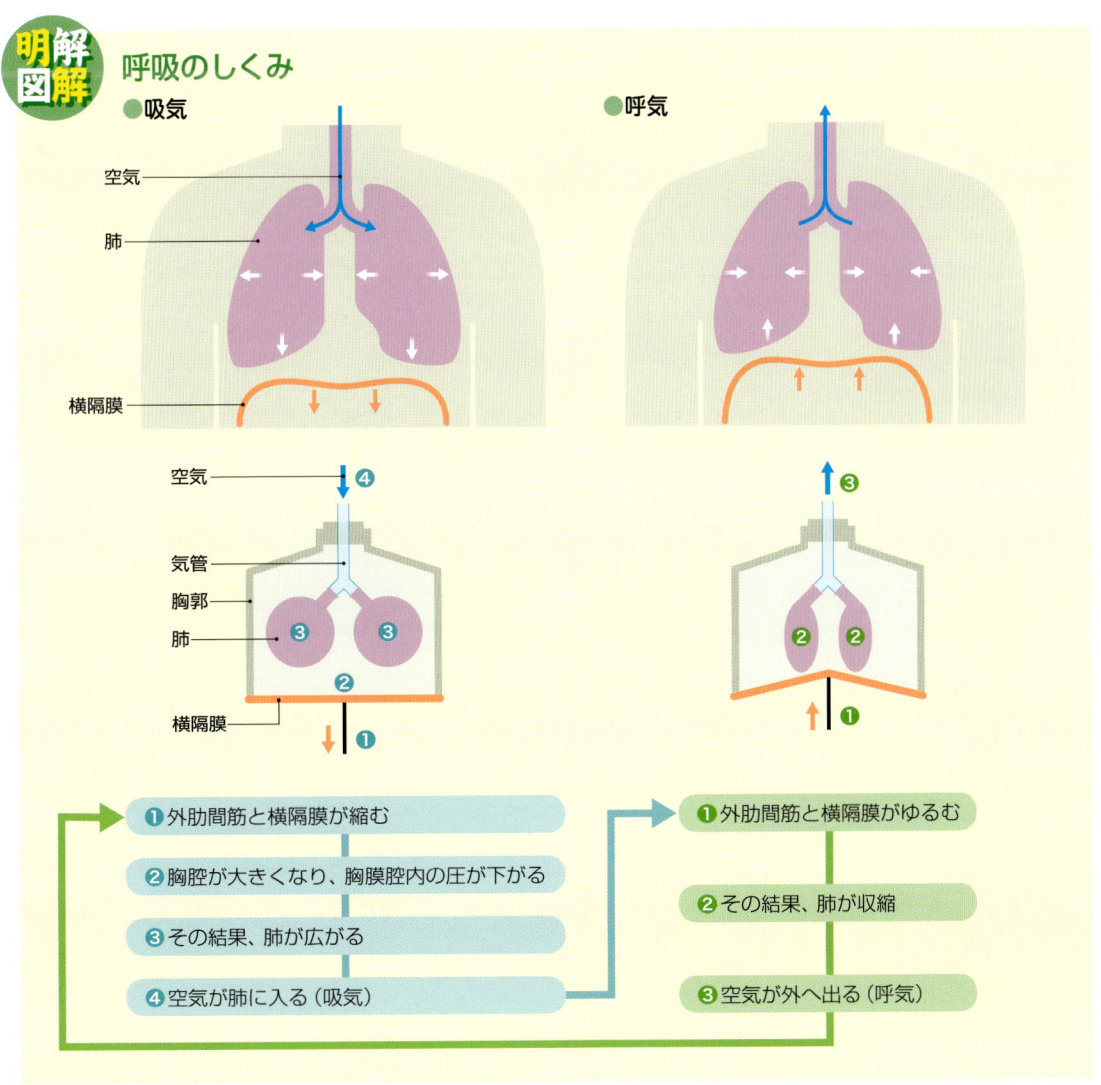

【吸気】

肺
肋骨
横隔膜

横隔膜が下がり、胸郭が前方に拡張し、肺が広がる。

【呼気】
（息を吐くとき）

肺の収縮に合わせて、横隔膜が持ち上がり、胸郭は縮小する。

明解図解 呼吸のしくみ

●吸気

空気
肺
横隔膜

空気
気管
胸郭
肺
横隔膜

●呼気

❶ 外肋間筋と横隔膜が縮む
❷ 胸腔が大きくなり、胸膜腔内の圧が下がる
❸ その結果、肺が広がる
❹ 空気が肺に入る（吸気）

❶ 外肋間筋と横隔膜がゆるむ
❷ その結果、肺が収縮
❸ 空気が外へ出る（呼気）

ガス交換のしくみ

肺では、血液に酸素が入り、二酸化炭素が出る外呼吸が行われる。
各部の組織では、血液から細胞に酸素が、
細胞から血液に二酸化炭素が移動する内呼吸が行われる。

循環器系の概要 ⇨ p.46
血液の成分とはたらき ⇨ p.54
呼吸器系の概要 ⇨ p.68

肺と細胞で起こるガス交換

　血液中の赤血球には、**ヘモグロビン**というたんぱく質が含まれている。ヘモグロビンは、酸素の多いところでは酸素と結合し、酸素の少ないところでは結合していた酸素を放出するはたらきがある。
　吸気によって肺胞内に空気が取り込まれる。肺胞の壁を覆っている**肺胞上皮細胞**は単層扁平（p.241）で薄いため、酸素が容易に通過する。さらに、ごくわずかな結合組織と、肺胞の壁の中の毛細血管の内皮細胞を抜けて、酸素が毛細血管の内部に入ってくる。
　すると血液内に酸素が豊富になるため、ヘモグロビンが酸素と結合する。こうして、肺胞の壁を流れてきた血液中のヘモグロビンの100％近くは、結合できる限りの酸素を結合している。ほぼすべてのヘモグロビンが酸素と結合している血液は、**動脈血**とよばれ、鮮やかな赤色である。動脈血は、肺静脈に集まって心臓の左心房に戻り、左心室から大動脈を経て全身に回っていく。
　各部の組織は、つねに酸素を消費しながらエネルギーをつくり出しているため、酸素濃度が低い状態にある。そのため、今度はヘモグロビンから酸素が遊離し、毛細血管の壁を通って周囲に拡散し、全身の細胞に届く。また、細胞はエネルギーを産生するときに二酸化炭素を生じるので、全身の組織は二酸化炭素が多い状態にある。それに対して、動脈血にはほとんど二酸化炭素が含まれていないため、組織から二酸化炭素が血液中に入り込んでくる。
　こうして、動脈血が全身の組織の毛細血管内を流れる際には、ヘモグロビンに結合して運ばれてきた酸素を放出し、代わりに二酸化炭素を受け取る。このような状態の血液を**静脈血**とよび、青みがかって見える。静脈血は、全身の静脈、上あるいは下大静脈を経て右心房に運ばれ、右心室から肺動脈を通って肺に至り、肺胞壁の毛細血管に入る。肺胞内の空気には二酸化炭素はほとんど含まれていないため、毛細血管内の血液からは、二酸化炭素が肺胞内の空気に溶け出して行く。それとともに酸素が血液中に溶け込み、再びヘモグロビンと結合して、動脈血となって心臓に戻って行く。こうして、血液は肺と全身の組織の間を、酸素を運び、二酸化炭素を回収するガス交換をしながら循環する。
　肺胞の壁で行われている、二酸化炭素を血液中から肺胞内に放出して、酸素が血液中に溶け込んでくるガス交換を**外呼吸**という。また、全身の組織で、細胞が血液中から酸素を取り込み、不要な二酸化炭素を排出するガス交換を**内呼吸**とよぶ。

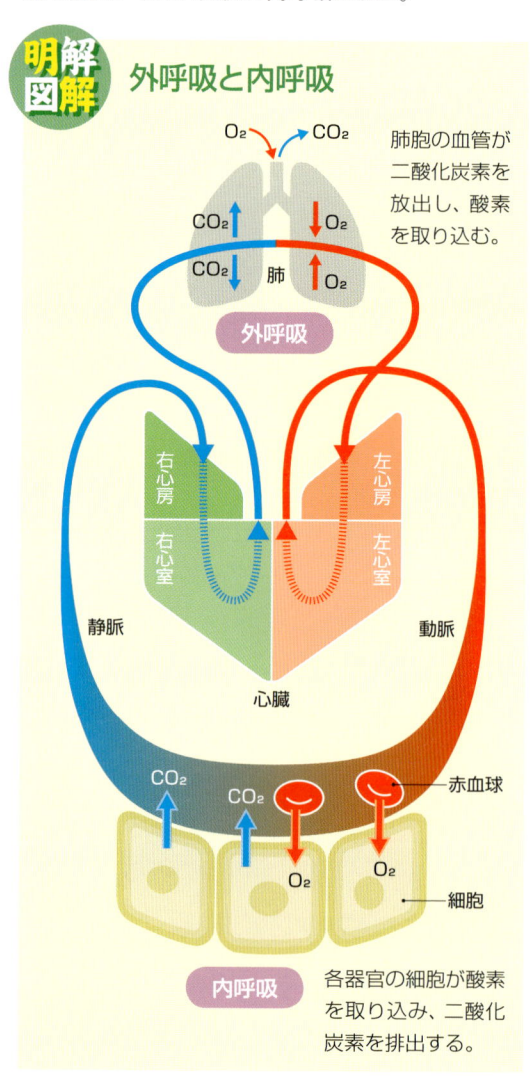

解明図解　外呼吸と内呼吸

肺胞の血管が二酸化炭素を放出し、酸素を取り込む。

外呼吸

各器官の細胞が酸素を取り込み、二酸化炭素を排出する。

内呼吸

■肺胞の構造

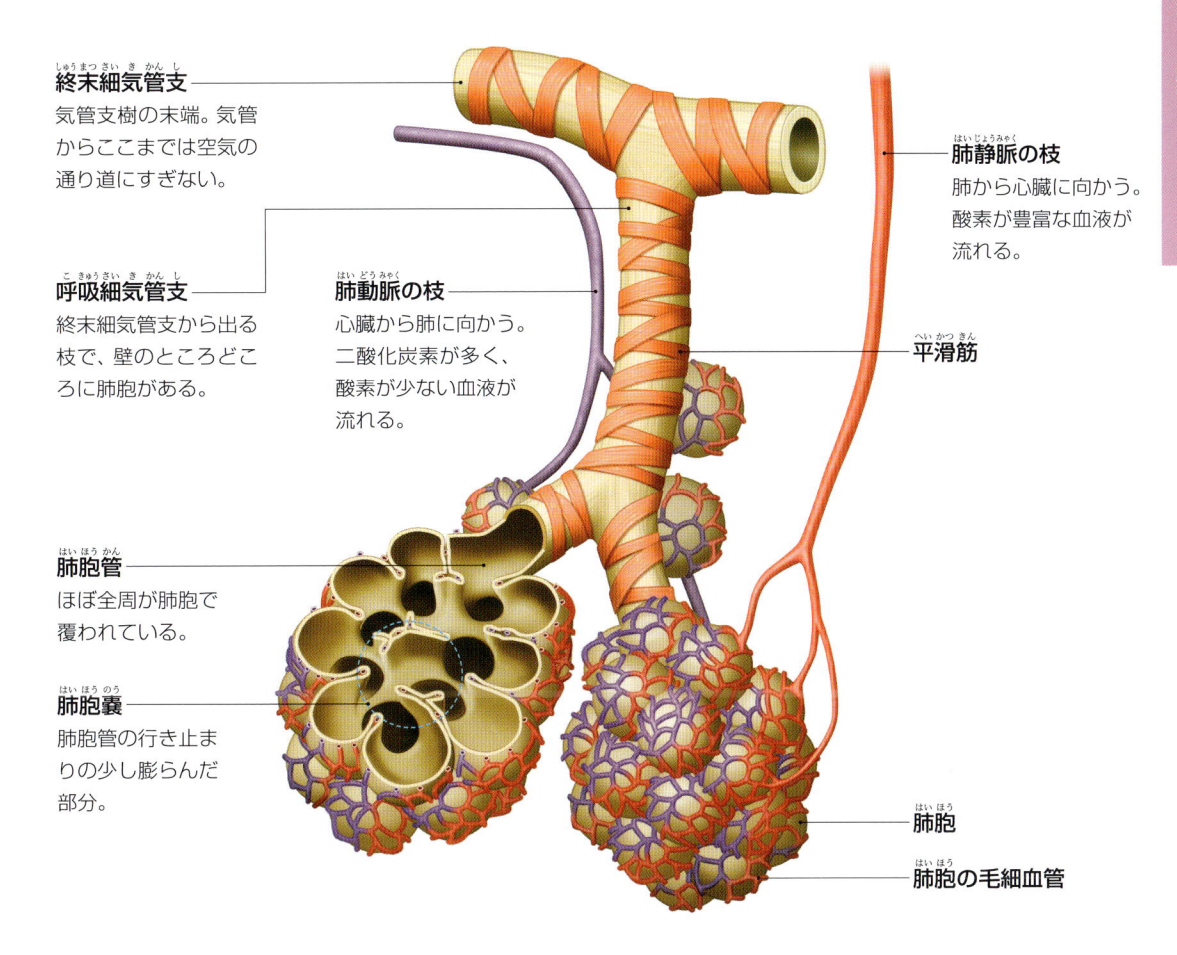

終末細気管支
気管支樹の末端。気管からここまでは空気の通り道にすぎない。

呼吸細気管支
終末細気管支から出る枝で、壁のところどころに肺胞がある。

肺動脈の枝
心臓から肺に向かう。二酸化炭素が多く、酸素が少ない血液が流れる。

肺胞管
ほぼ全周が肺胞で覆われている。

肺胞嚢
肺胞管の行き止まりの少し膨らんだ部分。

肺静脈の枝
肺から心臓に向かう。酸素が豊富な血液が流れる。

平滑筋

肺胞

肺胞の毛細血管

■肺胞の毛細血管におけるガス交換

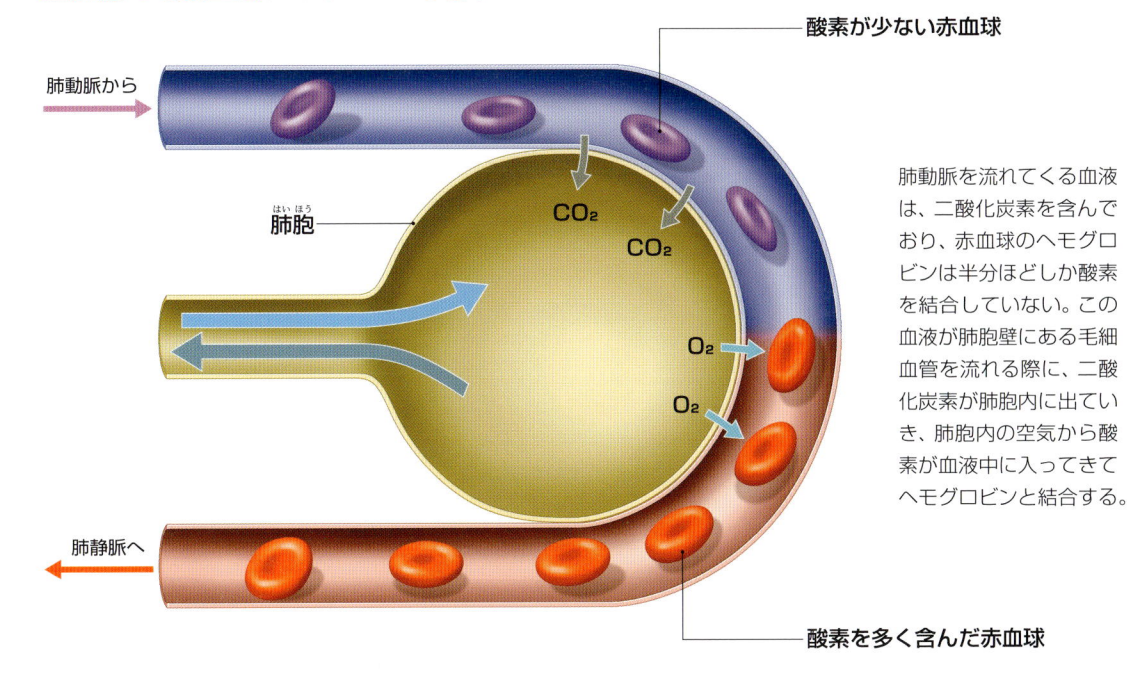

肺動脈から

肺胞

CO_2

O_2

酸素が少ない赤血球

酸素を多く含んだ赤血球

肺静脈へ

肺動脈を流れてくる血液は、二酸化炭素を含んでおり、赤血球のヘモグロビンは半分ほどしか酸素を結合していない。この血液が肺胞壁にある毛細血管を流れる際に、二酸化炭素が肺胞内に出ていき、肺胞内の空気から酸素が血液中に入ってきてヘモグロビンと結合する。

心臓の構造

上大静脈と下大静脈から右心房に血液が戻り、
右心室から肺に送られる。肺から左心房に血液が戻り、
左心室から大動脈を通して血液が全身に送られる。

循環器系の概要 ⇨ p.46
全身の血管 ⇨ p.48, 50
弁の構造と刺激伝導系 ⇨ p.162
心臓を養う血管 ⇨ p.166

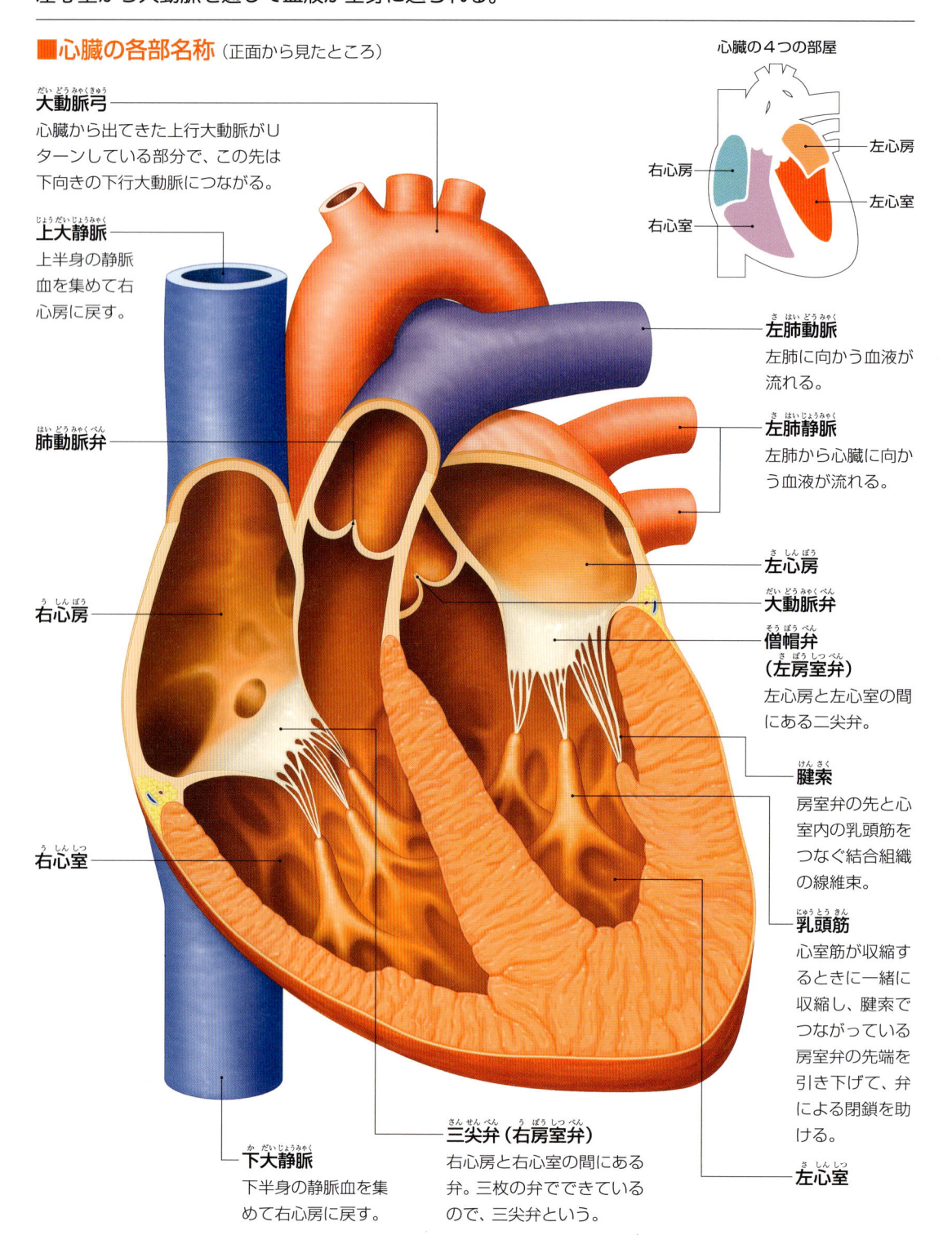

■心臓の各部名称（正面から見たところ）

心臓の4つの部屋
- 右心房
- 右心室
- 左心房
- 左心室

大動脈弓
心臓から出てきた上行大動脈がUターンしている部分で、この先は下向きの下行大動脈につながる。

上大静脈
上半身の静脈血を集めて右心房に戻す。

肺動脈弁

右心房

右心室

下大静脈
下半身の静脈血を集めて右心房に戻す。

左肺動脈
左肺に向かう血液が流れる。

左肺静脈
左肺から心臓に向かう血液が流れる。

左心房

大動脈弁

僧帽弁（左房室弁）
左心房と左心室の間にある二尖弁。

腱索
房室弁の先と心室内の乳頭筋をつなぐ結合組織の線維束。

乳頭筋
心室筋が収縮するときに一緒に収縮し、腱索でつながっている房室弁の先端を引き下げて、弁による閉鎖を助ける。

三尖弁（右房室弁）
右心房と右心室の間にある弁。三枚の弁でできているので、三尖弁という。

左心室

血液を巡らせるポンプ

心臓は胸腔の左右の肺の間にあり、心膜に包まれている。心臓は血管内の血液を流すためのポンプであり、2つの回路で流すためのポンプが2つ付いた構造をしている。それぞれのポンプは、壁が収縮して中の血液を心臓の外に押し出す部分と、そこに流し込む血液を一時ためておく部分の2か所からなる。血液を押し出す部分を**心室**といい、ためておく部分を**心房**という。ポンプは左右にあるので、これら4つの部分を、それぞれ**左心房**、**左心室**、**右心房**、**右心室**とよび、おおむね心房が上方、心室が下方に位置している。

心室の壁には厚い**心筋**の層があり、これが収縮して血液を送り出す。とくに左心室の心筋は厚い。心房の壁にもわずかに心筋の層があり、収縮して血液を心室に送る。心室には血液の逆流を防ぐために、入り口と出口に弁が付いている。心房から心室に血液が入ってくる入り口、すなわち心房と心室の間にある弁を**房室弁**といい、左房室弁は**僧帽弁**（二尖弁）、右房室弁は**三尖弁**という。心室の出口にある弁は、そこから血液が大動脈と肺動脈に流れ出すので、左心室の弁を**大動脈弁**、右心室の弁を**肺動脈弁**という。

僧帽弁と三尖弁の先端からは**腱索**という結合組織のヒモが多数出ている。腱索の先端は心室の内腔に指状に突出した**乳頭筋**に付着している。乳頭筋は心室の壁の筋が収縮するときに一緒に収縮し、僧帽弁と三尖弁を強く閉じて血液が心房に逆流しないようにはたらく。

右心房には、上大静脈と下大静脈がつながっており、全身を巡った血液が戻ってくる。右心室からは肺動脈が出ており、心臓から肺に向かって血液を送り出している。一方、左心房には、左右の肺からそれぞれ2本ずつ計4本の肺静脈がつながっており、それらを通して肺から血液が戻ってくる。この血液は左心室を通って大動脈に入り、全身に回っていく。

心臓を前方から見ると、左下方がとがったドングリの実のような形をしており、とがった部分を**心尖**、上方のやや平らな部分を**心底**という。心底と心尖を結ぶ軸は斜めに左下方を向いており、この軸でわずかに回転しているので、前面から見えるのは大半が右心室で、左心室は左方に少し見えるだけである。そのため、右心室から出る肺動脈が前方に見え、大動脈は後方に見えることになる。

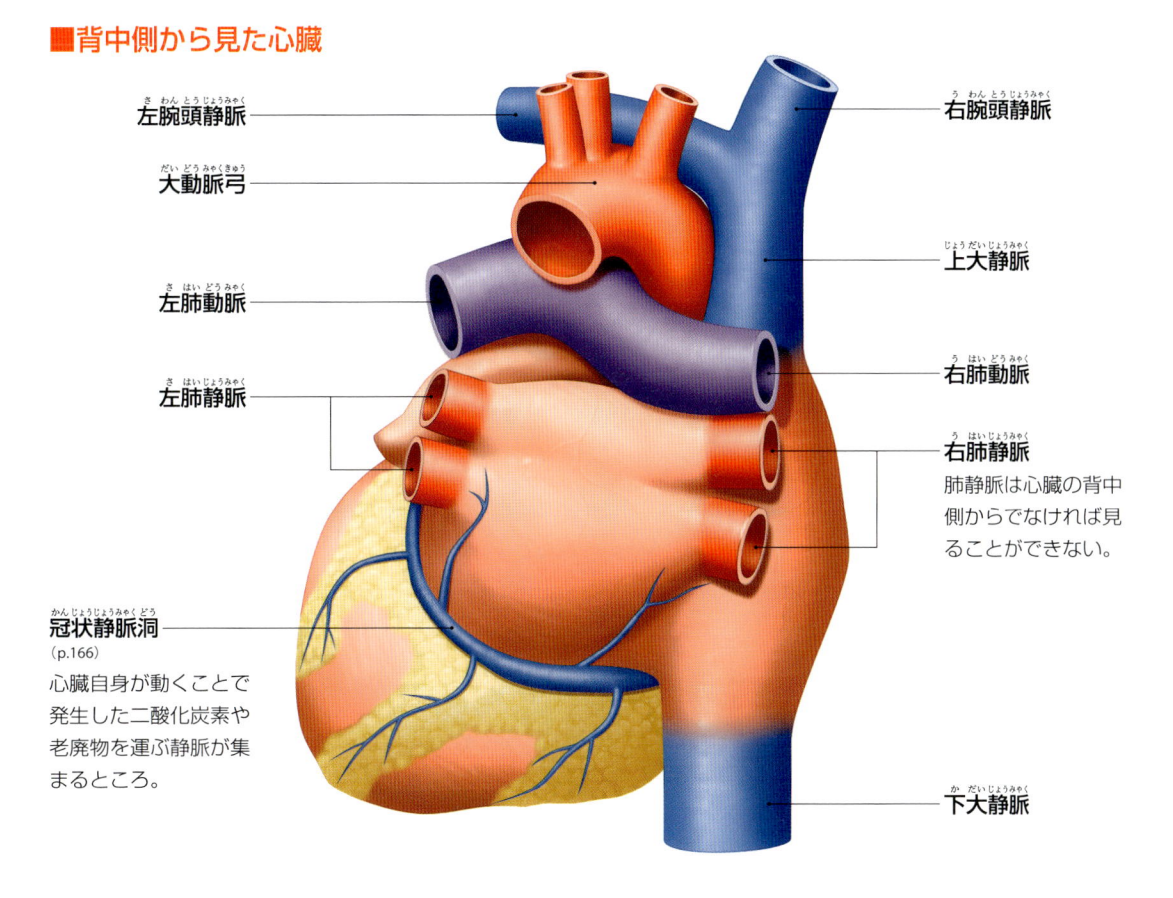

■背中側から見た心臓

- 左腕頭静脈
- 大動脈弓
- 左肺動脈
- 左肺静脈
- 冠状静脈洞（p.166）
  心臓自身が動くことで発生した二酸化炭素や老廃物を運ぶ静脈が集まるところ。
- 右腕頭静脈
- 上大静脈
- 右肺動脈
- 右肺静脈
  肺静脈は心臓の背中側からでなければ見ることができない。
- 下大静脈

弁の構造と刺激伝導系

心房と心室の間に房室弁、心室と動脈の間に動脈弁があり、血液の逆流を防ぐ。電気刺激は、洞房結節、房室結節、プルキンエ線維と伝わり、心筋を収縮させる。

脳神経のしくみ⇨p.82
自律神経系⇨p.88
心臓の構造⇨p.160
拍動のしくみ⇨p.164

弁の構造とはたらき

心臓の心室の入り口と出口には、血液の逆流を防ぐための弁がある。これらは心内膜がヒダ状に張り出したもので、弁の表面も内皮細胞で覆われている。

心房と心室の間には、**房室弁**があり、**尖弁**ともよばれる。先が平たくなっていて、先端からは結合組織の帯である腱索が、心室内の乳頭筋につながっている。右の房室弁は弁葉が3枚あるので、**三尖弁**ともよばれる。左の房室弁は弁葉が2枚なので、**二尖弁**あるいは**僧帽弁**とよばれている。房室弁は心室が収縮して動脈に血液を送り出す際に心房に逆流しないようにはたらく。心室の心筋が収縮する際には、乳頭筋も一緒に収縮して房室弁を引っ張り、弁が強く閉じるようになっている。

心室の出口にある弁は、動脈に送り出した血液が逆流しないようにするもので、右は**肺動脈弁**、左は**大動脈弁**とよばれる。どちらも半月形のヒダのような弁葉が3枚ずつあり、心室に向かって凸型になっている。心室が弛緩して、動脈に送り出した血液の圧が心室内の圧よりも高くなったときは、血液が心臓に戻ってこないように、弁が閉じる。心室が収縮して、内圧が動脈の内圧よりも高くなると弁が開いて、心室内の血液が動脈に送り出される。

■4つの弁の動き

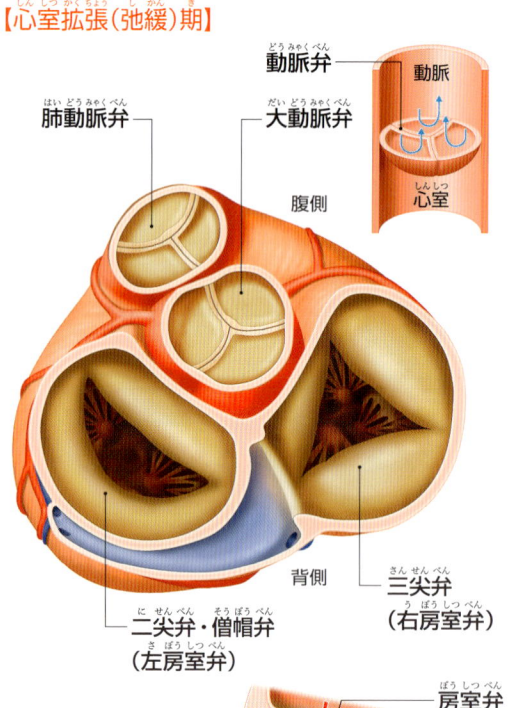

【心室拡張（弛緩）期】

- 動脈弁
- 肺動脈弁
- 大動脈弁
- 動脈
- 腹側
- 心室
- 背側
- 三尖弁（右房室弁）
- 二尖弁・僧帽弁（左房室弁）

心房から心室に血液が流れ込む際には房室弁が開き、動脈から逆流しないように動脈弁は閉じる。

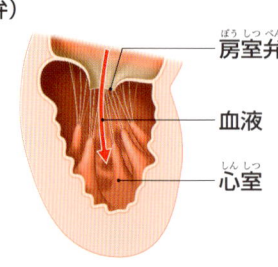

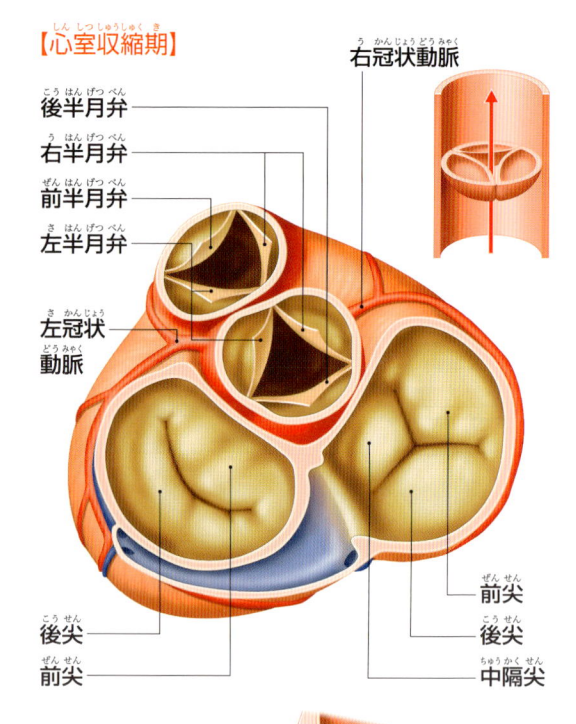

- 房室弁
- 血液
- 心室

【心室収縮期】

- 右冠状動脈
- 後半月弁
- 右半月弁
- 前半月弁
- 左半月弁
- 左冠状動脈
- 前尖
- 後尖
- 前尖
- 後尖
- 中隔尖

心室が収縮すると、房室弁が閉鎖して心房への逆流を防ぎ、動脈弁が開いて血液が送り出される。

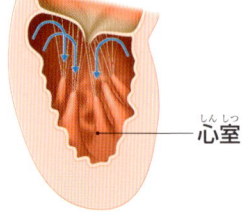

- 心室

電気刺激の伝わり方

　心臓の心筋層をつくる心筋細胞は、それだけでも自発的に収縮し、1つの心筋細胞で起こった収縮は、それに結合している隣の心筋細胞に伝わって、次々に収縮する。しかし、心臓の各部位が勝手に収縮をしても、効率的に血液を送り出すことができない。そこで、心臓には、全体が規則正しく一体となって収縮するように、心筋細胞が心臓に刺激を伝えていくよう変化した「**刺激伝導系**」という特殊な心筋線維が備わっている。

　刺激伝導系には、右心房の上大静脈口のすぐ内側にある**洞房結節**、右心房の冠状静脈洞（p.167）の開口部の近くの内側壁にある**房室結節**、房室結節から心室中隔の後縁を下行し、左右に分かれる**房室束**（ヒス束）およびその**左脚**と**右脚**、そして左脚と右脚につながって、左右の心室壁に広がる**プルキンエ線維**がある。これらのどの部位にも自発的に刺激を生じる機能があるが、洞房結節が最も周期が早いので、歩調取りの源になっている。

　洞房結節で生じた刺激は、右心房壁の心筋から左心房壁の心筋へと伝えられるが、心房と心室の心筋は連絡していないので、心房筋の刺激は心室筋には伝わらない。右心房壁の心筋に伝わった刺激はぐるっと回って、房室結節に伝わる。房室結節からは房室束を経てプルキンエ線維に刺激が伝わり、プルキンエ線維から左右の心室の心筋に刺激が伝えられていく。収縮した心筋は自発的に弛緩するが、そうする間に、洞房結節で次の刺激が起こり、同様にして心臓全体に伝わっていく。

■ 刺激伝導系

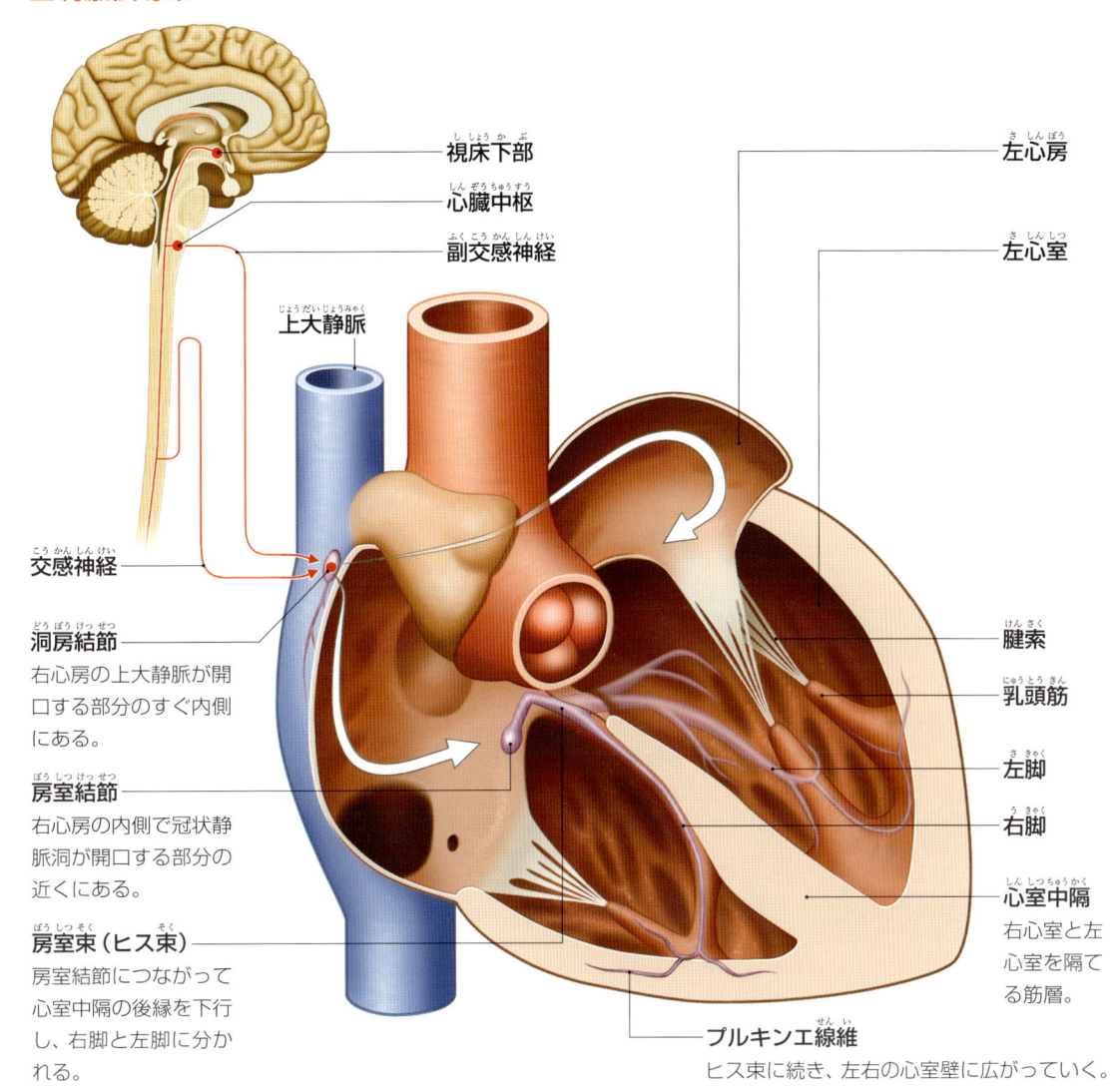

- **視床下部**
- **心臓中枢**
- **副交感神経**
- **上大静脈**
- **交感神経**
- **洞房結節**：右心房の上大静脈が開口する部分のすぐ内側にある。
- **房室結節**：右心房の内側で冠状静脈洞が開口する部分の近くにある。
- **房室束（ヒス束）**：房室結節につながって心室中隔の後縁を下行し、右脚と左脚に分かれる。
- **左心房**
- **左心室**
- **腱索**
- **乳頭筋**
- **左脚**
- **右脚**
- **心室中隔**：右心室と左心室を隔てる筋層。
- **プルキンエ線維**：ヒス束に続き、左右の心室壁に広がっていく。

拍動のしくみ

電気刺激が心筋を伝わっていくことで、心房や心室が収縮・弛緩を繰り返し、血液が決まった経路で流れていく。逆流しないように４つの弁の開閉も調節される。

心臓の構造 ⇨ p.160
弁の構造と刺激伝導系 ⇨ p.162

拍動を調節する刺激の伝わり方

心臓の拍動は刺激伝導系によって調節されているが、その刺激がどこに、どのように伝わるかによって、心臓では次の５つの出来事が起こり、それが周期的に繰り返されている。各周期のそれぞれの段階は、そこで起こる出来事にもとづいて名前が付けられている。

❶ 心房収縮期（緩徐充満期）

洞房結節で生じた刺激は、まず、右心房壁の心筋、次いで左心房壁の心筋に伝えられて収縮を始める。その結果、左右の心房内の血液は左右の心室に送り出される。右心房壁の心筋に伝わった刺激は房室結節に伝わる。心室の弛緩（拡張）は終了している。

❷ 等容性収縮期

房室結節からは房室束を経てプルキンエ線維に刺激が伝わる。プルキンエ線維から左右の心室の心筋に刺激が伝わって、心室筋が心尖部（心臓の下端）から収縮し始める。左右の心室筋の収縮が始まっても、右心室の内圧が肺動脈の内圧より低く、左心室内の圧力も大動脈の内圧よりも低いと、血液は肺動脈弁や大動脈弁を開くことができず、送り出されることはない。また、左右の心室の内圧は左右の心房よりは高いので、それぞれの房室弁は閉じており、血液は心室内で留まり、次第に内圧が上昇していく。

❸ 駆出期

心室壁の心筋の収縮がより強くなると、右心室の内圧が肺動脈の圧より、また、左心室の内圧も大動脈の圧よりも高くなり、肺動脈弁や大動脈弁が開いて血液は心室からそれぞれの動脈内に送り出されていく。

❹ 等容性拡張期

収縮した心筋が自発的に弛緩（拡張）することで、左右の心室の内圧は徐々に低下する。肺動脈の内圧よりも低くなると肺動脈弁が、大動脈の内圧よりも低くなると大動脈弁が閉鎖するが、心室の内圧がそれぞれの心房の内圧よりも高いうちは、房室弁は開かず、血液は流入してこない。

❺ 拡張末期（急速充満期）

左右の心室の弛緩（拡張）が続き、内圧がそれぞれの心房の内圧よりも低くなるため、房室弁が開き、血液が心房から心室に流入し始める。

次いで、再び洞房結節で次の刺激が起こり、同様にして心臓全体に伝わっていき、次の周期が始まる。

心電図

心臓の心筋が収縮する際には、心筋細胞で局所的な電気の流れが生じる。心電図はこの電気の流れを記録したものであり、右ページに示すような波形は、左足首を－、右手首を＋として記録した際に得られるものである。

心電図に表れる波は、順にPQRST波と名付けられており、P波は心房筋の収縮によるもの、PとQの間は刺激が房室結節から房室束、プルキンエ線維を伝わっていく時間で、QRS波は心筋の興奮が心室内を伝わっていく際に生じるもので、T波は心室筋が弛緩して次の収縮に備える際に生じるものである。

心電図は、刺激伝導系や心筋に異常があると、波が乱れたり、波の高さが変化したりするため、心臓の異常を発見するのに非常に有用な手段である。

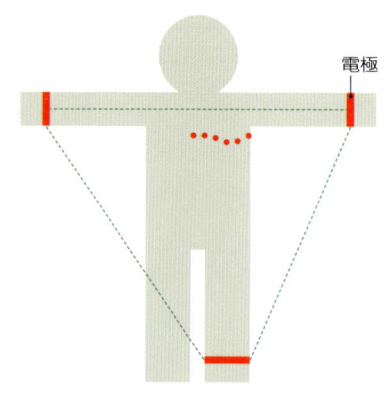

右手首、左手首、左足首、胸部に電極が付けられる。右手と左手、右手と左足、左手と左足の電位差や、各部の単独の電位など、さまざまなポイントで観察することで、心臓のどこに異常があるかがわかる。

■刺激の伝わり方と心臓の動き

刺激伝導系における刺激の伝わり方

❶ 心房収縮期
- 洞房結節
- 房室束（ヒス束）
- 房室結節

❷ 等容性収縮期
- 右脚
- 左脚
- プルキンエ線維

❸❹❺ は休み

心電図

❶ ❷ ❸ ❹ ❺ ❶

P, Q, R, S, T, P, R

圧（大動脈・左心房・左心室）

- 大動脈弁閉鎖
- 大動脈弁開放
- 大動脈圧
- 房室弁閉鎖
- 房室弁開放
- 左心房圧
- 左心室圧

120, 100, 80, 60, 40, 20, 0 mmHg

心房収縮期 / 等容性収縮期 / 駆出期 / 等容性拡張期 / 拡張末期 / 心房収縮期

心臓の動きと血流

❶ 心房収縮期
心房が収縮する。左右の房室弁が開き、心房にたまっていた血液が心室へと流れ込む。動脈弁は閉鎖している。

❷ 等容性収縮期
心室の収縮が始まる。心室内圧が心房内圧より高くなると、房室弁が閉鎖される。動脈弁も閉鎖している。

❸ 駆出期
心室内圧が大動脈圧より高くなると動脈弁が開いて血液が心室から動脈へ送り出される。房室弁は閉鎖している。

❹ 等容性拡張期
心室内圧が大動脈圧より低くなると、動脈弁が閉鎖する。心室筋が弛緩し、内圧が低下する。血液は心房に入ってくる。

心臓を養う血管

心臓には冠状動脈によって酸素が豊富な動脈血が供給される。静脈血は心臓の背面にある冠状静脈洞に集まり、右心房に注ぐ。

心臓の構造 ⇒ p.160
弁の構造と刺激伝導系 ⇒ p.162

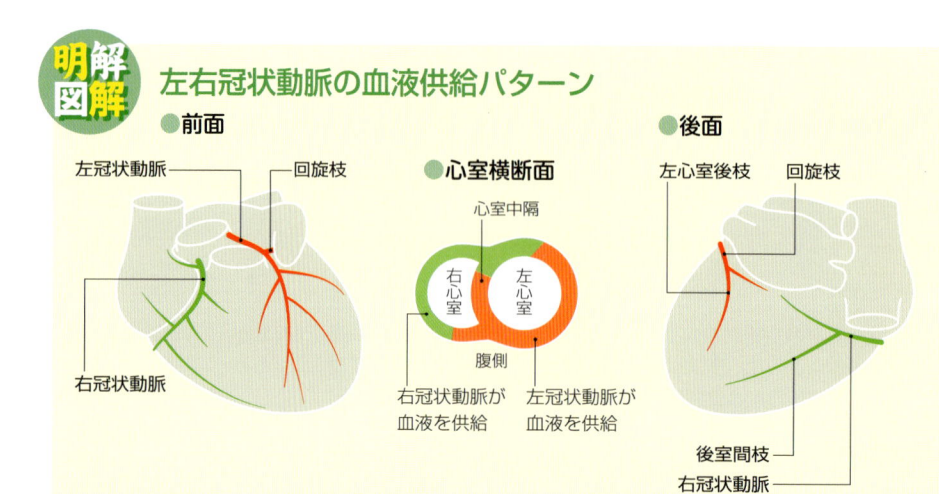

■心臓の動脈と静脈
（前面から見る）

心臓に血液を供給する動脈と静脈は基本的に心房と心室の間の冠状溝を走行し、その枝が前後の室間溝を走る。色の薄くなっている部分は、後面の血管を示す。

- 上行大動脈
- 上大静脈
- 右心房
- 冠状溝
  心房と心室の境にある溝。
- 右冠状動脈
- 冠状静脈洞
  （後面にある）
- 右縁枝
  （右外縁枝）
- 右心室
- 左肺動脈
- 左冠状動脈
- 回旋枝
- 左縁枝
  （左外縁枝）
- 前室間枝
  （前下行枝）
- 大心臓静脈
- 前室間溝
  左右の心室の境の溝。前面にある部分。
- 中心臓静脈
  （後面にある）
- 左心室

明解図解　左右冠状動脈の血液供給パターン

●前面
- 左冠状動脈
- 回旋枝
- 右冠状動脈

●心室横断面
- 心室中隔
- 右心室
- 左心室
- 腹側
- 右冠状動脈が血液を供給
- 左冠状動脈が血液を供給

●後面
- 左心室後枝
- 回旋枝
- 後室間枝
- 右冠状動脈

左右の冠状動脈は心臓に等分に血液供給をしているのではなく、その枝の分布からもわかるように左冠状動脈の方が血液供給している領域が広い。おおよそ右と左の冠状動脈で血液供給される領域を横断図で色分けすると、左図中央のようになる。

■ 心臓の動脈と静脈
（背面から見る）

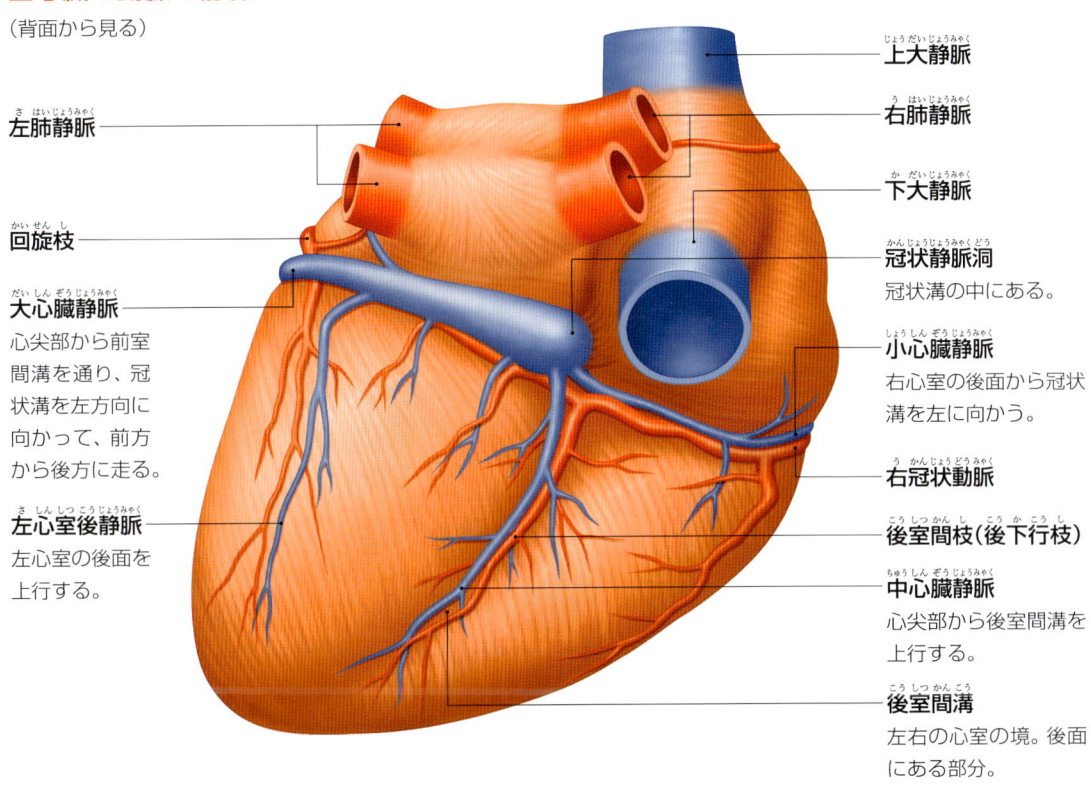

- 上大静脈
- 左肺静脈
- 右肺静脈
- 下大静脈
- 回旋枝
- 冠状静脈洞
  冠状溝の中にある。
- 大心臓静脈
  心尖部から前室間溝を通り、冠状溝を左方向に向かって、前方から後方に走る。
- 小心臓静脈
  右心室の後面から冠状溝を左に向かう。
- 右冠状動脈
- 左心室後静脈
  左心室の後面を上行する。
- 後室間枝（後下行枝）
- 中心臓静脈
  心尖部から後室間溝を上行する。
- 後室間溝
  左右の心室の境。後面にある部分。

心臓の表面を取り巻く動脈と静脈

心臓は壁の心筋が周期的に収縮を行っているので、つねにエネルギーを必要とする。それを支えているのが、心臓の壁に血液を供給する**冠状動脈**である。大動脈弁のすぐ上で左右の冠状動脈が出てくる。左半月弁の側から**左冠状動脈**が分枝し、右半月弁の側から**右冠状動脈**が分枝する（p.162）。

左冠状動脈は、冠状溝を前方から後方へと回る**回旋枝**と、前室間溝を下る**前室間枝（前下行枝）**に分かれ、左心室壁の大半と右心室壁の前内側部などに血液を供給する。右冠状動脈は冠状溝を前方から後方へ右側に回り、後室間溝を下る**後室間枝（後下行枝）**になる。右心室の大半と左心室の後内側部などに血液を供給している。

冠状動脈で供給された血液の大半は、最終的には背側の冠状溝にある**冠状静脈洞**に集まって、右心房に注ぐ。冠状静脈洞に集まる静脈には、**大心臓静脈**、**左心室後静脈**、**中心臓静脈**、**小心臓静脈**などがある。また、一部の静脈は、冠状静脈洞を経ずに直接に右心房に注いでいる。

このように心臓には豊富な血管が分布している。

心臓はつねに拍動しているため、酸素の要求が大きく、ある動脈が閉塞すると、周囲からの血液供給では需要を満たすことができない。そのため、その動脈が血液供給していた領域の心筋は壊死してしまう。これが心筋梗塞である。

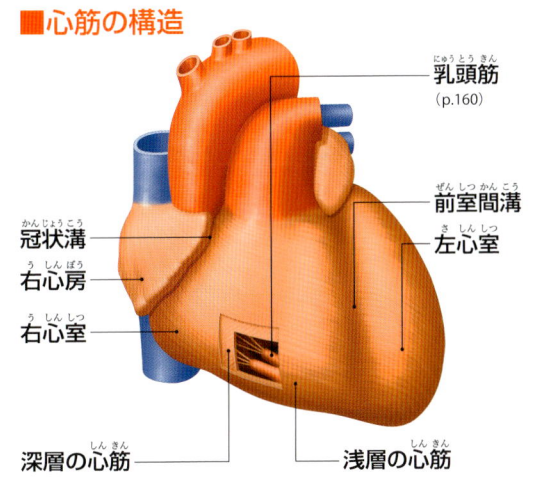

■ 心筋の構造

- 乳頭筋 (p.160)
- 冠状溝
- 前室間溝
- 右心房
- 左心室
- 右心室
- 深層の心筋
- 浅層の心筋

心臓の壁は、心内膜、心筋層、心外膜の3層からなる。心房の心筋層は浅層と深層の2層があり、心室ではこれに中間層が加わる（ただし、右心室では筋が少なく中間層がほとんどない）。心筋に分布する心筋細胞は網状につながり、心尖部からラセン状に心臓を囲んで走っている。

乳房の構造

乳房は脂肪組織が発達したもので、内部に乳腺がある。
授乳期には、乳汁分泌ホルモンの作用で、乳汁をつくる腺房が発達し、
乳管を通して分泌される。

全身のリンパ系 ⇨ p.58

■乳房の各部名称

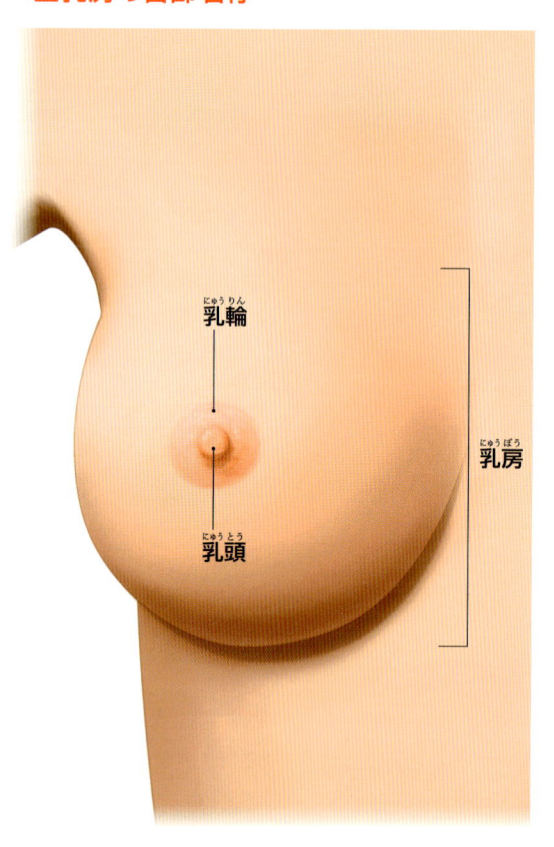

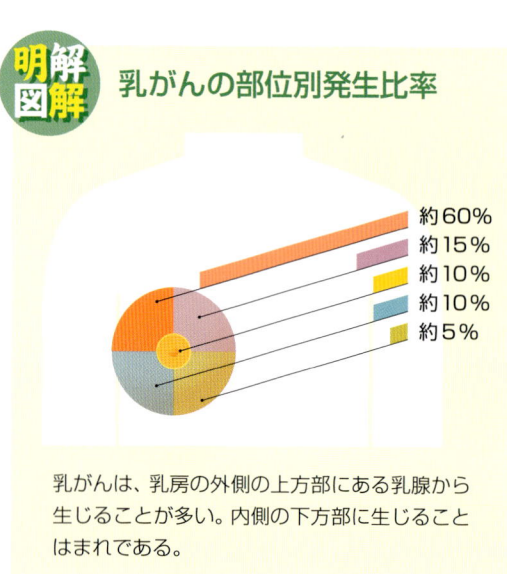

乳輪
乳頭
乳房

乳腺とリンパ節

　女性の**乳房**は、大胸筋を覆う筋膜の表層に脂肪組織が沈着したもので、おおむね第3肋骨から第7肋骨の高さで胸骨と側胸部の間にお椀型の盛り上がりとして見られ、だいたい左右対称である。乳房の中央付近には色素の沈着した**乳輪**があり、その中心がやや隆起して**乳頭**になっている。

　乳房の脂肪組織には**乳腺**が広がっている。乳腺は皮膚のアポクリン腺が変化したもので、終末部は小葉（乳腺小葉）を形づくり、その導管である**乳管**は互いに合流し、最終的に12本ないし20本の乳管となって、**乳口**として開口している。乳腺はホルモンの影響を強く受け、性周期や妊娠、授乳中、離乳後で、その様相を大きく変える。非妊娠時の月経から排卵までの増殖期や離乳後の乳腺は休止期にあり、ほぼ乳管のみで、部位によっては内腔のない上皮細胞だけが並んだ索状構造になっていることもある。

　妊娠すると、乳管の末端から枝が伸び出し、先端が膨れて**腺葉**が形成される。出産が近づくと腺葉の細胞は**乳腺細胞**になり、**乳汁**の分泌が始まる。授乳中は乳児が乳頭に吸い付いて乳汁を吸入する刺激で、脳下垂体からの乳汁分泌促進ホルモンの**プロラクチン**（p.74）の分泌が増え、乳汁の産出が増す。離乳後は、腺細胞が退縮して消失し、乳管だけに戻る。

　乳管はホルモンの刺激を受ければ、いつでも細胞分裂して増殖し、乳腺を形成できる。このため、誤った刺激でも細胞の増殖が始まり、乳がんを生じることがある。乳がん細胞はリンパ管を通って移動し、新たな病巣を形成することも多い。乳がんは乳房の上外側部にある乳腺に生じる率が高いために、その部位のリンパが集まっていく腋窩リンパ節に転移することがしばしばみられる。

　豊満な乳房は女性特有のものであり、男性の乳房や乳腺は未発達な状態で留まっている。適度なホルモンを投与すると、男性でも乳房や乳腺を発育させることができる。

明解図解　乳がんの部位別発生比率

- 約60%
- 約15%
- 約10%
- 約10%
- 約5%

乳がんは、乳房の外側の上方部にある乳腺から生じることが多い。内側の下方部に生じることはまれである。

■乳房の構造

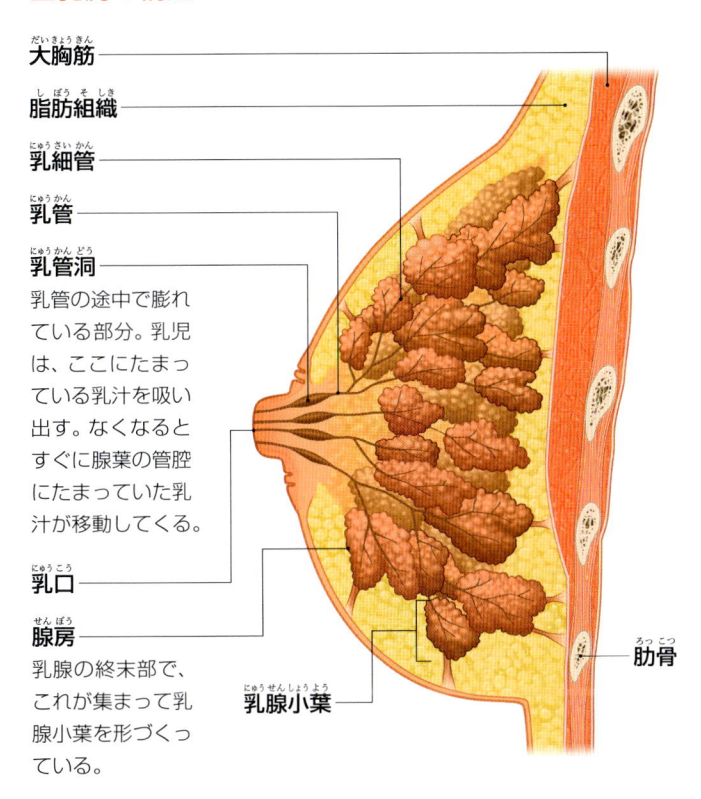

- **大胸筋**（だいきょうきん）
- **脂肪組織**（しぼうそしき）
- **乳細管**（にゅうさいかん）
- **乳管**（にゅうかん）
- **乳管洞**（にゅうかんどう）
  乳管の途中で膨れている部分。乳児は、ここにたまっている乳汁を吸い出す。なくなるとすぐに腺葉の管腔にたまっていた乳汁が移動してくる。
- **乳口**（にゅうこう）
- **腺房**（せんぼう）
  乳腺の終末部で、これが集まって乳腺小葉を形づくっている。
- **乳腺小葉**（にゅうせんしょうよう）
- **肋骨**（ろっこつ）

【授乳期の乳腺】

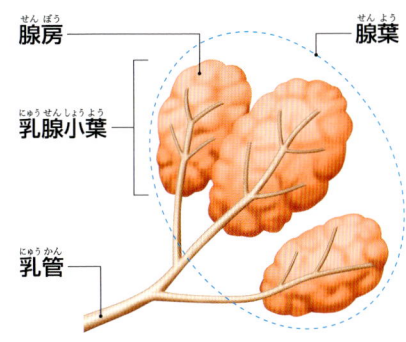

- 腺房（せんぼう）
- 腺葉（せんよう）
- 乳腺小葉（にゅうせんしょうよう）
- 乳管（にゅうかん）

乳汁をつくる乳腺細胞が集まった腺房が発達して、乳腺小葉を形成する。乳汁は乳管を通して分泌される。

【非授乳期の乳腺】

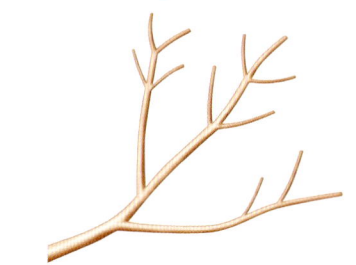

乳腺小葉は発達せず、乳管しかない。

■乳房周囲のリンパ節

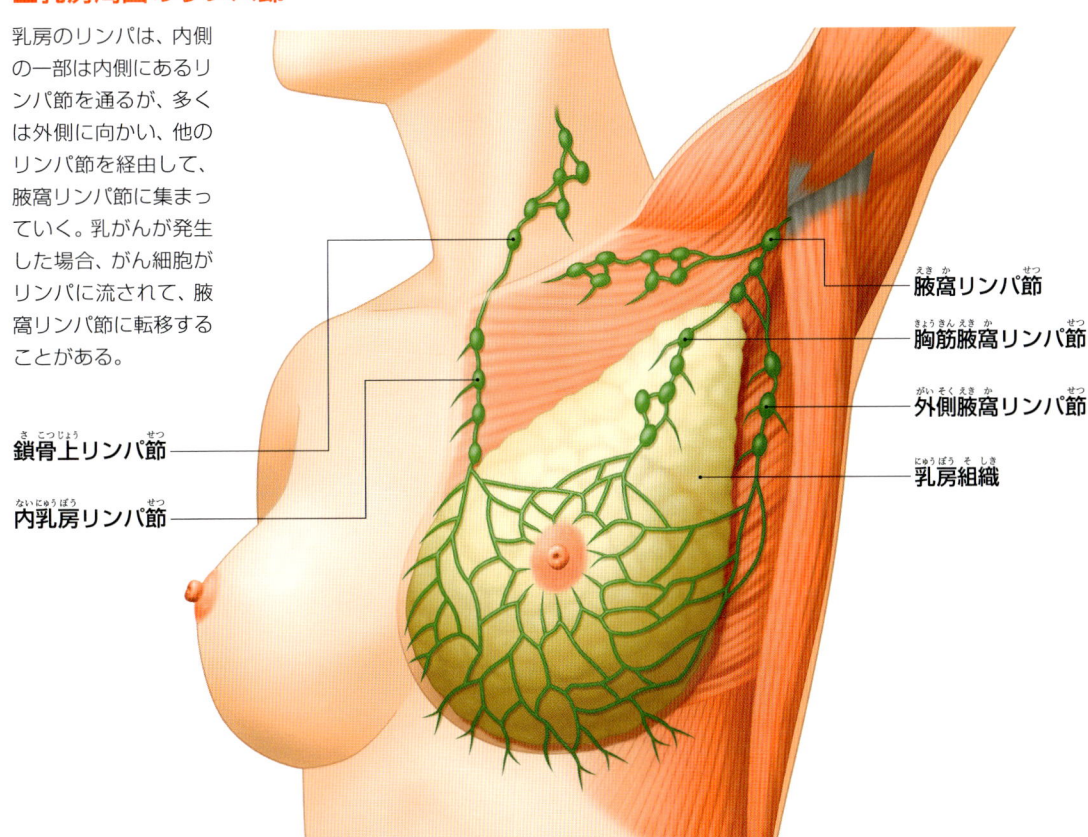

乳房のリンパは、内側の一部は内側にあるリンパ節を通るが、多くは外側に向かい、他のリンパ節を経由して、腋窩リンパ節に集まっていく。乳がんが発生した場合、がん細胞がリンパに流されて、腋窩リンパ節に転移することがある。

- **鎖骨上リンパ節**（さこつじょうリンパせつ）
- **内乳房リンパ節**（ないにゅうぼうリンパせつ）
- **腋窩リンパ節**（えきかリンパせつ）
- **胸筋腋窩リンパ節**（きょうきんえきかリンパせつ）
- **外側腋窩リンパ節**（がいそくえきかリンパせつ）
- **乳房組織**（にゅうぼうそしき）

3章──胸部

4章

腹部・背部

腹壁

腹部は、胸部より下の胴体を指す。壁内の骨は腰椎のみで、前腹部、側腹部、腰部の筋肉で構成される腹壁が腹腔を囲んでいる。筋肉の盛り上がりによって区分される。

胸壁 ⇒ p.150
脊柱 ⇒ p.174
骨盤 ⇒ p.176
上肢の骨格と筋肉 ⇒ p.220, 222
下肢の骨格と筋肉 ⇒ p.228, 230

腹部の概観と前腹部・側腹部の筋

腹部とは、胸部より下方の部分、つまり胸郭と骨盤の間を指し、**腹腔**という空間が**腹壁**によって囲まれている。背部の腰椎を除いて壁内に骨はなく、筋が主体になっている。この筋の盛り上がりが皮膚を通して体表からも観察されることがあり、基本的にはこれを目印として区分されている。

腹壁の筋は、**前腹部**（前壁）と**側腹部**（外側壁）に分けられる。前腹部には、胸骨や肋骨と恥骨を結んで上下に走る**腹直筋**がある。腹直筋は多腹筋(p.38)で、各筋腹の間に**腱画**があり、発達した人では、前腹部を横切るくびれとして見ることができる。いわゆる「腹筋が割れている」状態である。

側腹部には、外肋間筋や内肋間筋と同じ方向に走行する**外腹斜筋**と**内腹斜筋**があり、その深層に**腹横筋**がある。これら3つの筋の停止腱は融合して腹直筋を包む**腹直筋鞘**(p.175)をつくっている。また、外

■腹部の部位名称

- 上胃部（心窩部）
- 下肋部（季肋部）
- 臍部
- 側腹部
- 鼠径部
- 恥骨部
- 大腿三角

■腹部のおもな筋肉

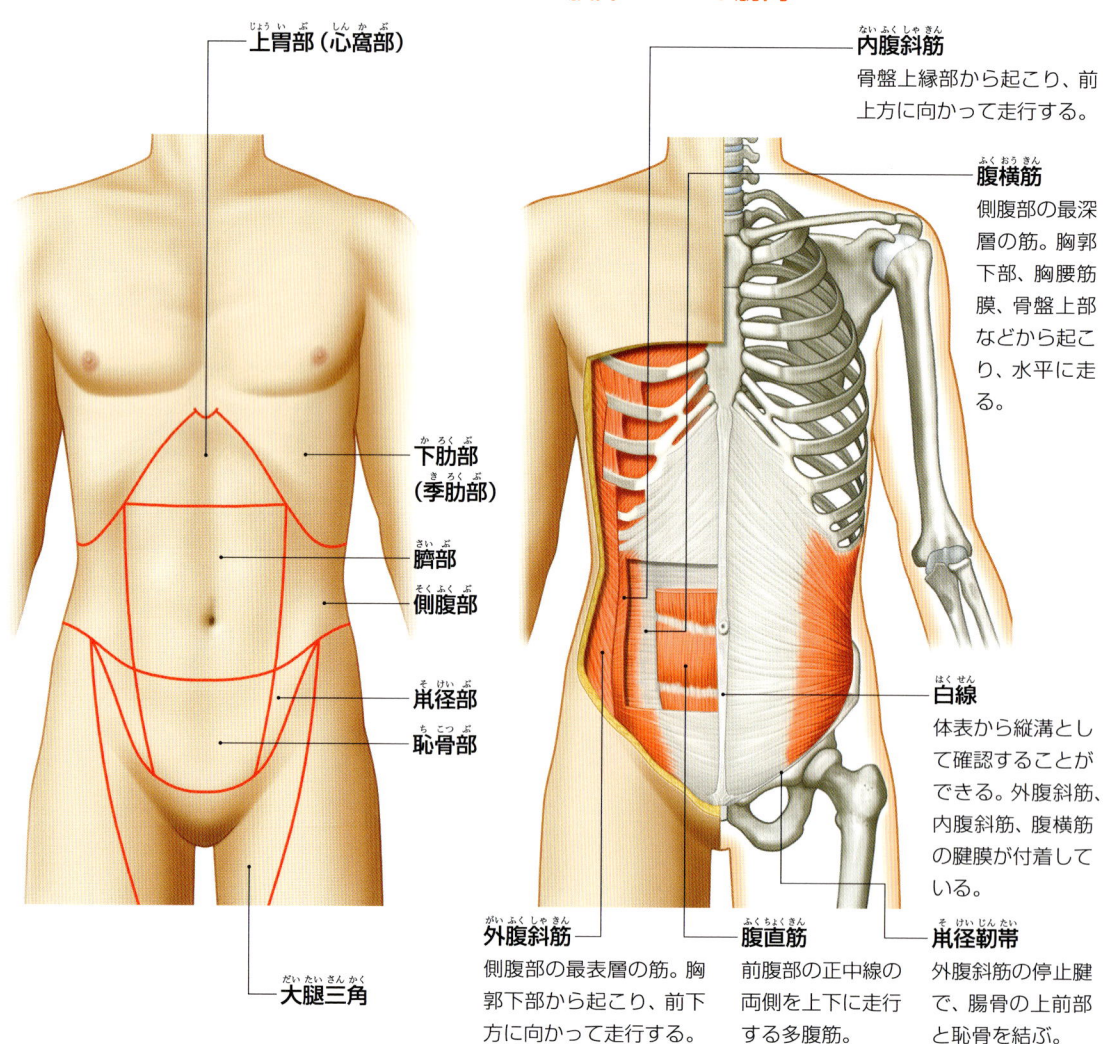

内腹斜筋
骨盤上縁部から起こり、前上方に向かって走行する。

腹横筋
側腹部の最深層の筋。胸郭下部、胸腰筋膜、骨盤上部などから起こり、水平に走る。

白線
体表から縦溝として確認することができる。外腹斜筋、内腹斜筋、腹横筋の腱膜が付着している。

外腹斜筋
側腹部の最表層の筋。胸郭下部から起こり、前下方に向かって走行する。

腹直筋
前腹部の正中線の両側を上下に走行する多腹筋。

鼠径靭帯
外腹斜筋の停止腱で、腸骨の上前部と恥骨を結ぶ。

腹斜筋の停止腱の下端は**鼠径靭帯**をつくっている。腹壁の筋が収縮すると、腹腔の内圧（腹圧）を高め、排便や排尿を促すとともに、横隔膜を押し上げることになり、呼気を促すことになる。

背部の筋

腹壁の背側（後壁）は腰部になる。中心に腰椎があり、その両側には、骨盤の上部や腰椎から起こる固有背筋である、脊柱起立筋（p.175）の起始部があり、それを包む**胸腰筋膜**が強靭な腱膜となって壁をつくっている。後壁の腹側には、第12肋骨、第12胸椎や腰椎から起こって大腿骨の小転子（p.229）に向かう大腰筋などがある。

175ページの腹部の横断面を見ると、前腹部、側腹部、腰部の腹壁の構造がよくわかる。背部には脊柱を支えるための筋群が配置され、そこから左右に側腹部の筋が層をなして走行し、前腹部にくると脊柱の運動にかかわる腹直筋がある。

解明図解 腹部の区分（9領域）

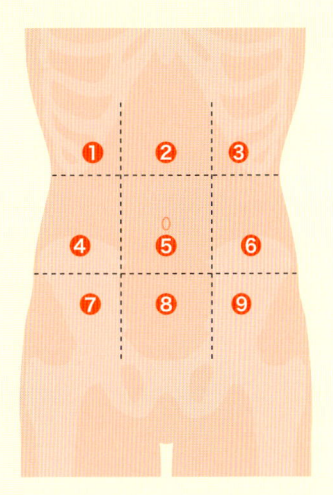

❶ 右季肋部
❷ 心窩部
❸ 左季肋部
❹ 右側腹部
❺ 臍部
❻ 左側腹部
❼ 回盲部
❽ 下腹部
❾ 左腸骨部

臨床では、腹部の器官の位置を表すために、腹腔を9つの領域に分けることが通例となっている。

■背部の部位名称

- 肩甲上部
- 脊柱部
- 肩甲間部
- 肩甲部
- 肩甲下部
- （三角筋部 p.222）
- 側胸部
- 腰三角
- 仙骨部
- 殿部
- 肛門部

■背部のおもな筋肉

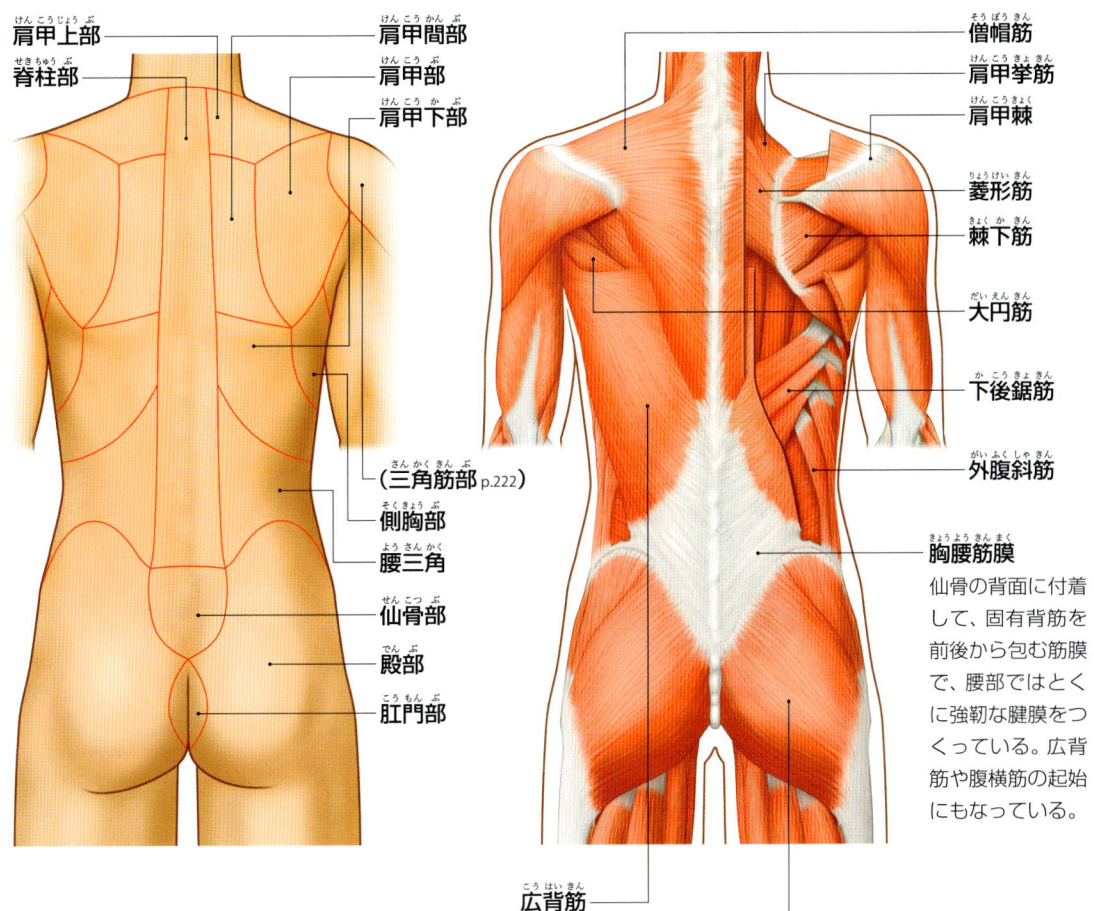

- 僧帽筋
- 肩甲挙筋
- 肩甲棘
- 菱形筋
- 棘下筋
- 大円筋
- 下後鋸筋
- 外腹斜筋
- 胸腰筋膜
- 広背筋
- 大殿筋

胸腰筋膜：仙骨の背面に付着して、固有背筋を前後から包む筋膜で、腰部ではとくに強靭な腱膜をつくっている。広背筋や腹横筋の起始にもなっている。

脊柱

脊柱は7個の頸椎、12個の胸椎、5個の腰椎、仙骨、2〜5個の尾椎が連結してできあがっている。

全身の骨格 ⇨ p.30, 32
骨の構造 ⇨ p.34
脊髄神経のしくみ ⇨ p.84
背部の筋肉 ⇨ p.173

脊柱の構造

脊柱は1つの骨ではなく、7個の頸椎、12個の胸椎、5個の腰椎、5個の仙椎（ただし癒合して仙骨となる）、2〜5個の尾椎（ただし癒合して尾骨となる）が連結されたものである。脊柱は体幹の軸をつくっているが、まっすぐではなく、頸部で前に、胸部で後ろに、腰部でまた前に、仙骨部で後ろにカーブしている。

椎骨の形

個々の椎骨は半円柱状の椎体とそれに付着する半円形の椎弓、および椎弓から突出する突起（1個の棘突起、1対の横突起、上下に1対の関節突起など）でできている。椎体と椎弓の間の椎孔は、椎骨が連なって脊柱をつくるのに合わせて、全体として脊柱管をつくる。

椎骨間の連結は、椎間円板だけではない。上下の関節突起によって、椎間関節という平面関節（p.36）がつくられている。

■椎間円板の構造

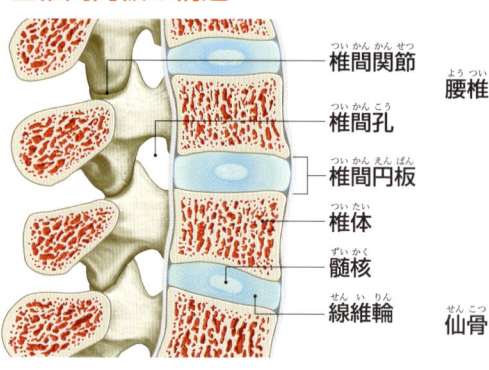

上下の椎体間は、椎間円板によって連結されている。椎間円板は、ゼラチン状の髄核を中心に、周りを線維輪が取り巻いている。

■脊柱の構造と形態

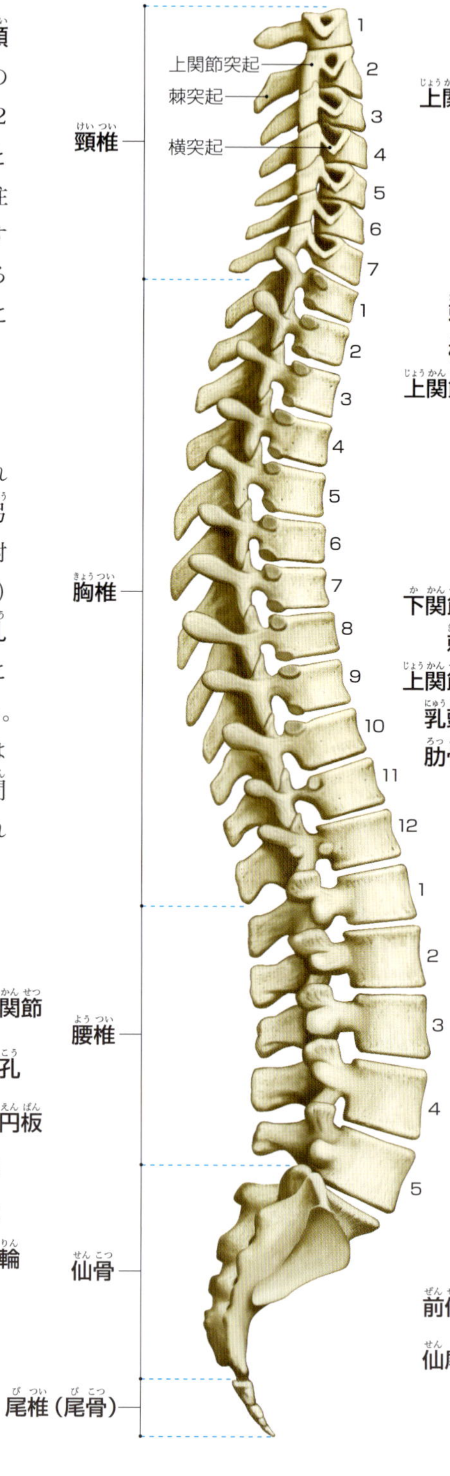

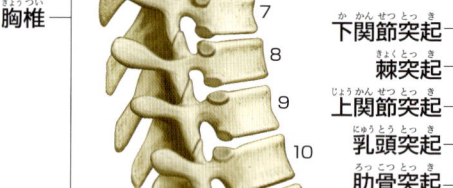

【頸椎】
棘突起、椎弓、椎孔、上関節突起、横突起、椎体、横突孔

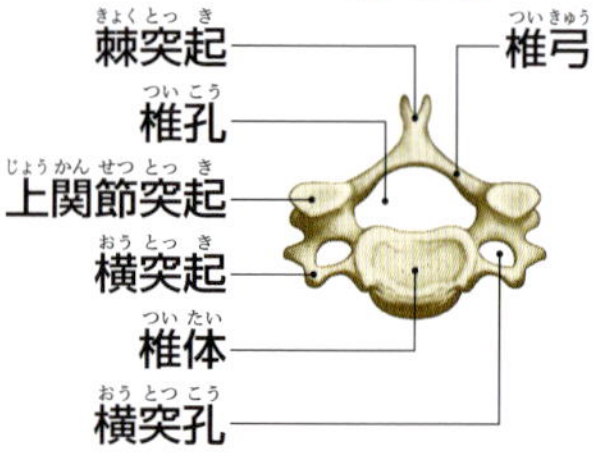

【胸椎】
棘突起、横突起、上関節突起、椎孔、椎体

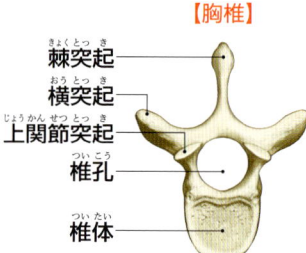

【腰椎】
下関節突起、棘突起、上関節突起、乳頭突起、肋骨突起、椎孔、椎体

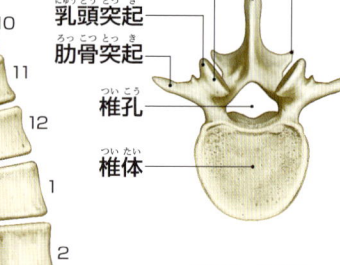

【仙骨・尾椎】
（斜め前上方から見る）
上関節突起、椎体、前仙骨孔、仙尾関節

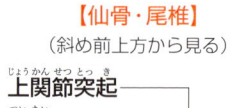

頸椎、胸椎、腰椎、仙骨、尾椎（尾骨）

椎間関節、椎間孔、椎間円板、椎体、髄核、線維輪

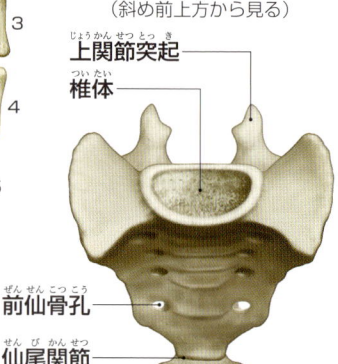

固有背筋

椎骨の棘突起と横突起の間の溝には、**固有背筋**とよばれる一連の筋がある。これらの筋群は、脊柱やその上の頭蓋を支えて姿勢を維持するはたらきをしている。

固有背筋には、深層の**横突間筋、棘間筋、横突棘筋**（回旋筋、多裂筋、半棘筋）、中間層ないし浅層の**脊柱起立筋**（棘筋、最長筋、腸肋筋）と最表層の**板状筋**があり、下図のように外側筋群と内側筋群に分けることもできる。脊柱起立筋は発達すると背部の正中線の両側に盛り上がりができ、体表から観察できる。

■腹部・背部の筋肉（水平断面）

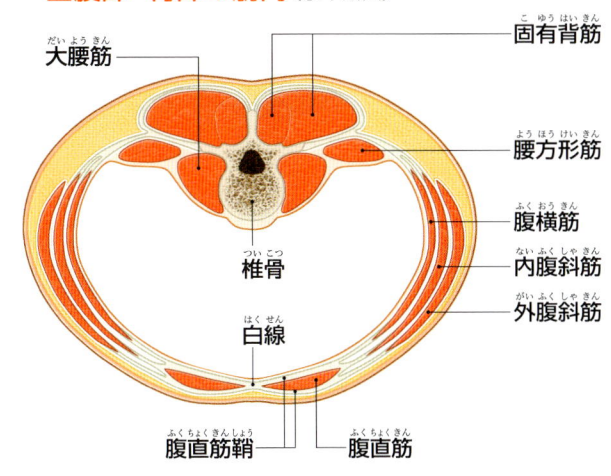

- 大腰筋
- 固有背筋
- 腰方形筋
- 腹横筋
- 内腹斜筋
- 外腹斜筋
- 椎骨
- 白線
- 腹直筋鞘
- 腹直筋

■固有背筋（外側筋群）

横突起の外側を走る筋群のこと。

最長筋
腸肋筋の内側を走る。胸・頸・頭に区分されるが、分けるのは困難。両側が収縮すると脊柱が伸展し、片側が収縮すると脊柱がそちら側に曲がる。

腸肋筋
腰・胸・頸に区分されるが、分けるのは困難。筋束は癒合し、仙骨や寛骨（腸骨）と肋骨、頸椎の横突起間を結んでいる。作用は最長筋と同じ。

板状筋
頭板状筋と頸板状筋があり、頭板状筋は頭蓋骨に停止している。左右両方が収縮すると頭が後屈し、片側が収縮すると頭がそちら側に曲がる。

横突間筋
頸椎の横突起や腰椎の肋骨突起などを上下につなぐ。

■固有背筋（内側筋群）

棘突起と横突起の間や、それぞれの突起間を走る筋群のこと。

棘間筋
隣り合う頸椎、胸椎、腰椎の棘突起間を結び、伸展させる筋束。ただし胸部では痕跡的。

半棘筋

回旋筋

多裂筋

横突棘筋
横突起と棘突起を結ぶ筋で、いくつ上の棘突起に停止するかで名前が変わる。両側が収縮すると脊柱が伸展し、片側が収縮するとそちら側に曲がると同時に回旋する。

棘筋
腰椎上部、胸椎、頸椎の棘突起間を結ぶ。両側が収縮すると頸椎と胸椎が伸展し、片側が収縮するとそちら側に曲がる。

骨盤

大骨盤は腹腔の床として内臓を支えている。
小骨盤は膀胱や直腸などを収める。骨盤は男女で形が違い、
女性は妊娠時の子宮を支えるために左右に広がっている。

全身の骨格⇒p.30, 32
脊柱⇒p.174
下肢の骨格と筋肉⇒p.228, 230

骨盤を構成する骨

骨盤は椎骨の一部でもある**仙骨**および**尾骨**と、左右の**寛骨**でできている。仙骨と寛骨は**仙腸関節**によって連結されているが、平面関節（p.37）でほとんど可動性がない。また、左右の寛骨の前下部は軟骨によって結合されており、ここを**恥骨結合**という。
　寛骨は下肢帯（p.32）に属し、その外側にある寛骨臼（p.229）には大腿骨の大腿骨頭が収まり、股関節をつくっている。そのため、骨盤には体幹から上の体重が加わるので、多くの強靭な靭帯によって補強されている。

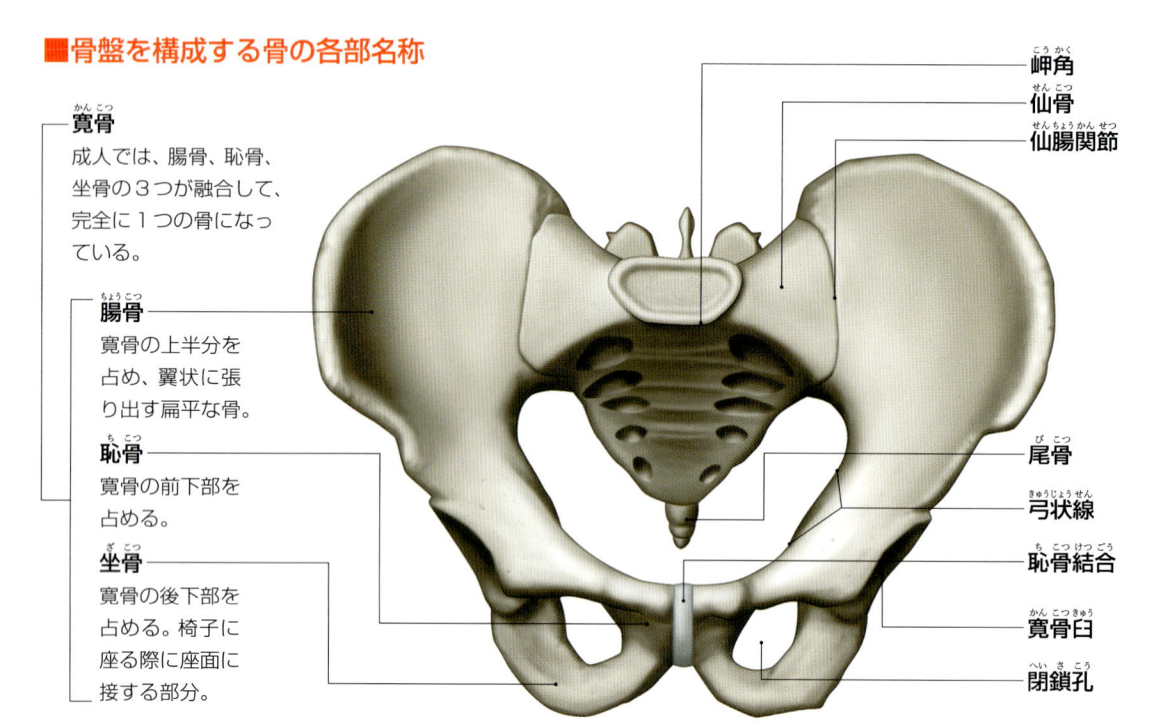

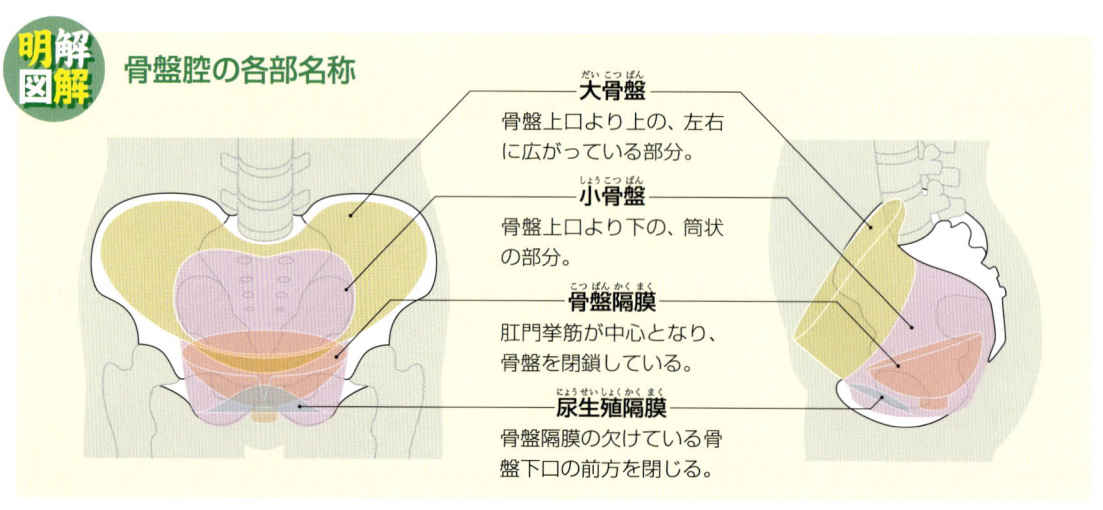

■骨盤を構成する骨の各部名称

寛骨
成人では、腸骨、恥骨、坐骨の3つが融合して、完全に1つの骨になっている。

腸骨
寛骨の上半分を占め、翼状に張り出す扁平な骨。

恥骨
寛骨の前下部を占める。

坐骨
寛骨の後下部を占める。椅子に座る際に座面に接する部分。

岬角
仙骨
仙腸関節
尾骨
弓状線
恥骨結合
寛骨臼
閉鎖孔

骨盤腔の各部名称

大骨盤
骨盤上口より上の、左右に広がっている部分。

小骨盤
骨盤上口より下の、筒状の部分。

骨盤隔膜
肛門挙筋が中心となり、骨盤を閉鎖している。

尿生殖隔膜
骨盤隔膜の欠けている骨盤下口の前方を閉じる。

大骨盤と小骨盤

骨盤は全体として漏斗形をしており、上方に広がる部分（**大骨盤**）と、下方の筒形をしている部分（**小骨盤**）に分かれる。その境界部をつくっているのが、仙骨の前上方の角である**岬角**と、寛骨の外側に広がる角の**弓状線**、そして恥骨結合を結んだ線（これを**分界線**という）である。**大骨盤**は腹腔の床の一部となって腹部の内臓を支えている。腹腔の小骨盤内に広がっている部分を**骨盤腔**（p.27）といい、膀胱、直腸、子宮などの骨盤内臓が収められている。

小骨盤の入り口を**骨盤上口**といい、寛骨の下縁と尾骨の下縁を結ぶ線を**骨盤下口**とよぶ。骨盤下口は広く開いているが、一部を除いて、肛門挙筋によってつくられるお椀形の**骨盤隔膜**で閉じられている。骨盤隔膜の中心部は、男性では直腸が、女性では直腸と腟が貫いている。また前方の開口部は、深会陰横筋（p.213）が中心になってできる**尿生殖隔膜**によって閉じられており、これを尿道が貫いている。

骨盤は男女による違いが顕著であるが、これは大骨盤では妊娠時に胎児を支える必要があり、小骨盤は出産時に胎児が通る産道にもなるためである。一般的に、女性の骨盤は大骨盤が左右に広がって浅く、骨盤上口は円形ないし楕円形で小骨盤は広く浅くなっている。また、左右の恥骨の下部がつくる恥骨下角は大きい。それに対して、男性の骨盤はこのような必要性がないため、大骨盤が深く、岬角が張り出しているので骨盤上口が円形ないしハート形をし、小骨盤は狭く深くなっており、恥骨下角は小さい。骨格標本を見たとき、これらの特徴を確認することによって、骨盤の形状から男女の判定をつけることが可能である。

■ 骨盤隔膜

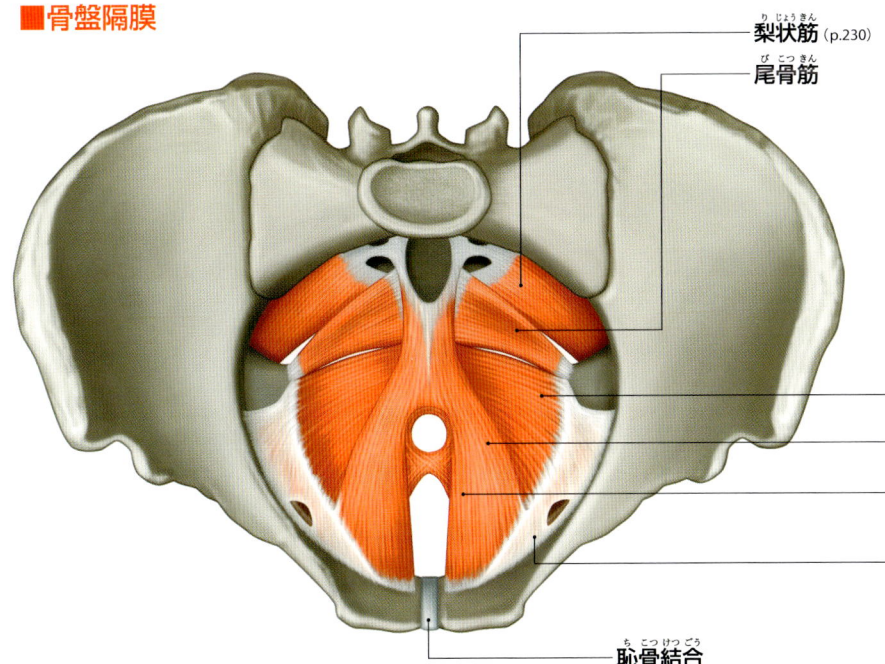

- 梨状筋（p.230）
- 尾骨筋
- 肛門挙筋：恥骨の内面や内閉鎖筋の筋膜から起こるお椀形の筋で、直腸の壁に付着している。部位や走行によって恥骨尾骨筋、恥骨直腸筋、腸骨尾骨筋などに分けられる。
- 腸骨尾骨筋
- 恥骨尾骨筋
- 恥骨直腸筋
- 内閉鎖筋：骨盤の内面から起こり、閉鎖孔を覆って、大腿骨の転子窩に停止する。
- 恥骨結合

明解図解 性差による形態の違い

●女性
大骨盤が浅く左右に広がり、骨盤上口は楕円形ないし円形をしている。小骨盤は浅くて広く、恥骨下角が大きい。

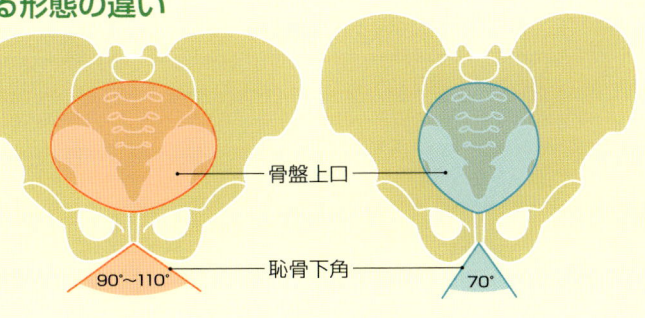

骨盤上口
恥骨下角 90°〜110°

●男性
大骨盤は深くがっちりしており、骨盤上口は円形ないしハート形をしている。小骨盤は狭くて深く、恥骨下角は小さい。

恥骨下角 70°

腹部の内臓 ①

横隔膜を天井とする腹腔には、
消化器系と泌尿器系の臓器のほとんどが収められている。
多くの臓器の表面と腹腔の壁は腹膜に覆われている。

消化器系の概要 ⇒ p.62　　大腸 ⇒ p.190
腹部の内臓❷ ⇒ p.180　　肝臓 ⇒ p.192
胃 ⇒ p.184
小腸 ⇒ p.188

腹腔の内臓

　腹腔には、消化器系や泌尿器系の臓器の大半が収められている。腹腔の天井は**横隔膜**であるため、腹腔の上部にある臓器は肋骨で覆われている。また、下方は**骨盤腔**内に広がるため、**小骨盤**(p.176)内に位置する。
　これらの内臓の多くは**腹膜**に包まれている。腹膜は連続しているが、腹壁の内面を覆う**壁側腹膜**と臓器の表面を覆う**臓側腹膜**に分けられる。臓側腹膜と壁側腹膜の間の膜を**間膜**といい、胃間膜、腸間膜などがある。

腹膜に包まれる臓器

　消化管の大半（**胃、空腸、回腸、虫垂、横行結腸、S状結腸**）はほぼ全周が腹膜に包まれ、間膜で**後腹壁**につながっている。これらの臓器は位置が固定されていないため、比較的運動が容易である。また、**肝臓**は一部が横隔膜に付着しているが、それ以外の部分は腹膜に包まれている。消化器系ではないが、**脾臓**もほぼ全体が腹膜に包まれている。
　それに対して、**上行結腸、下行結腸**は片側が後腹壁に付着し、前面が腹膜で覆われるだけである。また、**十二指腸**や**膵臓**は後腹膜下に位置している。

■ 前腹壁を開いたところ

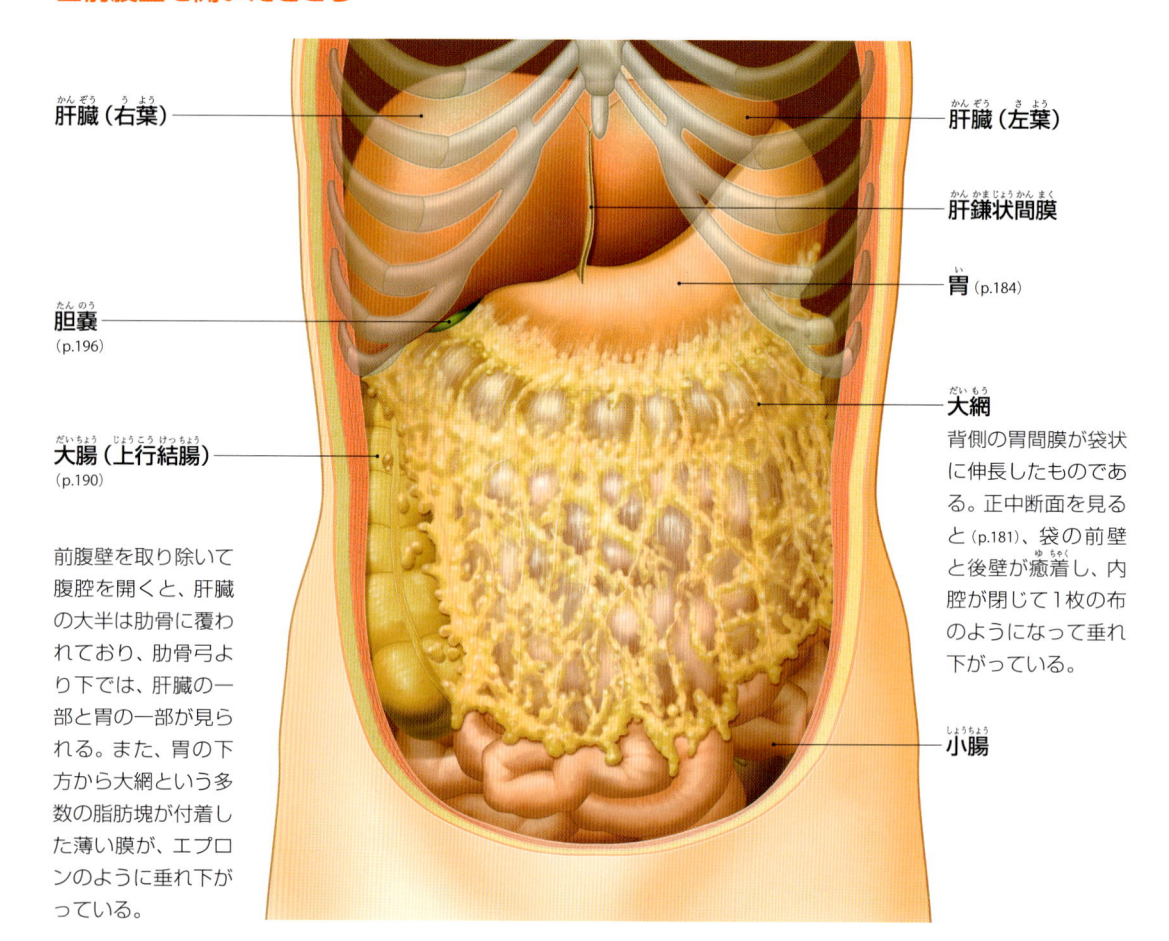

肝臓（右葉）
胆嚢(p.196)
大腸（上行結腸）(p.190)

前腹壁を取り除いて腹腔を開くと、肝臓の大半は肋骨に覆われており、肋骨弓より下では、肝臓の一部と胃の一部が見られる。また、胃の下方から大網という多数の脂肪塊が付着した薄い膜が、エプロンのように垂れ下がっている。

肝臓（左葉）
肝鎌状間膜
胃(p.184)
大網
背側の胃間膜が袋状に伸長したものである。正中断面を見ると(p.181)、袋の前壁と後壁が癒着し、内腔が閉じて1枚の布のようになって垂れ下がっている。
小腸

■腹膜と腹膜腔（腹部の水平断面）

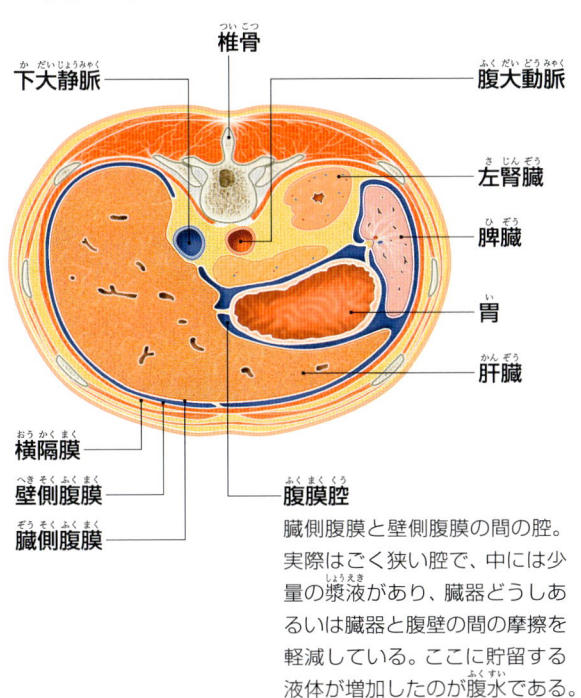

下大静脈／椎骨／腹大動脈／左腎臓／脾臓／胃／肝臓／横隔膜／壁側腹膜／臓側腹膜／腹膜腔

臓側腹膜と壁側腹膜の間の腔。実際はごく狭い腔で、中には少量の漿液があり、臓器どうしあるいは臓器と腹壁の間の摩擦を軽減している。ここに貯留する液体が増加したのが腹水である。

明解図解 腹膜内器官と腹膜後器官（模式図）

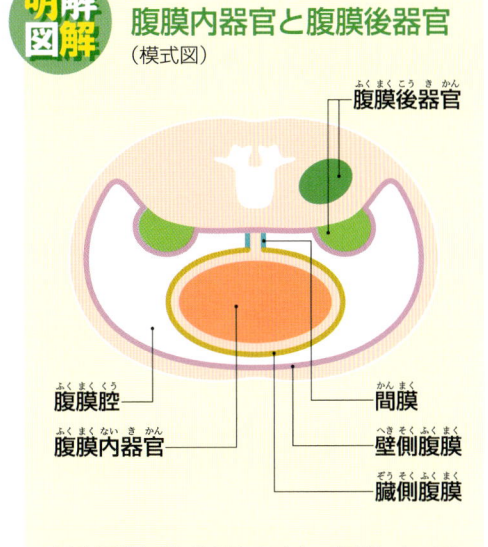

腹膜後器官／腹膜腔／腹膜内器官／間膜／壁側腹膜／臓側腹膜

胃や肝臓など、腹膜に包まれ、間膜によって後腹壁からぶら下がっている器官を腹膜内器官という。一方、腹膜腔より後方にあり腹膜に覆われていない、あるいは一部しか覆われていない臓器を腹膜後器官という。

4章 腹部・背部

■大網を取り去ったところ

大網を除去すると腹部内臓が見えてくる。上方に肝臓と胃があり、胃のすぐ下を横行結腸が横断している。横行結腸の下方には小腸がとぐろを巻いている。

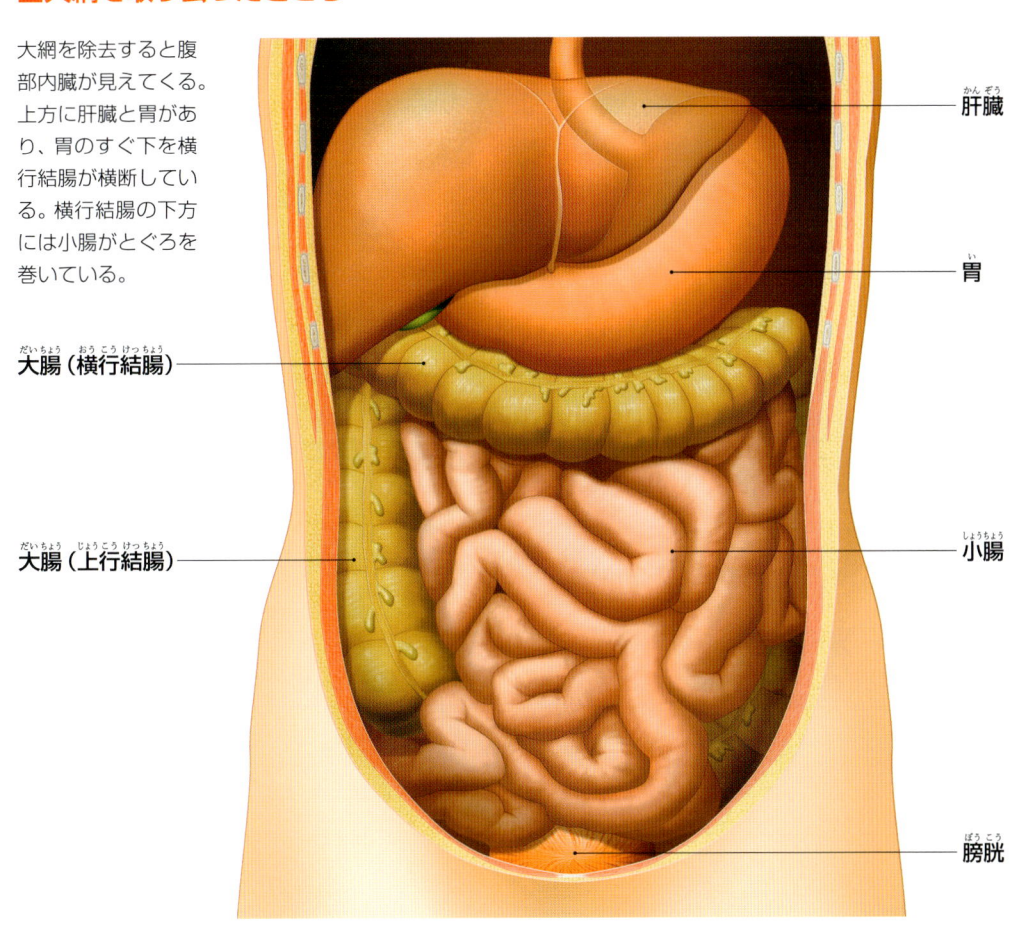

大腸（横行結腸）／大腸（上行結腸）／肝臓／胃／小腸／膀胱

179

腹部の内臓 ❷

腹腔の臓器のうち、腹膜よりも後方にあるものを**腹膜後器官**という。腎臓、副腎、腹大動脈、下大静脈、十二指腸、膵臓などが含まれる。

腹部の血管 ⇒ p.63
泌尿器系 ⇒ p.70
副腎 ⇒ p.72
腹部の内臓❶ ⇒ p.178
腎臓 ⇒ p.200

腹膜と腹膜後器官

後腹壁側の腹膜と筋の間を**腹膜後隙**という。ここに位置する臓器は、腹膜よりも後方であるため、**腹膜後器官**とよばれる（p.179）。腹膜後器官には、もともと腹膜後隙で発生した**一次腹膜後器官**（腎臓、副腎、尿管、腹大動脈、下大静脈、交感神経幹など）と、消化器系の臓器（**十二指腸、膵臓**）のように、元来は腹膜に包まれていたのが、発生の過程で後腹壁に付着し、腹膜後隙に位置するようになった**二次腹膜後器官**がある。

膀胱は後上面のみが腹膜に覆われ、腹膜下に位置

■腹膜後器官と腸間膜

後腹壁と臓器の間の間膜を腹壁への付着部（根という）で切除し、間膜をもつ臓器を取り除いたところ。消化管は後腹壁に付着している部分のみが残されている。

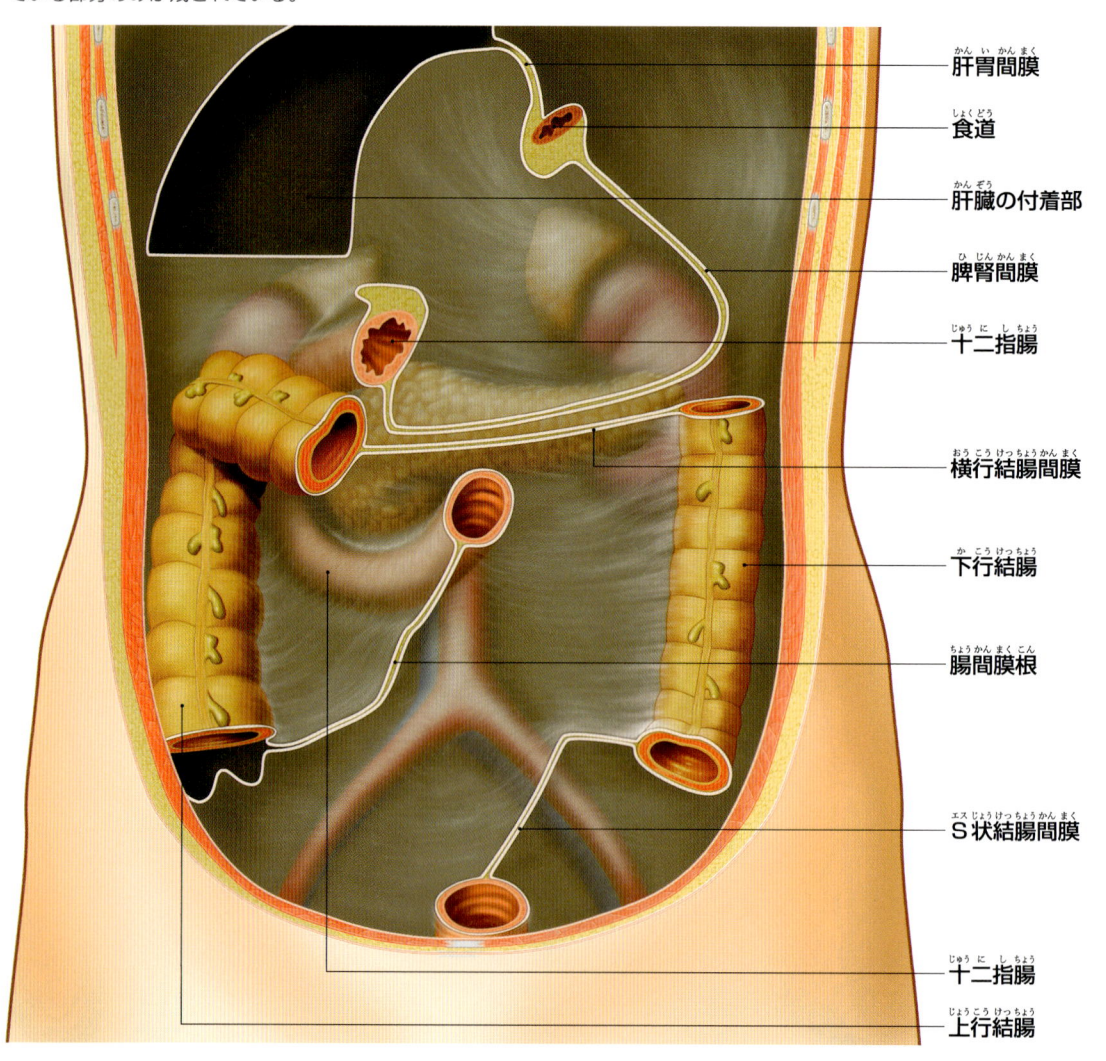

- 肝胃間膜
- 食道
- 肝臓の付着部
- 脾腎間膜
- 十二指腸
- 横行結腸間膜
- 下行結腸
- 腸間膜根
- S状結腸間膜
- 十二指腸
- 上行結腸

するが、腹膜後隙ではないため、腹膜後器官に含めない。**子宮**は大半が腹膜に包まれ、**卵管**と**卵巣**はほぼ全周が腹膜に包まれている。

腹膜後隙に位置する腹膜後器官

腹膜後隙に位置する腎臓、副腎、尿管、腹大動脈、下大静脈などの腹膜後器官には、腹膜を切り開くことなく、到達することができる。腹膜は切開するなどの傷害や刺激に対する反応性が高く、腹膜どうしが癒着してしまうことがよくある。腹膜後隙の腹膜後器官には、側腹部から腹膜下組織内をたどっていくことで到達することができる。

■腹膜下に発生する臓器

腹膜下には大血管や泌尿器系の臓器、副腎などがある。これらはもともと腹膜下に発生した臓器である。

■腹膜と腸間膜（正中断面）

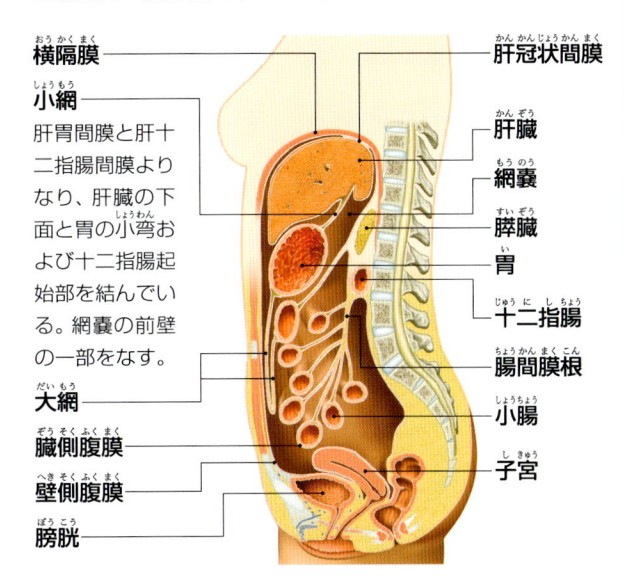

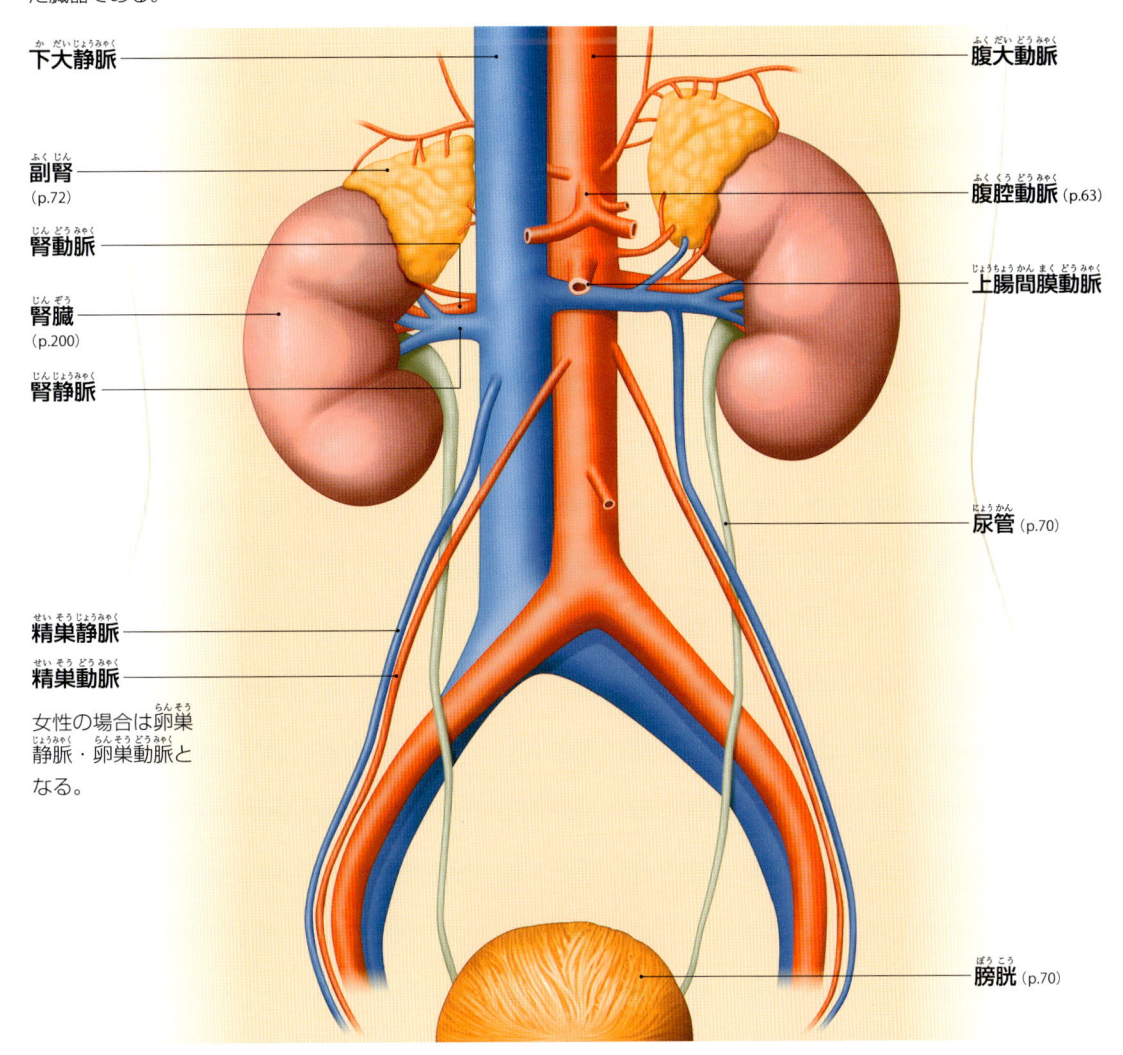

- 横隔膜
- 小網　肝胃間膜と肝十二指腸間膜よりなり、肝臓の下面と胃の小弯および十二指腸起始部を結んでいる。網嚢の前壁の一部をなす。
- 大網
- 臓側腹膜
- 壁側腹膜
- 膀胱
- 肝冠状間膜
- 肝臓
- 網嚢
- 膵臓
- 胃
- 十二指腸
- 腸間膜根
- 小腸
- 子宮

- 下大静脈
- 副腎（p.72）
- 腎動脈
- 腎臓（p.200）
- 腎静脈
- 精巣静脈
- 精巣動脈
- 女性の場合は卵巣静脈・卵巣動脈となる。
- 腹大動脈
- 腹腔動脈（p.63）
- 上腸間膜動脈
- 尿管（p.70）
- 膀胱（p.70）

4章──腹部・背部

消化管の位置関係とはたらき

口腔から小腸を通る間に、炭水化物は単糖類、
たんぱく質はアミノ酸、脂質はモノグリセリドと脂肪酸へと
分解され、吸収される。

消化器系の概要 ⇨ p.62
消化と吸収のしくみ ⇨ p.64
胃と十二指腸 ⇨ p.184

■胃・小腸・大腸の位置関係

消化器は、口腔に始まり、咽頭、食道、胃、小腸、大腸の順に連続している。食物は胃の中で一時蓄えられ、少しずつ小腸に送られ、ここで本格的な消化・吸収が行われる。大腸では、食物の残りかすから水分が吸収されて、糞便ができあがる。

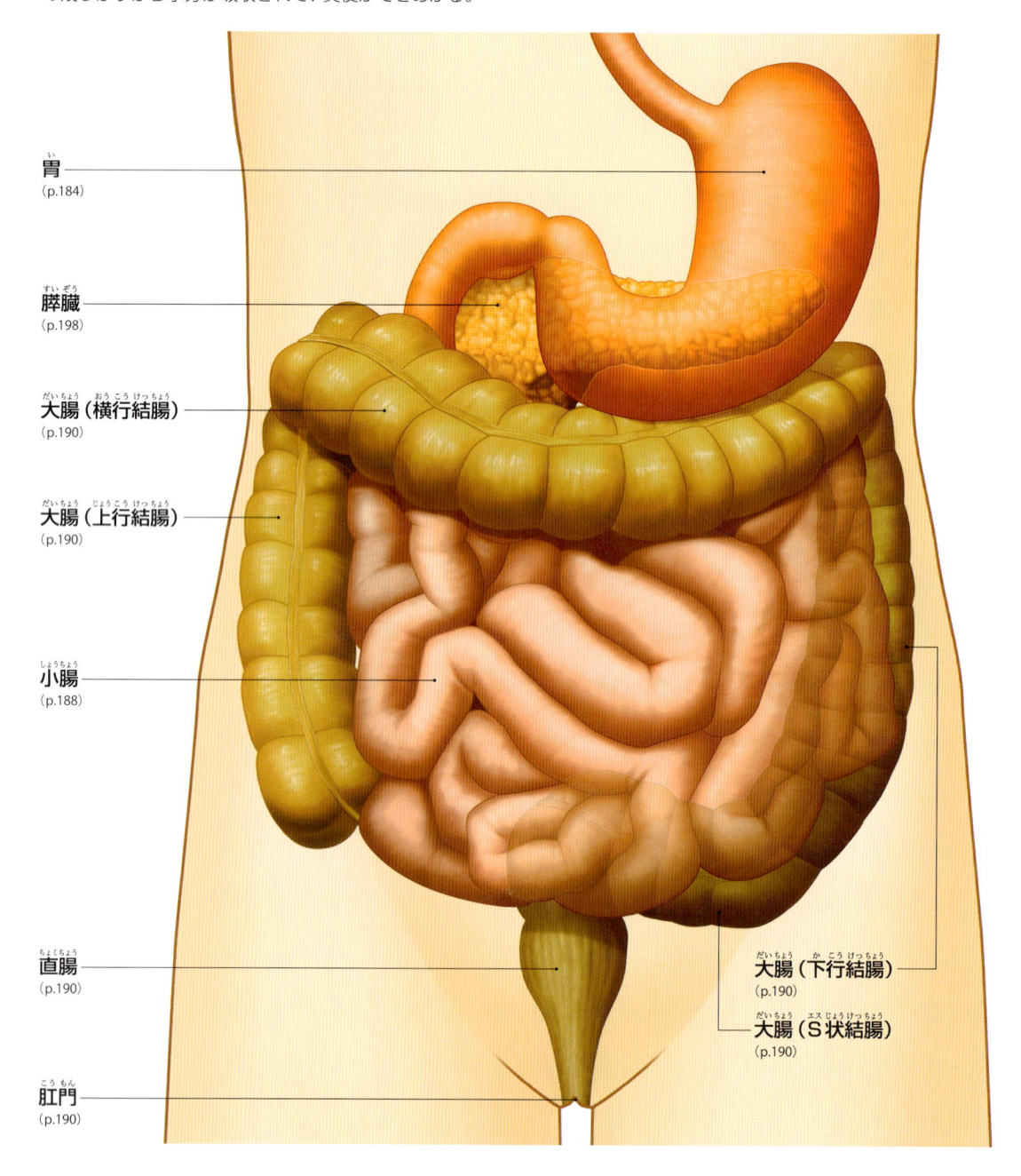

胃
(p.184)

膵臓
(p.198)

大腸（横行結腸）
(p.190)

大腸（上行結腸）
(p.190)

小腸
(p.188)

直腸
(p.190)

大腸（下行結腸）
(p.190)

大腸（S状結腸）
(p.190)

肛門
(p.190)

182

明解図解 栄養素の化学的消化

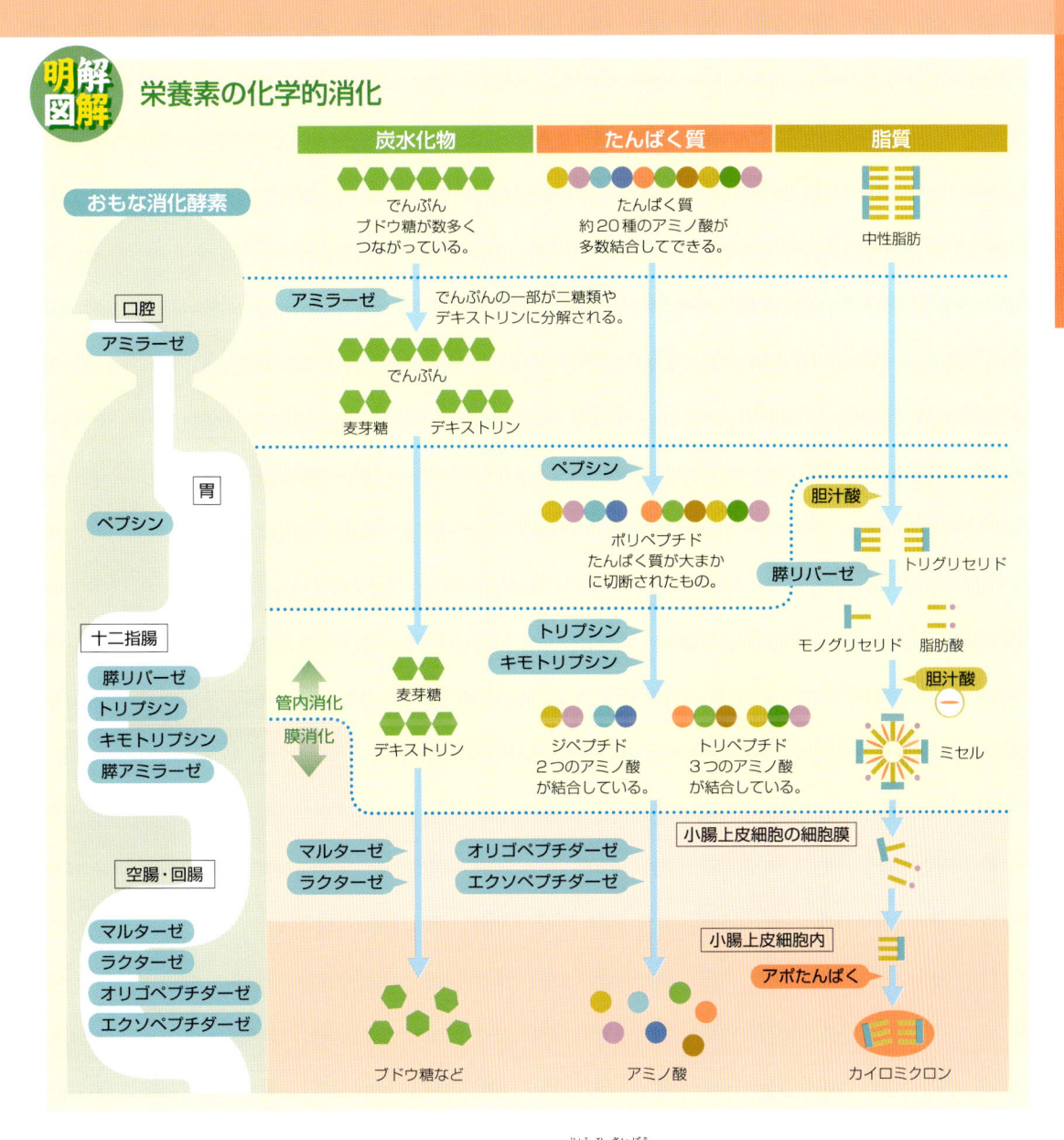

	炭水化物	たんぱく質	脂質
おもな消化酵素	でんぷん ブドウ糖が数多くつながっている。	たんぱく質 約20種のアミノ酸が多数結合してできる。	中性脂肪
口腔 アミラーゼ	アミラーゼ → でんぷんの一部が二糖類やデキストリンに分解される。 でんぷん／麦芽糖／デキストリン		
胃 ペプシン		ペプシン → ポリペプチド（たんぱく質が大まかに切断されたもの。）	胆汁酸／トリグリセリド／膵リパーゼ → モノグリセリド／脂肪酸
十二指腸 膵リパーゼ トリプシン キモトリプシン 膵アミラーゼ	管内消化⇅膜消化 麦芽糖／デキストリン	トリプシン／キモトリプシン → ジペプチド（2つのアミノ酸が結合している。）／トリペプチド（3つのアミノ酸が結合している。）	胆汁酸 → ミセル
空腸・回腸 マルターゼ ラクターゼ オリゴペプチダーゼ エキソペプチダーゼ	マルターゼ／ラクターゼ	オリゴペプチダーゼ／エキソペプチダーゼ	小腸上皮細胞の細胞膜 小腸上皮細胞内 アポたんぱく
	ブドウ糖など	アミノ酸	カイロミクロン

3つの栄養素が消化される過程

炭水化物（でんぷんなど）は、唾液や膵液に含まれる**アミラーゼ**により分解され**二糖類**（麦芽糖など）になる。二糖類は、**小腸上皮細胞**の表面で**マルターゼ**や**ラクターゼ**のはたらきにより**単糖**（ブドウ糖など）に分解され、上皮細胞内に吸収される。上皮細胞から濃度差によって外に出て、毛細血管から**門脈**（p.193）を通って肝臓に運ばれる。

たんぱく質は胃液中の**ペプシン**と**胃酸**によって変性して**ポリペプチド**に分解され、小腸では**トリプシン**などのはたらきでさらに分解され、小腸上皮細胞表面で**オリゴペプチダーゼ**などのはたらきにより**アミノ酸**や**ジペプチド**、**トリペプチド**などに分解され、上皮細胞内に吸収される。ジペプチドやトリペプチドは、細胞内で**アミノ酸**にまで分解され、細胞から出て毛細血管に入り、門脈を通って肝臓に運ばれる。

脂質（中性脂肪）は**トリグリセリド**（グリセリン＋脂肪酸×3）からなる。**胆汁酸**によって細かな粒となり、膵液中の**リパーゼ**がはたらいて**モノグリセリド**（グリセリン＋脂肪酸×1）と**脂肪酸**に分解され、胆汁酸が加わって**ミセル**となる。上皮細胞の表面でミセルから遊離したモノグリセリドや脂肪酸は、細胞膜を通過して上皮細胞内に入り、トリグリセリドに再合成される。これに**アポたんぱく**というたんぱく質が結合して集合体（**カイロミクロン**）をつくり、上皮細胞から体内に分泌され、リンパ管に入っていく。

4章──腹部・背部

胃と十二指腸

食道を通ってきた食物はいったん胃に留まり、かゆ状に分解されて十二指腸へと送られる。胃の入り口を噴門、出口を幽門という。胃の筋層は3層の平滑筋でできている。

消化と吸収のしくみ⇨ p.64
消化管の運動⇨ p.66
消化管の位置関係とはたらき⇨ p.182
胃の粘膜⇨ p.186

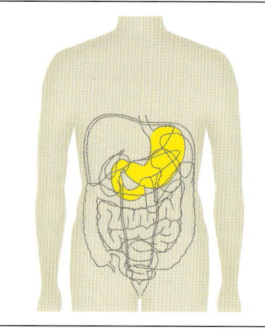

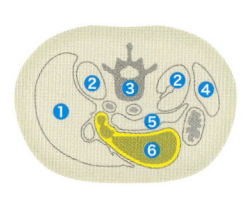

❶肝臓　❷腎臓　❸椎骨
❹脾臓　❺膵臓　❻胃

胃の形状とはたらき

胃は上腹部のやや左側にある。横隔膜の下にはまり込み、肝臓の左葉の後ろに隠れている。胃の表面を覆う腹膜は、胃と周囲の臓器を結ぶ大網(p.178)・小網などの間膜につながっている。

胃の入り口は食道につながり、噴門とよばれる。出口は右下方で十二指腸につながり、幽門という。胃の左側の縁は大弯、右側の縁は小弯とよばれる。大弯からは、大網というエプロンのような広い腹膜のヒダが垂れ下がり、生体では腸の前面にかぶさっている。小弯と肝臓の肝門との間には小網という膜があり、その右端は肝臓に向かう血管と総胆管の通り道になっている。小網と胃の背面にある腹膜で覆われた腔所は、網嚢(p.181)である。

胃の壁は、粘膜、筋層、漿膜の3層からなる。粘膜の表面には胃腺が開く。噴門の周辺、胃体、幽門の周辺で、胃腺の性質に違いがある。筋層の平滑筋は、内側から斜線維、輪筋層、縦筋層の3層に分かれる。胃が収縮しているときには、平滑筋の収縮により粘膜に縦走するヒダが見られる。

胃に分布する血管は、大弯と小弯に沿って走っていて、動脈はいずれも腹腔動脈(p.48)の枝である。静脈は門脈(p.63)につながり、肝臓に送られる。また、交感神経と副交感神経(p.88)が分布して、平滑筋の運動を調節している。胃腺には副交感神経が分布して胃酸の分泌を促進する。

胃には、食道から送られてきた食物を一時的に貯蔵し、かゆ状にして少しずつ十二指腸に送り出すはたらきがある。胃腺から分泌される胃液は、食物が腐敗するのを防ぐとともに、たんぱく質の消化を助ける。

十二指腸の構造とはたらき

十二指腸は小腸の最初の部分で、後腹壁に密着しており、胃や横行結腸の陰に隠れている。胃の幽門からつながり、長さが25cmほどでC字形をしている。胃に近い側から上部・下行部・水平部・上行部に分かれる。

下行部の左側の壁の粘膜に、大十二指腸乳頭(ファーター乳頭)という盛り上がりがあり、ここに総胆管と膵管が合流して開口している(p.197)。十二指腸上半部の粘膜下層には、アルカリ性の粘液を分泌する十二指腸腺がある。

十二指腸では、胃から送られてきた酸性の強い内容物を、アルカリ性の分泌物で中和して粘膜を保護するとともに、胆汁と膵液を加えて栄養物の本格的な消化を始める。

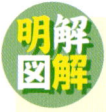

明解図解　胃の各部名称

左側の大きく膨れた縁は大弯、右側の凹んだ縁は小弯とよばれる。胃の本体は胃体、噴門の左側のドーム状に持ち上がった部分は胃底である。幽門部は幽門前庭部と幽門管に分かれる。

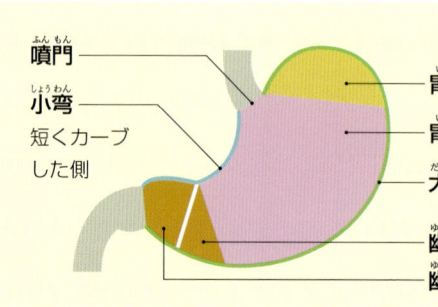

噴門
小弯　短くカーブした側
胃底部　胃の上部の膨らんだ部分
胃体部　胃の本体部分
大弯　胃の大きくカーブした側
幽門前庭部
幽門管
幽門部　胃の下部の細くなった部分

■胃と十二指腸の構造

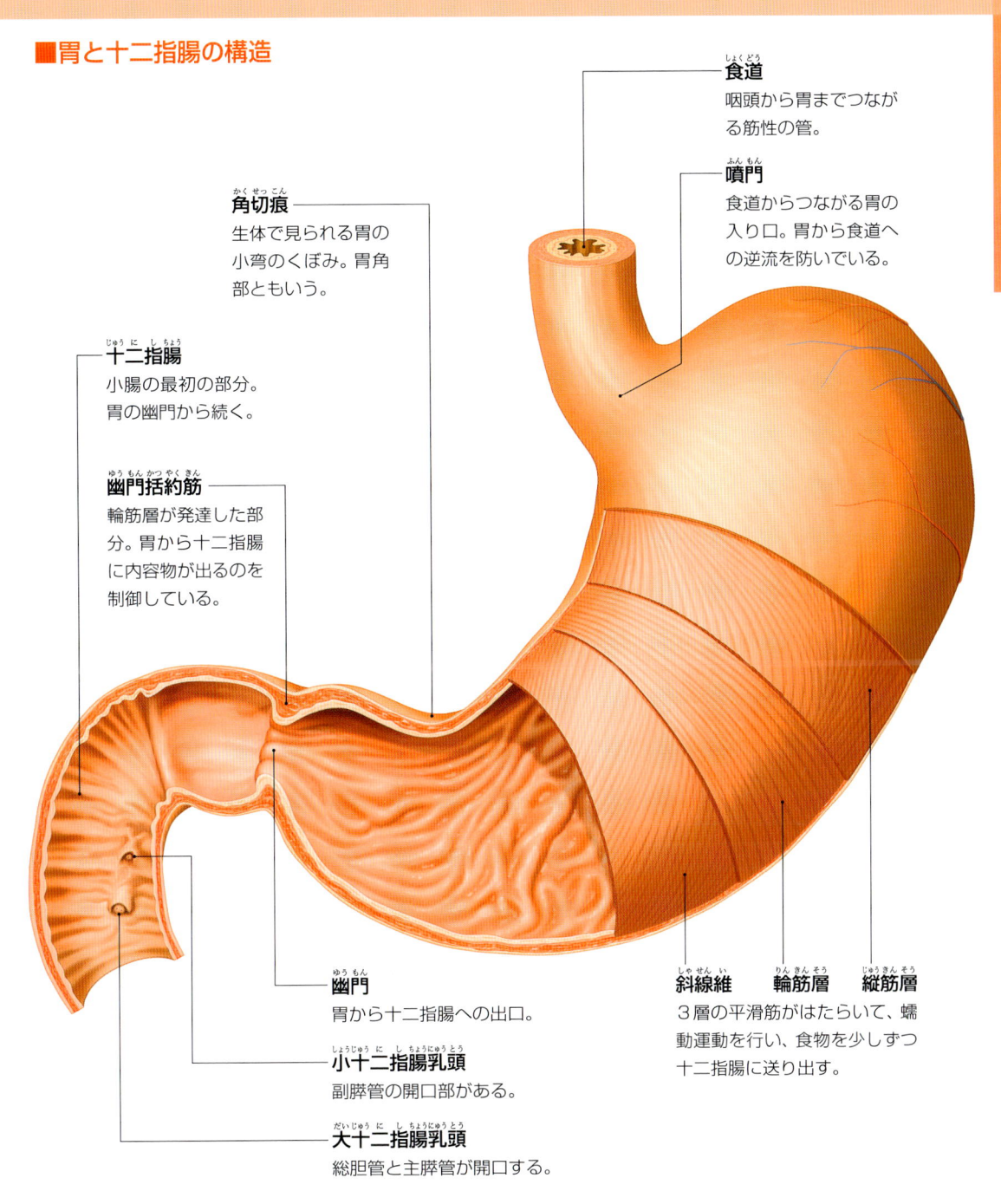

食道
咽頭から胃までつながる筋性の管。

噴門
食道からつながる胃の入り口。胃から食道への逆流を防いでいる。

角切痕
生体で見られる胃の小弯のくぼみ。胃角部ともいう。

十二指腸
小腸の最初の部分。胃の幽門から続く。

幽門括約筋
輪筋層が発達した部分。胃から十二指腸に内容物が出るのを制御している。

幽門
胃から十二指腸への出口。

小十二指腸乳頭
副膵管の開口部がある。

大十二指腸乳頭
総胆管と主膵管が開口する。

斜線維　輪筋層　縦筋層
3層の平滑筋がはたらいて、蠕動運動を行い、食物を少しずつ十二指腸に送り出す。

胃下垂はなぜ起きる？

胃下垂とは、胃が通常より下がっている状態である。X線像で角切痕が骨盤内に入っていると、胃下垂と診断される。胃下垂になる原因は、胃壁の平滑筋の緊張が低下することで、やせ形の女性に多く見られる。蠕動運動が低下するので、胃の膨満感や食欲不振の原因になるが、苦痛を感じないようならとくに治療の必要はない。改善するには、腹筋運動や全身運動が効果的である。

胃下垂のある胃

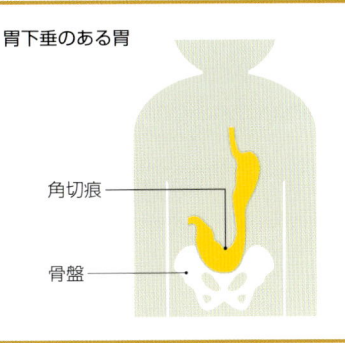

角切痕
骨盤

4章——腹部・背部

胃の粘膜

胃腺の壁細胞から強酸性の胃液が分泌されているが、
副細胞から分泌される粘液が胃粘膜を保護する。
主細胞からはたんぱく質の消化を助けるペプシノゲンも分泌される。

消化と吸収のしくみ⇒p.64
消化管の位置関係とはたらき⇒p.182
胃と十二指腸⇒p.184

■胃壁の構造（断面の拡大図）

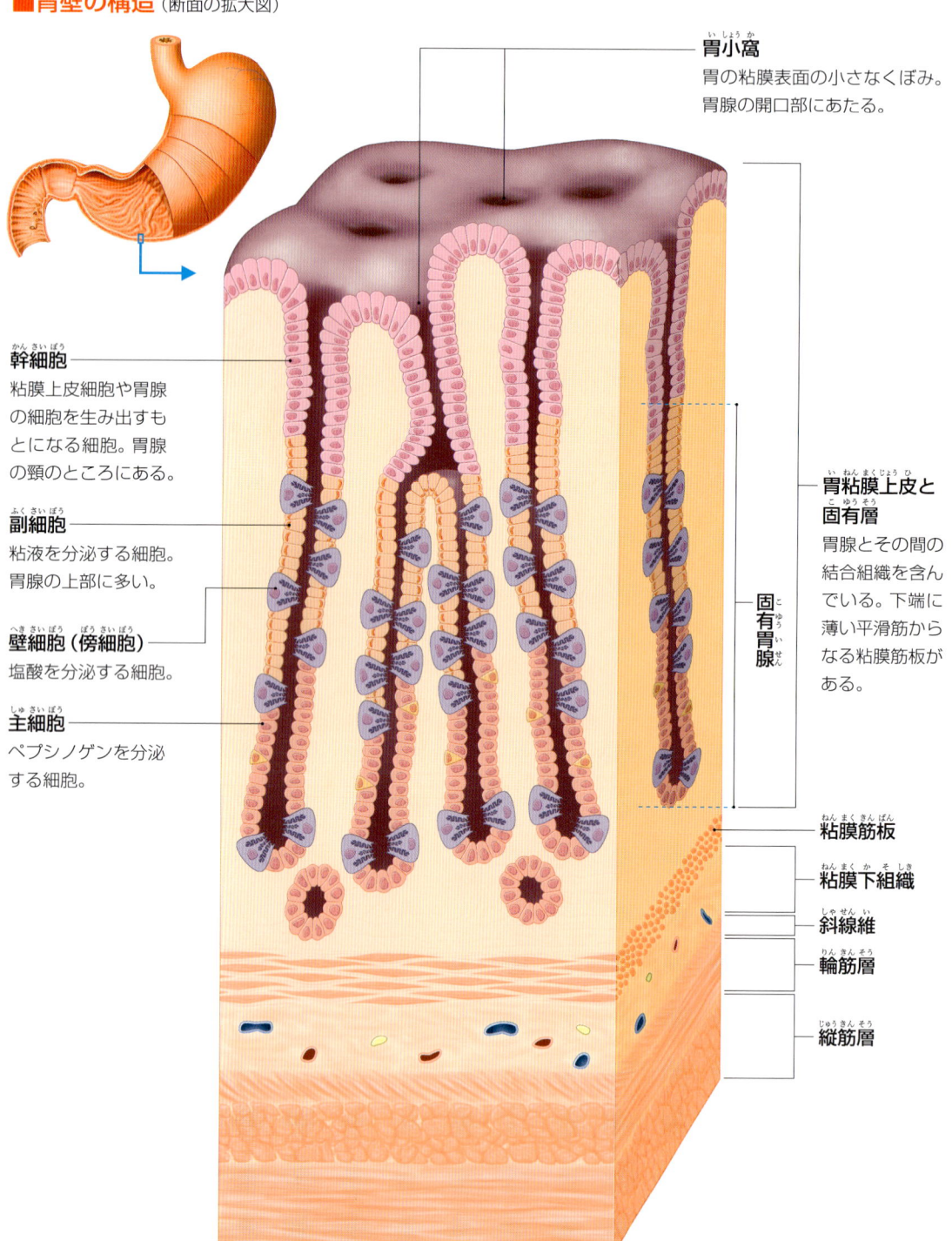

胃小窩
胃の粘膜表面の小さなくぼみ。
胃腺の開口部にあたる。

幹細胞
粘膜上皮細胞や胃腺の細胞を生み出すもとになる細胞。胃腺の頸のところにある。

副細胞
粘液を分泌する細胞。胃腺の上部に多い。

壁細胞（傍細胞）
塩酸を分泌する細胞。

主細胞
ペプシノゲンを分泌する細胞。

胃粘膜上皮と固有層
胃腺とその間の結合組織を含んでいる。下端に薄い平滑筋からなる粘膜筋板がある。

固有胃腺

粘膜筋板

粘膜下組織

斜線維

輪筋層

縦筋層

胃腺の構造とはたらき

　胃の粘膜には、1mmほどの大きさの区画が見られ、その区画の端のくぼみを**胃小窩**という。ここに3〜7個の**固有胃腺**が開口しており、1日あたり2〜3ℓの胃液を分泌する。胃の表層の粘膜は、**粘膜上皮細胞**（粘液細胞）によって覆われている。固有胃腺はほぼまっすぐな管状で、その壁には胃液を分泌する3種類の**外分泌細胞**と、血液中にホルモンを分泌する**内分泌細胞**がある。胃の表層の粘液細胞は、4〜7日の寿命で失われていくので、胃腺の頸のあたりにある**幹細胞**が分裂して補っている。

　固有胃腺の外分泌細胞は、**副細胞**、**壁細胞**、**主細胞**の3種類である。

　副細胞は胃腺の頸のあたりに多く見られ、**ムチン**という物質を分泌する。ムチンは、ペプチドの芯に糖が豊富に付き加わった物質で、水の中に溶けてネバネバした粘液をつくる性質をもっている。胃粘膜の表面は、この粘液によって保護されている。

　壁細胞は、胃腺の上半分に多く分布し、塩酸を分泌する。細胞の表面が落ち込んで、細胞内に分泌細管ができ、この細胞膜で塩酸をつくり出している。そのため胃液はpH1〜2の強酸性になる。この細胞はまた、ビタミンB12の吸収を助ける内因子をつくっている。胃を手術で摘出したり、萎縮性胃炎で胃腺が失われたりすると、ビタミンB12が吸収できなくなり、悪性貧血が起こる。

　主細胞は、胃腺の下半分に多く分布し、消化酵素のもとになる**ペプシノゲン**というたんぱく質を分泌する。ペプシノゲンは胃液の酸性の環境の中で、消化酵素の**ペプシン**に変化する。ペプシンは、たんぱく質の一部を切断して変性させて食物の腐敗を防ぐとともに、小腸での消化・吸収を助けるはたらきをする。

　内分泌細胞は、胃腺の底部と頸とに分布し、胃液の成分を感知して血液中にホルモンを分泌する。その代表的なものに、幽門腺の内分泌細胞が分泌する**ガストリン**があり、これは胃腺の細胞に作用して胃酸の分泌を刺激し、細胞増殖を活発にする。

■幽門付近の壁の構造（断面の拡大図）

幽門部には幽門腺があり、ガストリンを分泌する。幽門から先は十二指腸で、胃粘膜はなくなり腸絨毛になる。十二指腸の粘膜下には十二指腸腺があり、アルカリ性の粘液が分泌される。

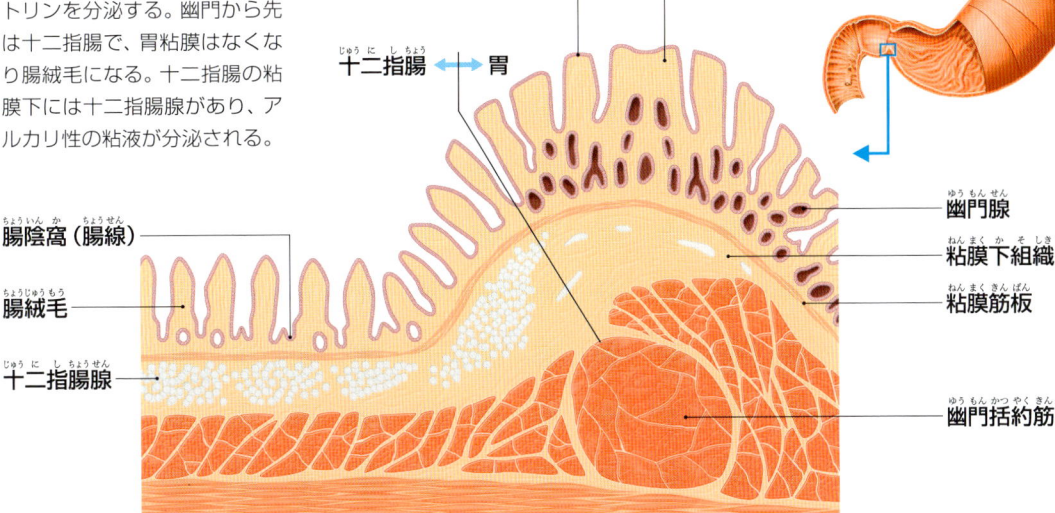

■おもな消化管ホルモン

ホルモンの名前	分泌場所	はたらき
ガストリン	胃	塩酸とペプシンの分泌、胃の運動を促進
胃抑制ペプチド	空腸	胃液分泌と胃の運動を抑制、インスリンの分泌を高める
セクレチン	十二指腸	膵液分泌を促進し、胃から腸に送られる酸を中和
パンクレオザイミン（コレシストキニン）	十二指腸	胃内容物の排出抑制、胆嚢の収縮、膵液分泌促進

小腸の構造

小腸は長さ6m以上で、十二指腸、空腸、回腸に分けられる。小腸の壁を覆う粘膜には絨毛が密集しており、小腸の表面積を広げて、効率よく栄養を吸収している。

リンパ組織 ⇨ p.60
消化管の運動 ⇨ p.66
腹部の内臓❶ ⇨ p.178
胃と十二指腸 ⇨ p.184

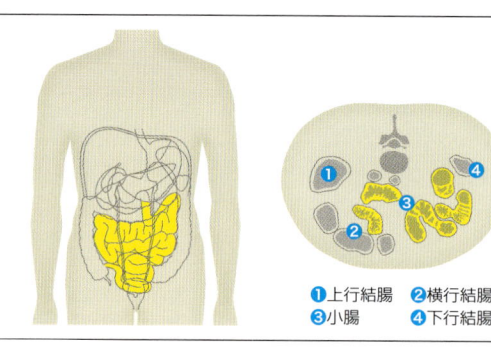

❶上行結腸　❷横行結腸
❸小腸　　　❹下行結腸

小腸の長さ

小腸は十二指腸、空腸、回腸の3つの部分に分けられるが、大部分は空腸と回腸である。空腸と回腸は表面が腹膜で覆われ、**腸間膜**によって後腹壁からぶら下げられていて、腹腔内で自由に動くことができる。上腹部で十二指腸の終わるところから、右下腹部の盲腸に続くところまで伸びる、腸間膜の根の長さは25cmほどであるが、腸間膜はきわめてヒダの多いカーテンのようになっていて、その末端を走る空腸と回腸の長さは6mにもなる。

小腸の内壁

小腸の壁は、内側から、**粘膜**、**筋層**、**漿膜**といった3層構造からできている。

粘膜は腸の内腔に盛り上がって、肉眼的に見える**輪状ヒダ**をつくっている。また、粘膜には**腸絨毛**という細かな突起がたくさん生えていて、ビロードの

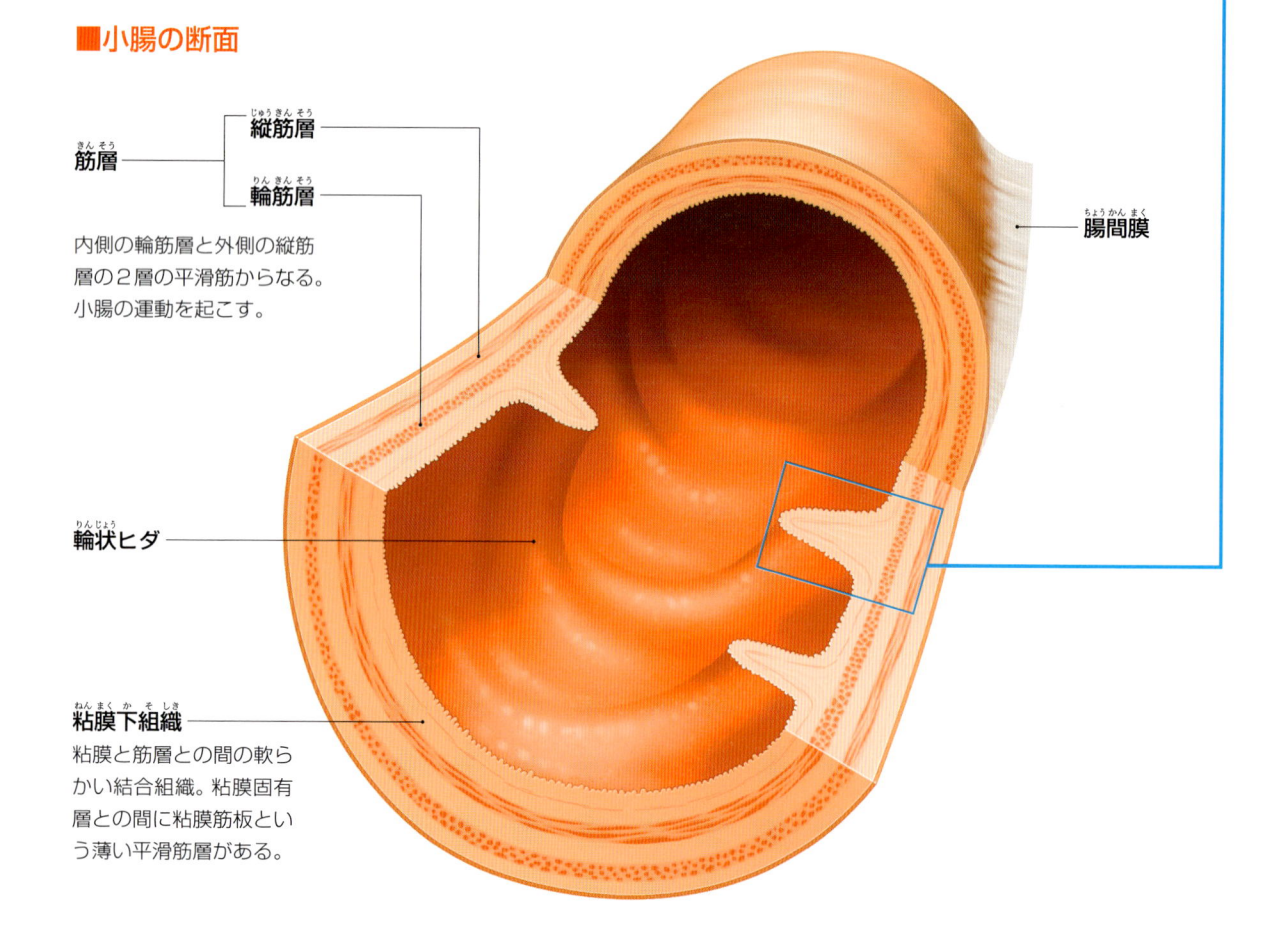

■ 小腸の断面

筋層
　─ 縦筋層
　─ 輪筋層

内側の輪筋層と外側の縦筋層の2層の平滑筋からなる。小腸の運動を起こす。

輪状ヒダ

粘膜下組織
粘膜と筋層との間の軟らかい結合組織。粘膜固有層との間に粘膜筋板という薄い平滑筋層がある。

腸間膜

ようにふわふわした感触を与える。腸絨毛の間には**腸陰窩**（腸腺）というくぼみがある。腸絨毛と腸陰窩の表面は、1層の**小腸上皮細胞**によって覆われており、ところどころに粘液を分泌する**杯細胞**が挟まっている。

■十二指腸の粘膜
（拡大図）

- 腸絨毛
- 十二指腸腺

（拡大図）

■腸絨毛の断面

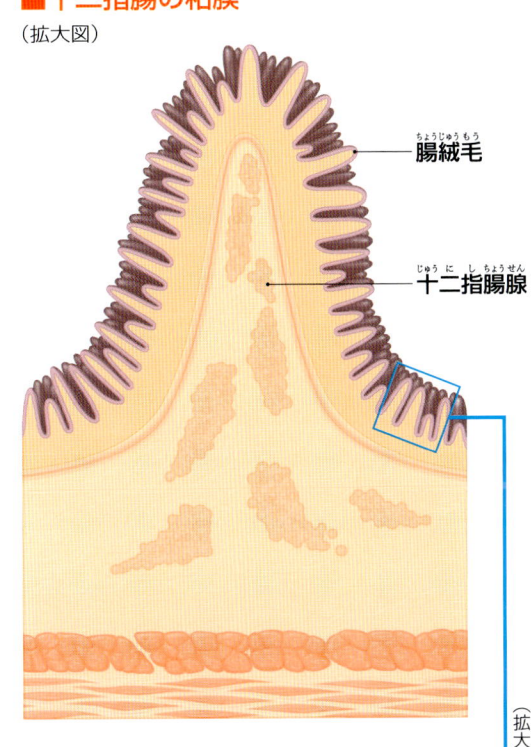

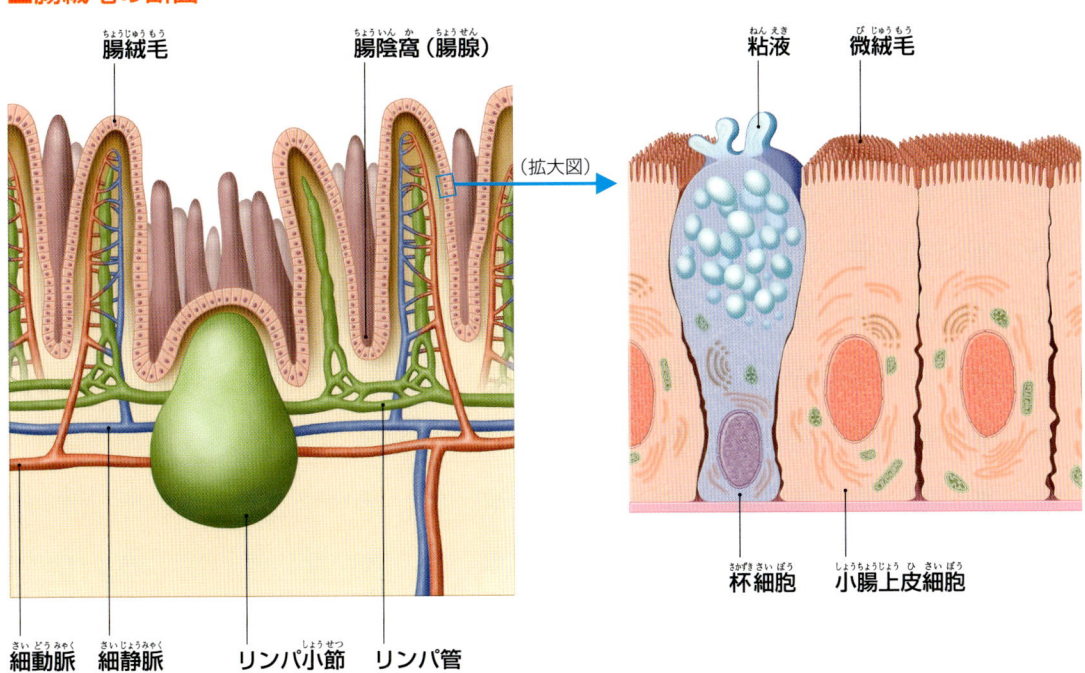

- 腸絨毛
- 腸陰窩（腸腺）
- 粘液
- 微絨毛
- 杯細胞
- 小腸上皮細胞
- 細動脈
- 細静脈
- リンパ小節
- リンパ管

小腸上皮細胞の表面には、**微絨毛**という細かな細胞突起が多数生えていて、細胞膜の表面積をさらに広げている。小腸上皮細胞の寿命は1週間ほどで、古くなった細胞は腸絨毛の先端から脱落していく。新しい小腸上皮細胞は、腸陰窩の上部で細胞分裂が活発に起こって補充される。

粘膜の上皮の下の結合組織の中には、リンパ小節（p.60）という小さなリンパ組織の集まりがある。小腸での免疫反応を行うとともに、たんぱく質や脂質の吸収もする。回腸ではリンパ小節が多数集まって肉眼でも見えるので、**パイエル板**とよばれる。

筋層は、内側の**輪筋層**と外側の**縦筋層**の2層の平滑筋からなる。筋層の間には神経細胞が集まって**アウエルバッハ神経叢**をつくり、平滑筋に指令を送って腸の運動を行っている。

漿膜は、1層の上皮からなる腹膜である。サラサラした漿液を分泌し、臓器が互いにこすれることなく動けるようになっている（p.152）。

空腸と回腸では、栄養の消化と吸収が本格的に行われる。消化・吸収を効率的に行うためには、広大な表面積が必要である。6mという空腸・回腸の長さ、輪状ヒダ、腸絨毛と腸陰窩、さらに小腸上皮細胞の微絨毛、こういったしかけによって、腸の内腔に接する細胞膜の表面積は非常に大きくなり、200m²にもなる。

4章——腹部・背部

大腸・肛門の構造とはたらき

大腸は盲腸、結腸、直腸に分けられる。
小腸から送られてきた食物の残りかすから
水分を吸収し、糞便にして肛門から排泄する。
肛門には括約筋が発達する。

リンパ組織 ⇨ p.60
消化と吸収のしくみ ⇨ p.64
消化管の運動 ⇨ p.66

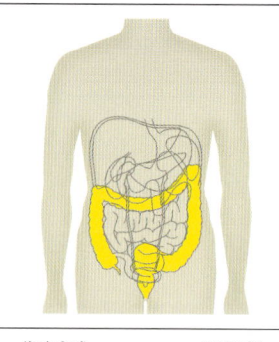

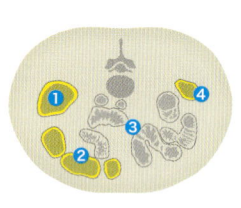

❶上行結腸　❷横行結腸
❸小腸　❹下行結腸

水分を吸収する消化管の最終部分

大腸は、小腸から続く腸の最後の部分で、**盲腸**、**結腸**、**直腸**に分かれる。

盲腸は右下腹部にあり、回腸が側面に入り込み、その口は弁のようになっているので、逆流が防がれている。盲腸の端には、長さ6〜8cmの**虫垂**がついている。虫垂にはリンパ組織（p.60）が集まっていて、生体防御のはたらきをしている。虫垂が過度に防御反応をしている虫垂炎は、激しい場合には破れて腹膜炎を起こす場合もあるが、抗生剤などで対処できるので手術は必ずしも必要ではない。

結腸は、**上行結腸**、**横行結腸**、**下行結腸**、**S状結腸**となって腹部をほぼ1周する。結腸の壁には、**結腸ヒモ**という縦に走る3本のヒモが見える。これは、結腸壁を縦走する平滑筋が3か所に集まったもので、外科手術の際に結腸を区別する目印になる。

直腸は大腸の最後の部分で、骨盤内をまっすぐに走り、長さが20cmほどで、**肛門**として外に開く。

大腸では、消化・吸収の終わった食物の残りかすから水分を抜き取って、糞便の形にする。食事の後で、小腸の蠕動運動によって、大腸に内容物が送り出されると、大腸全体が反射的に大きな蠕動運動を起こし、結腸遠位部の内容物を空っぽの直腸に押し出す。それが便意として感じられるが、脳からの指令によって事情が許すまで排便は抑えられる。肛門には輪状の平滑筋が発達して**内肛門括約筋**をつくっている。その外側にある**外肛門括約筋**は意識的に調節ができる。また、肛門の粘膜には静脈が密集しており、痔による出血が起こりやすい。

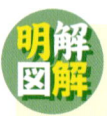

明解図解　排便と神経のかかわり

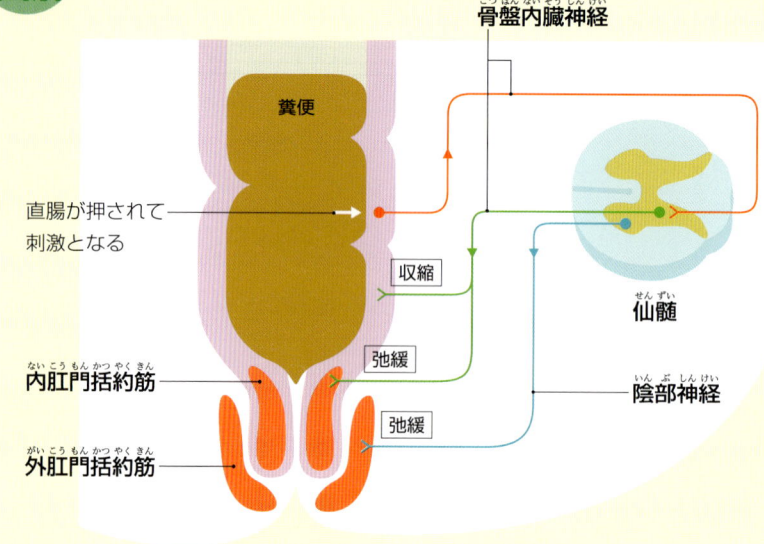

骨盤内臓神経

糞便

直腸が押されて刺激となる

収縮

弛緩

内肛門括約筋

弛緩

外肛門括約筋

仙髄

陰部神経

結腸の内容物が、直腸に送り込まれて直腸の壁が圧迫・伸展され、直腸壁を刺激する。その刺激は脳に伝えられて便意として感じ、また仙髄での反射により直腸壁の平滑筋が収縮し内肛門括約筋が緩んで、便を押し出そうとする。しかし外肛門括約筋が反射的に収縮するので、排便は起こらない。脳からの指令によって意識的な排便の動作が加わると、外肛門括約筋も緩んで、実際の排便が行われる。

■盲腸から直腸までの構造

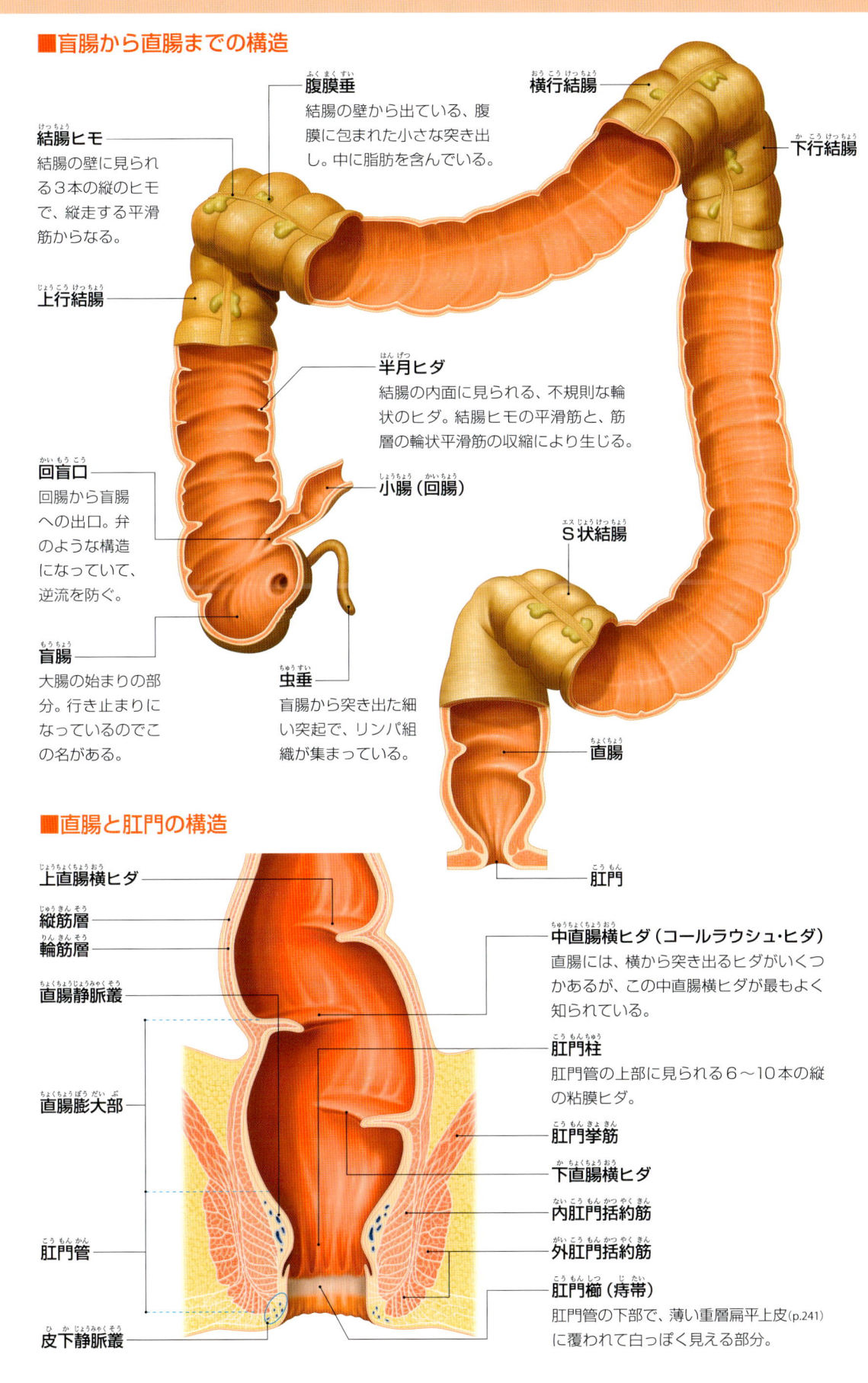

結腸ヒモ
結腸の壁に見られる3本の縦のヒモで、縦走する平滑筋からなる。

腹膜垂
結腸の壁から出ている、腹膜に包まれた小さな突き出し。中に脂肪を含んでいる。

横行結腸

下行結腸

上行結腸

半月ヒダ
結腸の内面に見られる、不規則な輪状のヒダ。結腸ヒモの平滑筋と、筋層の輪状平滑筋の収縮により生じる。

回盲口
回腸から盲腸への出口。弁のような構造になっていて、逆流を防ぐ。

小腸（回腸）

S状結腸

盲腸
大腸の始まりの部分。行き止まりになっているのでこの名がある。

虫垂
盲腸から突き出た細い突起で、リンパ組織が集まっている。

直腸

肛門

■直腸と肛門の構造

上直腸横ヒダ

縦筋層

輪筋層

直腸静脈叢

直腸膨大部

肛門管

皮下静脈叢

中直腸横ヒダ（コールラウシュ・ヒダ）
直腸には、横から突き出るヒダがいくつかあるが、この中直腸横ヒダが最もよく知られている。

肛門柱
肛門管の上部に見られる6～10本の縦の粘膜ヒダ。

肛門挙筋

下直腸横ヒダ

内肛門括約筋

外肛門括約筋

肛門櫛（痔帯）
肛門管の下部で、薄い重層扁平上皮(p.241)に覆われて白っぽく見える部分。

4章――腹部・背部

4章――腹部・背部

肝臓の構造

人体最大の臓器で重さ1kgほど。
右葉と左葉に大きく分かれ、
さらに細かく区分される。
消化器からの静脈血は門脈に集められて、
肝臓に運ばれる。

腹部の内臓 ⇒ p.178, 180
肝臓のはたらき ⇒ p.194

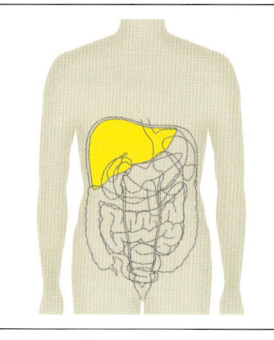

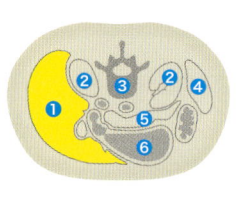

❶肝臓　❷腎臓　❸椎骨
❹脾臓　❺膵臓　❻胃

肝臓の概観

　肝臓は、右の上腹部にある重さ1kg強の、皮膚以外では人体最大の臓器である。肋骨にほとんど隠れているが、胸骨の下あたりで体表から一部に触れることができる。
　肝臓の上面は、横隔膜の下のくぼみに対応して、丸く膨れ出している。肝臓の下面は凹凸があり、胃、結腸、腎臓などの臓器に接するところでへこんでいる。肝臓の後端中央はくぼんでいて、**下大静脈**(p.51)がはまり込んでおり、3本の**肝静脈**が、下大静脈に直接注いでいる。肝臓下面の前方には胆囊(p.196)がある。下面の中央はややくぼんだ肝門になっていて、**固有肝動脈**、**門脈**、**総肝管**が肝臓に出入りする。肝門と胃の小弯(p.184)の間は小網という間膜でつながれている。肝臓の表面はおおむね腹膜に覆われているが、上面と後面の一部には腹膜がなく、横隔膜に接していて**無漿膜野**とよばれる。

■肝臓の底面

肝臓の底面は、腹部内臓に接していて凸凹がある。右葉と左葉の間には、尾状葉と方形葉がある。中央には血管と肝管が出入りする肝門がある。

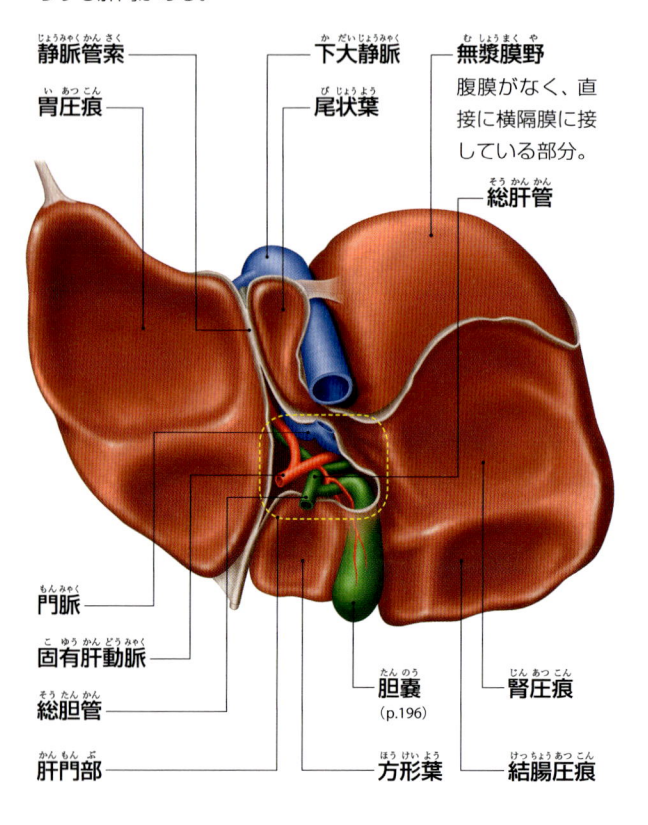

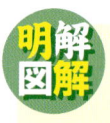

静脈管索／胃圧痕／下大静脈／尾状葉／無漿膜野（腹膜がなく、直接に横隔膜に接している部分。）／総肝管／門脈／固有肝動脈／総胆管／肝門部／胆囊(p.196)／方形葉／腎圧痕／結腸圧痕

明解図解　肝区域

肝臓は前から見ると2つ（右葉と左葉）、下から見ると4つ（右葉、左葉、尾状葉、方形葉）に区別できる。肝臓内部での血管と胆管の枝の走り方を基準にすると、8つの区域を区別できる。

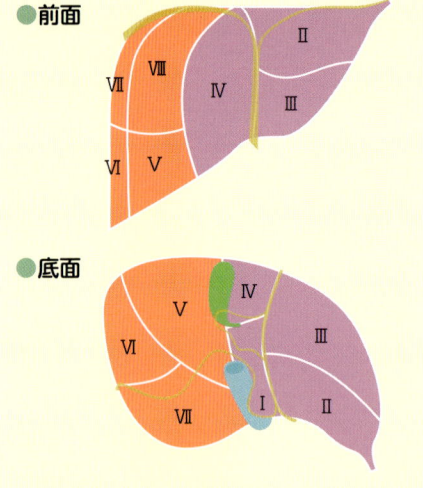

●前面

●底面

区域Ⅰ 後区域	区域Ⅴ 右内側前区域
区域Ⅱ 左外側後区域	区域Ⅵ 右外側前区域
区域Ⅲ 左外側前区域	区域Ⅶ 右外側後区域
区域Ⅳ 左内側区域	区域Ⅷ 右内側後区域

肝臓の区域分け

肝臓は、前面を見ると肝鎌状間膜を境に右葉と左葉とに分かれる。底面を見ると、右葉と左葉の間に尾状葉と方形葉が区別できる。肝門はこれら4つの葉に挟まれた位置にある。尾状葉と方形葉は前から見ると右葉に入るが、肝臓内部での血管と胆管の枝分かれから見るとむしろ左葉と近い関係にある。血管と胆管の枝分かれを重視すると、8つの区域に分けられる（p.192）。肝臓の外科手術を行う際には、必要があればこれらの区域を単位として切除することが多い。

肝臓は、固有肝動脈のほかに、門脈からも血液を受け取る。門脈は、腹部消化器（胃、小腸、大腸、膵臓）と脾臓からの血液を集めて肝臓に運ぶ。胃腸で吸収された栄養分が肝臓に集中しており、肝臓は栄養素の代謝を集中的に行うのに大きな役割を果たしている。

■肝臓と門脈

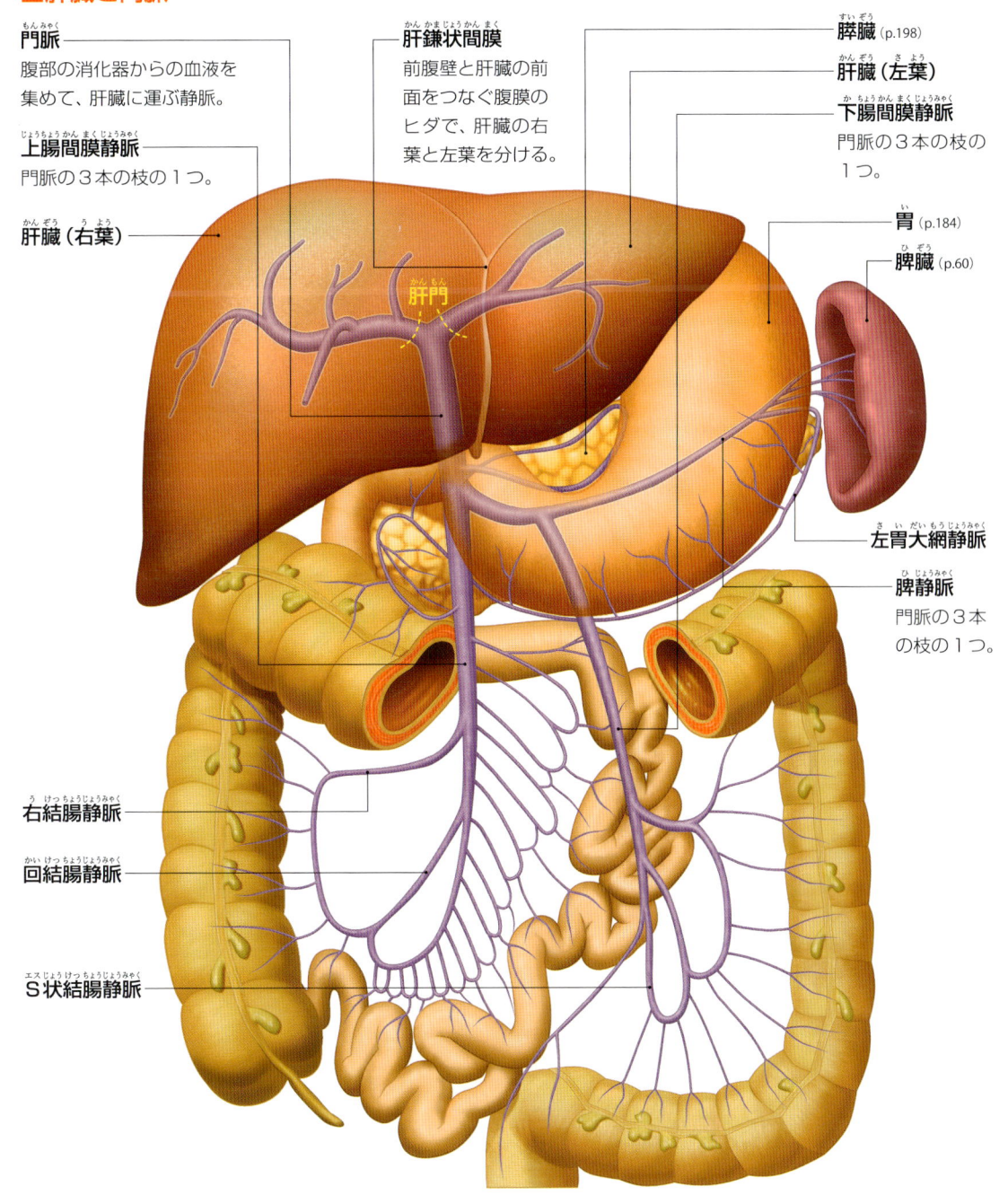

門脈
腹部の消化器からの血液を集めて、肝臓に運ぶ静脈。

上腸間膜静脈
門脈の3本の枝の1つ。

肝臓（右葉）

肝鎌状間膜
前腹壁と肝臓の前面をつなぐ腹膜のヒダで、肝臓の右葉と左葉を分ける。

肝門

膵臓（p.198）

肝臓（左葉）

下腸間膜静脈
門脈の3本の枝の1つ。

胃（p.184）

脾臓（p.60）

左胃大網静脈

脾静脈
門脈の3本の枝の1つ。

右結腸静脈

回結腸静脈

S状結腸静脈

肝臓のはたらき

肝臓は六角形をした肝小葉で構成される。栄養素をからだが利用できるように代謝したり、有毒物を処理したり、胆汁を生成するなど、多くの役目を担う。

肝臓の構造 ⇒ p.192

肝小葉の内部構造

肝臓の組織は、1mmほどの大きさの六角形をした**肝小葉**という単位が集まってできている。肝小葉の周縁には**グリソン鞘（小葉間結合組織）**があって、固有肝動脈(p.192)、門脈、胆管の枝が集まっている。

肝小葉の中心には肝静脈の枝である**中心静脈**がある。肝小葉の内部で、肝細胞は放射状に並んで板状の**肝細胞索**をつくっている。肝細胞索では、肝細胞が列をつくって並んでおり、その列の間を**洞様毛細血管**が流れている。

洞様毛細血管は不規則に広がる血管で、壁をつくる**内皮細胞**には大きな孔があいていて、肝細胞は血液の液体成分に直接触れることができる。血液は、グリソン鞘（の小葉間動静脈）から肝小葉に流れ込み、洞様毛細血管を流れて中心静脈に入る。洞様毛細血管の中にある**クッパー細胞**は、異物を取り込んで処理するはたらきをしている。

隣り合う肝細胞間のすき間には毛細胆管が開いている。これはグリソン鞘の**小葉間胆管**につながり、肝臓の外に胆汁を排泄する。

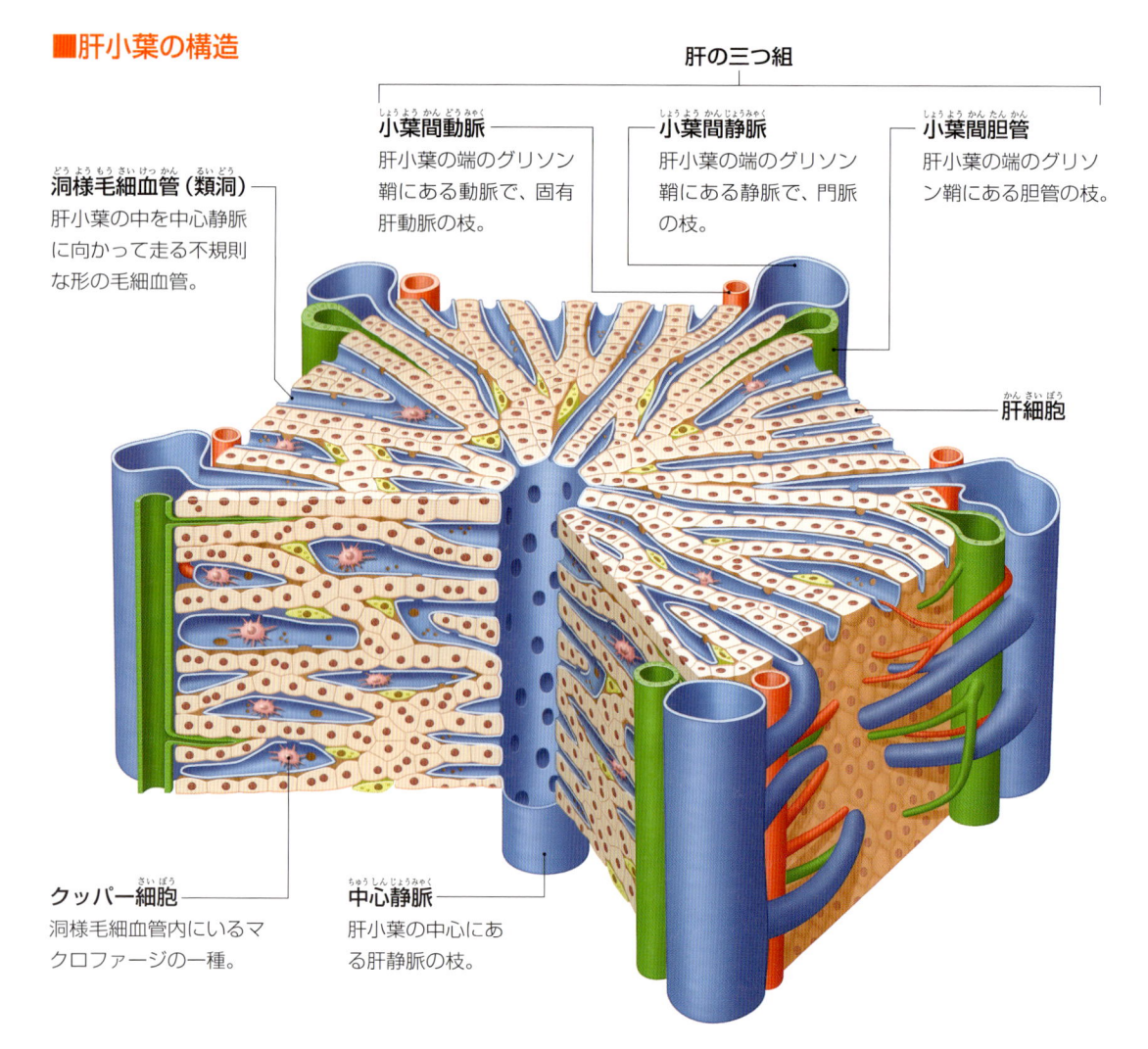

■肝小葉の構造

肝の三つ組

小葉間動脈
肝小葉の端のグリソン鞘にある動脈で、固有肝動脈の枝。

小葉間静脈
肝小葉の端のグリソン鞘にある静脈で、門脈の枝。

小葉間胆管
肝小葉の端のグリソン鞘にある胆管の枝。

洞様毛細血管（類洞）
肝小葉の中を中心静脈に向かって走る不規則な形の毛細血管。

肝細胞

クッパー細胞
洞様毛細血管内にいるマクロファージの一種。

中心静脈
肝小葉の中心にある肝静脈の枝。

明解図解 肝組織の区分と血液の流れ

肝小葉は肝臓の構造的な単位だが、機能的には門脈小葉という三角形の領域が1つの単位になる。これは「肝の三つ組」を中心として、隣り合う3つの中心静脈を結んだものである。また、肝の三つ組2つと中心静脈2つとでできる菱形の領域を肝細葉といい、これも機能的単位の1つである。

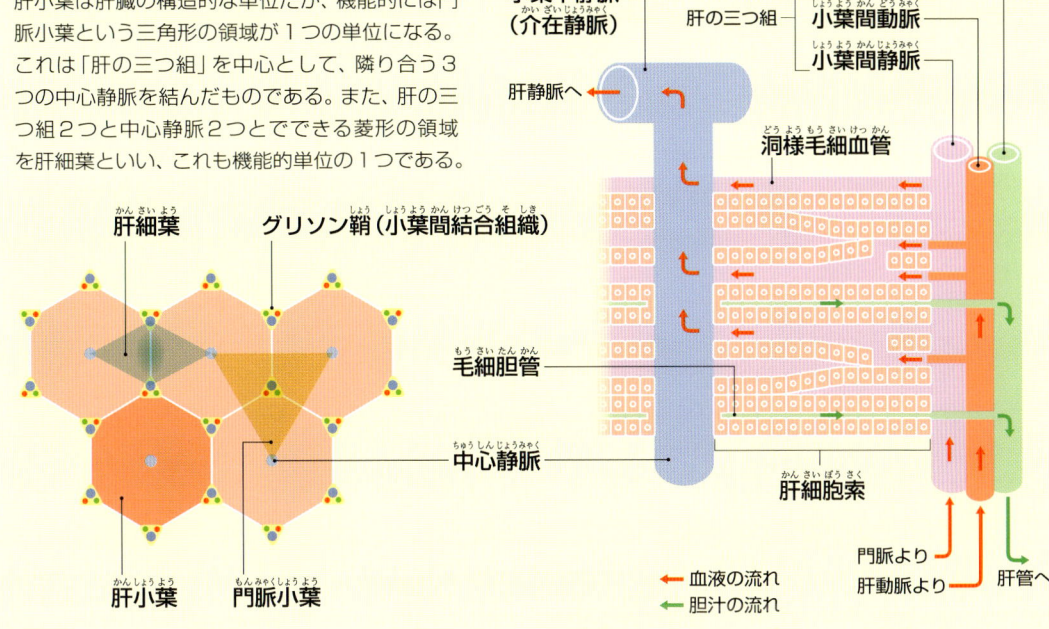

- 小葉下静脈（介在静脈）
- 肝の三つ組
- 小葉間胆管
- 小葉間動脈
- 小葉間静脈
- 肝静脈へ
- 洞様毛細血管
- 肝細葉
- グリソン鞘（小葉間結合組織）
- 毛細胆管
- 中心静脈
- 肝細胞索
- 肝小葉
- 門脈小葉
- 門脈より
- 肝動脈より
- 肝管へ
- ← 血液の流れ
- ← 胆汁の流れ

門脈および胆管の役割

　肝臓のはたらきは複雑で多岐にわたる。そのはたらきは、**門脈**に関係するものと、**胆管**に関係するものに大きく分けることができる。

　門脈は、胃腸からの血液を肝臓に運ぶので、胃腸で吸収された栄養素は肝臓に集中する。これらの栄養素はそのままの形では、体内で活用することはできない。肝臓は集まった栄養素を代謝して、活用できる形につくり変える。

　たとえば、ブドウ糖をグリコーゲンとして一時的に蓄えて血糖値を安定させる。アミノ酸の合成と分解を行い、生じたアンモニアを尿素に変える。脂肪酸とコレステロールの合成を行う。アミノ酸から血漿中のたんぱく質のほとんどを合成する。このように肝臓は、重要な栄養素の代謝の中枢としてはたらいている。

　胆管は、肝臓でつくられた**胆汁**を腸に運ぶ。肝臓はからだに不要な物質を集めて胆汁をつくり、腸の中に排泄している。脂溶性の物質は、水溶性に変えてから排泄されるが、そのための化学反応は、からだに有害な成分を無害なものにつくり変える解毒として役立っている。肝臓は、腎臓とともに最重要の排泄器官でもある。

肝臓のはたらき

糖の代謝
ブドウ糖を集めてグリコーゲンの形で一時貯蔵し、血液中のブドウ糖濃度（血糖値）を安定させる。

たんぱく質の代謝
アミノ酸の合成を行って血液中に放出する。アミノ酸を分解して生じたアンモニアを無害な尿素に変える。

脂質の代謝
脂肪酸、コレステロールなどを合成する。リポたんぱく質を血液中に送り出す。

血漿たんぱく質の合成
アルブミン、グロブリンなど血漿中のたんぱく質の大部分を合成して血液中に放出する。

ビタミン・ホルモンの代謝
ビタミンAを貯蔵する。ビタミンDを活性型にする。ステロイドホルモンを分解する。

解毒
脂溶性の物質を、排泄しやすいように、酸化・還元などの処理をして水溶性に変える。

胆汁の生成
不要な物質を胆汁の中に分泌し、腸管の中に排泄する。胆汁の成分は脂肪の消化を助けるはたらきがある。

胆嚢の構造

肝臓でつくられた胆汁は総肝管、胆嚢管を通して胆嚢に蓄えられ、濃縮される。食事をすると胆汁が胆嚢管、総胆管を経て十二指腸に分泌される。胆汁が通る経路を胆路という。

肝臓の構造 ⇨ p.192
肝臓のはたらき ⇨ p.194
膵臓の構造とはたらき ⇨ p.198

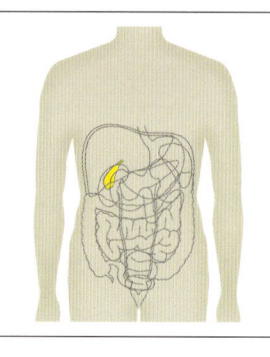

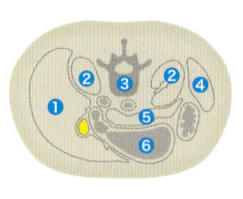

❶肝臓　❷腎臓　❸椎骨
❹脾臓　❺膵臓　❻胃

胆管の走行

肝臓でつくられた胆汁を運ぶ経路の全体を**胆路**といい、そこに含まれる管は**胆管**とよばれる。
　肝臓内の**小葉間胆管**は、合流して**肝門**に達して肝管となり、左と右の肝管が合流して**総肝管**となって肝臓から出ていく。総肝管は途中で胆嚢につながる管である**胆嚢管**と合流し、総胆管となる。総胆管は膵臓に進入し、**主膵管**と合流してただちに、十二指腸の壁にある**大十二指腸乳頭**に開口する。開口部の周囲には「**オッディの括約筋**」が取り巻いている。

胆汁の濃縮

肝臓から送り出された胆汁は、**胆嚢**に一時蓄えられて、食事をしたときにだけ腸に送り出される。
　胆嚢は、胆汁から水分を吸収して濃縮するはたらきをする。そのため胆汁酸やコレステロールなどの成分が過剰になって析出し、胆石を生じることがある。胆石は無症状のことも多いが、胆管に詰まって痛み、発熱、黄疸などの症状が現れることがある。そのような状態に対する処置としては、胆石を溶かしたり、手術で胆嚢を摘出したりすることがある。

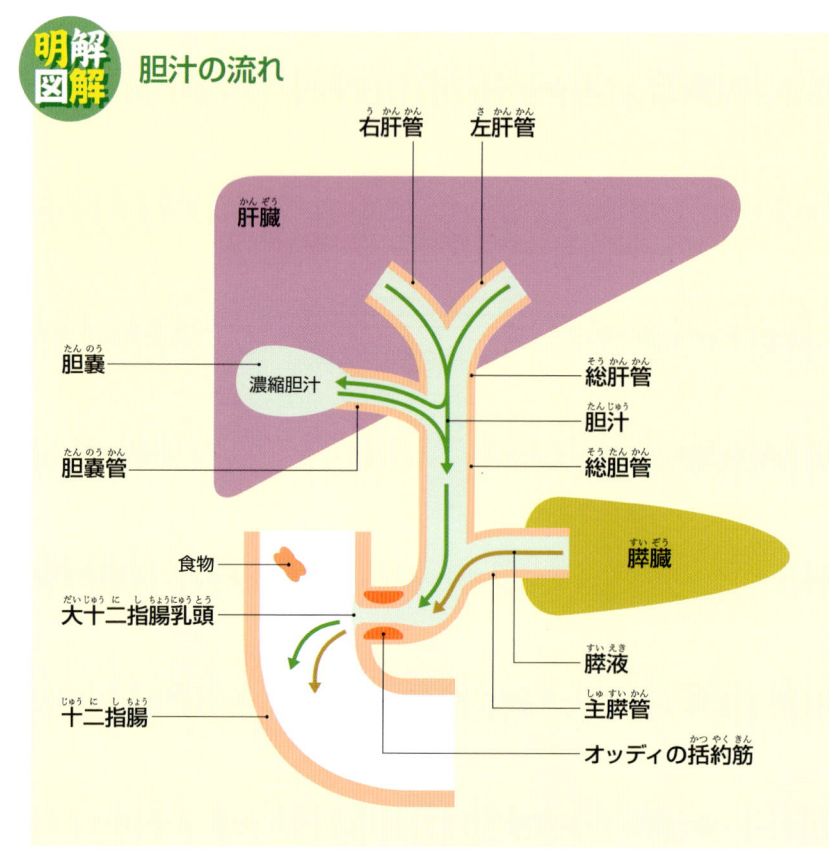

明解図解　胆汁の流れ

肝臓でつくられた胆汁は、総胆管に入るが、普段は出口であるオッディの括約筋が閉じていて十二指腸に流れ出ない。そのため胆汁は胆嚢に一時的に蓄えられ、水分を吸収されて濃縮される。食事をとると、小腸の内分泌細胞からパンクレオザイミン（コレシストキニン）というホルモンが分泌され、出口の括約筋が開くとともに胆嚢が収縮して、胆汁が十二指腸に送り出される。

■胆嚢と胆路

肝臓から出た総肝管は、胆嚢から出た胆嚢管と合流して総胆管になる。総胆管は、膵臓に進入し、主膵管と合流して大十二指腸乳頭に開口する。開口部の周囲はオッディの括約筋が取り巻いている。胆汁を運ぶ経路の全体を胆路という。

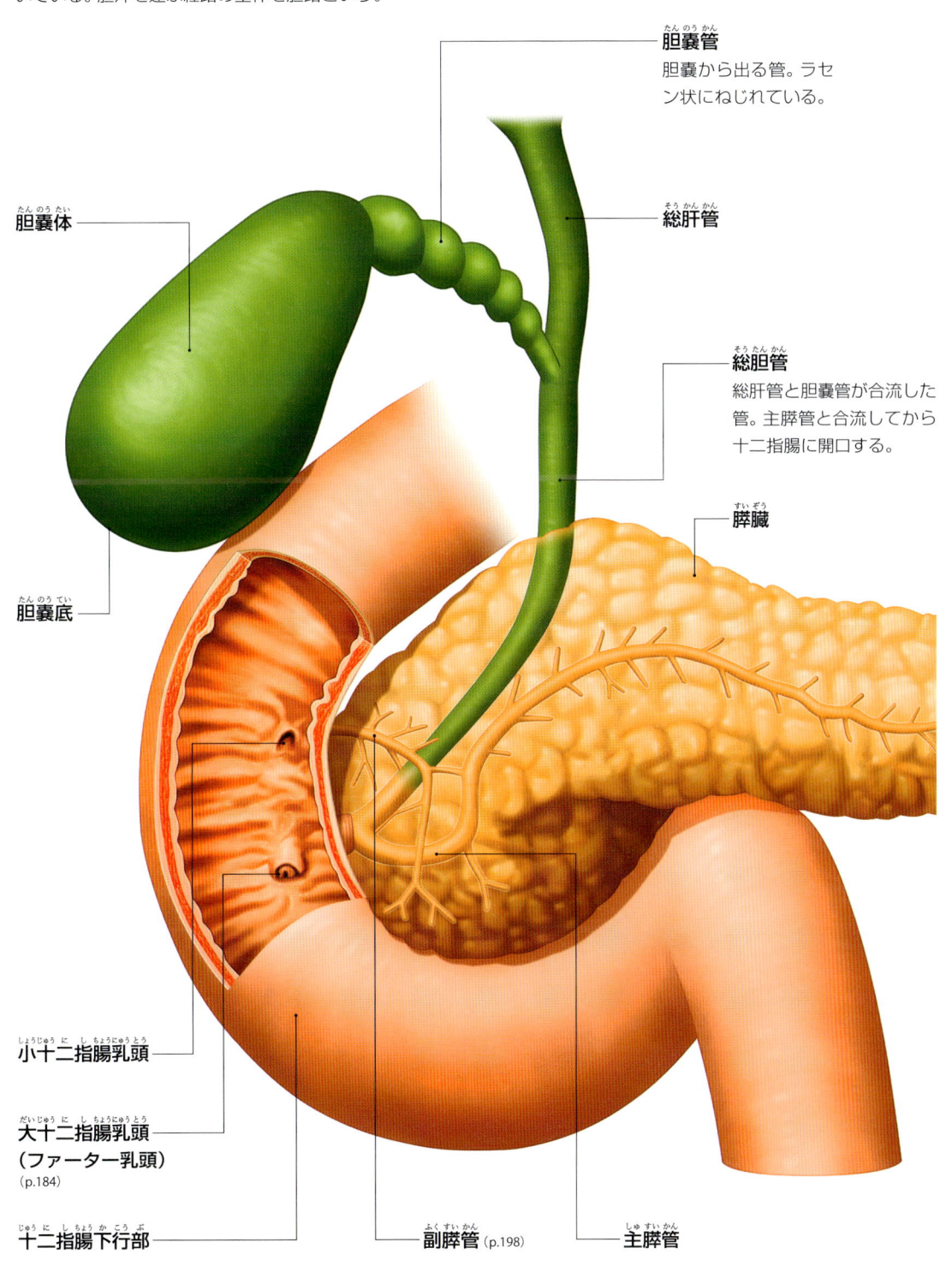

胆嚢管
胆嚢から出る管。ラセン状にねじれている。

総肝管

胆嚢体

総胆管
総肝管と胆嚢管が合流した管。主膵管と合流してから十二指腸に開口する。

膵臓

胆嚢底

小十二指腸乳頭

大十二指腸乳頭（ファーター乳頭）
(p.184)

十二指腸下行部

副膵管 (p.198)

主膵管

膵臓の構造とはたらき

多くの消化酵素を含む膵液は、膵管を通って十二指腸に分泌される。
また、膵臓に点在するランゲルハンス島ではインスリンなどのホルモンがつくられ、血中に放出される。

内分泌系の概要❶⇨p.72
胆嚢の構造⇨p.196

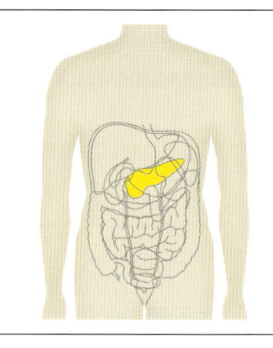

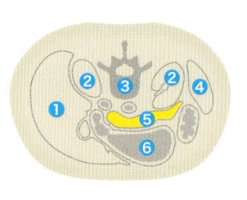

❶肝臓　❷腎臓　❸椎骨
❹脾臓　❺膵臓　❻胃

■膵臓の各部名称

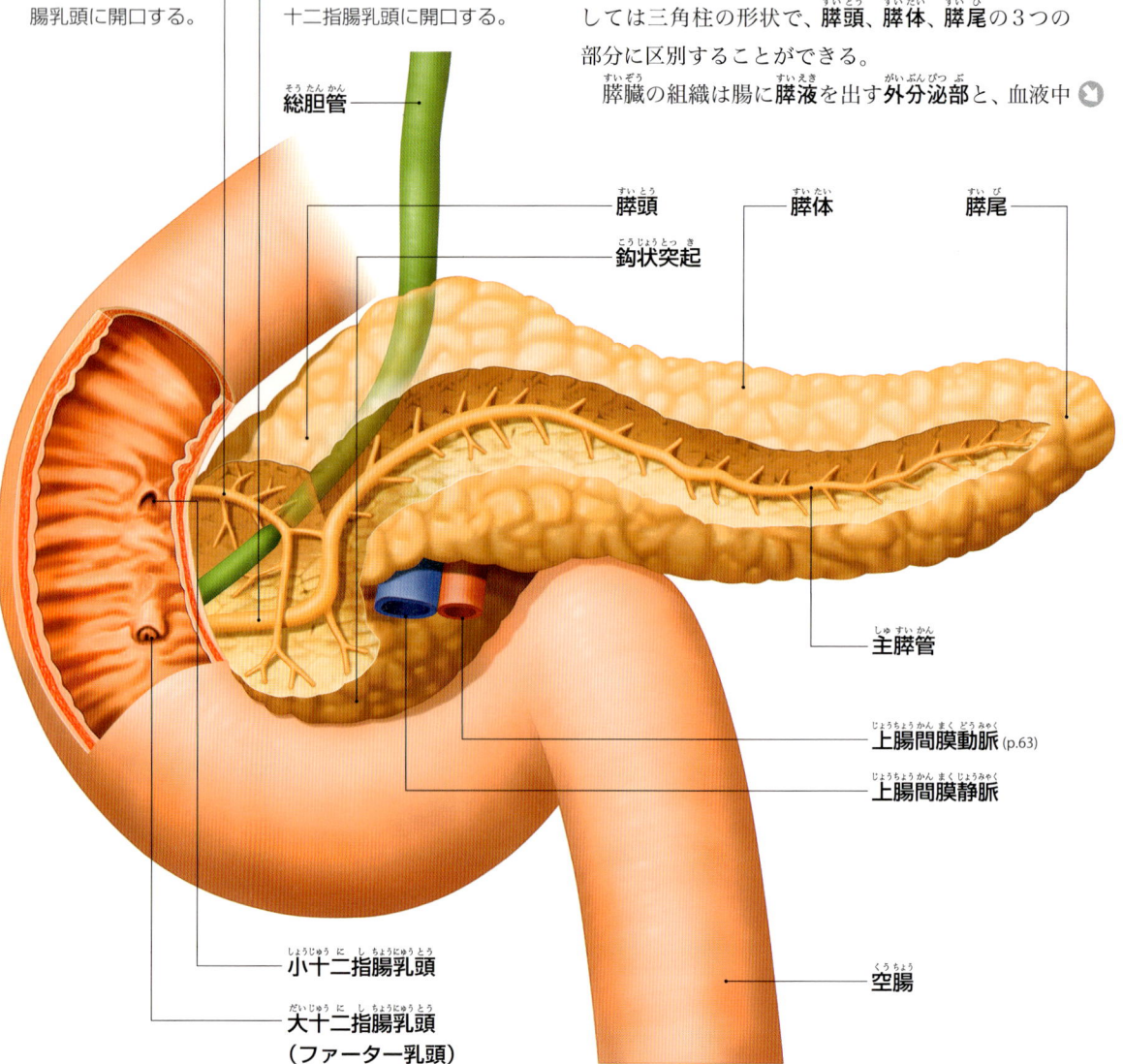

副膵管
膵臓の一部から膵液を出す管。小十二指腸乳頭に開口する。

主膵管
膵臓の大部分から膵液を運ぶ管。総胆管と合流して大十二指腸乳頭に開口する。

総胆管
膵頭
鉤状突起
膵体
膵尾
主膵管
上腸間膜動脈(p.63)
上腸間膜静脈
小十二指腸乳頭
大十二指腸乳頭
（ファーター乳頭）
空腸

膵臓の形態と各部名称

膵臓は、腹部の奥深くにあり、体表から触れることはできない。頭がC字形の十二指腸にはまり込み、尾が左に伸びて脾臓近くにまで達している。全体としては三角柱の形状で、膵頭、膵体、膵尾の3つの部分に区別することができる。
　膵臓の組織は腸に膵液を出す外分泌部と、血液中

■ランゲルハンス島の構造

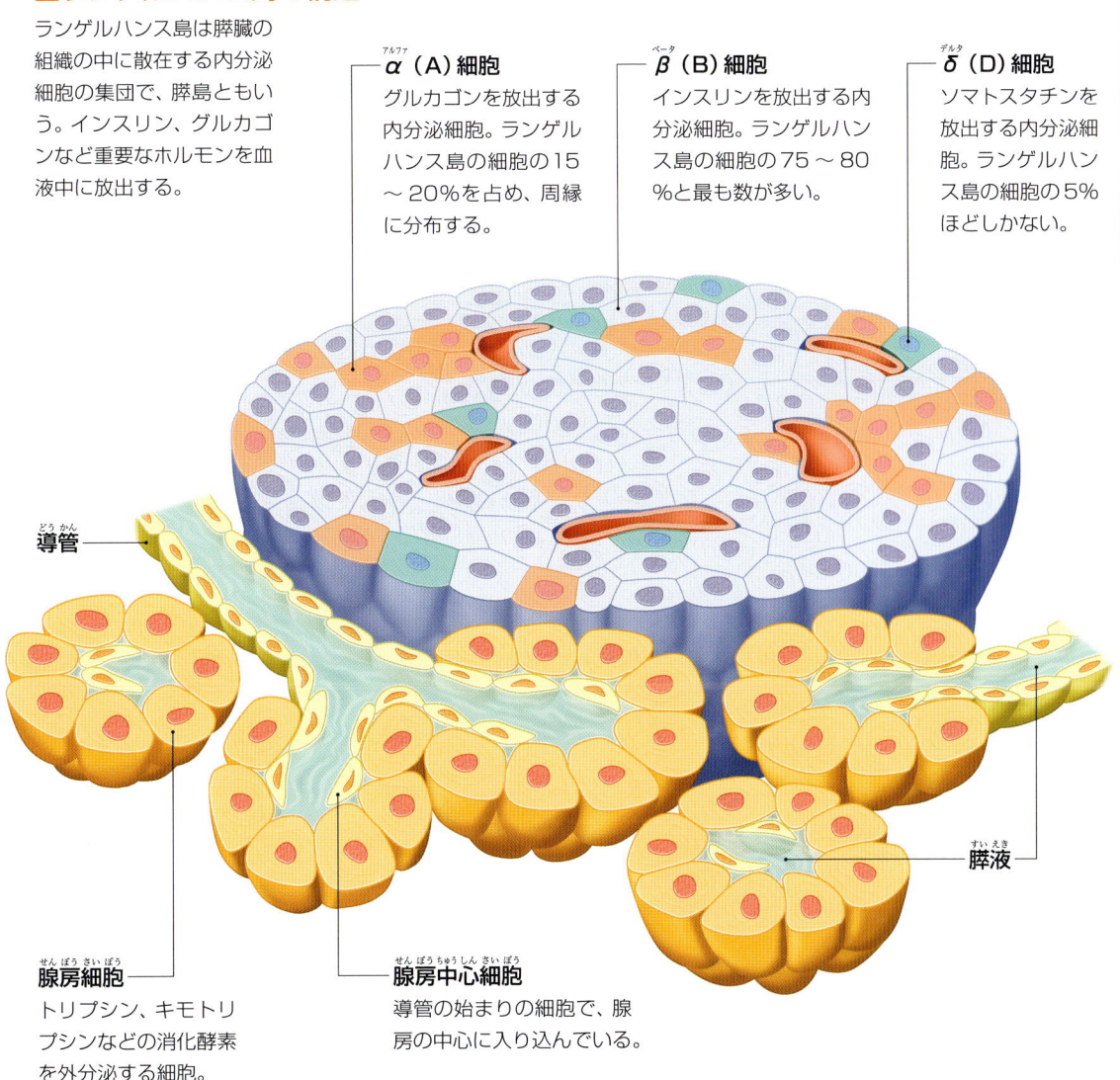

ランゲルハンス島は膵臓の組織の中に散在する内分泌細胞の集団で、膵島ともいう。インスリン、グルカゴンなど重要なホルモンを血液中に放出する。

α（A）細胞
グルカゴンを放出する内分泌細胞。ランゲルハンス島の細胞の15～20％を占め、周縁に分布する。

β（B）細胞
インスリンを放出する内分泌細胞。ランゲルハンス島の細胞の75～80％と最も数が多い。

δ（D）細胞
ソマトスタチンを放出する内分泌細胞。ランゲルハンス島の細胞の5％ほどしかない。

導管

腺房細胞
トリプシン、キモトリプシンなどの消化酵素を外分泌する細胞。

腺房中心細胞
導管の始まりの細胞で、腺房の中心に入り込んでいる。

膵液

にホルモンを放出する**内分泌部**（ランゲルハンス島）とからなる。外分泌部の組織は、**腺房**と**導管**からなり、消化酵素を含む膵液を十二指腸に送り出す。膵液を運ぶ管には**主膵管**と**副膵管**があり、主膵管は総胆管と合流して大十二指腸乳頭に開口する。膵液の分泌は、小腸粘膜から出される**セクレチン**（p.187）、および**パンクレオザイミン**というホルモンによって刺激される。パンクレオザイミンは、大十二指腸乳頭の開口部のオッディの括約筋（p.196）を緩めて、膵液が十二指腸に流れ出るのを可能にする。

膵臓のはたらき

膵液は、小腸の中での栄養素の本格的な消化に役立つとともに、胃液の酸を中和して腸粘膜を保護するはたらきをしている。

内分泌部の組織は、細胞が集団をつくって膵臓の中に島状に散在しているので、**ランゲルハンス島（膵島）**とよばれる。人間の膵臓には100万個以上のランゲルハンス島がある。

ランゲルハンス島には代表的な内分泌細胞が3種類ある。α（A）細胞から出される**グルカゴン**は、細胞内に蓄えられたグリコーゲンをブドウ糖として放出させ、血糖値を上昇させる。β（B）細胞から出される**インスリン**は、細胞内へのブドウ糖の取り込みを促進し、血糖値を低下させる。インスリンのはたらきが低下すると血糖値が上昇し、糖尿病になる。δ（D）細胞から出される**ソマトスタチン**は、ランゲルハンス島からのホルモンの分泌を抑制する。

4章──腹部・背部

腎臓の構造

腎臓はそら豆形で左右1対あり、尿がつくられる。
外側を腎皮質、内側を腎髄質とよび、
髄質は円錐状に分かれている。
腎小体、尿細管、血管が配列されている。

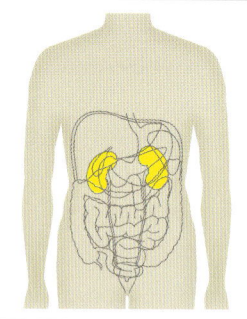

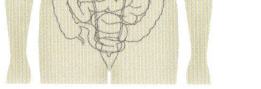

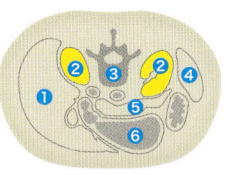

泌尿生殖器の概要 ⇒ p.70
尿ができるしくみ ⇒ p.202

❶肝臓　❷腎臓　❸椎骨
❹脾臓　❺膵臓　❻胃

■ 腎臓の内部構造

腎臓の実質は、被膜に向かう皮質と、内部の腎洞に向かう髄質とに分かれる。髄質は十数個の円錐状の錐体に分かれ、その先端に腎杯がつながって尿を集めている。

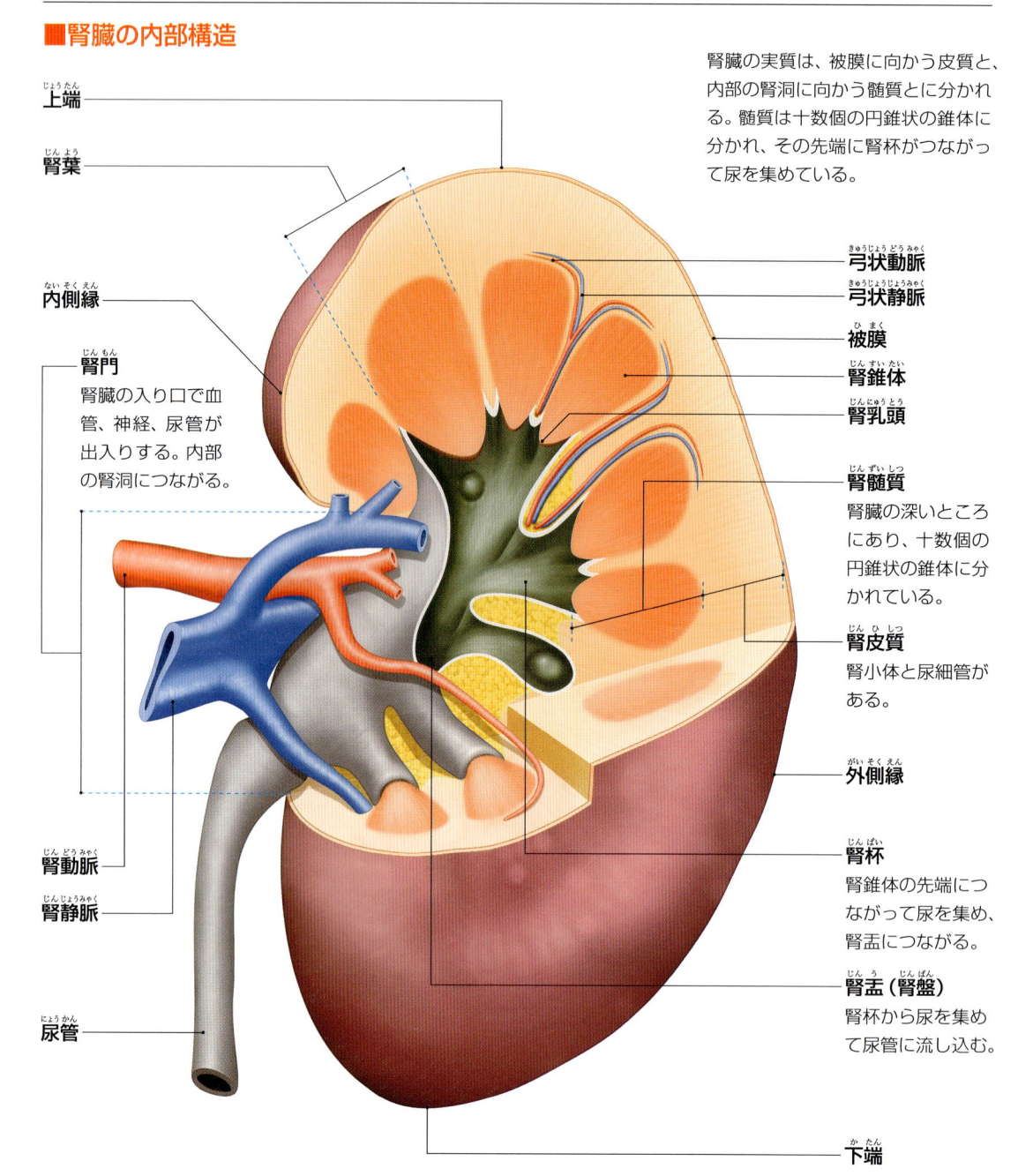

- **上端**
- **腎葉**
- **内側縁**
- **腎門**：腎臓の入り口で血管、神経、尿管が出入りする。内部の腎洞につながる。
- **腎動脈**
- **腎静脈**
- **尿管**
- **弓状動脈**
- **弓状静脈**
- **被膜**
- **腎錐体**
- **腎乳頭**
- **腎髄質**：腎臓の深いところにあり、十数個の円錐状の錐体に分かれている。
- **腎皮質**：腎小体と尿細管がある。
- **外側縁**
- **腎杯**：腎錐体の先端につながって尿を集め、腎盂につながる。
- **腎盂（腎盤）**：腎杯から尿を集めて尿管に流し込む。
- **下端**

尿をつくる、そら豆形の臓器

腎臓は、脊柱の左右で肋骨に半分くらい隠れる高さにあり、重さはそれぞれ130gほどである。そら豆形で、外側を丈夫な被膜に覆われ、内部に**腎洞**（腎門の深部）という腔所がある。脊柱に向かう側がややくぼんでいて**腎門**とよばれ、ここから血管や尿管が腎洞に出入りする。血管は腎洞の中で枝分かれして腎臓に分布する。

腎臓の実質は皮質と髄質に分かれている。**腎皮質**は、被膜に向いた外側の領域を占め、**腎髄質**は十数個の円錐状に分かれていて、**腎錐体**とよばれる。腎錐体の先端は、腎洞に突き出していて、**腎乳頭**とよばれる。1つの腎錐体とその周囲の腎皮質は、腎臓の肉眼的な単位で、**腎葉**とよばれる。人間の腎臓は複数の腎葉をもつ**多葉腎**である。

腎臓の皮質と髄質の中では、**腎小体**と**尿細管**、血管が整然と配置されていて、尿の生成の機能を営んでいる。皮質には腎小体（糸球体とボウマン嚢）と曲走する尿細管（近位曲部と遠位曲部）があり、髄質には直走する尿細管（ヘンレループと集合管）がある。太い血管（**弓状動脈**）が皮質と髄質の境目を走り、そこから皮質の側に枝（**小葉間動静脈**）が伸び出している。尿細管は腎小体から続き、皮質と髄質の中を1往復半して、腎乳頭に達する。腎小体から始まる尿細管の1本道の部分を**ネフロン**といい、合流して集合管になる（p.202）。腎臓でつくられた尿は、すべて腎乳頭から送り出される。

尿を運び出す経路は、**腎杯**、**腎盂**（腎盤）、尿管からなる。腎杯は枝分かれした先端部で、腎乳頭に張り付いて尿を受け取る。複数の腎杯が集まって広くなった場所を**腎盂**（腎盤）という。ここから腎門に向かって細くなり、尿管となって腎臓から出ていく。尿管は膀胱にまで尿を運んでいく。

■腎臓の皮質と髄質の構造

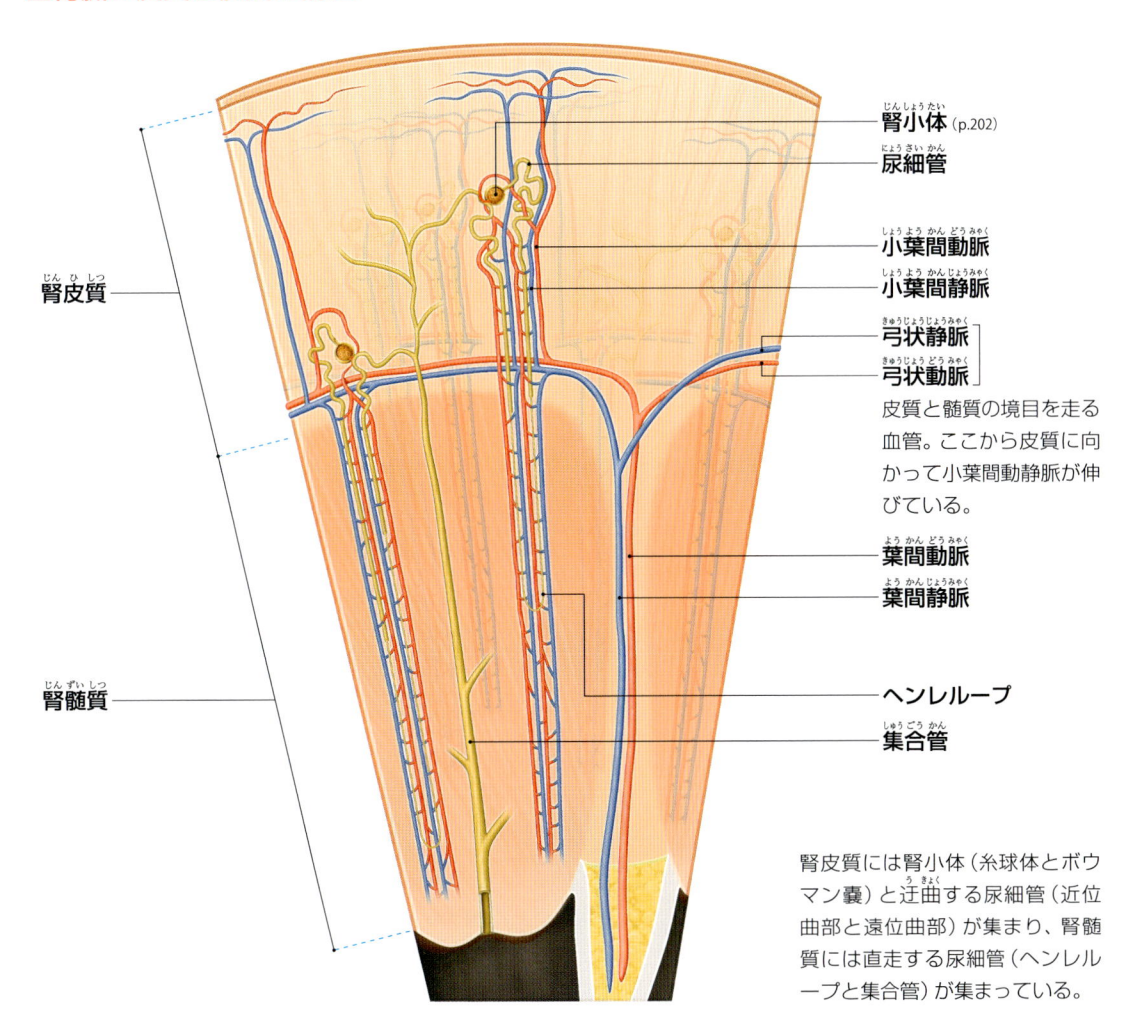

腎皮質には腎小体（糸球体とボウマン嚢）と迂曲する尿細管（近位曲部と遠位曲部）が集まり、腎髄質には直走する尿細管（ヘンレループと集合管）が集まっている。

皮質と髄質の境目を走る血管。ここから皮質に向かって小葉間動静脈が伸びている。

尿ができるしくみ

糸球体で血液から大量の水分がこしとられて、尿細管に送られる。
尿細管を通る間に、周りの血管に水分と栄養素を再吸収され、
濃くなった尿が集合管へ排出される。

腎臓の構造 ⇒ p.200
膀胱と排尿反射 ⇒ p.204

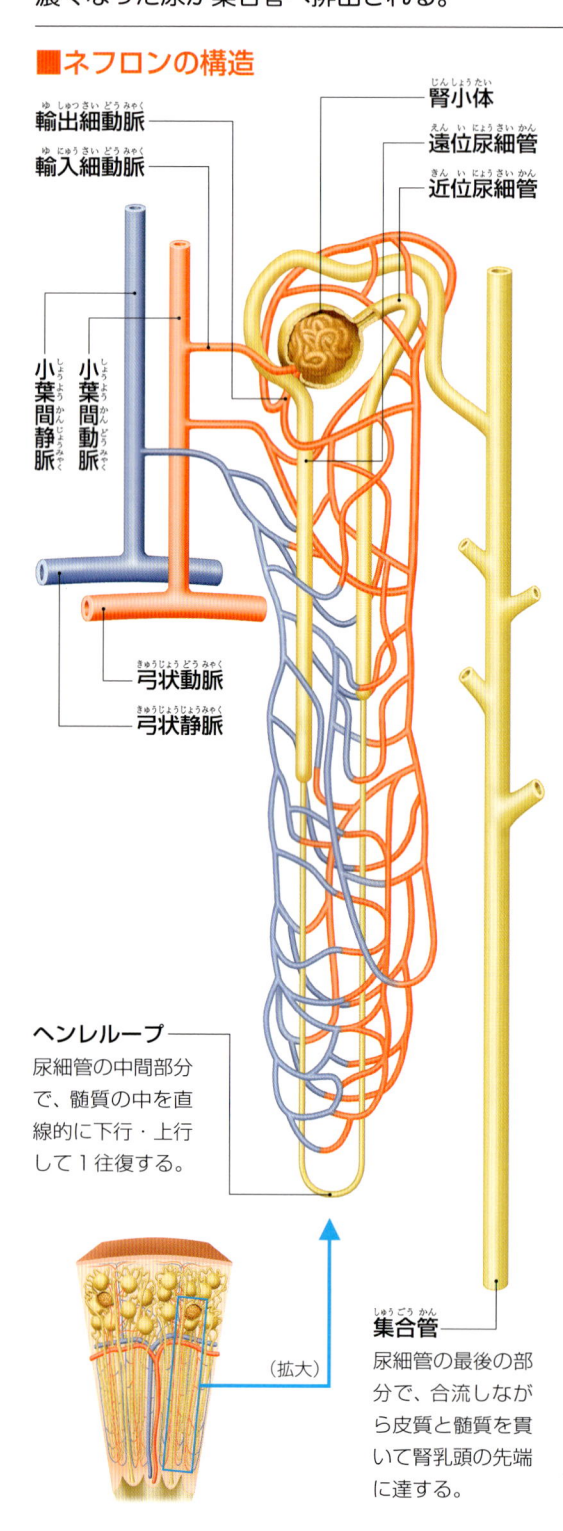

■ネフロンの構造

- 輸出細動脈
- 輸入細動脈
- 腎小体
- 遠位尿細管
- 近位尿細管
- 小葉間静脈
- 小葉間動脈
- 弓状動脈
- 弓状静脈

ヘンレループ
尿細管の中間部分で、髄質の中を直線的に下行・上行して1往復する。

集合管
尿細管の最後の部分で、合流しながら皮質と髄質を貫いて腎乳頭の先端に達する。

（拡大）

■腎小体の構造

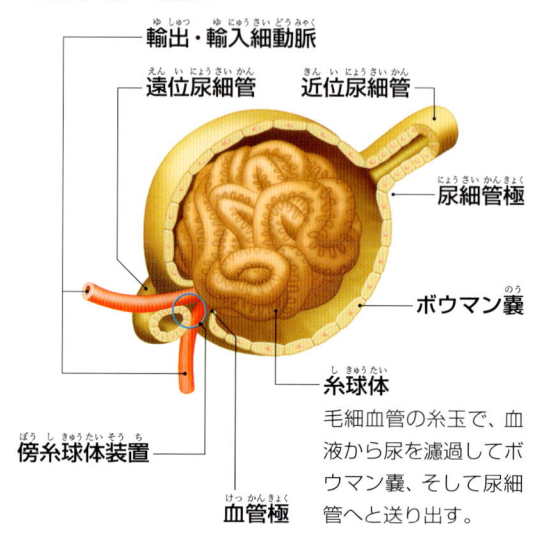

- 輸出・輸入細動脈
- 遠位尿細管
- 近位尿細管
- 尿細管極
- ボウマン嚢
- 糸球体
- 傍糸球体装置
- 血管極

毛細血管の糸玉で、血液から尿を濾過してボウマン嚢、そして尿細管へと送り出す。

尿生成のメカニズム

　腎臓では、**糸球体**での濾過と**尿細管**の再吸収の2段階で尿がつくられる。糸球体では、1日あたり200ℓの尿（原尿）が血液から濾過される。尿細管ではその99％が再吸収されて血液中に戻り、最終的な尿は1.5ℓほどになる。無駄なようにも見えるが、この方式では尿細管のはたらきを少し変えるだけで、できあがった尿の量と成分を大幅に変えることができる。からだの状態や水と塩分の出入りに合わせて、腎臓は尿の量と成分を調節し、体内の環境を一定に保つはたらきをしている。

　糸球体を包む袋を**ボウマン嚢**といい、糸球体と合わせて**腎小体**とよばれる。腎小体の血管極からは**輸入・輸出細動脈**が出入りしており、ここから糸球体がぶら下がっている。血管極には同じ糸球体から出た遠位尿細管がくっついて**傍糸球体装置**をつくり、糸球体の血圧と濾過量を調節するはたらきをしている。尿細管極は近位尿細管につながっている。

　尿細管は、**腎皮質**（p.201）で曲走（近位曲部）、**腎髄質**を1往復（ヘンレループ）、腎皮質で曲走（遠位曲部）、合流しながら腎皮質と腎髄質を貫く（集合管）

明解図解 ネフロンのはたらき

●糸球体（濾過）　●尿細管（再吸収と分泌）

図中ラベル：
- 輸出細動脈
- ボウマン嚢
- 糸球体
- 尿細管周囲毛細血管
- 近位尿細管
- 集合管
- 遠位尿細管
- 原尿
- 輸入細動脈
- 弓状動脈
- 弓状静脈
- ヘンレループ下向脚
- ヘンレループ上向脚
- 尿

矢印凡例：
- ← 濾過
- ← 分泌
- ← 再吸収

近位尿細管側：Na^+、Cl^-、K^+、HCO_3^-、水、ブドウ糖（再吸収）、H^+（分泌）、水

遠位尿細管側：Na^+、Cl^-、水（再吸収）、K^+、H^+、NH_3（分泌）

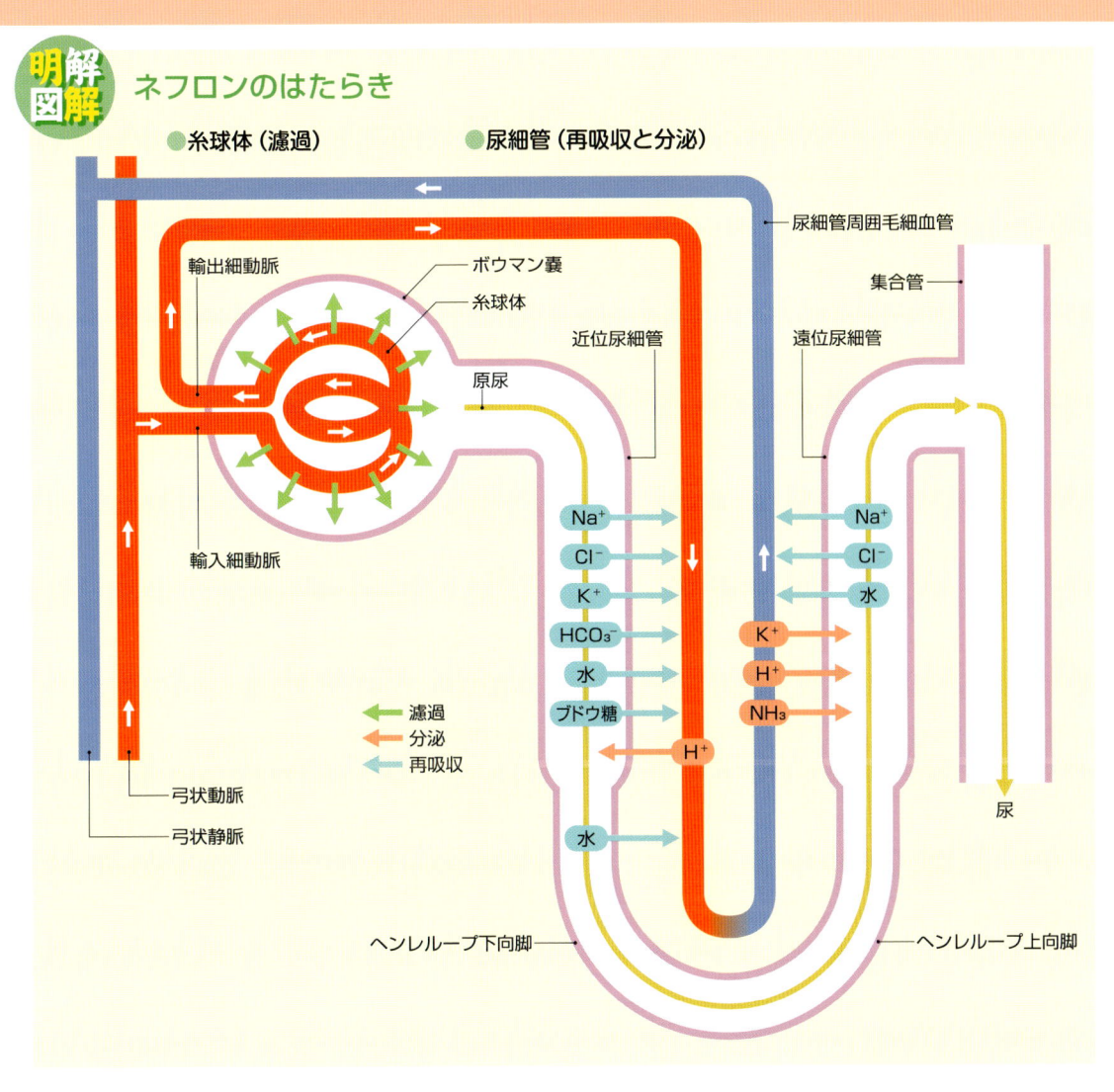

という走り方をする。尿細管の壁の性質では、尿細管は**近位尿細管・中間尿細管・遠位尿細管・集合管**に分かれている。走り方による分節と壁の性質による分節は、少しずれている。

尿細管の位置によるはたらきの違い

近位尿細管では、濾過された尿の半分以上が再吸収され、含まれる栄養分のほとんどが回収される。中間尿細管は壁がきわめて薄く、**ヘンレループ**の下部をつくっている。遠位尿細管はヘンレループの上部と遠位曲部にあり、塩分を再吸収して尿を薄めるはたらきをする。集合管はホルモンに反応して尿の成分の最終的な調節を行う。

中間尿細管から集合管までの部分は協力して、髄質の中にナトリウムと尿素を蓄積して高い浸透圧をつくる。髄質の高い浸透圧は、濃縮した尿をつくるのに役立っている。集合管が髄質を貫いて乳頭の先端に向かう際に、周りの高い浸透圧によって水分を引き抜かれて、最終的に濃度の高い尿が生成される。

尿の量と成分の調節は、おもに集合管で行われる。**バソプレシン**（p.74）というホルモンは集合管の細胞に作用して水透過性を高め、濃度の高い尿が少量つくられるようにする。副腎皮質（p.73）から出される**アルドステロン**は、集合管の細胞に作用してナトリウムの再吸収力を高めて体内に塩分を蓄積し、血圧を上げるはたらきがある。また尿への酸とアルカリの分泌量を変えて体内の酸性度を調節する**間在細胞**も、集合管に分布している。

傍糸球体装置からは、**レニン**という物質が出される。レニンは血漿中のたんぱく質に作用して**アンジオテンシンⅡ（AⅡ）**という物質の生成を助ける。AⅡは、全身の動脈の平滑筋を収縮させて血圧を上昇させる。これは糸球体の濾過に必要な血圧を確保するしくみであるが、高血圧の原因にもなりうる。

膀胱と排尿反射

尿が膀胱に溜まると膀胱壁が伸び、刺激が脳に伝わる。
大脳は括約筋を調整する指令を出して排尿を止める。
準備が調い、大脳の指令が消えると排尿反射が起こる。

泌尿生殖器の概要 ⇒ p.70
自律神経系 ⇒ p.88
腎臓の構造 ⇒ p.200
尿ができるしくみ ⇒ p.202

排尿のタイミング

腎洞内の腎盂は漏斗状に細くなって、腎門のところで尿管が始まる。尿管は腹膜（p.178）に覆われて後腹壁を下行し、総腸骨動静脈（p.49, 51）を乗り越えて骨盤の中に入る。左右の尿管は膀胱の後外側部に達し、膀胱の壁を斜めに貫いて開口する。

尿管の走行の途中には3か所の狭窄部があり、尿路結石が詰まりやすい。①腎盂から尿管に移行する部位、②総腸骨動静脈を乗り越える部位、③膀胱壁を貫く部位の3か所である。

膀胱は平滑筋の袋で、腹壁の最下部で恥骨結合（p.176）のすぐ後ろに位置する。膀胱に尿が溜まると腹腔に向かって持ち上がるので、腹壁の下部を押さえると膀胱が圧迫される。

膀胱の粘膜は移行上皮（p.241）からなる。移行上皮は伸縮性が高く、膀胱に尿が溜まると薄く伸びて、面積を広げることができる。膀胱粘膜の後外方には尿管の開口部（**尿管口**）が2つあり、下部中央には尿道への出口（**内尿道口**）がある。この3点に挟まれた領域を**膀胱三角**といい、他の部位と異なって粘膜のヒダがなく、伸展しない。

膀胱の筋層は平滑筋からなる。内尿道口の周囲では走行と性質が違って、**内尿道括約筋**になっている。尿道が骨盤底の尿生殖隔膜（p.176）を貫くところで、尿道を囲む骨格筋が**外尿道括約筋**である。

膀胱に尿が溜まると、膀胱壁が伸展され、その情報が**骨盤内臓神経**を通って腰・仙髄の**排尿中枢**に伝えられる。排尿の準備ができていないときには、大脳皮質からの指令によって交感神経が興奮し、膀胱壁の平滑筋が緩み、内尿道括約筋が収縮して、さらに尿を溜めることができる。

排尿の準備ができると、大脳皮質からの指令が失われて、**排尿反射**が引き起こされる。排尿反射が起こると、排尿中枢の副交感性の指令が膀胱壁に伝えられて平滑筋を収縮させ、内尿道括約筋を緩める。**陰部神経**に支配される外尿道括約筋も同時に緩んで、排尿が行われる。

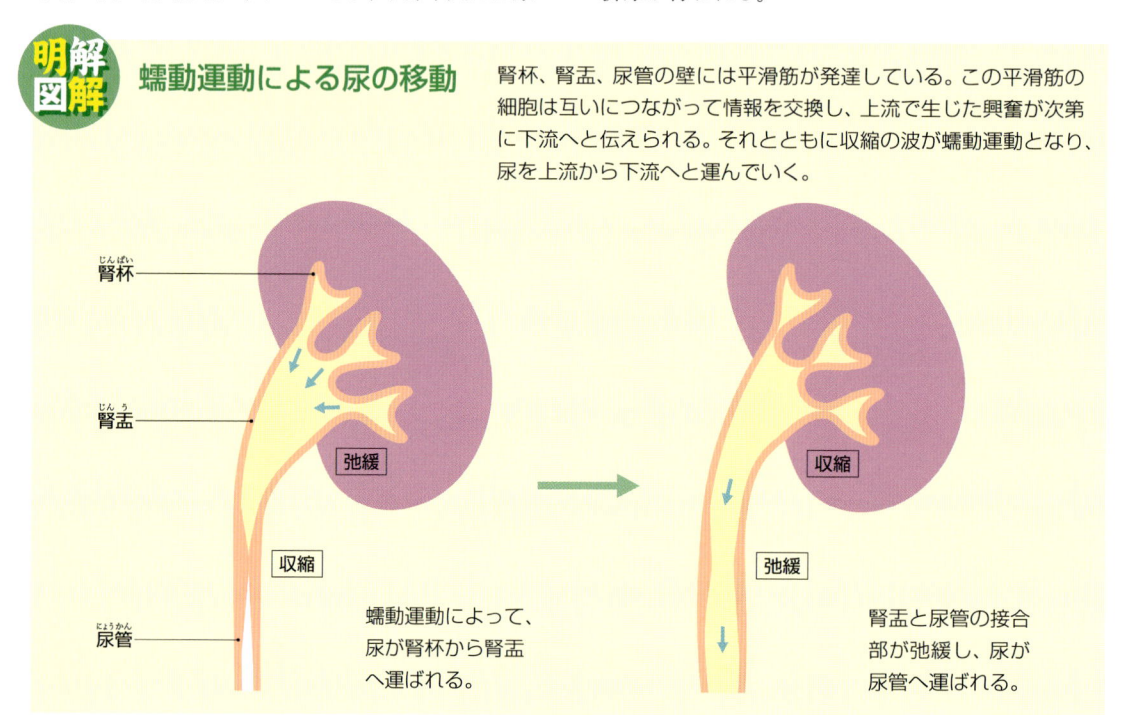

明解図解 蠕動運動による尿の移動

腎杯、腎盂、尿管の壁には平滑筋が発達している。この平滑筋の細胞は互いにつながって情報を交換し、上流で生じた興奮が次第に下流へと伝えられる。それとともに収縮の波が蠕動運動となり、尿を上流から下流へと運んでいく。

蠕動運動によって、尿が腎杯から腎盂へ運ばれる。

腎盂と尿管の接合部が弛緩し、尿が尿管へ運ばれる。

■排尿反射のしくみ

尿が膀胱の壁を押し広げた刺激が、脳に伝わって尿意を感じ、排尿を抑える指令が脳から出される。排尿が可能になると、脳からの抑制がなくなり、排尿反射により膀胱壁の平滑筋が収縮し、内尿道括約筋が緩んで、排尿が行われる。

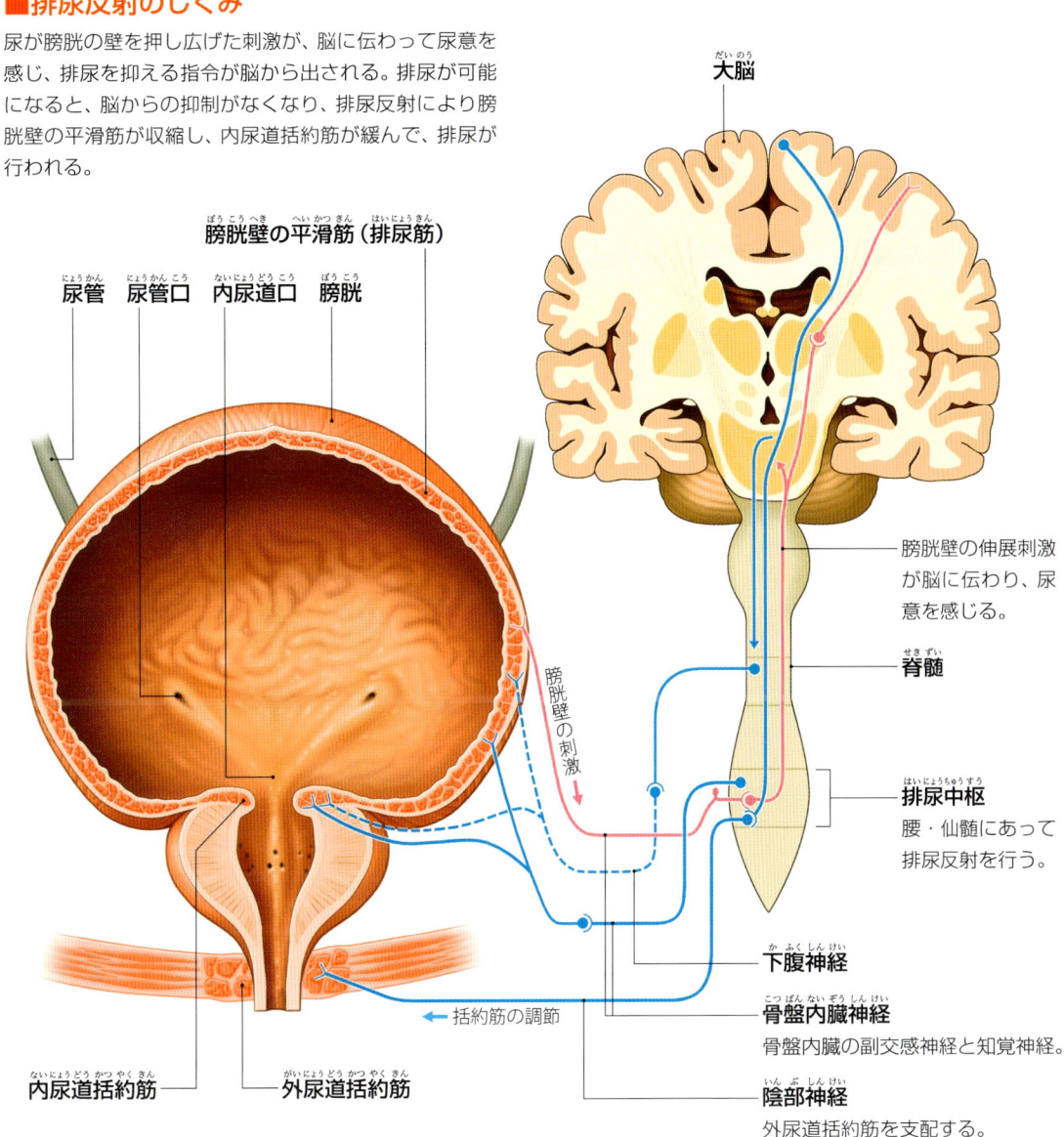

膀胱壁の平滑筋（排尿筋）
尿管／尿管口／内尿道口／膀胱
大脳
膀胱壁の刺激
膀胱壁の伸展刺激が脳に伝わり、尿意を感じる。
脊髄
排尿中枢
腰・仙髄にあって排尿反射を行う。
括約筋の調節
下腹神経
骨盤内臓神経
骨盤内臓の副交感神経と知覚神経。
内尿道括約筋／外尿道括約筋
陰部神経
外尿道括約筋を支配する。

男性と女性の尿道の違い

尿道は、男性と女性で長さが大きく異なる。男性の尿道は陰茎を貫いているので、長さが16～20cmある。前立腺部、隔膜部、海綿体部の3部に分かれる。女性の尿道は長さが4cmほどで、腟前庭に開口する。

男性の尿道では高齢になると前立腺が肥大し、尿の流れが悪くなる。尿道の圧迫が激しいと、排尿困難や残尿感、頻尿といった不具合が生じる。苦痛が多い場合には、前立腺の部分切除や、レーザー療法などが行われる。

女性の尿道では細菌感染が起こって、尿道炎、膀胱炎を起こすリスクが高い。膀胱炎が進行すると腎盂腎炎を生じることもある。

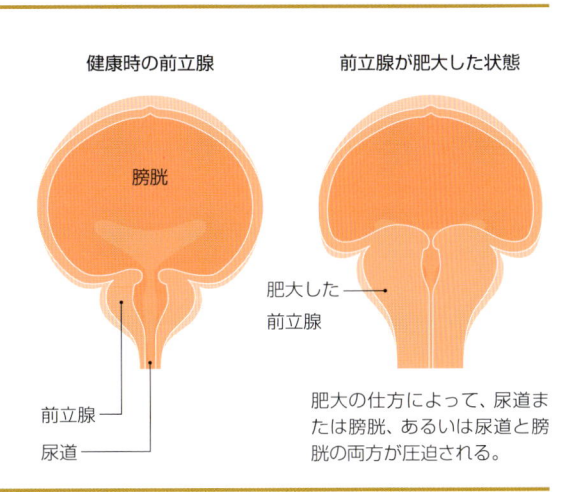

健康時の前立腺 / 前立腺が肥大した状態
膀胱
肥大した前立腺
前立腺／尿道

肥大の仕方によって、尿道または膀胱、あるいは尿道と膀胱の両方が圧迫される。

4章──腹部・背部

男性生殖器 ①

精子は陰嚢内部の精巣でつくられ、精管で運ばれる。
精管は長い経路を巡って、尿道に開口する。
交接器である陰茎は海綿体で構成されている。

泌尿生殖器の概要 ⇒ p70
自律神経系 ⇒ p.88
男性生殖器 ② ⇒ p.208

男性生殖器の構造

男性の生殖器は、精子をつくる精巣、精子を運ぶ通路（精路）、精液を分泌する腺、交接器としての陰茎からなる。

精巣（睾丸）は陰嚢の中に収まり、長さ4〜5cmの楕円球状で、表面をかたい被膜によって覆われている。精巣の上に載っている精巣上体から、精子の通路が始まる。精巣上体の中には1本の管が折りたたまれている。精巣上体は下に向かって細くなり、精管につながる。

精管は長い複雑な経路を通る。陰嚢の中から上行し、腹壁（p.172）の筋を斜めに貫通する鼠径管を通り、膀胱の横を通って後方に向かい、尿管の後ろを通って下に向きを変え、膀胱の下で前立腺に進入し、尿道に開口する。ここから先の尿道は、尿と精子の共通の通路になる。

精液の成分をつくる外分泌腺には3種類がある。精嚢（右図参照）は、精管が尿道に注ぐ直前の射精管についている1対の袋状の腺で、精液の成分の半分以上にあたる精嚢液を分泌する。前立腺は、膀胱の直下で尿道の周囲を取り巻き、精液の20〜30％にあたる前立腺液を分泌する。尿道球腺は尿生殖隔膜の中に位置し、海綿体の基部あたりで尿道に開口する。

陰茎は、2種類の海綿体からなる。陰茎海綿体は陰茎の上部の左右に位置し、陰茎の本体をなす。こ

■男性生殖器の各部名称 （正面）

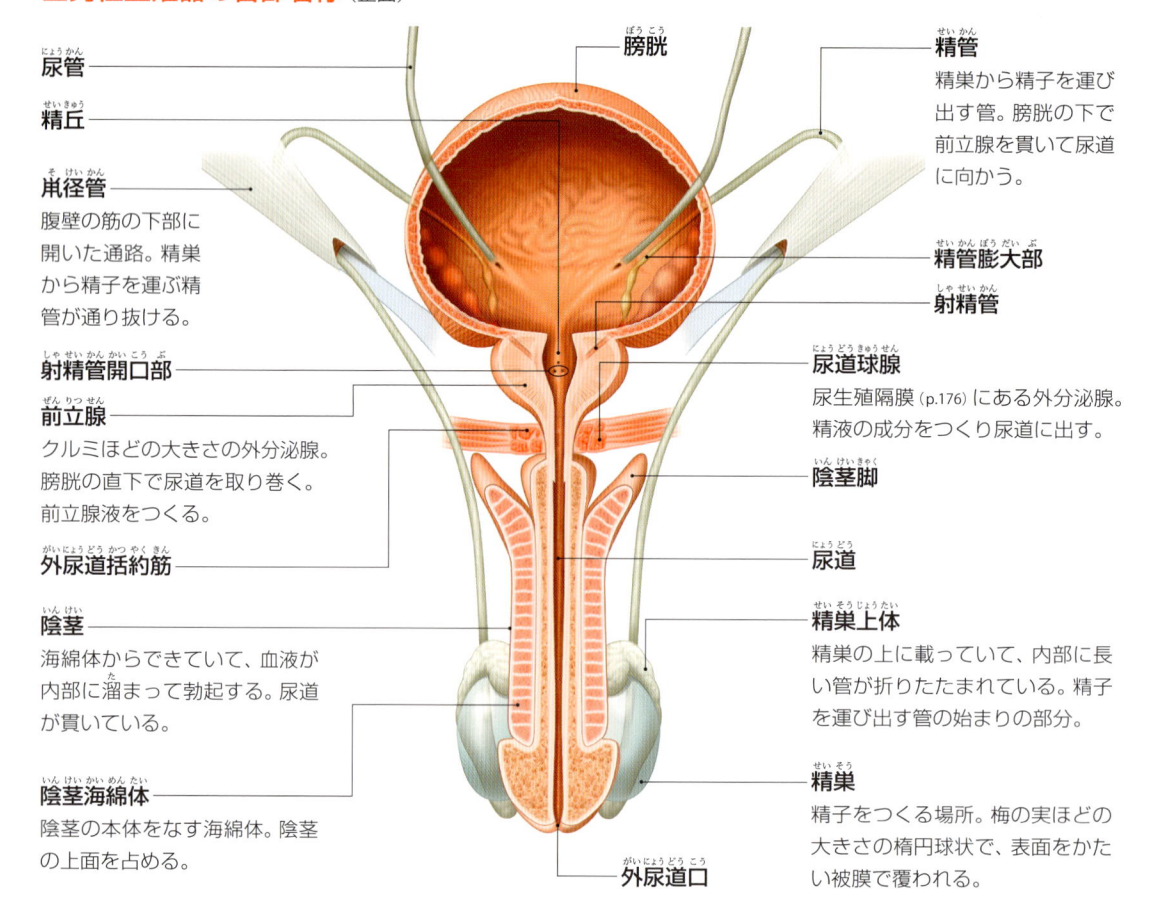

尿管

精丘

鼠径管
腹壁の筋の下部に開いた通路。精巣から精子を運ぶ精管が通り抜ける。

射精管開口部

前立腺
クルミほどの大きさの外分泌腺。膀胱の直下で尿道を取り巻く。前立腺液をつくる。

外尿道括約筋

陰茎
海綿体からできていて、血液が内部に溜まって勃起する。尿道が貫いている。

陰茎海綿体
陰茎の本体をなす海綿体。陰茎の上面を占める。

膀胱

精管
精巣から精子を運び出す管。膀胱の下で前立腺を貫いて尿道に向かう。

精管膨大部

射精管

尿道球腺
尿生殖隔膜（p.176）にある外分泌腺。精液の成分をつくり尿道に出す。

陰茎脚

尿道

精巣上体
精巣の上に載っていて、内部に長い管が折りたたまれている。精子を運び出す管の始まりの部分。

精巣
精子をつくる場所。梅の実ほどの大きさの楕円球状で、表面をかたい被膜で覆われる。

外尿道口

の後部は左右に分かれて**陰茎脚**となり、骨盤に固定されている。もう1つの**尿道海綿体**は陰茎の下部に位置し、尿道を通している。この先端はキノコのように広がって**亀頭**とよばれ、きわめて敏感な部分である。後部は膨らんで**尿道球**とよばれる。海綿体は、内部がスポンジ状で、表面がかたい被膜によって覆われている。性的な興奮が生じると、自律神経のはたらきで海綿体の動脈が拡張し、海綿体の内部に血液が充満して被膜を押し広げ、勃起の状態になる。

鼠径ヘルニア

腹部と大腿の境目あたりを鼠径部という。このあたりの腹壁を鼠径管が貫いている。本来は腹腔に収まっている腸が、鼠径管を通り抜けて皮下に出てくる状態を、鼠径ヘルニアという。これは男性に多く、小児および中高年でよく見られる。手で押せば腸はもとに戻り、腸がねじれたりしない限り痛みはない。簡単な手術でヘルニアの出口を閉じることができる。

■男性生殖器の各部名称（矢状断面）

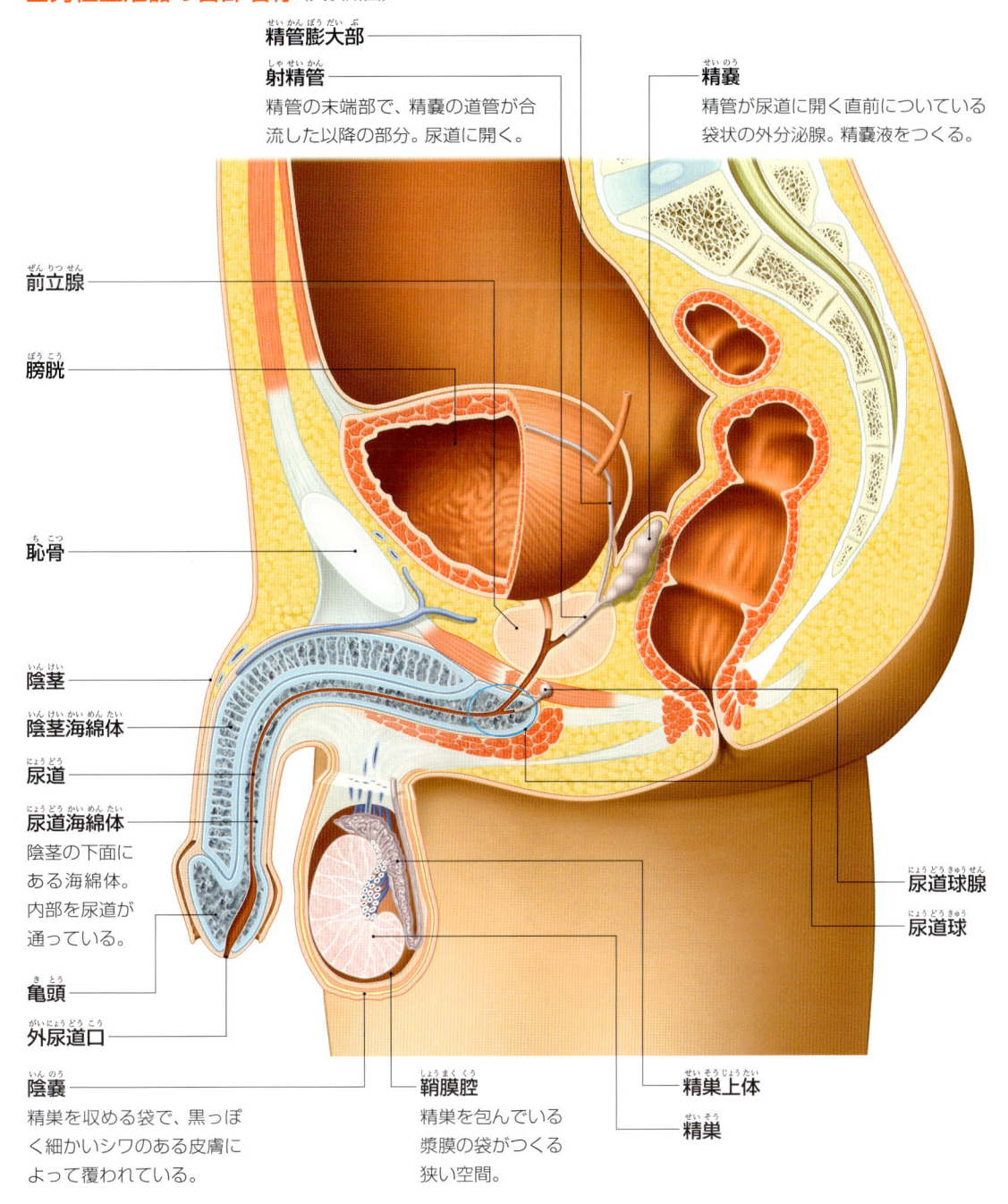

精管膨大部

射精管 — 精管の末端部で、精嚢の道管が合流した以降の部分。尿道に開く。

精嚢 — 精管が尿道に開く直前についている袋状の外分泌腺。精嚢液をつくる。

前立腺

膀胱

恥骨

陰茎

陰茎海綿体

尿道

尿道海綿体 — 陰茎の下面にある海綿体。内部を尿道が通っている。

亀頭

外尿道口

陰嚢 — 精巣を収める袋で、黒っぽく細かいシワのある皮膚によって覆われている。

鞘膜腔 — 精巣を包んでいる漿膜の袋がつくる狭い空間。

尿道球腺

尿道球

精巣上体

精巣

男性生殖器 ②

精巣は強靭な被膜で包まれ、内部に折りたたんで収められた
曲精細管の中で、精祖細胞が分裂を繰り返して精子になる。
精子はおもに、遺伝子が収まった核のある頭部と、運動能をもつ尾部からなる。

男性生殖器❶ ⇒ p.206

精子がつくられるしくみ

精巣は楕円球状で被膜によって覆われ、**精巣上体**が上に載っている。精巣の入り口にある**精巣網**から出た多数の**精巣輸出管**が、精巣上体の頭まで精子を運び出す。精巣上体の中では、1本の**精巣上体管**が強く折りたたまれている。精巣上体の尾の部分が、精管につながる。

精巣の内部は、被膜から中に伸び出した**精巣中隔**によって200～300個の**精巣小葉**に区分けされ、その中に精子をつくる2～4本の**曲精細管**が収まっている。曲精細管は両端が精巣網につながっており、1本の曲精細管を引き伸ばすと70～80cmになる。

曲精細管の壁は基底膜によって包まれ、その外側には男性ホルモン（テストステロン）を分泌するライディヒ細胞などがあり、内側には精子をつくる**精細胞**と**支持細胞**が収まっている。支持細胞は**セルトリ細胞**とよばれ、大型の円柱状で、精細胞を機械的に支持したり、栄養を与えたりする。

精細胞の未分化なものは**精祖細胞**とよばれ、曲精

■ 精巣の構造

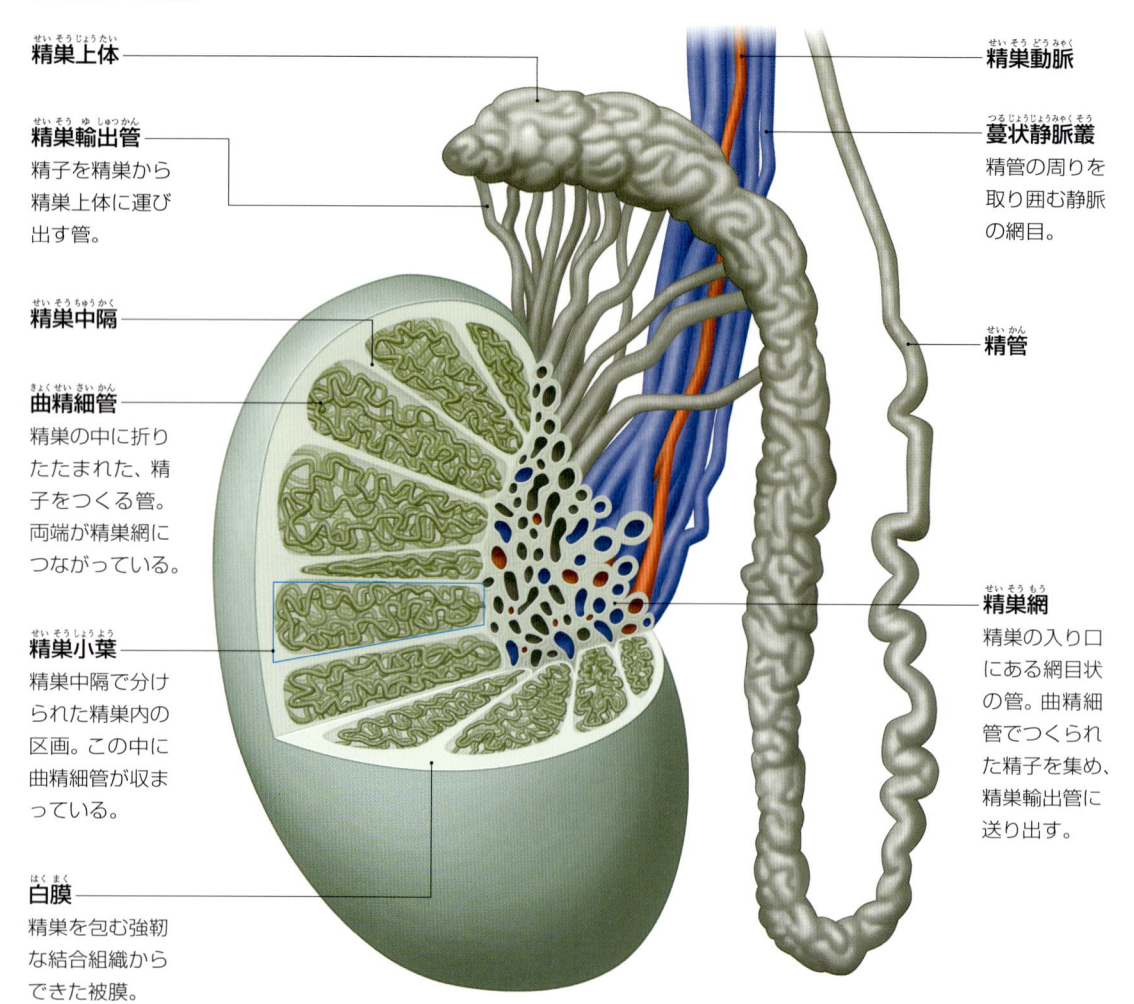

精巣上体

精巣輸出管
精子を精巣から
精巣上体に運び
出す管。

精巣中隔

曲精細管
精巣の中に折り
たたまれた、精
子をつくる管。
両端が精巣網に
つながっている。

精巣小葉
精巣中隔で分け
られた精巣内の
区画。この中に
曲精細管が収ま
っている。

白膜
精巣を包む強靭
な結合組織から
できた被膜。

精巣動脈

蔓状静脈叢
精管の周りを
取り囲む静脈
の網目。

精管

精巣網
精巣の入り口
にある網目状
の管。曲精細
管でつくられ
た精子を集め、
精巣輸出管に
送り出す。

細管の壁の基底部に位置している。精祖細胞は細胞分裂を繰り返し、その一部が**一次精母細胞**となって減数分裂を始める。第一減数分裂を終わったものを**二次精母細胞**、第二減数分裂を終わったものを**精子細胞**という。段階が進むに従って、精細胞は次第に曲精細管の内腔に向かって移っていく。精子細胞は分化をして形を変え、最終的な**精子**の形になる。

精子は小さな頭部と長い鞭毛をもつ特殊な細胞である。頭部には遺伝子を含む**核**と、卵子に進入するための**先体**が備わっている。細い頸を隔てて中部には**ミトコンドリア**があり、運動のためのエネルギーを供給している。尾部は長大な**鞭毛**からなり、これを動かして精子は卵子に向かって遊泳する。

ヒトを含む哺乳類の精巣は、強靭な結合組織の被膜によって覆われているので、とくに**睾丸**とよばれる。

精子の産出

思春期以前の精巣の曲精細管は、内腔が閉ざされており、精子の産生を行っていない。思春期の少し前に曲精細管に内腔が生じ、思春期の始まりとともに精子の産生が開始され、一生産生され続ける。

精子のもとになる精粗細胞が精母細胞となり減数分裂を経て完成した精子になるまで、約64日（72日という説もある）かかるが、曲精細管では常時産生されている。1回の射精で射出される精液量はおよそ3.5mlで、そこに含まれる精子の数は約4億個（1億2000万個/ml）といわれている。このなかで実際に卵の周囲にまで達するのは、50～200個であり、受精できるのはたった1個だけである。しかしながら、精液中の精子の濃度が2000万個/ml以下になると、不妊になるといわれている。

■曲精細管の構造

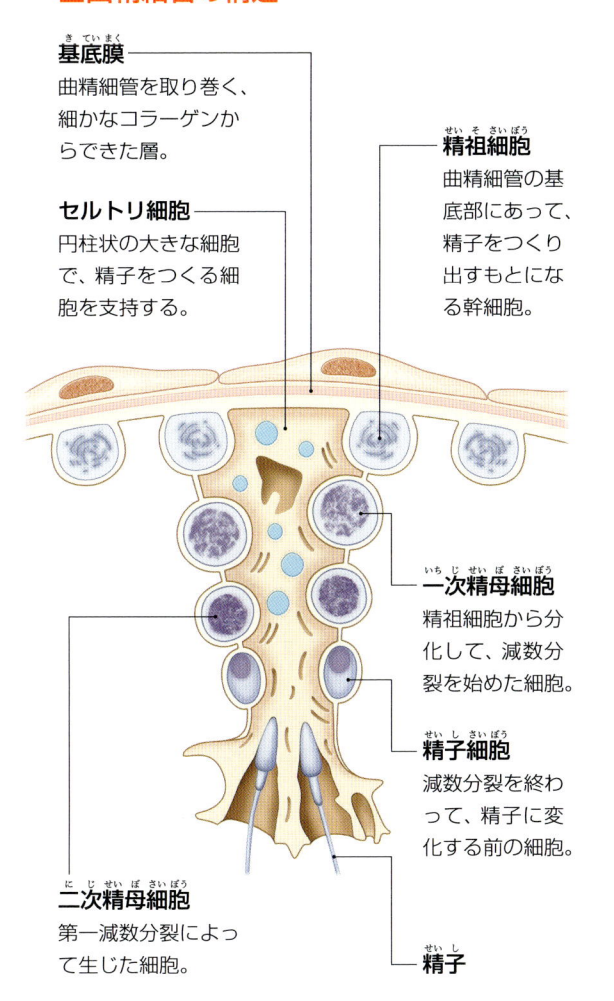

基底膜
曲精細管を取り巻く、細かなコラーゲンからできた層。

セルトリ細胞
円柱状の大きな細胞で、精子をつくる細胞を支持する。

精祖細胞
曲精細管の基底部にあって、精子をつくり出すもとになる幹細胞。

一次精母細胞
精祖細胞から分化して、減数分裂を始めた細胞。

精子細胞
減数分裂を終わって、精子に変化する前の細胞。

二次精母細胞
第一減数分裂によって生じた細胞。

精子

■精子の構造

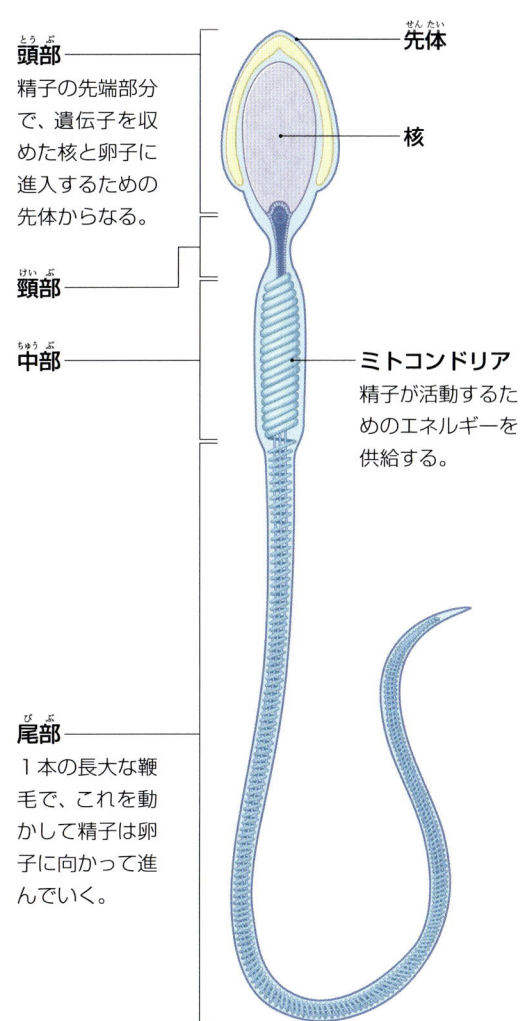

頭部
精子の先端部分で、遺伝子を収めた核と卵子に進入するための先体からなる。

先体

核

頸部

中部

ミトコンドリア
精子が活動するためのエネルギーを供給する。

尾部
1本の長大な鞭毛で、これを動かして精子は卵子に向かって進んでいく。

女性生殖器 ①

女性の生殖器の多くは骨盤内にある。子宮から左右に広がる腹膜の縁を卵管が走っている。卵管の下には卵巣があり、卵子がつくられる。子宮の下部は膣につながっている。

内分泌系の概要❶⇒p.72
骨盤⇒p.176
女性生殖器❷⇒p.212
受精のしくみ⇒p.214

女性生殖器の構造

女性の生殖器は、卵子をつくる卵巣、卵子を運び胎児を育てる通路、外分泌腺、交接器としての外陰部からなる。

女性の生殖器の大部分は、骨盤の中に収まっている。前方の膀胱と後方の直腸の間に挟まれて、女性の生殖器がある。**子宮広間膜**という幅の広い腹膜のヒダの中央に**子宮**があって、そこから両側に向かってヒダの上縁を**卵管**が走っている。

骨盤の側壁に近いあたり、子宮広間膜の後面に**卵巣**がある。卵巣は、長さ3〜4cmの長円体で、腹膜に覆われている。卵巣の中では、**卵胞**という小さな袋の中に卵子が収められている。卵子は、下垂体からのホルモンの刺激によって成熟を始め、毎月1個だけが排卵される。

子宮の下部は、膣を通して外陰部につながっている。

■女性の内生殖器の各部名称（後面）

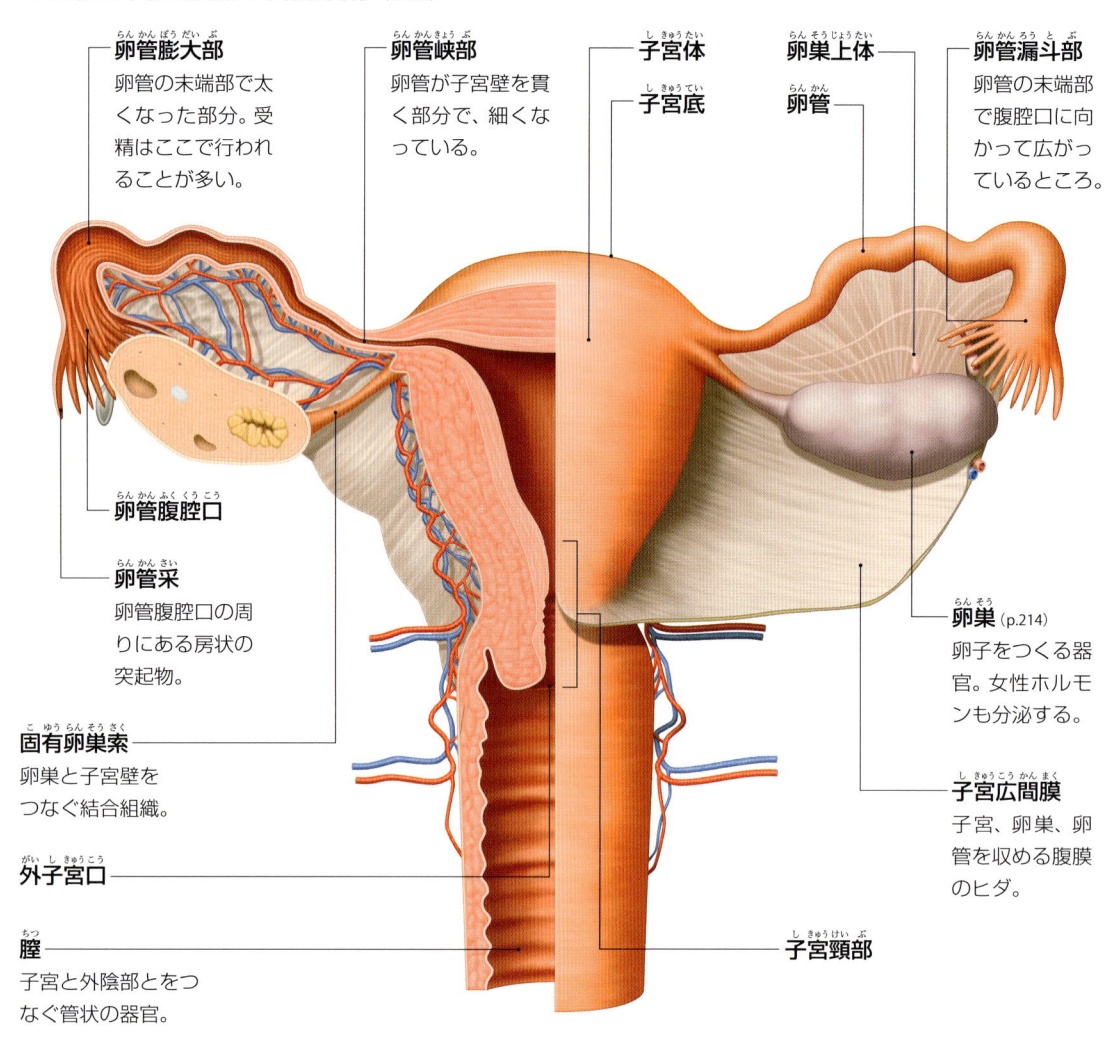

卵管膨大部
卵管の末端部で太くなった部分。受精はここで行われることが多い。

卵管峡部
卵管が子宮壁を貫く部分で、細くなっている。

子宮体

子宮底

卵巣上体

卵管

卵管漏斗部
卵管の末端部で腹腔口に向かって広がっているところ。

卵管腹腔口

卵管采
卵管腹腔口の周りにある房状の突起物。

固有卵巣索
卵巣と子宮壁をつなぐ結合組織。

外子宮口

膣
子宮と外陰部とをつなぐ管状の器官。

卵巣（p.214）
卵子をつくる器官。女性ホルモンも分泌する。

子宮広間膜
子宮、卵巣、卵管を収める腹膜のヒダ。

子宮頸部

子宮の構造

卵管は、平滑筋でできた管で、卵巣の近くに開口部があり、子宮広間膜の上縁を走って子宮に達する。**卵管漏斗部**、**卵管膨大部**、**卵管峡部**の3部に分かれる。漏斗部の端は広がって、その縁に**卵管采**という房状の突起が付いている。漏斗部は卵巣にかぶさって、排卵される卵子を受け入れて卵管に取り込む。卵子は卵管に生えた線毛のはたらきでゆっくりと子宮に向かって運ばれ、漏斗部あたりで精子と出会い、膨大部で受精が行われる。

子宮は、長さ7～8cm、幅4cm、厚さ3cmほどで、壁が厚い平滑筋でできており、内部に粘膜に包まれた腔所がある。子宮広間膜の中央部を占めており、上部では左右の卵管につながり、下端で膣につながっている。

子宮の壁は、**粘膜**、**筋層**、**漿膜**の3層からなる。子宮の粘膜は**内膜**とよばれ、月経周期にしたがって増殖し、受精卵の着床の準備をする。筋層は平滑筋からできており、妊娠すると胎児を入れるために大きく広がり、分娩の際には胎児を産み出すために収縮する。子宮の表面は漿膜である腹膜によって覆われている。

子宮の下端は細くなって**頸部**とよばれ、**膣**の上部に突き出している。膣の内面は、**重層扁平上皮**(p.241)でできた丈夫な粘膜によって覆われている。膣の壁には平滑筋が備わっており、その外側は骨盤底の結合組織に埋まっている。膣の開口部周辺を**膣前庭**といい、そこに**大前庭腺**という外分泌腺が開き、性交がスムーズに行われるように粘液を分泌する。

■女性生殖器の各部名称 (正中断面)

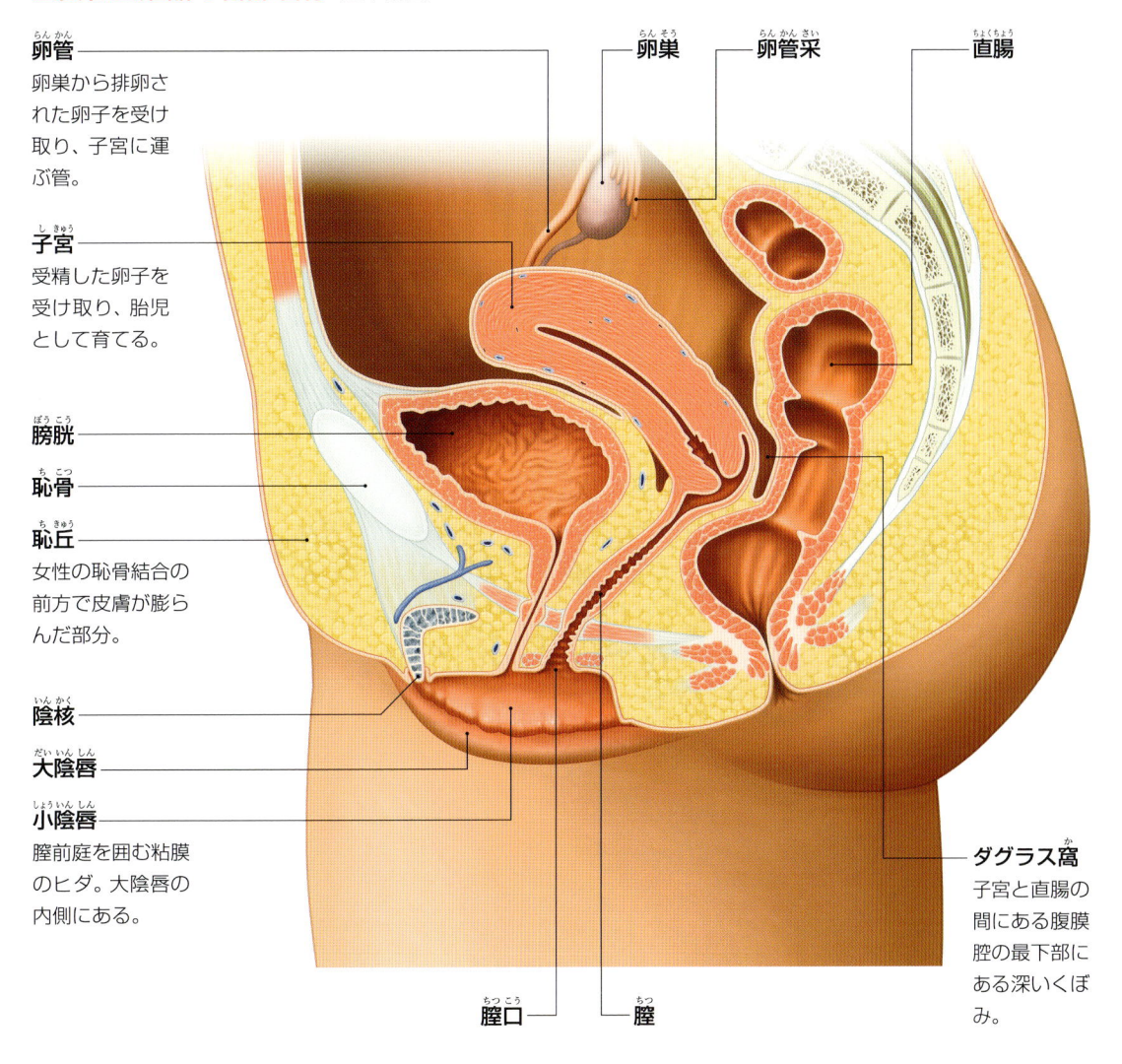

卵管
卵巣から排卵された卵子を受け取り、子宮に運ぶ管。

子宮
受精した卵子を受け取り、胎児として育てる。

膀胱

恥骨

恥丘
女性の恥骨結合の前方で皮膚が膨らんだ部分。

陰核

大陰唇

小陰唇
膣前庭を囲む粘膜のヒダ。大陰唇の内側にある。

卵巣

卵管采

直腸

膣口

膣

ダグラス窩
子宮と直腸の間にある腹膜腔の最下部にある深いくぼみ。

4章 — 腹部・背部

4章──腹部・背部

女性生殖器 ②

恥丘から会陰にかけて外生殖器があり、
尿道口や膣口が開いている。骨盤の出口は
さまざまな筋肉が走り、内臓を支えている。

骨盤 ⇨ p.176
大腸・直腸・肛門 ⇨ p.190
女性生殖器❶ ⇨ p.210

女性の外生殖器の構造

外陰部（外生殖器）は、生殖の目的のためにある体表の構造物である。男性では陰茎と陰嚢が含まれ、女性では恥骨から会陰までの領域が含まれる。

恥骨結合の前あたりの皮膚の膨らみを**恥丘**といい、これが外陰部の最前部である。恥丘から後方の**会陰**まで伸びる左右の皮膚の盛り上がりが**大陰唇**であり、その間に挟まれた縦のすき間を**陰裂**（陰門）という。

陰裂の中には、**小陰唇**という左右の粘膜ヒダが縦に走っていて、そのすき間が**膣前庭**である。小陰唇の前端は包皮となって**陰核亀頭**（クリトリス）を覆い、後端は左右が癒合して膣前庭の後端になっている。膣前庭では、**外尿道口**が前に、**膣口**が後ろに開いている。

骨盤の上半部は**大骨盤**（p.176）とよばれ、横に張り出して腹部の内臓の受け皿となっている。下半部は**小骨盤**とよばれて円筒状で、骨盤の内臓を収めるとともに、消化器、泌尿器、生殖器の通路になっている。小骨盤の出口は、骨格筋を主体とする隔膜によって仕切られ、骨盤の内臓を下から支えている。

骨盤の出口の仕切り板には、2つのものがある。前半部の仕切り板は、**尿生殖隔膜**とよばれ、**深会陰横筋**とその上下の筋膜からできている。この隔膜は左右の恥骨枝と坐骨下枝から起こり、正中部に尿道と膣を通す孔があいている。後半部の仕切り板は**骨盤隔膜**とよばれ、**肛門挙筋**が主体となっている。この隔膜は小骨盤の内面から起こり、肛門の周囲に集まって、肛門が下に落ちないように引き上げている。

■外陰部の各部名称

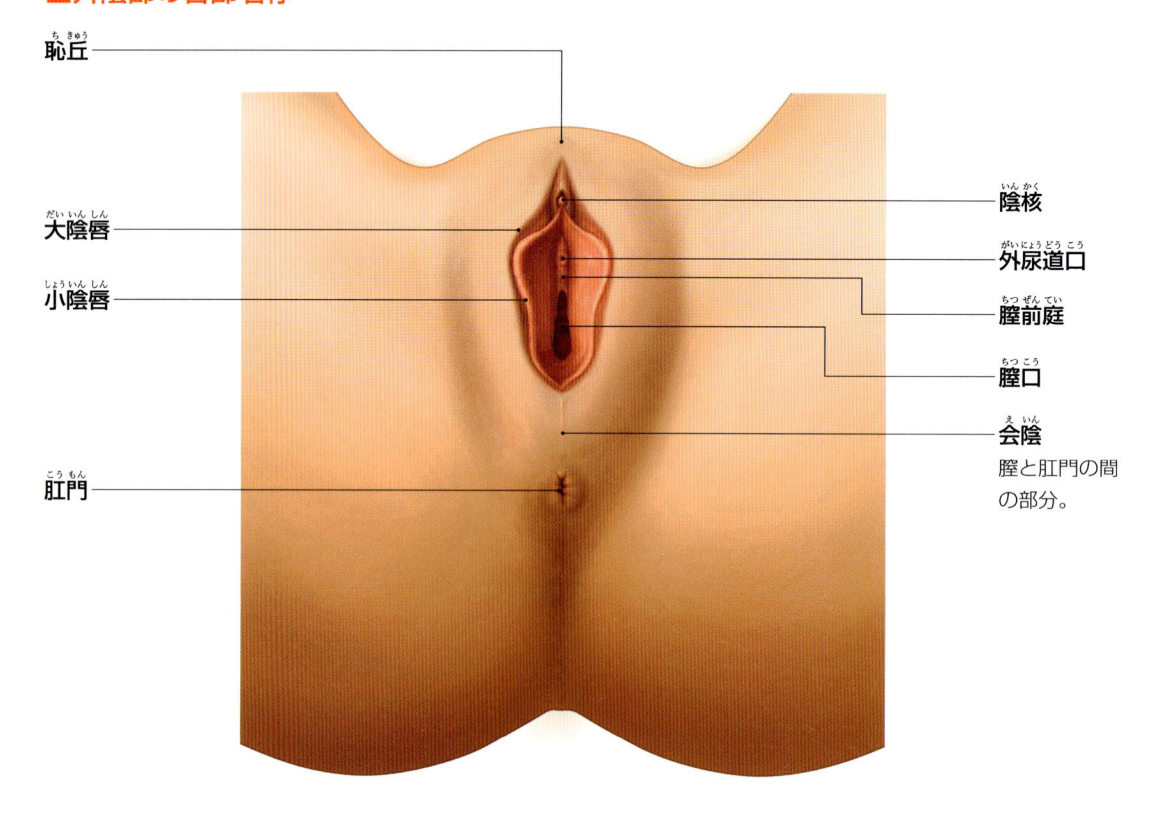

恥丘
大陰唇
小陰唇
肛門

陰核
外尿道口
膣前庭
膣口
会陰
膣と肛門の間の部分。

男女生殖器の対応関係

男女の生殖器をその発生学的由来からみると右のようになる。精巣や卵巣、そして外陰部は男女で対応する構造がつくられているが、精管や卵管、子宮のような管状の構造物（生殖管という）は対応していない。

これは胚子期に、生殖器のもとになる中腎管（ウォルフ管）と中腎傍管（ミュラー管）という２つの管が形成されることによる。男性の生殖管は中腎管から、女性の生殖管は中腎傍管から形成されるが、どちらももう片方は退化消失して、痕跡器官を残すのみとなってしまうためである。

男性	女性
精巣	卵巣
精巣上体管	卵巣上体管＊
精管	ガートナー管＊
＊精巣垂	卵管、子宮
＊前立腺小室	膣
前立腺	尿道腺、尿道傍腺
尿道球腺	大前庭腺
陰茎	陰核
陰茎亀頭	陰核亀頭
陰茎海綿体	陰核海綿体
尿道海綿体	前庭球
陰茎の腹側	小陰唇
陰嚢	大陰唇

＊印は痕跡的器官である。

■外陰部周辺の筋肉

骨盤の出口には筋肉が張り巡らされて隔膜をつくり、骨盤の内臓を支えている。前方の膣と尿道が開く部位では、深会陰横筋が主体となって尿生殖隔膜をつくり、後方の肛門周辺では、肛門挙筋が主体となって骨盤隔膜をつくっている。

（Ⓐの断面）

坐骨結節
骨盤の出口の両側にある骨の突起部。椅子に座るときに座面に接する。

前庭球
膣前庭の両側にある海綿体。性的興奮で勃起して、大前庭腺を圧迫して液を押し出す。

深会陰横筋
骨盤の出口の前半部にあり、尿生殖隔膜の主体をなす。

球海綿体筋
前庭球の表面を覆い、膣の周囲を取り巻く筋。

外肛門括約筋（p.191）
肛門の出口を取り巻いて、排便を抑制する。

恥骨尾骨筋
腸骨尾骨筋　】**肛門挙筋**（p.177）

大殿筋（p.230）

肛門尾骨靭帯

受精のしくみ

生殖にかかわるホルモンの濃度が約1か月周期で変化することで、卵巣と子宮にさまざまな変化が生じる。受精が起こると受精卵が子宮内膜に着床して妊娠が始まる。

内分泌系の概要 ⇒ p.72, 74
男性生殖器❷ ⇒ p.208
女性生殖器 ⇒ p.210, 212

■受精卵の成長

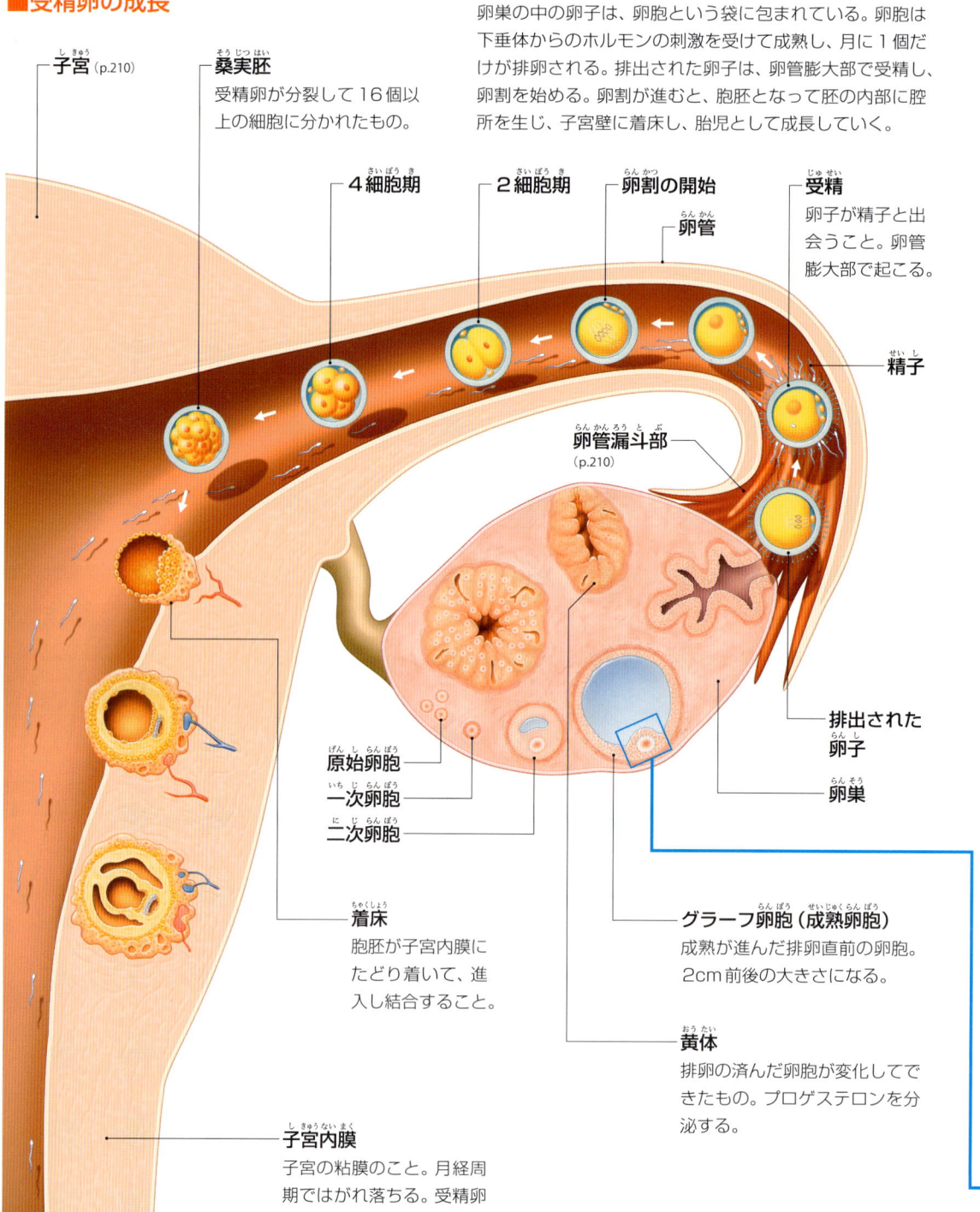

卵巣の中の卵子は、卵胞という袋に包まれている。卵胞は下垂体からのホルモンの刺激を受けて成熟し、月に1個だけが排卵される。排出された卵子は、卵管膨大部で受精し、卵割を始める。卵割が進むと、胞胚となって胚の内部に腔所を生じ、子宮壁に着床し、胎児として成長していく。

子宮（p.210）

桑実胚
受精卵が分裂して16個以上の細胞に分かれたもの。

4細胞期

2細胞期

卵割の開始

卵管

受精
卵子が精子と出会うこと。卵管膨大部で起こる。

精子

卵管漏斗部（p.210）

排出された卵子

卵巣

原始卵胞
一次卵胞
二次卵胞

着床
胞胚が子宮内膜にたどり着いて、進入し結合すること。

グラーフ卵胞（成熟卵胞）
成熟が進んだ排卵直前の卵胞。2cm前後の大きさになる。

黄体
排卵の済んだ卵胞が変化してできたもの。プロゲステロンを分泌する。

子宮内膜
子宮の粘膜のこと。月経周期ではがれ落ちる。受精卵が着床して妊娠が始まる。

明解図解 性周期

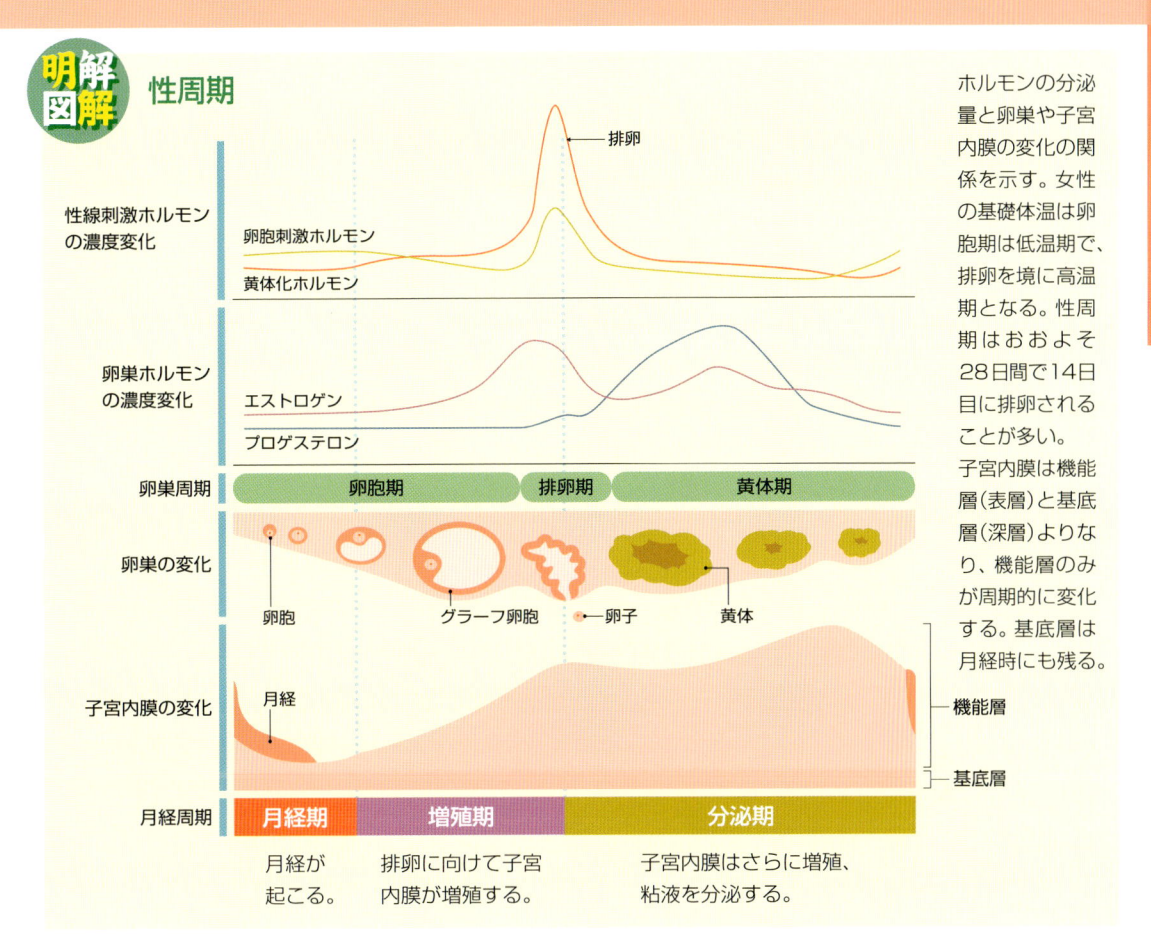

ホルモンの分泌量と卵巣や子宮内膜の変化の関係を示す。女性の基礎体温は卵胞期は低温期で、排卵を境に高温期となる。性周期はおおよそ28日間で14日目に排卵されることが多い。子宮内膜は機能層（表層）と基底層（深層）よりなり、機能層のみが周期的に変化する。基底層は月経時にも残る。

- 性線刺激ホルモンの濃度変化：卵胞刺激ホルモン／黄体化ホルモン
- 卵巣ホルモンの濃度変化：エストロゲン／プロゲステロン
- 卵巣周期：卵胞期／排卵期／黄体期
- 卵巣の変化：卵胞／グラーフ卵胞／卵子／黄体
- 子宮内膜の変化：月経／機能層／基底層
- 月経周期：月経期／増殖期／分泌期
  - 月経期：月経が起こる。
  - 増殖期：排卵に向けて子宮内膜が増殖する。
  - 分泌期：子宮内膜はさらに増殖、粘液を分泌する。
- 排卵

性周期と受精

卵巣と子宮は1か月程度の長さで周期的な変化をする。これを**性周期**といい、脳の視床下部と下垂体と卵巣がホルモンを出して、このリズムをつくっている。

成熟した女性では、約1か月の周期で出血とともに子宮内膜が剥離し、**月経**として膣から排出される。月経とともに、卵巣の中で15〜20個の**卵胞**が成熟を開始し、**エストロゲン**（p.73）を分泌し始める。そのうち1個だけが完全に成熟し、月経周期の14日ごろに、下垂体から大量に放出される**黄体化ホルモン**と**卵胞刺激ホルモン**の影響により、大量のエストロゲンを分泌するとともに、**卵子**が排出される。残りの卵胞は成熟過程を中止して消失する。

この間、**子宮内膜**は増殖して厚さを増す。排卵を済ませた卵胞は**黄体**となり、**プロゲステロン**を放出する。このホルモンにより子宮内膜の増殖は抑えられ、子宮内に分泌物を出して**受精卵**が**着床**する準備が調う。着床が行われないと、黄体が退化して性ホルモンの分泌が低下し、子宮内膜は壊死して、次の月経が始まる。

排出された**卵子**は、**卵管漏斗部**（p.210）から取り込まれ、卵管の線毛のはたらきで卵管の中を子宮に向かってゆっくりと進んでいく。精子が到達すると、卵管膨大部で受精が起こる。

受精卵は、卵割を繰り返し、**胞胚**になったころに、子宮内膜に着床する。受精卵から生じる栄養膜の細胞から性腺刺激ホルモンが分泌されて、卵胞の黄体は11〜12週ごろまで性ホルモンを分泌し続ける。それ以後は、胎盤から大量のプロゲステロンが分泌されるようになる。

【卵丘】（拡大図）

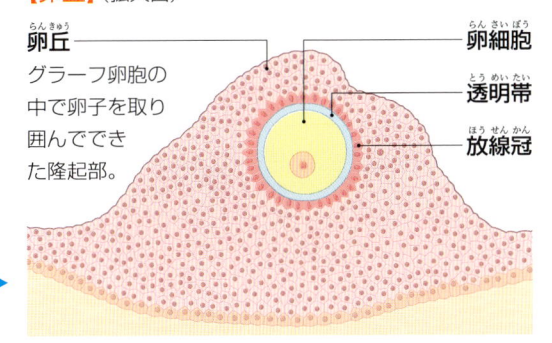

- **卵丘**：グラーフ卵胞の中で卵子を取り囲んでできた隆起部。
- **卵細胞**
- **透明帯**
- **放線冠**

胎児の血液循環

胎児は、胎盤から酸素を受け取るため、心臓から肺に向かう血液はほとんどなく、迂回路で右心から左心につながる。迂回路は出産と同時に閉じ、肺呼吸が始まる。

循環器系の概要 ⇒ p.46
全身の血管 ⇒ p.48, 50
女性生殖器 ⇒ p.210, 212

■胎児と胎盤

胚子は母親の子宮の中で、からだのさまざまな器官が形づくられ、成長して大きさを増していく。図は胎齢10か月で出産直前の胎児で、羊水に浮かんで頭を下にし、子宮壁にくっついた胎盤と臍帯によってつながれている。

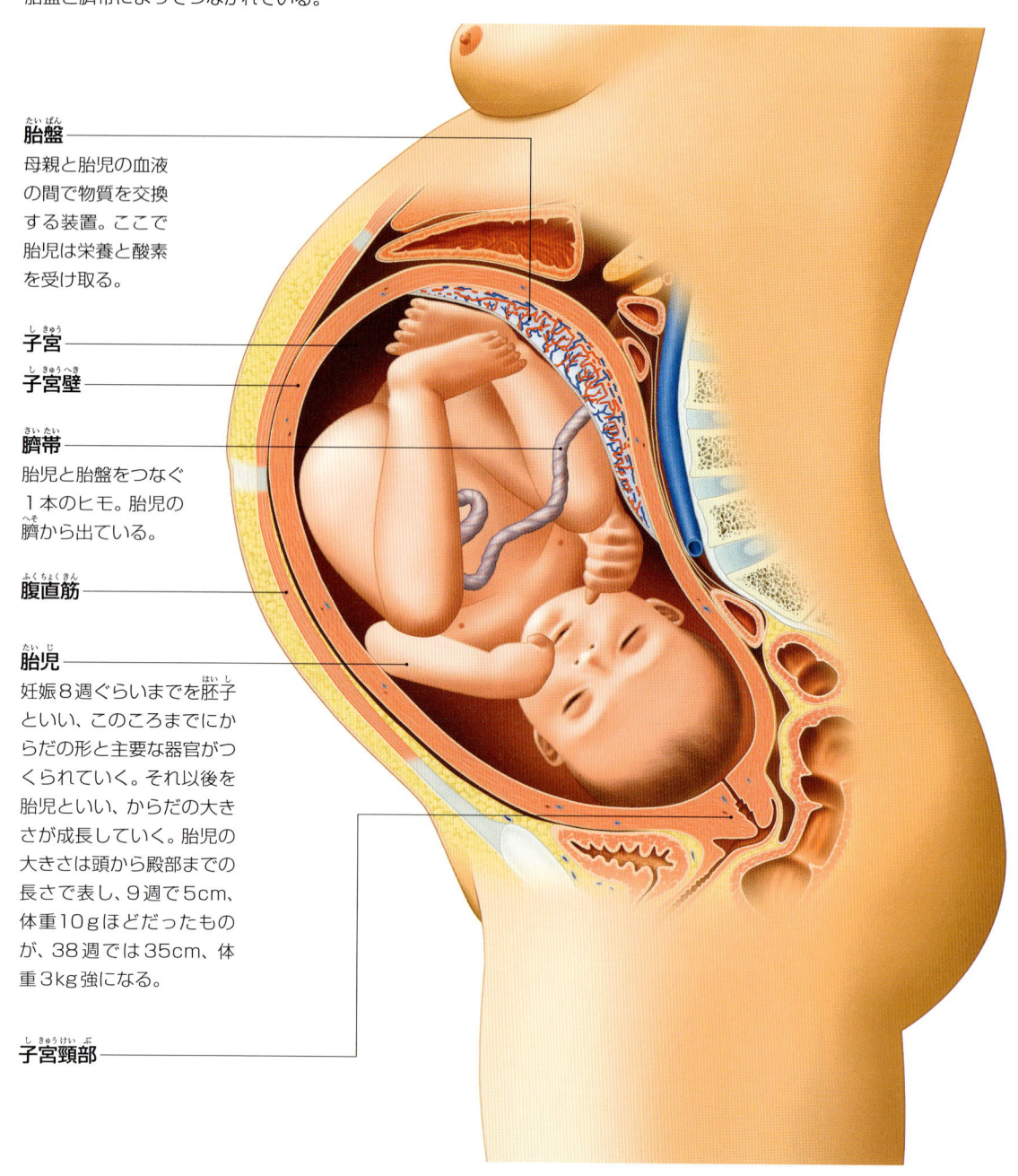

胎盤
母親と胎児の血液の間で物質を交換する装置。ここで胎児は栄養と酸素を受け取る。

子宮

子宮壁

臍帯
胎児と胎盤をつなぐ1本のヒモ。胎児の臍から出ている。

腹直筋

胎児
妊娠8週ぐらいまでを胚子といい、このころまでにからだの形と主要な器官がつくられていく。それ以後を胎児といい、からだの大きさが成長していく。胎児の大きさは頭から殿部までの長さで表し、9週で5cm、体重10gほどだったものが、38週では35cm、体重3kg強になる。

子宮頸部

■胎児の心臓と血液循環

（＊は胎児特有のもの）

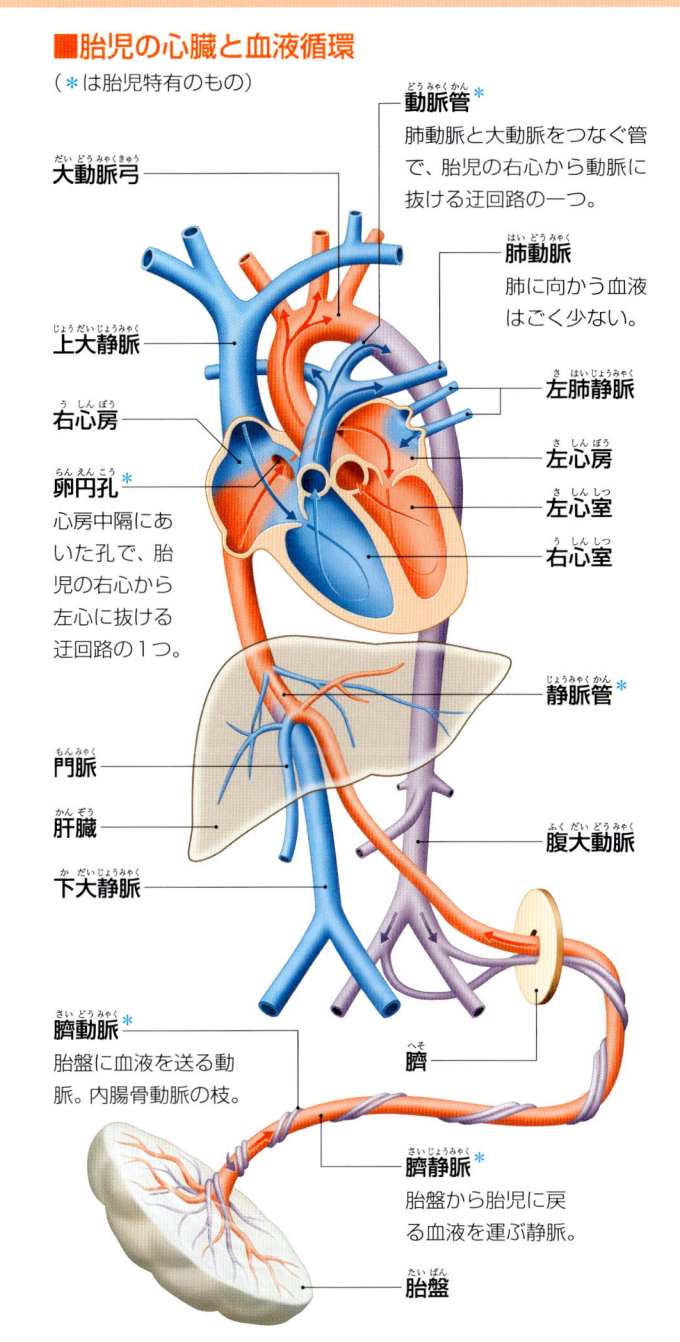

大動脈弓

動脈管＊
肺動脈と大動脈をつなぐ管で、胎児の右心から動脈に抜ける迂回路の一つ。

肺動脈
肺に向かう血液はごく少ない。

上大静脈

左肺静脈

右心房

左心房

卵円孔＊
心房中隔にあいた孔で、胎児の右心から左心に抜ける迂回路の1つ。

左心室

右心室

静脈管＊

門脈

肝臓

腹大動脈

下大静脈

臍動脈＊
胎盤に血液を送る動脈。内腸骨動脈の枝。

臍

臍静脈＊
胎盤から胎児に戻る血液を運ぶ静脈。

胎盤

臍動脈と臍静脈

胎児は、肺で呼吸を行わず、胎盤を通して母親から酸素と栄養を受け取る。そのため胎児の循環系は成人のものとは違っており、さらに分娩後にただちに肺呼吸に切り替わることができる。

胎児のからだから胎盤に送られる血液は、内腸骨動脈の枝の臍動脈を通って出ていく。胎盤から戻る血液を通す臍静脈は、肝臓の下面に向かい、静脈管を通って下大静脈に入り、右心房に流入する。

右心からの血液は、成人の場合には肺に送り出される。しかし、胎児では肺に流れる血液はごくわずかで、ほとんどの血液は肺を通ることはない。

胎児では、肺を通らずに右心から動脈に抜ける迂回路が2つ用意されている。1つ目の迂回路は心房中隔の卵円孔を通るもので、血液は右心房から左心房に流れる。2つ目は動脈管で、肺動脈から大動脈弓に血液を通す。2つの迂回路によって、胎児の循環系は肺を通さないで、酸素と栄養に富む胎盤からの血液を全身に送り出すことができる。

分娩されて外気に触れると、胎児はただちに呼吸を始め、肺の中に空気が入って拡張する。その刺激で動脈管が閉じるとともに、肺が血液を通すようになり、左心房に戻った血液が弁のようになった卵円孔を閉じて、2つの迂回路が閉鎖する。臍動脈と臍静脈もやがて閉鎖する。こうして、胎児の循環系が成人の循環系に速やかに切り替わる。

明解図解　胎盤のしくみ

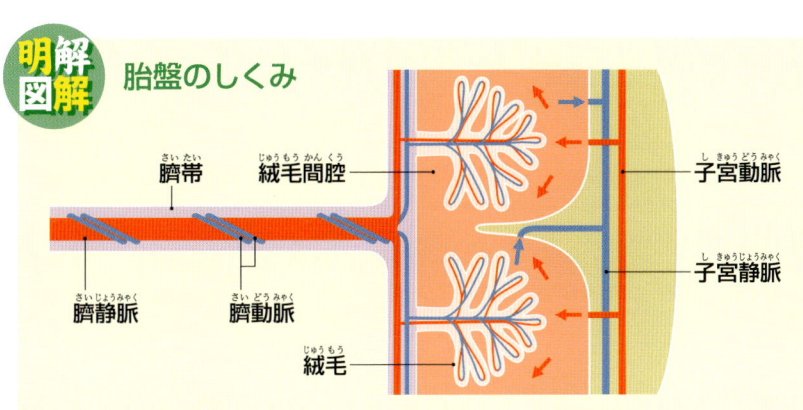

臍帯

絨毛間腔

子宮動脈

臍静脈

臍動脈

子宮静脈

絨毛

胎盤の胎児側を絨毛膜といい、細かく枝分かれした絨毛を送り出している。絨毛は母胎の血液の中に浸っており、絨毛の中には胎児の血管が入り込んでいる。絨毛の壁で隔てられて母親と胎児の血液は交ざらないが、薄い壁を通して物質の交換が行われている。

5章 上肢・下肢

上肢の骨格と筋肉[前面]

上肢の前面には、前腕や手指を屈曲させたり、前腕を回内させたりする筋群（屈筋群）がある。

全身の骨格⇒p.30, 32
全身の筋肉⇒p.38, 40
胸部の部位名称と筋肉⇒p.150
手の骨格と筋肉⇒p.226

■ 上肢の前面

上肢の前面には、上肢の各関節を屈曲（p.40）するための筋がある。**上腕**には肘関節を屈曲させる**上腕二頭筋**や**上腕筋**があり、上腕二頭筋はいわゆる「力こぶ」をつくる。前肘部（肘関節の前面）はくぼんでおり、**肘窩**ということもある。

前腕には、手首の手関節やその遠位の指の関節を屈曲させる筋がある。これらの筋は浅層と深層に分けられ、深層には遠位の関節、つまり**末節骨**（p.226）に停止して末節を屈曲させる筋があり、浅層には**中節骨**に停止して中節を屈曲する筋や、**中手骨**あるいは**手根骨**に停止して手根を屈曲する筋がある。

また、上腕骨遠位端の尺側にある**内側上顆**と**橈骨**を結ぶ**円回内筋**は前腕を回内させる。上腕二頭筋の停止は橈骨の内側面であるため、上腕二頭筋が収縮すると橈骨に回転運動を生じさせ、その結果、前腕は回外する。

■ 上肢の部位名称

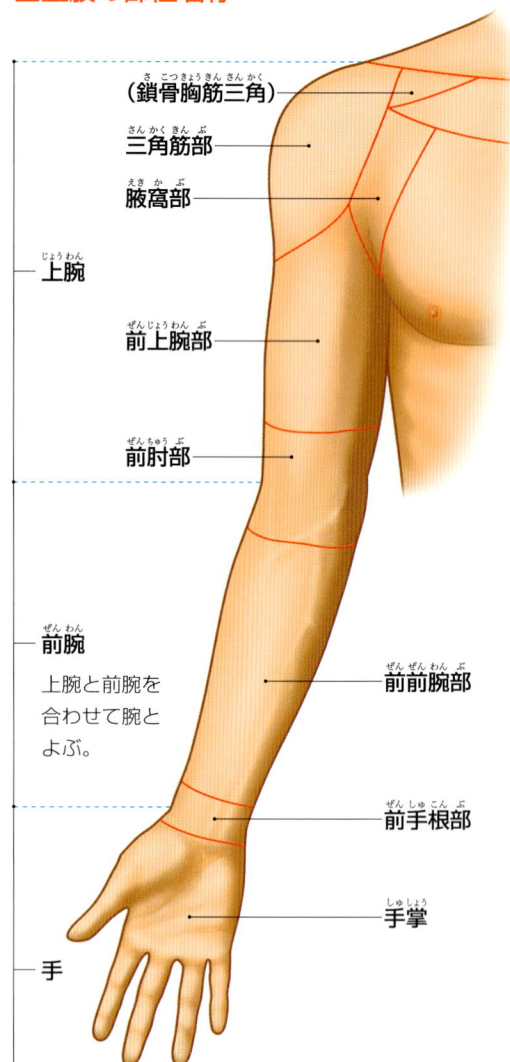

- （鎖骨胸筋三角）
- 三角筋部
- 腋窩部
- 上腕
- 前上腕部
- 前肘部
- 前腕：上腕と前腕を合わせて腕とよぶ。
- 前前腕部
- 前手根部
- 手
- 手掌

■ 上肢の筋肉（浅層）

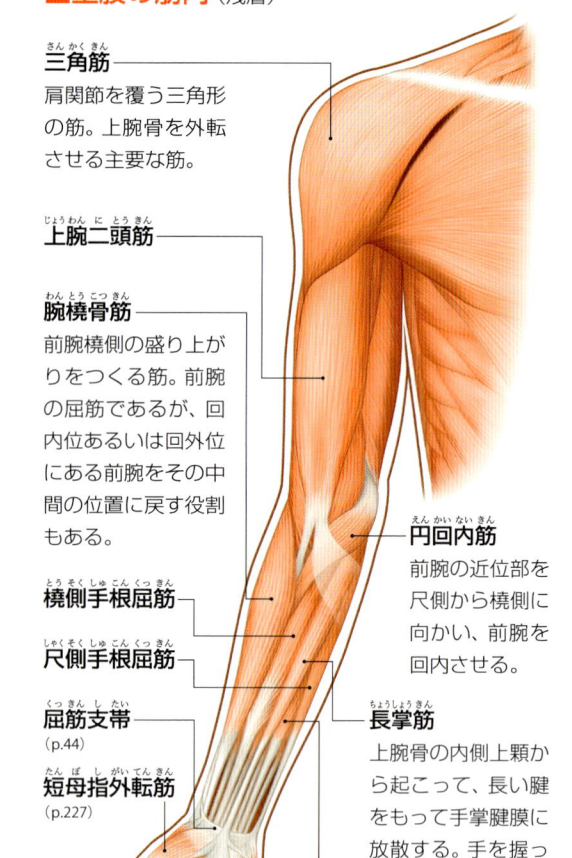

三角筋
肩関節を覆う三角形の筋。上腕骨を外転させる主要な筋。

上腕二頭筋

腕橈骨筋
前腕橈側の盛り上がりをつくる筋。前腕の屈筋であるが、回内位あるいは回外位にある前腕をその中間の位置に戻す役割もある。

橈側手根屈筋

尺側手根屈筋

屈筋支帯（p.44）

短母指外転筋（p.227）

円回内筋
前腕の近位部を尺側から橈側に向かい、前腕を回内させる。

長掌筋
上腕骨の内側上顆から起こって、長い腱をもって手掌腱膜に放散する。手を握って手首を内側に曲げると、腱が浮かび上がる。

浅指屈筋
4本の腱に分かれて、示指から小指に至る。

明解図解 上肢のおもな筋肉の走行（前面）

●浅層
- 三角筋
- 上腕二頭筋
- 円回内筋
- 腕橈骨筋
- 尺側手根屈筋
- 浅指屈筋
- 橈側手根屈筋

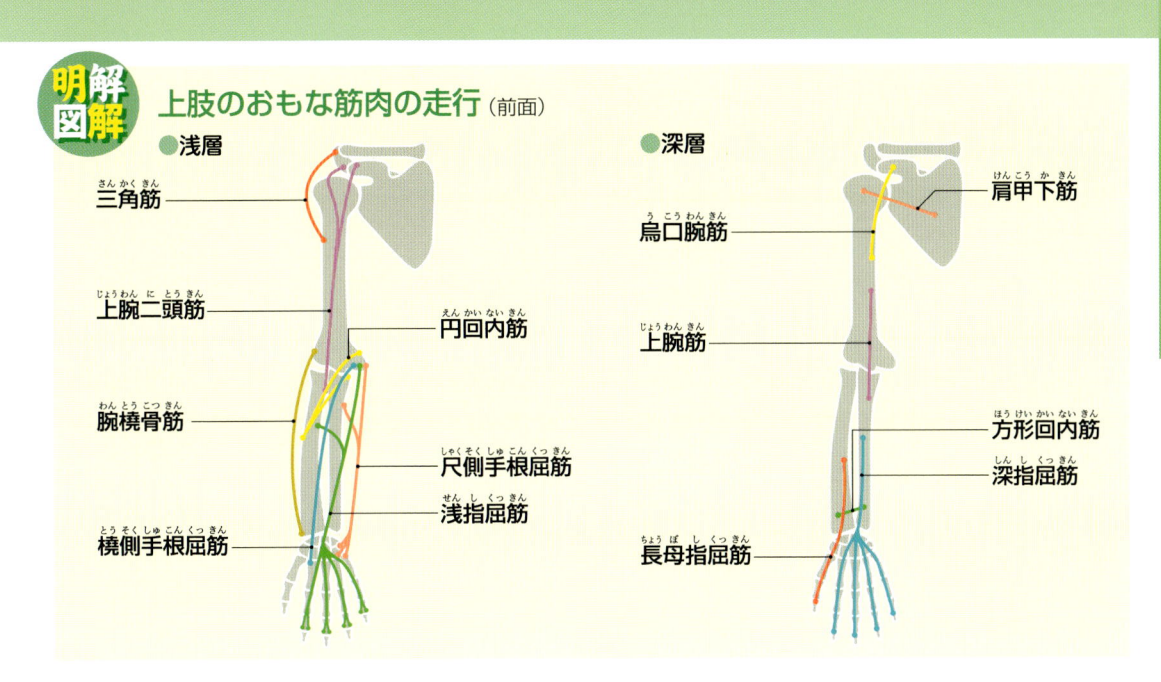

●深層
- 肩甲下筋
- 烏口腕筋
- 上腕筋
- 方形回内筋
- 深指屈筋
- 長母指屈筋

■上肢の筋肉（深層）

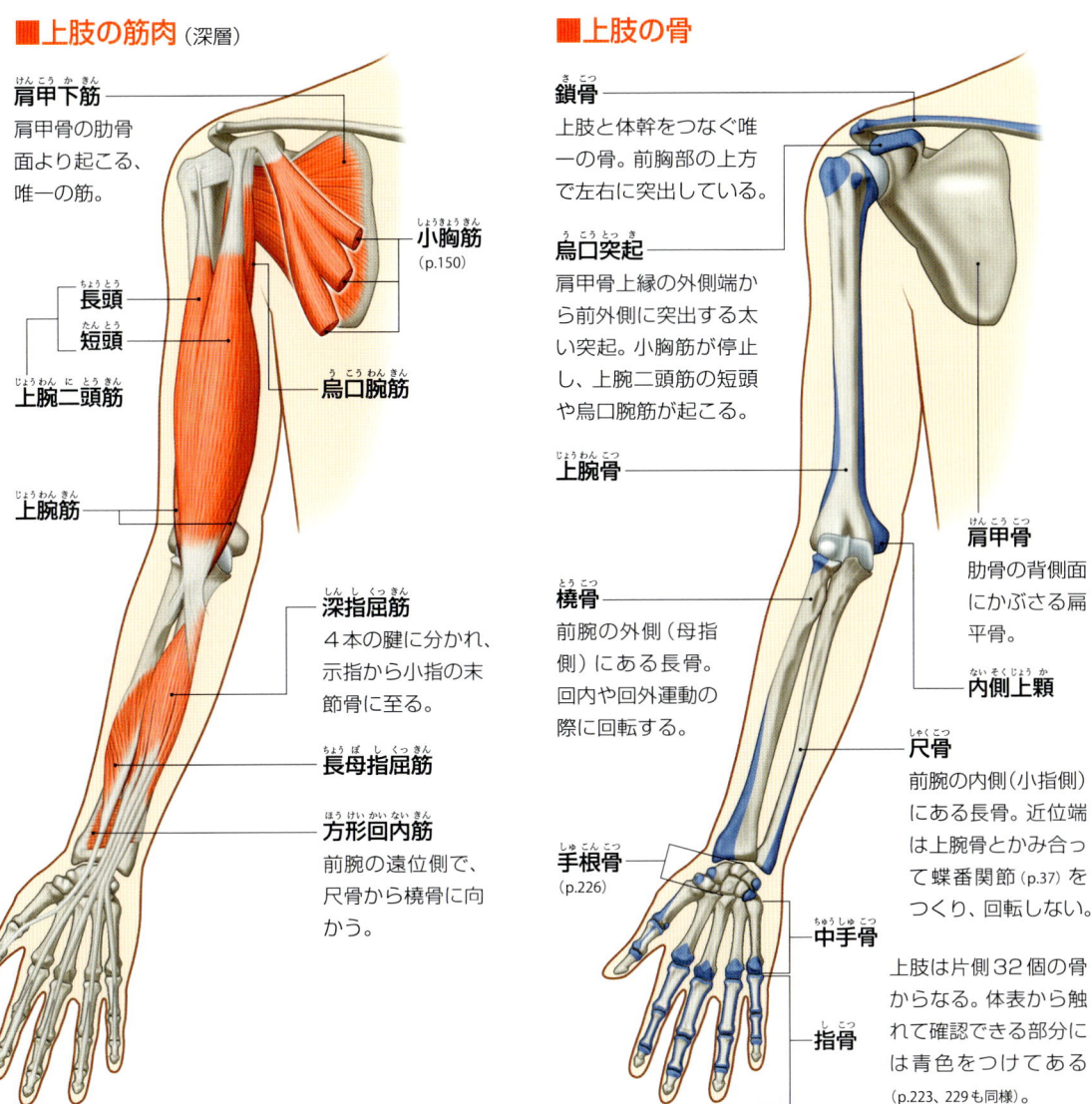

肩甲下筋
肩甲骨の肋骨面より起こる、唯一の筋。

小胸筋（p.150）

上腕二頭筋
- 長頭
- 短頭

烏口腕筋

上腕筋

深指屈筋
4本の腱に分かれ、示指から小指の末節骨に至る。

長母指屈筋

方形回内筋
前腕の遠位側で、尺骨から橈骨に向かう。

■上肢の骨

鎖骨
上肢と体幹をつなぐ唯一の骨。前胸部の上方で左右に突出している。

烏口突起
肩甲骨上縁の外側端から前外側に突出する太い突起。小胸筋が停止し、上腕二頭筋の短頭や烏口腕筋が起こる。

上腕骨

橈骨
前腕の外側（母指側）にある長骨。回内や回外運動の際に回転する。

肩甲骨
肋骨の背側面にかぶさる扁平骨。

内側上顆

尺骨
前腕の内側（小指側）にある長骨。近位端は上腕骨とかみ合って蝶番関節（p.37）をつくり、回転しない。

手根骨（p.226）

中手骨

指骨

上肢は片側32個の骨からなる。体表から触れて確認できる部分には青色をつけてある（p.223、229も同様）。

上肢の骨格と筋肉［後面］

上肢の後面には、前腕や手指を伸展させたり、前腕を回外させたりする筋群（伸筋群）がある。

全身の骨格 ⇒ p.30, 32
全身の筋肉 ⇒ p.38, 40
背部の部位名称と筋肉 ⇒ p.172
手の骨格と筋肉 ⇒ p.226

上肢の後面

上肢の後面（背側）には、上肢の各関節を伸展させる筋がある。

上腕部にあるのは**上腕三頭筋**のみである。この筋は名前のとおり3つの筋頭をもって**肩甲骨**と**上腕骨**から起こり、**尺骨**の**肘頭**に停止し、前腕を伸展させる。

前腕には手関節および指関節の伸筋がある。背側の伸筋群も浅層と深層に分けられるが、母指以外の各指に対する伸筋は1つであり、中節骨（p.226）および末節骨に停止している。これらの浅層には、**中手骨**に停止して手根を伸展する**手根伸筋**がある。

肩甲骨の背面から起こり上腕骨に停止する**棘上筋**、**棘下筋**、**小円筋**の腱は、肋骨面から起こる**肩甲下筋**（p.221）の腱とともに上腕骨頭を包んで肩関節を安定させる。これらの腱を合わせて**回旋筋腱板**とよぶことがある。

■ 上肢の部位名称

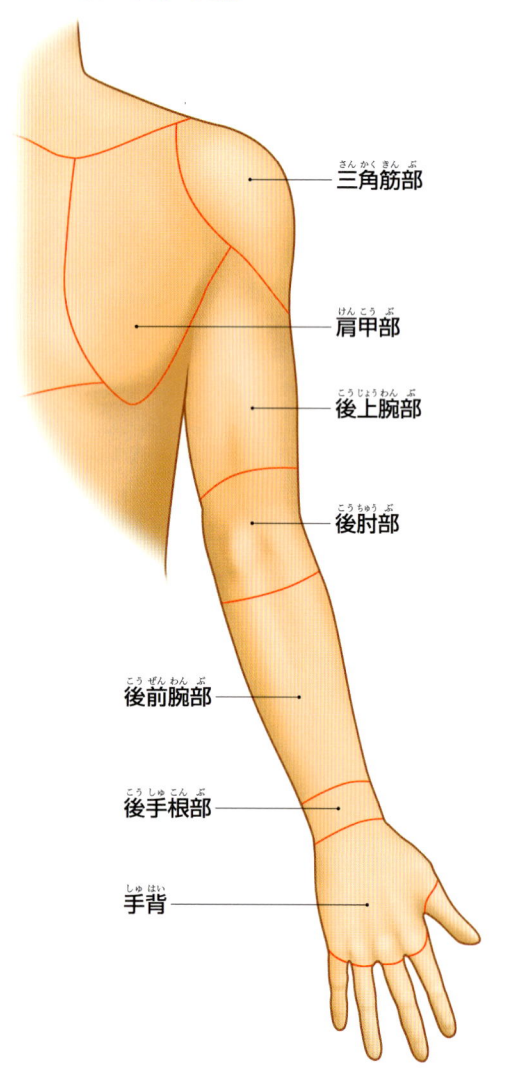

- 三角筋部
- 肩甲部
- 後上腕部
- 後肘部
- 後前腕部
- 後手根部
- 手背

■ 上肢の筋肉（浅層）

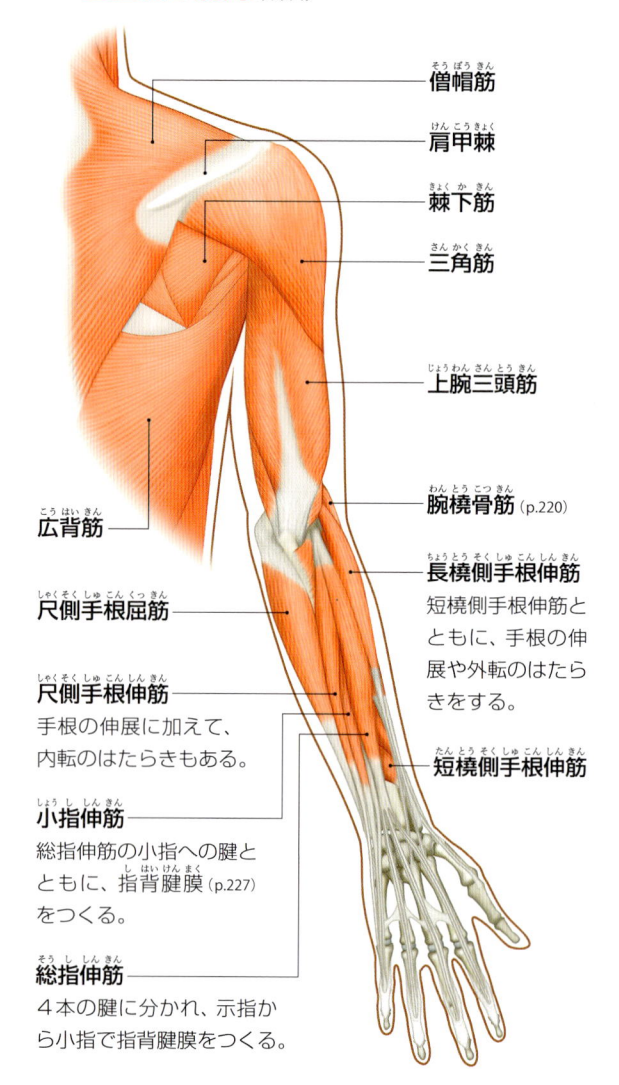

- 僧帽筋
- 肩甲棘
- 棘下筋
- 三角筋
- 上腕三頭筋
- 広背筋
- 腕橈骨筋（p.220）
- 尺側手根屈筋
- 長橈側手根伸筋
    短橈側手根伸筋とともに、手根の伸展や外転のはたらきをする。
- 尺側手根伸筋
    手根の伸展に加えて、内転のはたらきもある。
- 短橈側手根伸筋
- 小指伸筋
    総指伸筋の小指への腱とともに、指背腱膜（p.227）をつくる。
- 総指伸筋
    4本の腱に分かれ、示指から小指で指背腱膜をつくる。

明解図解 上肢のおもな筋肉の走行（後面）

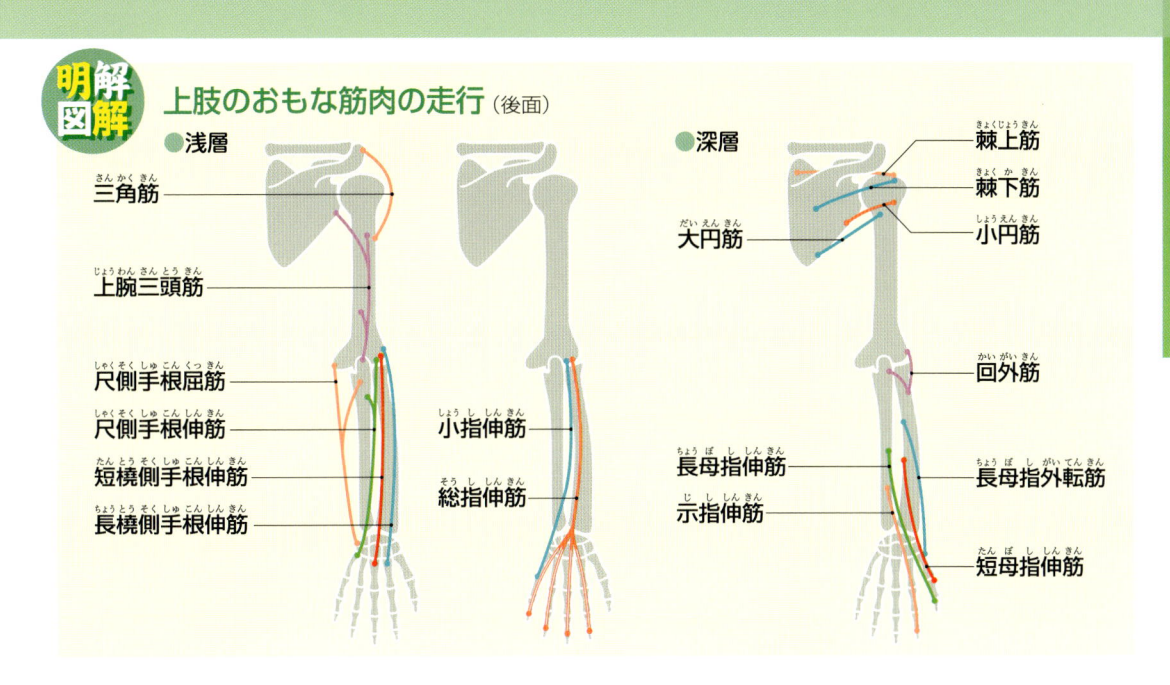

●浅層
- 三角筋
- 上腕三頭筋
- 尺側手根屈筋
- 尺側手根伸筋
- 短橈側手根伸筋
- 長橈側手根伸筋
- 小指伸筋
- 総指伸筋

●深層
- 棘上筋
- 棘下筋
- 大円筋
- 小円筋
- 回外筋
- 長母指伸筋
- 長母指外転筋
- 示指伸筋
- 短母指伸筋

■上肢の筋肉（深層）

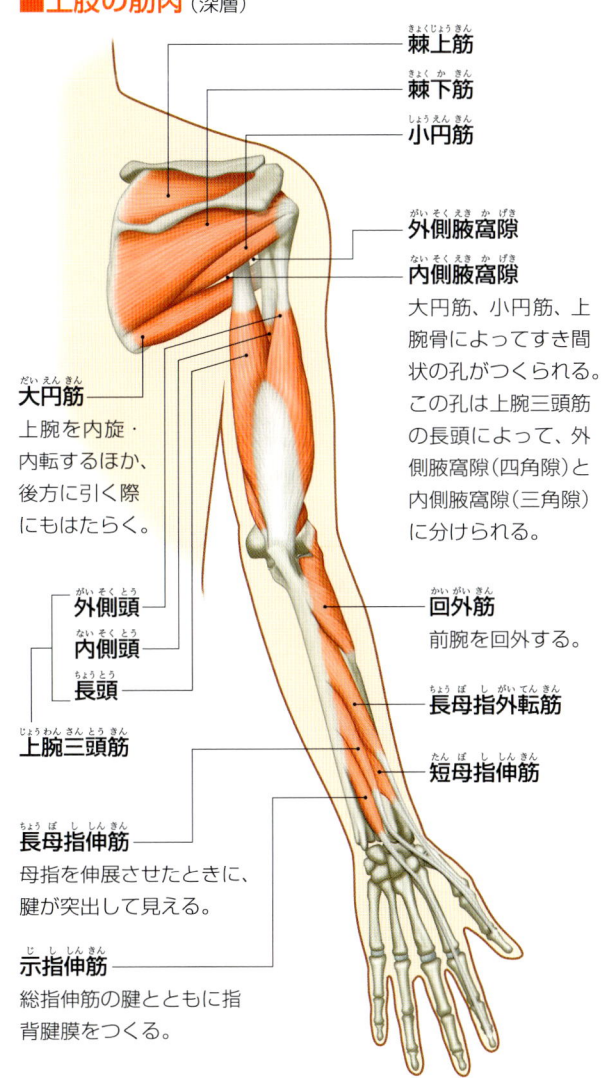

- 棘上筋
- 棘下筋
- 小円筋
- 外側腋窩隙
- 内側腋窩隙

大円筋、小円筋、上腕骨によってすき間状の孔がつくられる。この孔は上腕三頭筋の長頭によって、外側腋窩隙（四角隙）と内側腋窩隙（三角隙）に分けられる。

- **大円筋**：上腕を内旋・内転するほか、後方に引く際にもはたらく。
- 外側頭
- 内側頭
- 長頭
- 上腕三頭筋
- **回外筋**：前腕を回外する。
- 長母指外転筋
- 短母指伸筋
- **長母指伸筋**：母指を伸展させたときに、腱が突出して見える。
- **示指伸筋**：総指伸筋の腱とともに指背腱膜をつくる。

■上肢の骨

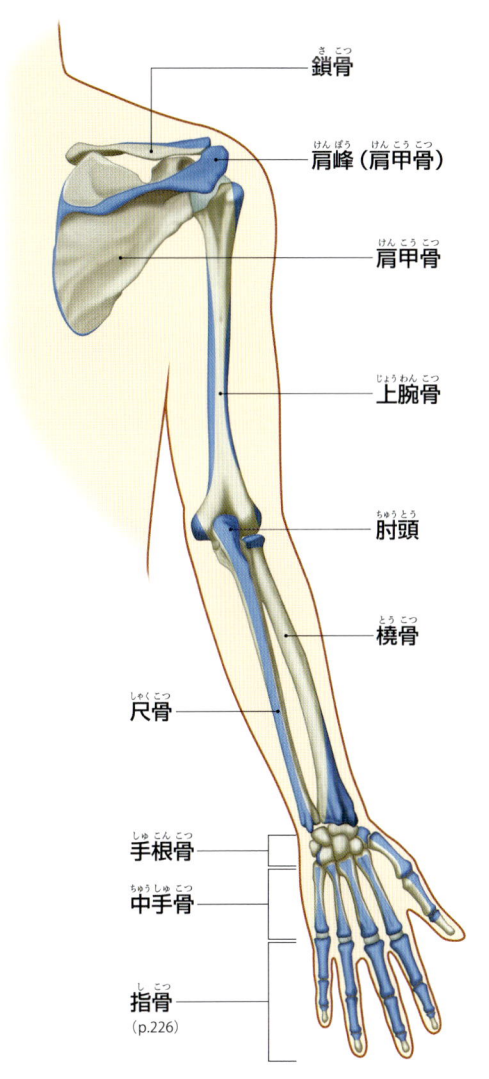

- 鎖骨
- 肩峰（肩甲骨）
- 肩甲骨
- 上腕骨
- 肘頭
- 橈骨
- 尺骨
- 手根骨
- 中手骨
- 指骨（p.226）

5章 上肢・下肢

223

上肢の血管と神経

上肢の動脈はところどころで名前を変え、多数の枝を出しながら末端へ向かう。静脈には、動脈とともに走行する伴行静脈と、皮下を走行する皮静脈がある。

全身の血管 ⇨ p.48, 50
全身の神経 ⇨ p.77
上肢の骨格と筋肉 ⇨ p.220, 222

上肢の動脈

　上肢に向かう動脈は**鎖骨下動脈**である。鎖骨下動脈は**腋窩動脈**、**上腕動脈**と名前を変えて上腕に至り、肘窩で**橈骨動脈**と**尺骨動脈**に分かれる。そしてそれぞれ前腕の橈側と尺側を手のほうに向かい、**手掌**で**浅掌動脈弓**および**深掌動脈弓**をつくる。

　これらの動脈は途中で多数の枝を出し、肩関節や肘関節の周囲には**側副路**が形成されている。

上肢の静脈

　上肢の静脈は、動脈とともに走行する**伴行静脈**（**深静脈**）と、動脈の走行とは関係なく皮下を走行する**皮静脈**に分けられる。

　伴行静脈は通常2本以上あり、動脈と同じ名前が付けられている。ただし腋窩静脈の近位部以降は1本である。

　皮静脈は手指の背側から始まり、手背で**静脈叢**を

■上肢のおもな動脈

鎖骨下動脈
左は大動脈弓、右は腕頭動脈の枝で、鎖骨下縁で腋窩動脈になる。

腋窩動脈
大円筋の下縁で上腕動脈になる。腋窩部、三角筋部、肩甲部に向かう枝を出す。

上腕深動脈

総骨間動脈

橈骨動脈
前腕の橈側を走行する。手根部において、橈骨の前縁と橈側手根屈筋腱の間で皮下に出るので、この部位で拍動を触れることができる。

上腕動脈
肘窩で橈骨動脈と尺骨動脈に分かれる。前後の上腕部、肘部に向かう枝を出す。上腕下方の上腕二頭筋の内側で拍動を触れることができる。

尺骨動脈
前腕の尺側を走行する。

深掌動脈弓
浅掌動脈弓

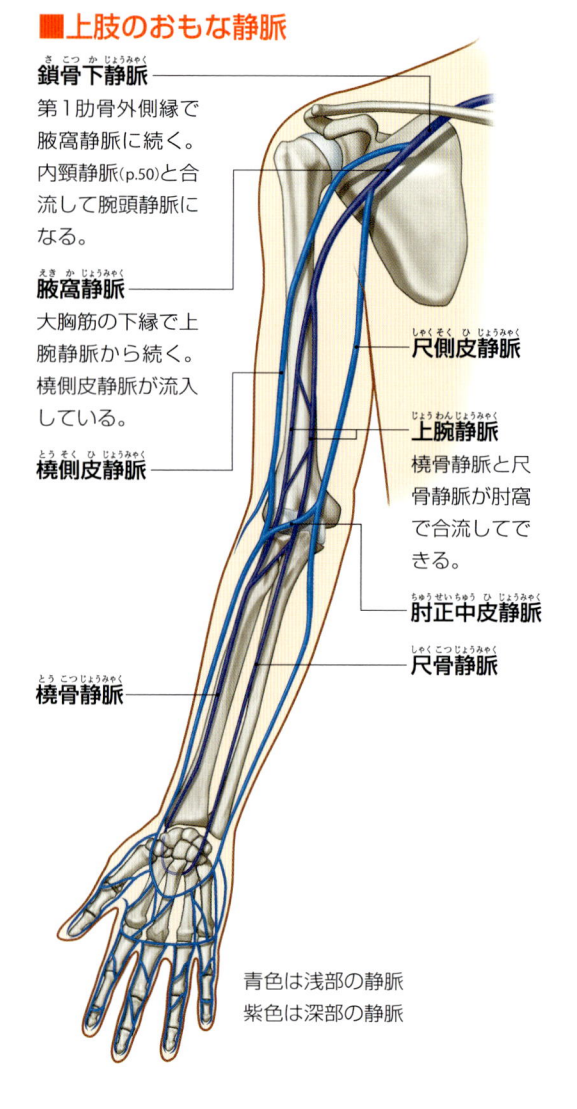

■上肢のおもな静脈

鎖骨下静脈
第1肋骨外側縁で腋窩静脈に続く。内頸静脈(p.50)と合流して腕頭静脈になる。

腋窩静脈
大胸筋の下縁で上腕静脈から続く。橈側皮静脈が流入している。

橈側皮静脈

尺側皮静脈

上腕静脈
橈骨静脈と尺骨静脈が肘窩で合流してできる。

肘正中皮静脈

橈骨静脈

尺骨静脈

青色は浅部の静脈
紫色は深部の静脈

形成したのち、前腕の橈側を走る**橈側皮静脈**と、尺側を走る**尺側皮静脈**に集まる。肘窩では**肘正中皮静脈**が両者を連絡している。橈側皮静脈はその後**腋窩静脈**に注ぎ、尺側皮静脈は**上腕静脈**に注いでいる。ただし、皮静脈は人によって変異が大きい。

上肢の神経

上肢には**腕神経叢**の枝が分布する。おもな神経は**筋皮神経、正中神経、橈骨神経、尺骨神経**である。

筋皮神経は上腕の屈筋の運動と、前腕の橈側の皮膚知覚を支配する。

正中神経は、前腕の大半の屈筋や**母指球筋**(p.227)などの運動と、手掌の橈側の皮膚知覚を支配する。

尺骨神経は、尺側の屈筋や**小指球筋**(p.227)、母指球筋の一部などの運動と、手の尺側の皮膚知覚を支配する。

橈骨神経は上腕・前腕のすべての伸筋と、上腕、前腕、手の橈側の皮膚知覚を支配する。

■右上肢の横断面

上腕部（右図のAの面）と前腕部（右図のBの面）の横断面。血管は、筋と筋の間にある結合組織の中を走行している。また「上肢や下肢の体肢は、中心に軸となる骨がある (p.30)」といっても、尺骨などは前腕の表皮近くにあることがわかる。p.220〜223の筋肉とも見比べてみよう。

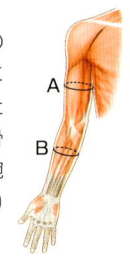

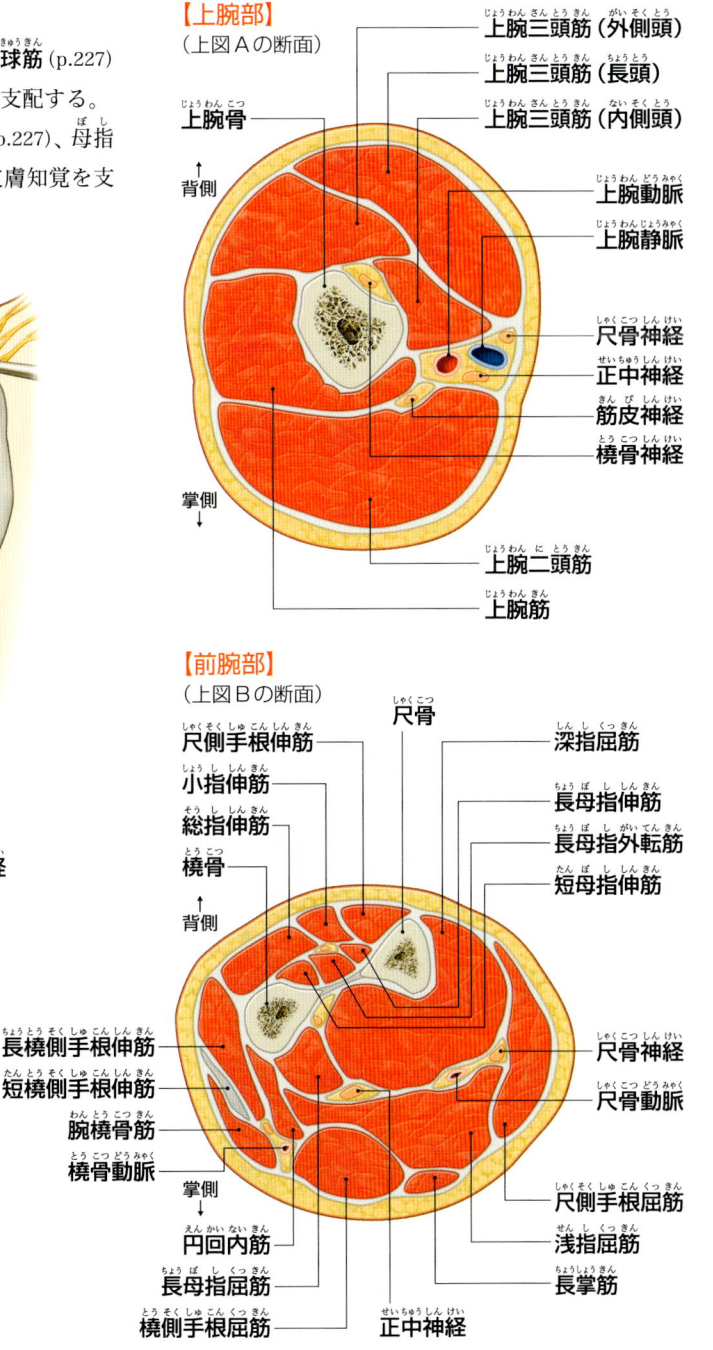

【上腕部】
（上図Aの断面）

上腕骨 / 背側 / 掌側 / 上腕三頭筋（外側頭）/ 上腕三頭筋（長頭）/ 上腕三頭筋（内側頭）/ 上腕動脈 / 上腕静脈 / 尺骨神経 / 正中神経 / 筋皮神経 / 橈骨神経 / 上腕二頭筋 / 上腕筋

■上肢のおもな神経

筋皮神経 / 橈骨神経（上腕骨の背側を回ってくる）/ 正中神経 / 尺骨神経

【前腕部】
（上図Bの断面）

尺骨 / 尺側手根伸筋 / 小指伸筋 / 総指伸筋 / 橈骨 / 背側 / 長橈側手根伸筋 / 短橈側手根伸筋 / 腕橈骨筋 / 橈骨動脈 / 掌側 / 円回内筋 / 長母指屈筋 / 橈側手根屈筋 / 深指屈筋 / 長母指伸筋 / 長母指外転筋 / 短母指伸筋 / 尺骨神経 / 尺骨動脈 / 尺側手根屈筋 / 浅指屈筋 / 長掌筋 / 正中神経

手の骨格と筋肉

5章——上肢・下肢

手には多くの細かな骨があって指を形づくり、それぞれの指に曲げ伸ばしする筋肉がついている。このため、指は細やかな動きが可能となっている。

筋の補助装置 ⇒ p.44
上肢の骨と筋肉 ⇒ p.220, 222

手の骨

手には小さな骨が多数ある。**手根**には、近位列と遠位列に各4個の**手根骨**が並び、近位列は前腕骨と**手根関節**をつくり、遠位列は中手骨と**手根中手関節**をつくる。

中手骨は5本の指に対応して5本あり、これらの間にある筋肉とともに手掌をつくっている。中手骨の遠位には指骨がつながっている。

指骨は母指が2個、他の指は3個あり、中手骨と**中手指節関節**（MP関節）をつくるのを**基節骨**、次を**中節骨**、末端を**末節骨**といい、母指は中節骨を欠いている。この指骨の関節を母指では**指節間関節**（IP関節）、他の4指では遠位側を**遠位指節間関節**（DIP関節）、近位側を**近位指節間関節**（PIP関節）とよぶ。

屈筋支帯と伸筋支帯

手には、前腕にある指の屈筋や伸筋の腱が伸びている。これらの腱はその位置が大きくずれないように、**腱鞘**に包まれて、手首で強靭な結合組織性の**屈筋支帯**、**伸筋支帯**によって留められている。とくに屈筋支帯と骨の間のすき間を**手根管**といい、ここには9本の屈筋の腱が**正中神経**とともに走行している。

手の筋

手には指の細かい運動をするための筋がある。母指や小指の付け根の膨らみは筋が盛り上がったもので、**母指球**、**小指球**とよばれる。これらの筋は指を内転・外転させたり、屈曲させたり、母指を対立（他の4指に向かい合わせる）させたりする。

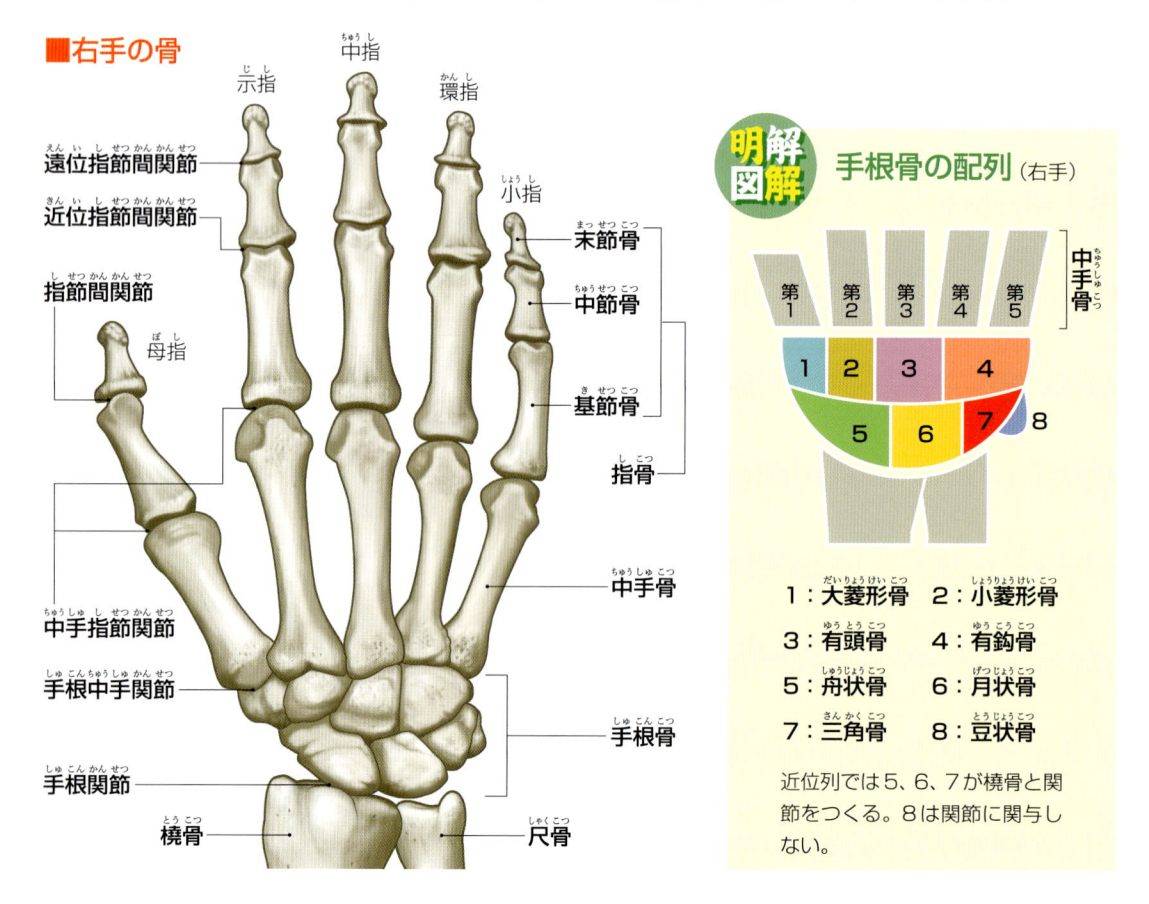

■右手の骨

示指　中指　環指　小指
遠位指節間関節
近位指節間関節
末節骨
中節骨
指節間関節
基節骨
母指
指骨
中手骨
中手指節関節
手根中手関節
手根骨
手根関節
橈骨　尺骨

解明図解　手根骨の配列（右手）

中手骨 第1・第2・第3・第4・第5

1　2　3　4
5　6　7　8

1：大菱形骨　2：小菱形骨
3：有頭骨　4：有鈎骨
5：舟状骨　6：月状骨
7：三角骨　8：豆状骨

近位列では5、6、7が橈骨と関節をつくる。8は関節に関与しない。

■右手掌の腱と筋肉

【橈側から見た右手の指】

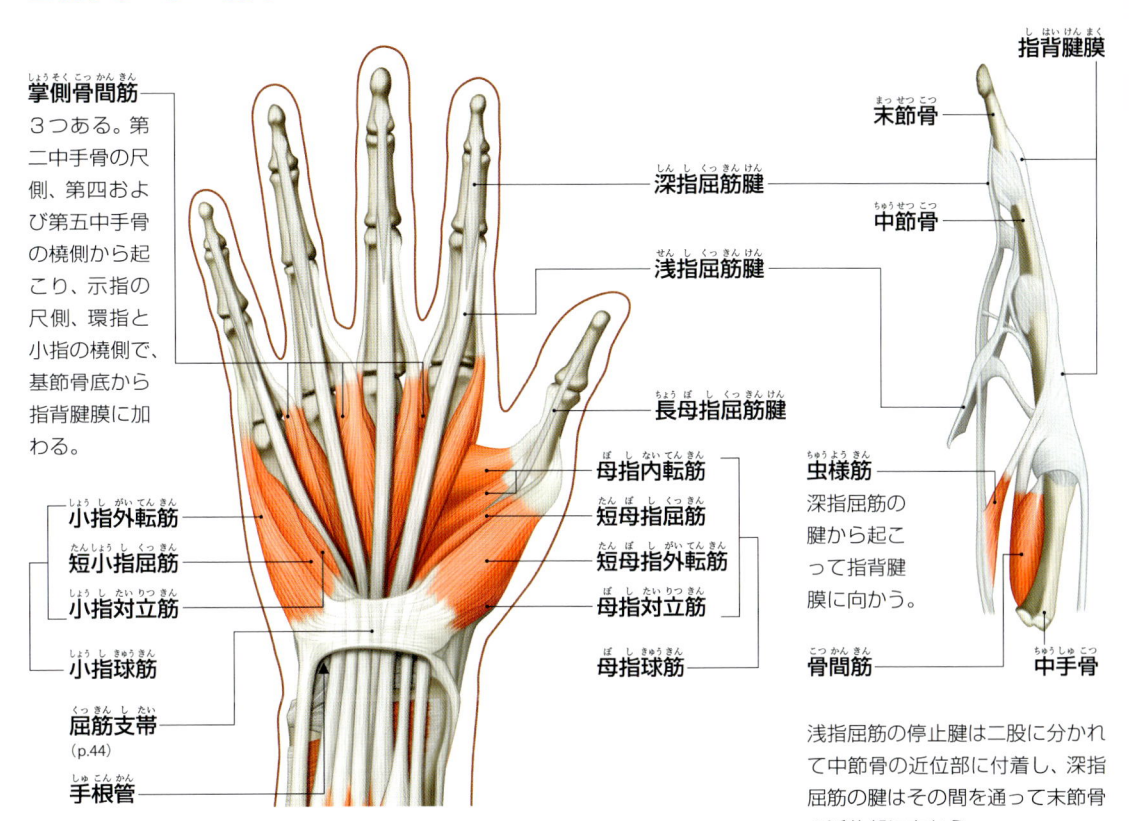

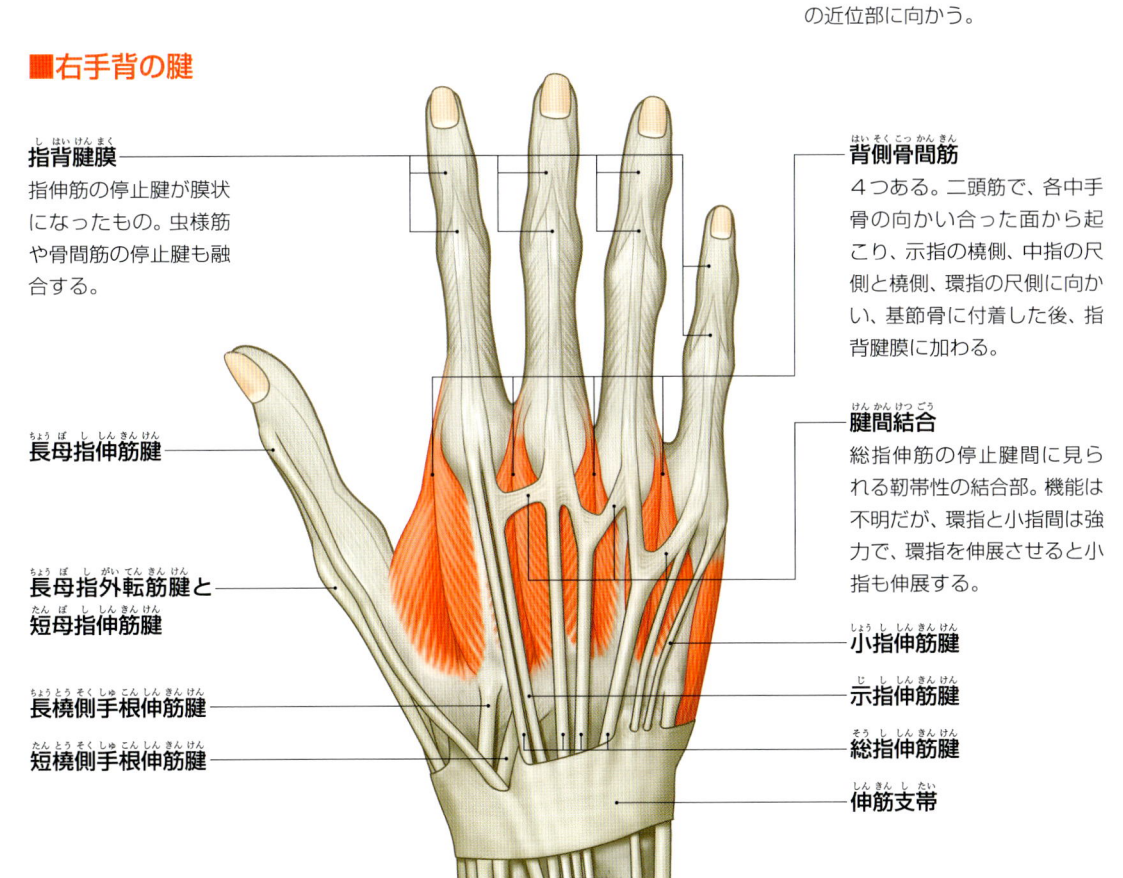

掌側骨間筋
3つある。第二中手骨の尺側、第四および第五中手骨の橈側から起こり、示指の尺側、環指と小指の橈側で、基節骨底から指背腱膜に加わる。

- 小指外転筋
- 短小指屈筋
- 小指対立筋
- 小指球筋
- 屈筋支帯 (p.44)
- 手根管
- 深指屈筋腱
- 浅指屈筋腱
- 長母指屈筋腱
- 母指内転筋
- 短母指屈筋
- 短母指外転筋
- 母指対立筋
- 母指球筋

- 指背腱膜
- 末節骨
- 中節骨

虫様筋
深指屈筋の腱から起こって指背腱膜に向かう。

- 骨間筋
- 中手骨

浅指屈筋の停止腱は二股に分かれて中節骨の近位部に付着し、深指屈筋の腱はその間を通って末節骨の近位部に向かう。

■右手背の腱

指背腱膜
指伸筋の停止腱が膜状になったもの。虫様筋や骨間筋の停止腱も融合する。

- 長母指伸筋腱
- 長母指外転筋腱と短母指伸筋腱
- 長橈側手根伸筋腱
- 短橈側手根伸筋腱

背側骨間筋
4つある。二頭筋で、各中手骨の向かい合った面から起こり、示指の橈側、中指の尺側と橈側、環指の尺側に向かい、基節骨に付着した後、指背腱膜に加わる。

腱間結合
総指伸筋の停止腱間に見られる靭帯性の結合部。機能は不明だが、環指と小指間は強力で、環指を伸展させると小指も伸展する。

- 小指伸筋腱
- 示指伸筋腱
- 総指伸筋腱
- 伸筋支帯

5章 上肢・下肢

下肢の骨格と筋肉［前面］

下肢の大腿の前面には、大腿四頭筋を主体とする伸筋群がある。
下腿前方の伸筋群は足の背屈と指の伸展を行う。
下腿の前面は、皮下に脛骨があり、いわゆる「弁慶の泣きどころ」である。

全身の骨格 ⇒ p.30,32
全身の筋肉 ⇒ p.38,40
腹壁 ⇒ p.172
骨盤 ⇒ p.176
足の骨格と筋肉 ⇒ p.234

大腿の前面

　大腿の前面には大腿を屈曲、外転、内転させ、下腿を伸展させる筋がある。この中で最大のものは**大腿四頭筋**であるが、この筋は名前のとおり筋頭が4つあり、それぞれに**大腿直筋、内側広筋、中間広筋、外側広筋**という名が付いている。この筋は脛骨に停止しており、停止腱が**膝蓋靭帯**である。下腿を屈曲すると、膝蓋靭帯は**膝関節**で骨と接触するため、接触部に生じた**種子骨**（p.44）が**膝蓋骨**である。

下腿の前面

　下腿の前面には足を背屈させ、足の指を伸展させる筋がある。筋は脛骨の外側についているため、前面から脛骨に触れることができる。下腿の前面を強打すると、筋を介することなく脛骨に直接刺激が加わるため、強い痛みを感じる。そのため、この部位が「弁慶の泣きどころ」とよばれる。

■ 下肢の部位名称

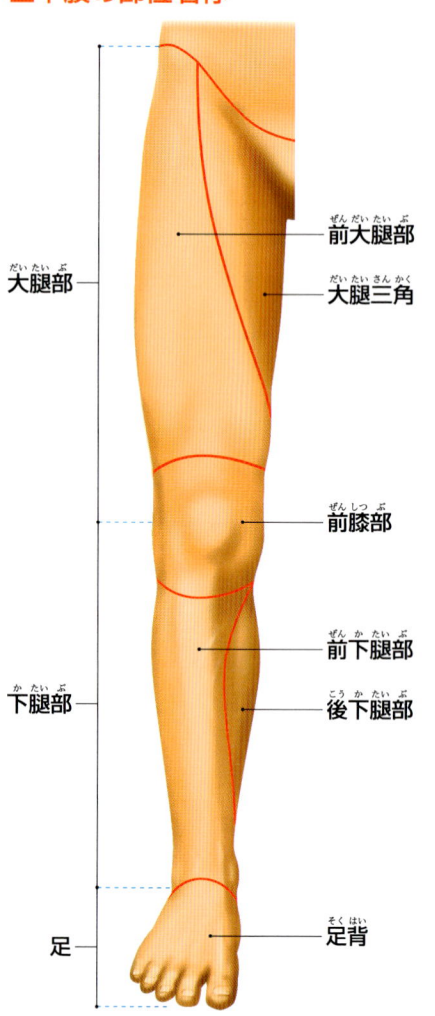

- 大腿部
  - 前大腿部
  - 大腿三角
- 前膝部
- 下腿部
  - 前下腿部
  - 後下腿部
- 足
  - 足背

■ 下肢の筋肉

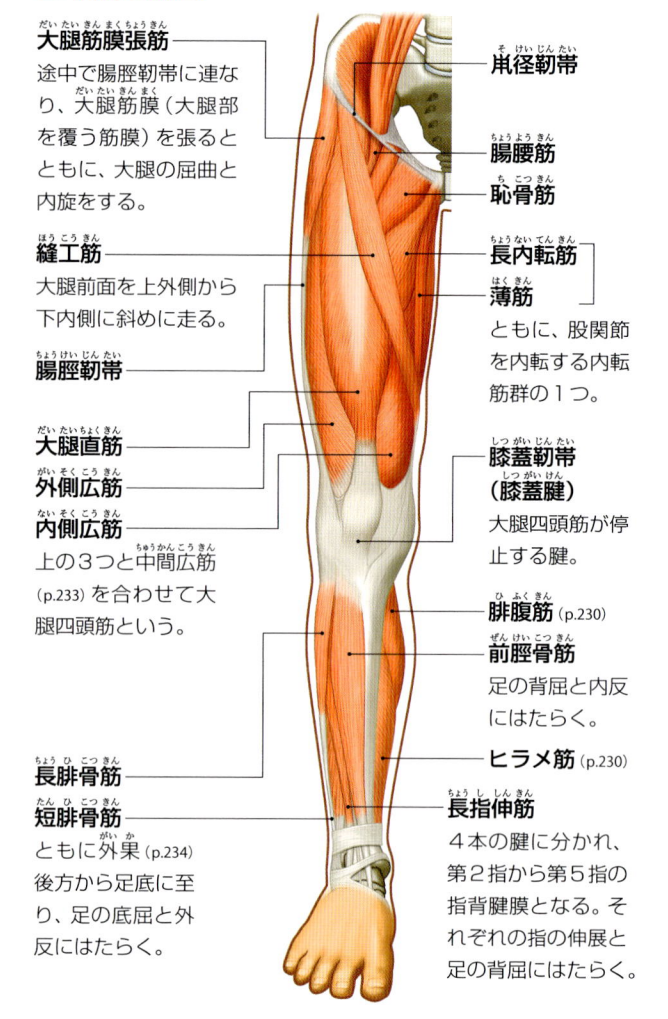

大腿筋膜張筋
途中で腸脛靭帯に連なり、大腿筋膜（大腿部を覆う筋膜）を張るとともに、大腿の屈曲と内旋をする。

縫工筋
大腿前面を上外側から下内側に斜めに走る。

腸脛靭帯

大腿直筋
外側広筋
内側広筋
上の3つと中間広筋（p.233）を合わせて大腿四頭筋という。

長腓骨筋
短腓骨筋
ともに外果（p.234）後方から足底に至り、足の底屈と外反にはたらく。

鼠径靭帯
腸腰筋
恥骨筋
長内転筋
薄筋
ともに、股関節を内転する内転筋群の1つ。

膝蓋靭帯（膝蓋腱）
大腿四頭筋が停止する腱。

腓腹筋（p.230）
前脛骨筋
足の背屈と内反にはたらく。

ヒラメ筋（p.230）

長指伸筋
4本の腱に分かれ、第2指から第5指の指背腱膜となる。それぞれの指の伸展と足の背屈にはたらく。

■内骨盤筋群

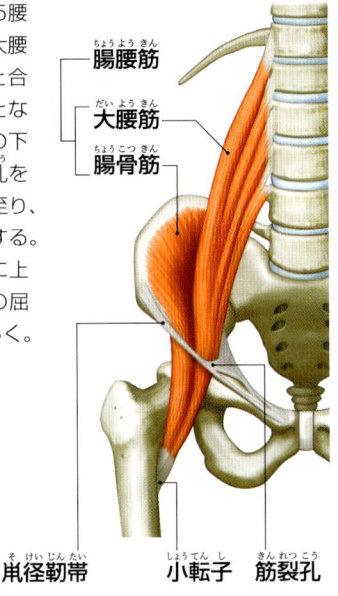

第12胸椎〜第5腰椎から起こる大腰筋は、腸骨筋と合流して腸腰筋となり、鼠径靭帯の下の外半の筋裂孔を通って大腿に至り、小転子に停止する。大腿骨を前方に上げる（股関節の屈曲）際にはたらく。

- 腸腰筋
- 大腰筋
- 腸骨筋
- 鼠径靭帯
- 小転子
- 筋裂孔

■股関節の構造

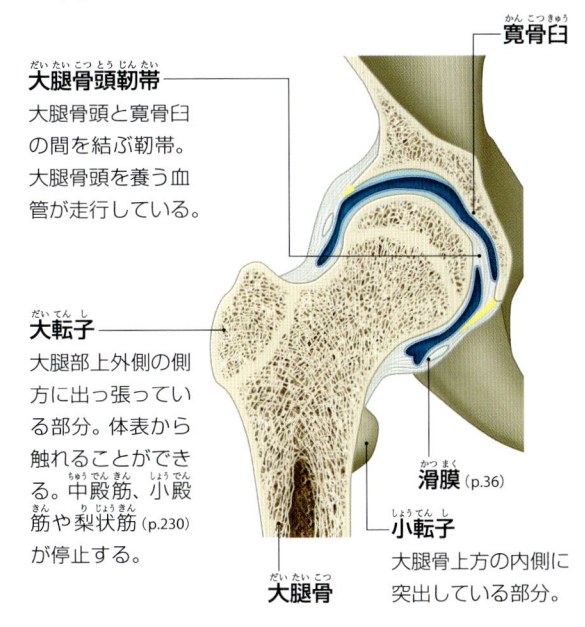

大腿骨頭靭帯
大腿骨頭と寛骨臼の間を結ぶ靭帯。大腿骨頭を養う血管が走行している。

大転子
大腿部上外側の側方に出っ張っている部分。体表から触れることができる。中殿筋、小殿筋や梨状筋（p.230）が停止する。

- 寛骨臼
- 滑膜（p.36）
- 小転子：大腿骨上方の内側に突出している部分。
- 大腿骨

■下肢の骨
片側31個の骨からなる。

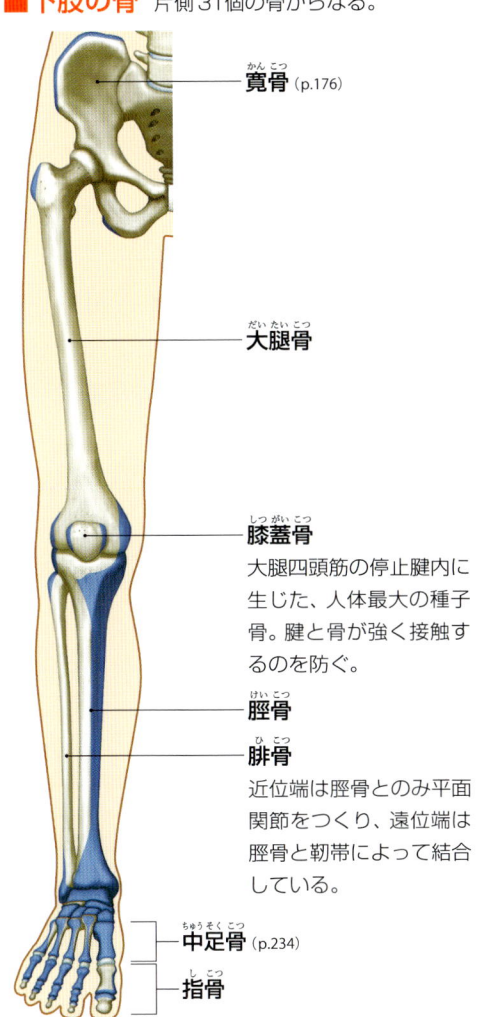

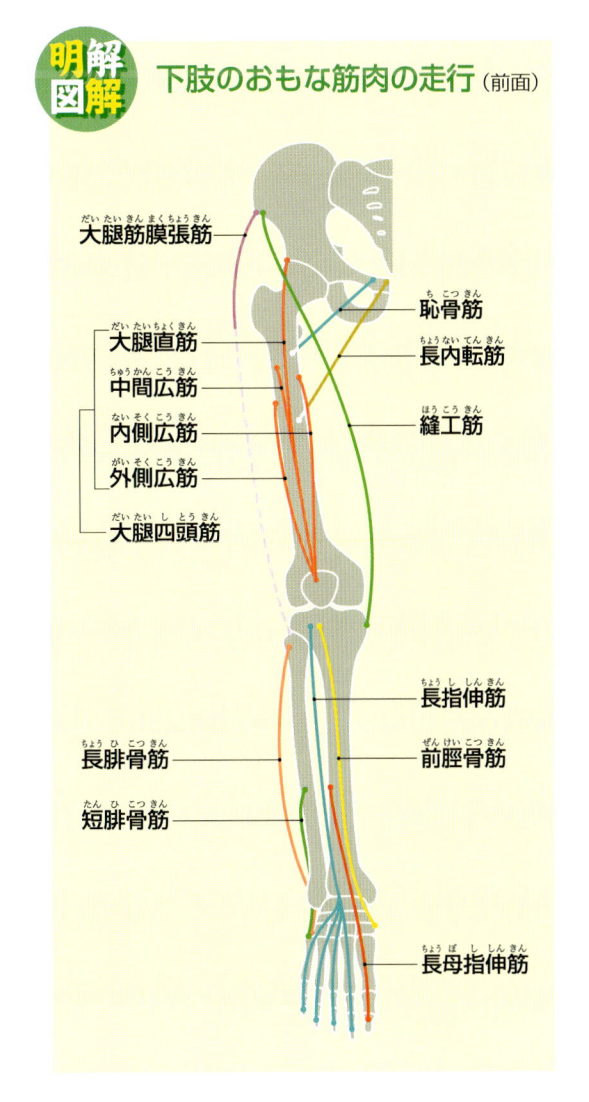

- 寛骨（p.176）
- 大腿骨
- 膝蓋骨：大腿四頭筋の停止腱内に生じた、人体最大の種子骨。腱と骨が強く接触するのを防ぐ。
- 脛骨
- 腓骨：近位端は脛骨とのみ平面関節をつくり、遠位端は脛骨と靭帯によって結合している。
- 中足骨（p.234）
- 指骨

明解図解 下肢のおもな筋肉の走行（前面）

- 大腿筋膜張筋
- 恥骨筋
- 大腿直筋
- 長内転筋
- 中間広筋
- 内側広筋
- 縫工筋
- 外側広筋
- 大腿四頭筋
- 長指伸筋
- 長腓骨筋
- 前脛骨筋
- 短腓骨筋
- 長母指伸筋

5章 上肢・下肢

下肢の骨格と筋肉 [後面]

下肢の大腿の後面には、下腿を曲げ、大腿を伸ばす筋肉がある。
内側面には大腿を内転させる内転筋群がある。
下腿の後面には足や足の指を曲げる筋肉がある。

全身の骨格 ⇒ p.30, 32
全身の筋肉 ⇒ p.38, 40
背部の部位名称と筋肉 ⇒ p.173
足の骨格と筋肉 ⇒ p.234

大腿の後面

大腿の後面にある筋の多くは寛骨の**坐骨結節**と脛骨あるいは腓骨を結んでいるため、下腿を屈曲するだけでなく、大腿を伸展させるはたらきがある。内側にある**薄筋**、**半腱様筋**は前面の**縫工筋**（p.228）とともに**脛骨**の**内側顆**付近に停止しており、この3つの筋が一緒になって停止する形状がガチョウの足に似ていることから、これを**鵞足**という。外側には**大腿二頭筋**があり、この筋の短頭は後面で唯一、**大腿骨**より起こっている。

大腿後面の屈筋群のうち、**半膜様筋**、**半腱様筋**と大腿二頭筋は総称して、**ハムストリング**（ときに内側ハムストリング、外側ハムストリングと分けて）とよばれることがある。

大腿内側面の内転筋群

大腿の前面の筋と後面の筋にはさまれて、内側面

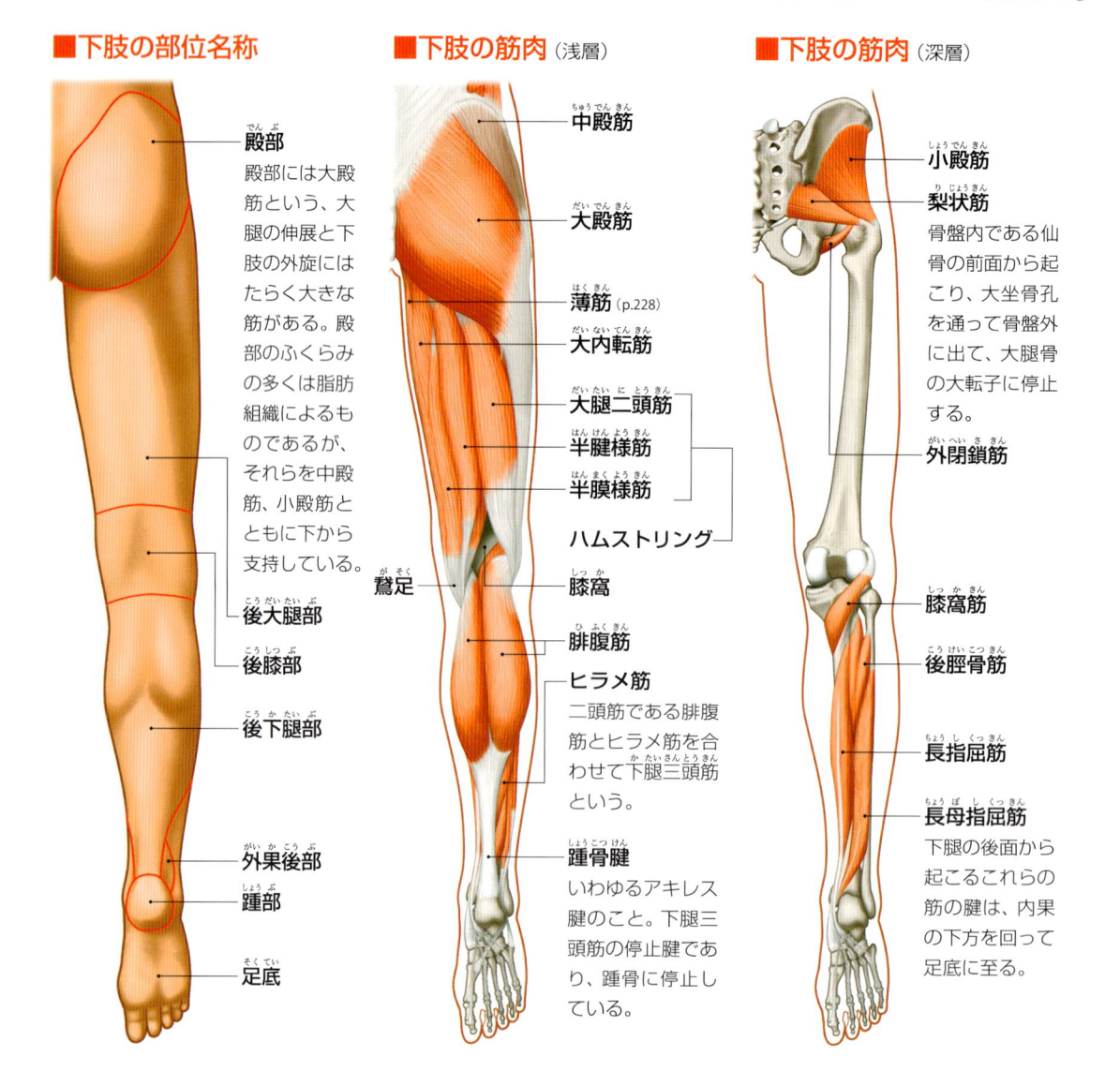

■下肢の部位名称

- 殿部
  - 殿部には大殿筋という、大腿の伸展と下肢の外旋にはたらく大きな筋がある。殿部のふくらみの多くは脂肪組織によるものであるが、それらを中殿筋、小殿筋とともに下から支持している。
- 後大腿部
- 後膝部
- 後下腿部
- 外果後部
- 踵部
- 足底

■下肢の筋肉（浅層）

- 中殿筋
- 大殿筋
- 薄筋（p.228）
- 大内転筋
- 大腿二頭筋
- 半腱様筋
- 半膜様筋
- ハムストリング
- 鵞足
- 膝窩
- 腓腹筋
- ヒラメ筋
  - 二頭筋である腓腹筋とヒラメ筋を合わせて下腿三頭筋という。
- 踵骨腱
  - いわゆるアキレス腱のこと。下腿三頭筋の停止腱であり、踵骨に停止している。

■下肢の筋肉（深層）

- 小殿筋
- 梨状筋
  - 骨盤内である仙骨の前面から起こり、大坐骨孔を通って骨盤外に出て、大腿骨の大転子に停止する。
- 外閉鎖筋
- 膝窩筋
- 後脛骨筋
- 長指屈筋
- 長母指屈筋
  - 下腿の後面から起こるこれらの筋の腱は、内果の下方を回って足底に至る。

には**内転筋群**がある。これには、**恥骨筋**、**長内転筋**（p.228）、**短内転筋**（p.233）、**大内転筋**などがあり、大腿を内転させる。

下腿の後面

下腿後面の浅層には、いわゆるふくらはぎをつくる**下腿三頭筋**がある。この筋は、二頭筋（p.38）である**腓腹筋**と**ヒラメ筋**が一緒になったものであり、この筋の停止腱が**踵骨腱**（**アキレス腱**）で踵骨に停止している。深層には**長指屈筋**や**後脛骨筋**など、足を底屈させたり、足の指を屈曲させたりする筋がある。

膝窩

膝の後面のくぼみのことを**膝窩**という。上方の内側壁は半膜様筋、外側壁は大腿二頭筋、下方の壁は腓腹筋の内側頭と外側頭がつくる。

■膝関節の靭帯（右膝関節の後面）

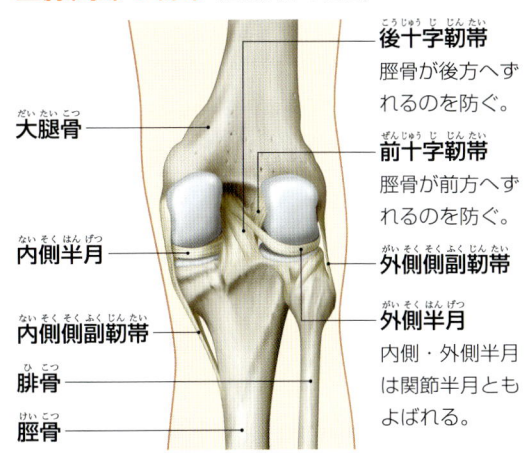

- 大腿骨
- 後十字靭帯：脛骨が後方へずれるのを防ぐ。
- 前十字靭帯：脛骨が前方へずれるのを防ぐ。
- 内側半月
- 外側側副靭帯
- 内側側副靭帯
- 外側半月：内側・外側半月は関節半月ともよばれる。
- 腓骨
- 脛骨

膝関節は大腿骨と脛骨との間の関節であり、腓骨は関与していない。関節窩となる脛骨の上関節面は凹みが浅く、内側半月と外側半月によって凹みを増している。さらに関節内には前後の十字靭帯があり、骨がずれるのを防いでいる。

■下肢の骨

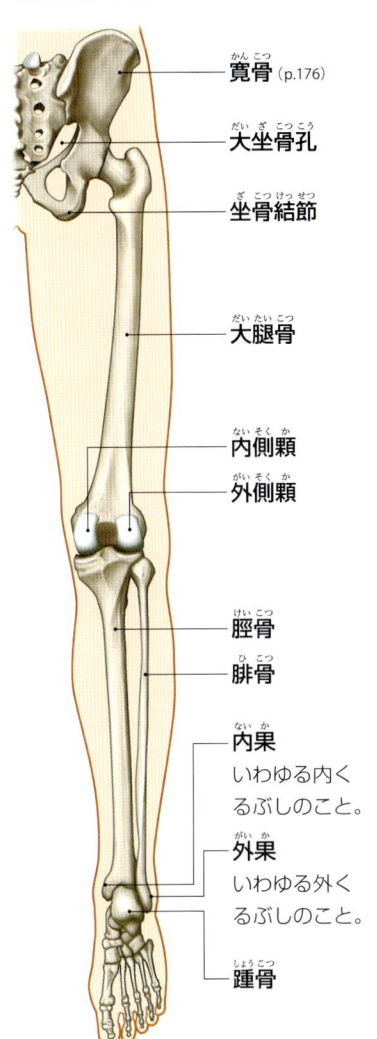

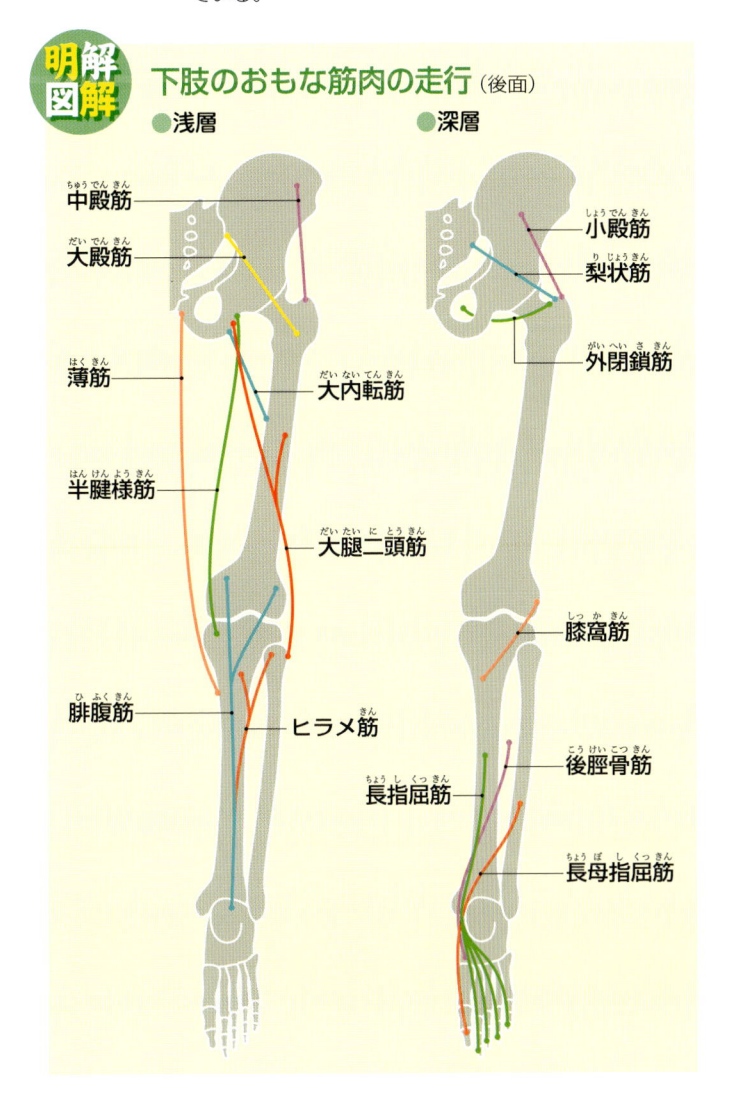

- 寛骨（p.176）
- 大坐骨孔
- 坐骨結節
- 大腿骨
- 内側顆
- 外側顆
- 脛骨
- 腓骨
- 内果：いわゆる内くるぶしのこと。
- 外果：いわゆる外くるぶしのこと。
- 踵骨

明解図解 下肢のおもな筋肉の走行（後面）

●浅層
- 中殿筋
- 大殿筋
- 薄筋
- 大内転筋
- 半腱様筋
- 大腿二頭筋
- 腓腹筋
- ヒラメ筋

●深層
- 小殿筋
- 梨状筋
- 外閉鎖筋
- 膝窩筋
- 後脛骨筋
- 長指屈筋
- 長母指屈筋

下肢の血管と神経

下肢には大腿動脈が枝分かれした動脈が分布する。
静脈には伴行静脈と皮静脈がある。
足の指まで伸びる坐骨神経は人体で最も長い神経である。

全身の血管 ⇒ p.48, 50
全身の神経 ⇒ p.77
下肢の骨格と筋肉 ⇒ p.228, 230

下肢の動脈

下肢には、基本的に**大腿動脈**の枝が分布している。**大腿動脈**は**外腸骨動脈**の続きで、**大腿深動脈**を分枝した後、大内転筋の停止腱にある裂孔を通って大腿後面に回り、膝窩に入るところで**膝窩動脈**となる。その後、膝窩動脈は**前脛骨動脈**と**後脛骨動脈**に分かれ、前脛骨動脈はおもに足背に、後脛骨動脈はその枝の**腓骨動脈**とともに足底に分布する。

下肢の静脈

下肢の静脈は、動脈に伴行する**伴行静脈**（深静脈）と皮下を走行する**皮静脈**からなる。足背の外側部の静脈網から出てくる**小伏在静脈**は、下腿の後面を昇って膝窩に至り、そこで**膝窩静脈**に注いでいる。
足背の内側部の静脈網は**大伏在静脈**となり、下腿の内側、次いで大腿の内側を昇り、鼠径靭帯（p.172）の下で、大腿筋膜にあいた孔である伏在裂孔を通って**大腿静脈**に注いでいる。

■下肢のおもな動脈（後面）

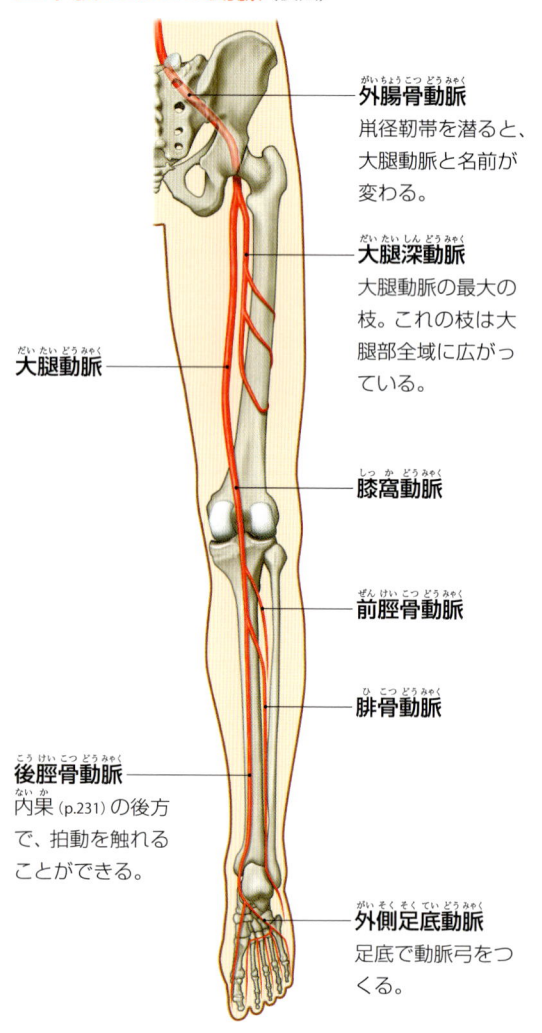

外腸骨動脈
鼠径靱帯を潜ると、大腿動脈と名前が変わる。

大腿深動脈
大腿動脈の最大の枝。これの枝は大腿部全域に広がっている。

大腿動脈

膝窩動脈

前脛骨動脈

腓骨動脈

後脛骨動脈
内果（p.231）の後方で、拍動を触れることができる。

外側足底動脈
足底で動脈弓をつくる。

■下肢のおもな静脈（後面）

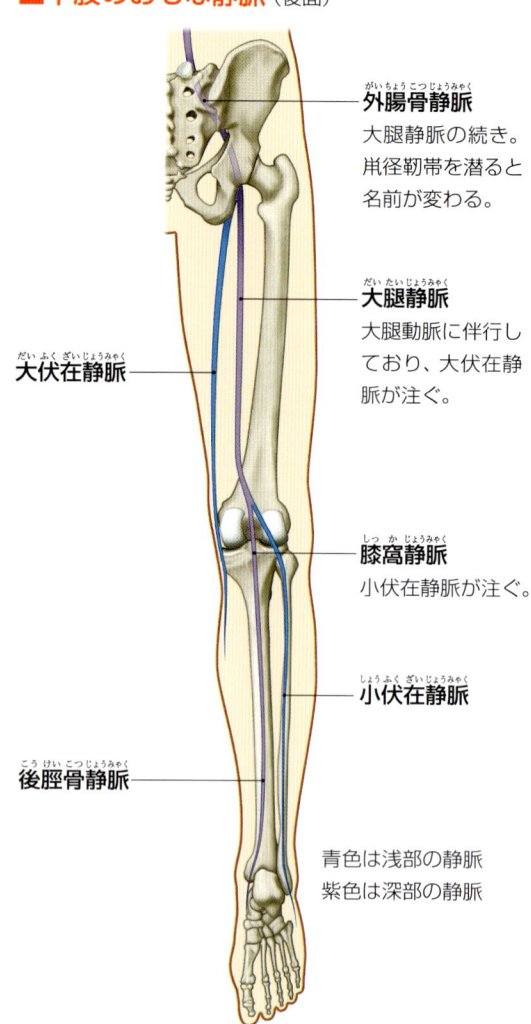

外腸骨静脈
大腿静脈の続き。鼠径靱帯を潜ると名前が変わる。

大腿静脈
大腿動脈に伴行しており、大伏在静脈が注ぐ。

大伏在静脈

膝窩静脈
小伏在静脈が注ぐ。

小伏在静脈

後脛骨静脈

青色は浅部の静脈
紫色は深部の静脈

下肢の神経

下肢には**腰神経叢**と**仙骨神経叢**（p.76）からの枝が分布している。

その代表的なものは腰神経叢からくる**大腿神経**で、大腿動静脈とともに鼡径靭帯の下を潜り、大腿前面に出て大腿の伸筋、大腿前面や下腿内側の皮膚を支配する。

仙骨神経叢からは、人体で最長の神経である**坐骨神経**が出てくる。坐骨神経は梨状筋（p.230）の下を通って大坐骨孔から下肢帯の後面に至り、大腿の後面を下りながら大腿の屈筋群に枝を出し、膝窩に入る手前で**総腓骨神経**と**脛骨神経**に分かれる。

総腓骨神経は下腿の伸筋群や下腿外側や足背の皮膚を支配し、脛骨神経は下腿の屈筋群や足底の筋群、下腿後面や足底の皮膚を支配する。

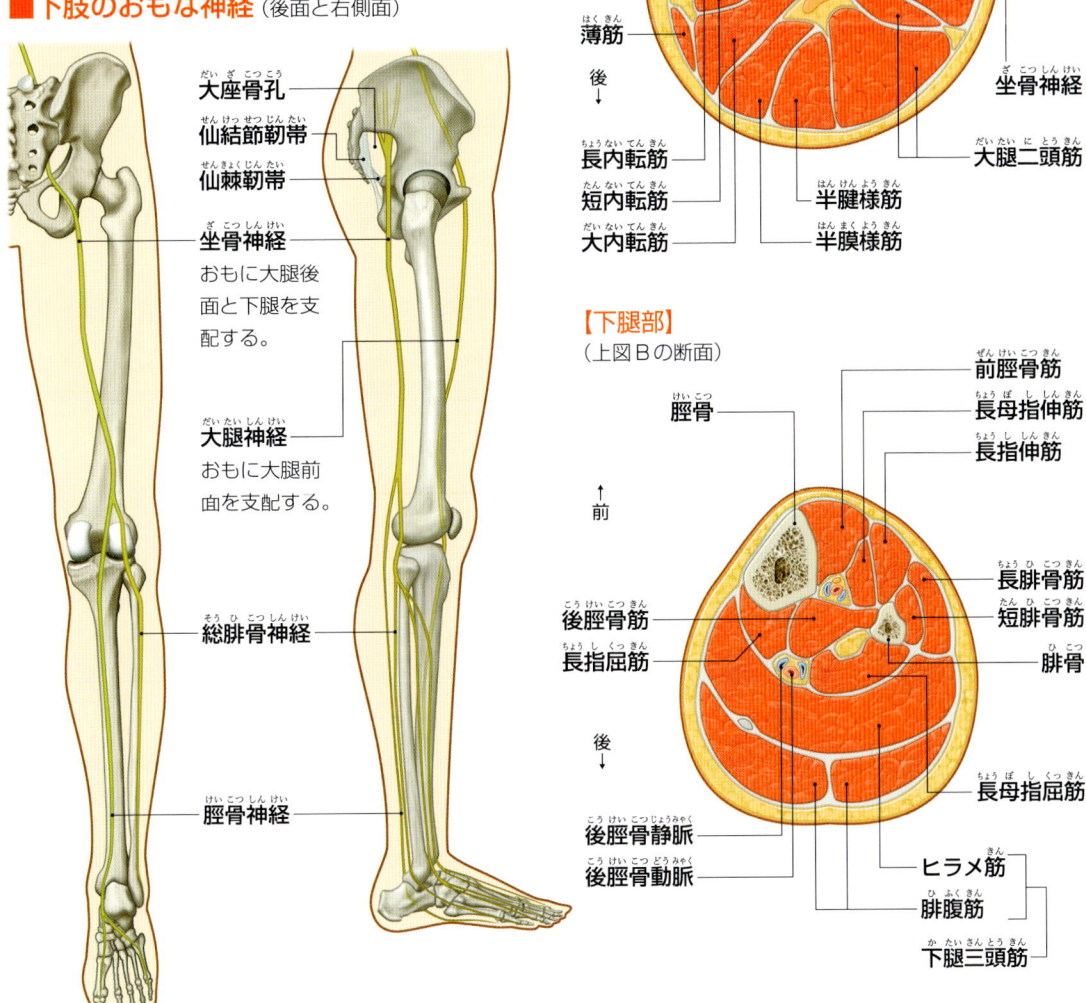

■ 右下肢の横断面

大腿部（右図のAの面）と下腿部（右図のBの面）の横断面。下腿では脛骨が皮膚のすぐ下にあり、前面に衝撃を吸収してくれる筋肉がない。ここを何かにぶつけると、骨を包んでいる骨膜には知覚神経が分布しているため、激しい痛みを感じる。

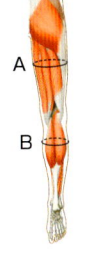

【大腿部】
（上図Aの断面）

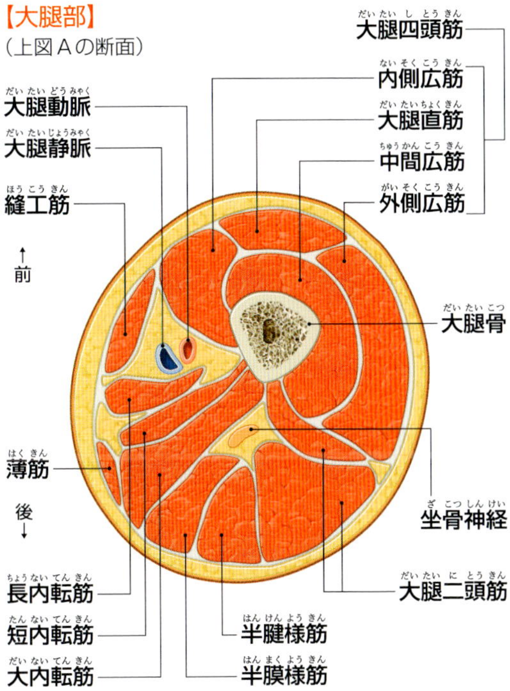

- 大腿動脈
- 大腿静脈
- 縫工筋
- 薄筋
- 長内転筋
- 短内転筋
- 大内転筋
- 大腿四頭筋
- 内側広筋
- 大腿直筋
- 中間広筋
- 外側広筋
- 大腿骨
- 坐骨神経
- 大腿二頭筋
- 半腱様筋
- 半膜様筋

【下腿部】
（上図Bの断面）

- 脛骨
- 後脛骨筋
- 長指屈筋
- 後脛骨静脈
- 後脛骨動脈
- 前脛骨筋
- 長母指伸筋
- 長指伸筋
- 長腓骨筋
- 短腓骨筋
- 腓骨
- 長母指屈筋
- ヒラメ筋
- 腓腹筋
- 下腿三頭筋

■ 下肢のおもな神経（後面と右側面）

- 大坐骨孔
- 仙結節靭帯
- 仙棘靭帯
- 坐骨神経：おもに大腿後面と下腿を支配する。
- 大腿神経：おもに大腿前面を支配する。
- 総腓骨神経
- 脛骨神経

足の骨格と筋肉

足の骨には足の指を形づくる細かい骨がある。
指それぞれには腱がつながって、曲げ伸ばしができる。
足の骨は弓状に配置され、体重を支える役目を果たす。

筋の補助装置⇨p.44
下肢の骨格と筋肉⇨p.228, 230

足の骨

　足の骨は7個の**足根骨**と5個の**中足骨**、14個の**指骨**でできている。足根骨のうち、**距骨**のみが下腿の**脛骨・腓骨**と**距腿関節**をつくっている。

　足の指骨は手と同様に、母指が**基節骨**と**末節骨**の2個、他の指は基節骨、**中節骨**、**末節骨**の3個でできている。

足の筋と腱

　足には、足の指を動かす下腿の筋の腱が入り込んでいる。これらの腱は、足背にある上下の**伸筋支帯**や後内側にある**屈筋支帯**などによって保定されている。下腿から足の指に至る伸筋や屈筋が支帯付近を通過する部位では**腱鞘**(p.44)をもっており、摩擦を低減させている。

■ 右足の骨 (足背側)

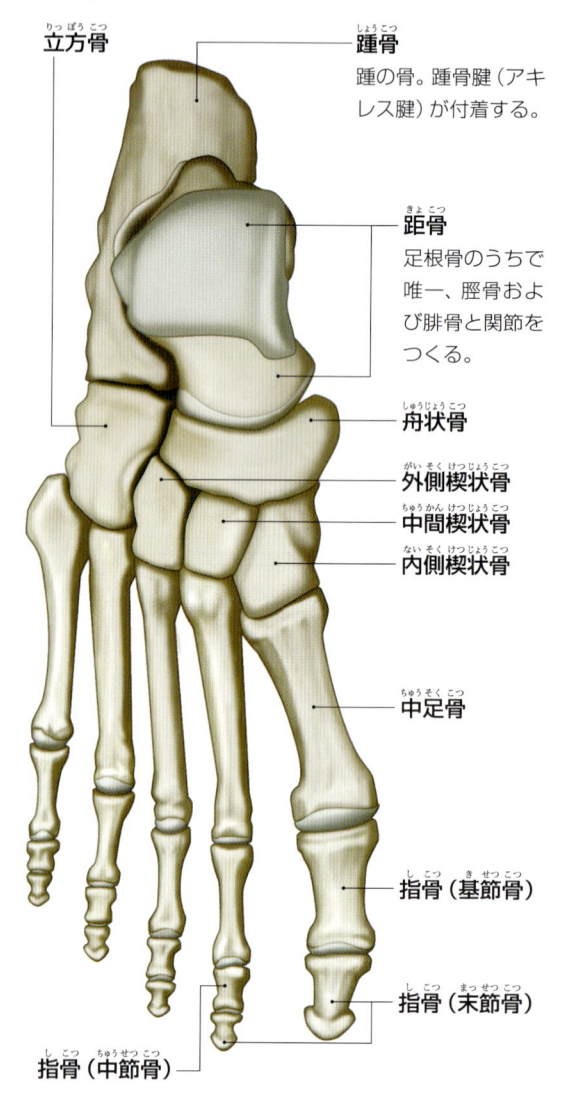

- **立方骨**
- **踵骨** — 踵の骨。踵骨腱(アキレス腱)が付着する。
- **距骨** — 足根骨のうちで唯一、脛骨および腓骨と関節をつくる。
- **舟状骨**
- **外側楔状骨**
- **中間楔状骨**
- **内側楔状骨**
- **中足骨**
- **指骨(基節骨)**
- **指骨(末節骨)**
- **指骨(中節骨)**

■ 左足の筋肉と腱

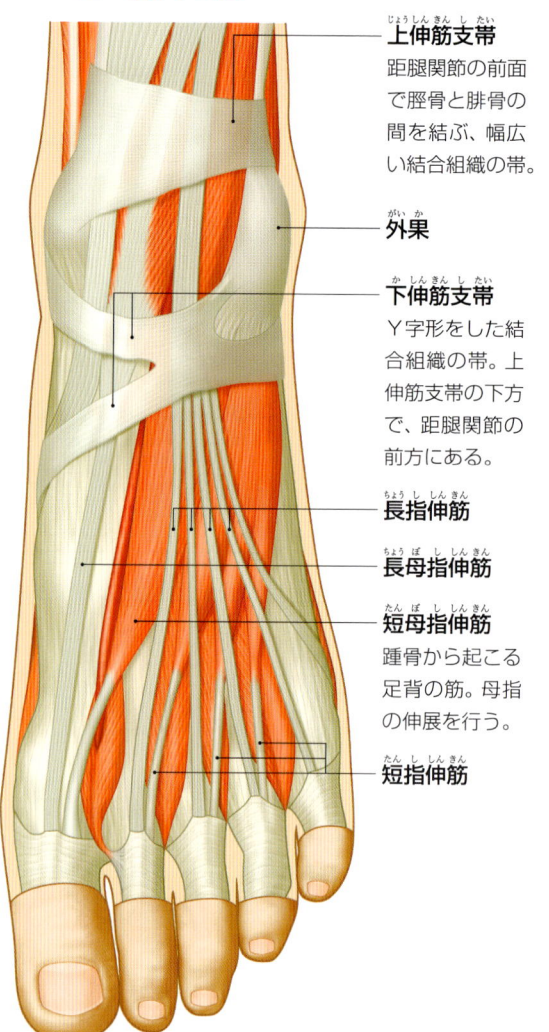

- **上伸筋支帯** — 距腿関節の前面で脛骨と腓骨の間を結ぶ、幅広い結合組織の帯。
- **外果**
- **下伸筋支帯** — Y字形をした結合組織の帯。上伸筋支帯の下方で、距腿関節の前方にある。
- **長指伸筋**
- **長母指伸筋**
- **短母指伸筋** — 踵骨から起こる足背の筋。母指の伸展を行う。
- **短指伸筋**

■右足の筋肉と腱

内果と踵骨の間に屈筋支帯があり、その下を潜って指の屈筋の腱が足底に入っていく。足底には、踵骨から起こって第2、3、4、5指に至る、短指屈筋などがある。

- 前脛骨筋（p.228）
- 上伸筋支帯
- 下伸筋支帯
- 長母指伸筋
- 短指屈筋
- 下腿三頭筋
- 長指屈筋
- 脛骨
- 後脛骨筋
- 内果
- 長母指屈筋：下腿後面より起こり、母指の末節骨に至る。
- 踵骨腱（アキレス腱）
- 屈筋支帯
- 長指屈筋

■右足の骨

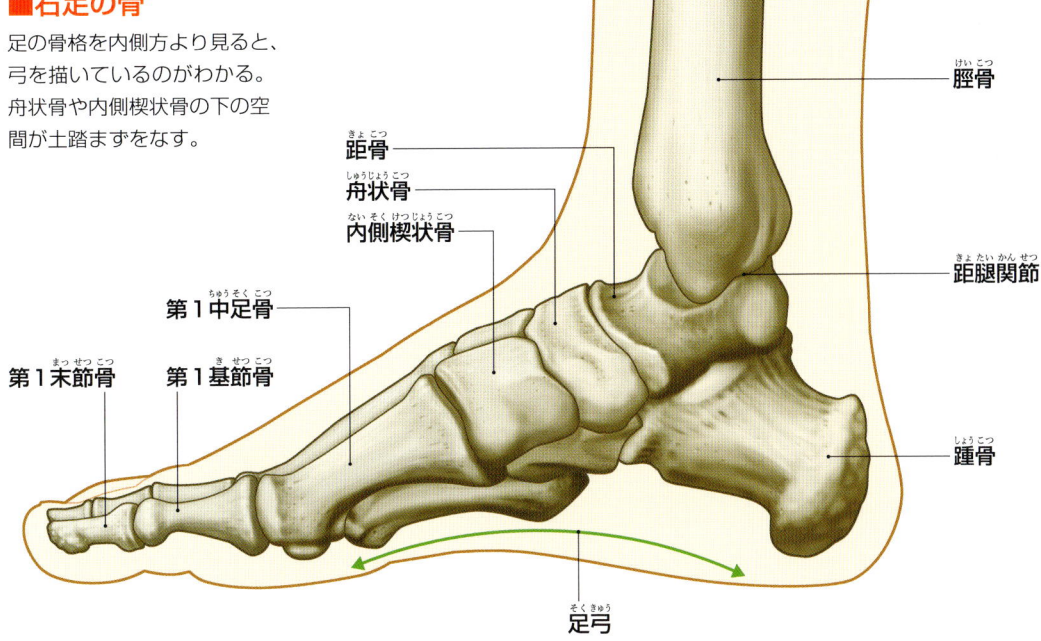

足の骨格を内側方より見ると、弓を描いているのがわかる。舟状骨や内側楔状骨の下の空間が土踏まずをなす。

- 距骨
- 舟状骨
- 内側楔状骨
- 第1中足骨
- 第1末節骨
- 第1基節骨
- 脛骨
- 距腿関節
- 踵骨
- 足弓

🔵 また、手と同様に、足にも、足根骨や中足骨から起こって指骨に至る筋群があり、指の運動を行っている。

足弓

足の骨を側方から見ると、踵骨と中足骨の遠位側と指骨が地面に接しているが、他の足根骨は接していない。

つまり足の骨は、縦方向と横方向に弧を描くように、弓状に配置されている。これを**足弓**といい、体重を分散して支えるのに重要であり、土踏まずができるのは、この骨格が弓を描いていることによる。扁平足はこの弓が低くなったものである。

資料編 からだのデータ

全体	骨量	骨の体重に占める割合	20％
	筋肉量	筋肉の体重に占める割合	40％
	皮膚	皮膚の体重に占める割合	14％
	水分量	からだの全水分量（体重あたり）	60％（男性）、50％（女性）、75％（乳児）
		細胞内の全水分量（体重あたり）	40％（男性）、35％（女性）、45％（乳児）
		細胞外の全水分量（体重あたり）	20％（男性）、15％（女性）、30％（乳児）
		組織間の体液量（体重あたり）	15％（男性）、11％（女性）、26％（乳児）
		血漿量	5％（男性）、4％（女性）、4％（乳児）
		1日の水分の出納（摂取量）	2200mℓ、その他に代謝水300mℓ
		1日の水分の出納（排泄量）	2500mℓ
運動器系	骨	全身の骨の数	約200個（耳小骨と種子骨を除く）
		体幹（頭蓋、脊柱、胸郭）、体肢（上肢、下肢）の骨の種類と数	頭蓋15種23個、脊柱5種27～30個、胸郭3種37個、上肢8種64個、下肢8種62個
	筋肉	全身の骨格筋の数	約400
循環器系	血管	動脈の太さ（直径）	上行大動脈2.0～3.2cm、下行大動脈1.6～2.0cm
		静脈の太さ（直径）	大静脈2.0cm、太い静脈0.5～1.0cm
		毛細血管の太さ（直径）	5～10μm
		全身を流れる血液量	体重の1/12～1/13
		血液の成分	血球45％、血漿55％（水91％）
		赤血球の成分	水約64％、ヘモグロビン34％、その他2％
		正常血圧	最高値130mmHg未満、最低値85mmHg未満
	心臓	1回心拍出量（安静時）	40～100mℓ（約70mℓ）
		毎分心拍出量（安静時）	5～7ℓ／分
		心拍数（安静時）	60～90回／分
呼吸器系	喉頭	長さ（男性）	4.1cm
		長さ（女性）	3.3cm
	気管	長さ	9.0～12.0cm
		太さ（横径）	2.0～2.5cm
	細気管支	太さ（内径）	2mm以下
	肺	右肺の高さ	24～25cm
		右肺の重さ（男性）	650～720g
		右肺の重さ（女性）	480～510g
		左肺の高さ	25～26cm
		左肺の重さ（男性）	540～630g
		左肺の重さ（女性）	390～450g
		肺活量（男性）	3～4ℓ
		肺活量（女性）	2～3ℓ
		全肺気量（男性）	4～5ℓ
		全肺気量（女性）	3～4ℓ

呼吸器系	肺	残気量	1ℓ
		呼吸数	12～15／分
		肺胞の数	2～7億個
		肺胞の大きさ	直径200μm
		肺胞の全表面積	90～100m²
消化器系	口	唾液の分泌量(1日あたり)	1ℓ
		歯の数	永久歯32本、乳歯20本
	咽頭	長さ	12cm
	食道	長さ	25cm(切歯～食道上端まで13cm)
		太さ(外径)	1.5～2.0cm
		食物の通過時間(胃へ)	8～12秒
	胃	大きさ、容量(男性)	1407.5(最大2417.5)mℓ
		大きさ、容量(女性)	1275.0(最大2081.25)mℓ
		大弯(男性)	48.99cm
		大弯(女性)	42.4cm
		胃液の分泌量(1日あたり)	2～3ℓ
		食物の通過時間(十二指腸へ)	液体10分、固形物3～6時間
	小腸	全長	6.5～7.5m
		十二指腸の長さ	25～30cm
		十二指腸の太さ(直径)	4～6cm
		空腸＋回腸の長さ	6～7m
		空腸の長さ	2.4～2.8m
		空腸の太さ(直径)	4.0cm
		回腸の長さ	3.6～4.2m
		回腸の太さ(直径)	3.0cm
		腸液の分泌量(1日あたり)	2.5ℓ
		粘膜の表面積	200～500m²
		腸絨毛の長さ	0.4～1.0mm
		腸絨毛の幅	0.6mm
		腸絨毛の厚さ	0.1mm
		腸絨毛の表面積(吸収面)	200m²
	大腸	長さ	1.6～1.7m
		太さ(直径)	初部7.5cm(最後は細い)
		虫垂の長さ	6～8cm
		上行結腸の長さ	20cm
		横行結腸の長さ	50cm
		下行結腸の長さ	25cm
		S状結腸の長さ	45cm
		直腸の長さ	20cm

消化器系	肝臓	大きさ	幅25cm、高さ15cm、厚さ7cm
		重さ	1200g
		供給される血液量	肝動脈から25%、門脈から75%
	胆嚢	大きさ	長さ8cm、幅3cm
		容積	30〜50ml
		胆汁の分泌量(1日あたり)	0.5ℓ
	膵臓	長さ(男性)	16.02cm
		幅(男性)	3.08cm
		膵頭の幅(男性)	5.33cm
		厚さ(男性)	1.81cm
		長さ(女性)	13.72cm
		幅(女性)	2.88cm
		膵頭の幅(女性)	4.81cm
		厚さ(女性)	1.64cm
		重さ	74g
		膵液の分泌量(1日あたり)	1ℓ
泌尿器系	腎臓	長さ(男性)	10cm
		幅(男性)	5cm
		厚さ(男性)	3cm
		重さ(男性)	130g
		血流量	1.2〜1.3ℓ/分、心拍出量の約1/4
		原尿(1日あたり)	約200ℓ
		尿量(1日あたり)	1〜1.5ℓ
		尿の成分	水95%、固形成分(尿素、尿酸など)5%
	膀胱	平均(最小〜最大)の容量(男性)	470(256.0〜810.0)ml
		平均(最大〜最小)の容量(女性)	391.2(213.3〜675.0)ml
		死体(男性)の容量	200〜300ml
	尿管	長さ	25〜30cm
		太さ(直径)	4〜7mm
	尿道	長さ(男性)	16〜20cm
		長さ(女性)	4cm
生殖器系	精巣	平均の重さ	8.42g
		平均の容量	7.87ml
		右精巣の重さ	8.39g
		右精巣の容量	7.84ml
		左精巣の重さ	8.45g
		左精巣の容量	7.91ml
	精嚢	右精嚢の長さ	33mm
		右精嚢の幅	14mm

生殖器系	精嚢	右精嚢の重さ	2.3g
		左精嚢の長さ	30mm
		左精嚢の幅	13mm
		左精嚢の重さ	2.2g
	陰茎	長さ	8.62cm
		周囲	8.27cm
	精子	全長	50〜70μm
		頭部の長さ	3〜5μm
		頭部の幅	2〜3μm
		数	1億2000万（1mlあたり） 1回の射精量3.5ml
		受精能力が保たれる時間	膣内2時間、子宮頸部48時間、子宮腔24時間
	卵巣	右卵巣の長さ	2.7〜3.7cm
		右卵巣の幅	1.0〜1.9cm
		右卵巣の厚さ	0.7〜1.1cm
		左卵巣の長さ	2.5〜3.9cm
		左卵巣の幅	1.2〜1.7cm
		左卵巣の厚さ	0.6〜1.1cm
	卵管	全長	7〜15cm
		峡部の長さ	3〜5cm
		峡部の幅	0.2〜0.3cm
		膨大部の長さ	6〜10cm
	子宮	全長	7.0cm
		子宮体部長さ	4.5cm
		子宮頸部長さ	2.5cm
		最大幅	4.3cm
		厚さ	2.5cm
	膣	長さ	前膣壁6.1cm、後膣壁7.6cm
	卵子	直径	0.17〜0.22mm
		数	1回に1個排卵
		総数	20万個（うち約400個が成熟）
		受精能力が保たれる時間	6〜24 時間
神経系	大脳	大きさ、重さ	長径16〜18cm、体重の約2%
		大脳皮質の厚さ	1.5〜4.5mm
		供給される血液量	心拍出量の15%
		酸素消費量	全身（1分に250ml）の約20%
	小脳	大きさ	左右径10cm、矢状径5cm、高さ3cm
		重さ	約120g
	脳脊髄液	全量	150ml
		脳室内の量	35ml

神経系	脊髄	長さ(男性)	43cm
		長さ(女性)	40〜41cm
		太さ	1.0〜1.3cm
		重さ	25〜27g
感覚器系	皮膚	厚さ(表皮、真皮)	1〜4mm
		面積	1.6m²
		重さ	3kg(皮下組織を入れると9kg)
		寿命	部位により15〜30日
		感覚受容器の数(1cm²あたり)	触点は指や顔で100個以上、大腿部は10個ほど。温点は1個、冷点は10個以下、痛点は100〜200個
	頭髪	総数(男性)	約10万本
		密度(1cm²あたり)	頭頂119、前頭182、後頭172、側頭130本
		成長速度(1か月あたり)	15〜20mm
	毛	頭髪以外の総数	2万本
	爪	成長速度	全体が再生するのに100日間
	汗腺	数	500万〜1000万
	眼	横径	2.5cm
		重さ	7〜8g
		視細胞の数	杆体1億個以上、錐体400〜700万個
	耳	外耳道の長さ	上壁24mm、下壁27mm
		鼓膜の長径	9.36mm
		鼓膜の短径	8.4mm
		鼓膜の厚さ	0.1mm
		内耳の大きさ(蝸牛管の全長)	30mm
		内耳の大きさ(蝸牛管の内径)	0.2〜0.3mm
		聴力(可聴範囲)	20〜20000ヘルツ
		聴力(会話領域)	200〜4000ヘルツ
	鼻	嗅細胞の寿命	1か月
	口	味蕾の大きさ	長さ70μm、幅20〜40μm
		味蕾の数	2000〜3000個
		味細胞の寿命	平均10.5日

組織の種類とはたらき

脳や心臓、骨、筋など、一定の形と機能をもち、からだを構成する要素を「器官」という。また、器官をつくる材料となるものを「組織」という。組織は、似たような形状をした細胞の集まりと、細胞どうしの間を埋める細胞間質というものからできている。細胞と細胞間質の特徴により、組織は右の4つに大きく分類される。

組織の分類	
■上皮組織	■筋組織 ⇒p.45
■支持組織	■神経組織 ⇒p.78

上皮組織

からだの表面や腔所の表面を覆う組織を、上皮組織という。からだの内部の物質が外に出ていかないよう、細胞が密に並んでいる。細胞間質はほとんど含まれない。

●おもな上皮組織の種類

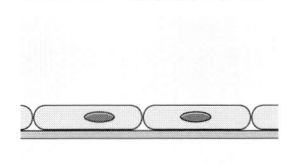

[単層扁平上皮]
薄く扁平な細胞が1層に並ぶ。肺、腹膜などに見られる。血管の内面の上皮は、内皮ともよばれる。

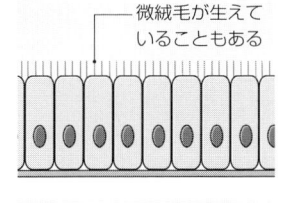

[単層円柱上皮]
円柱形の組織が1層に並ぶ。胃や腸の粘膜に見られる。
（微絨毛が生えていることもある）

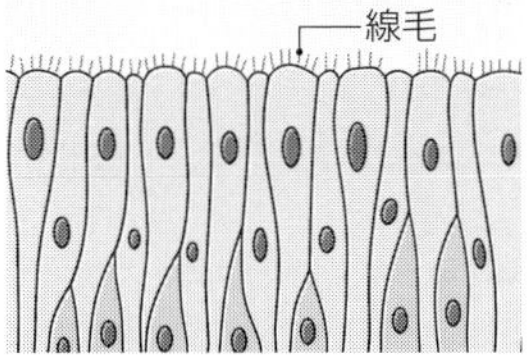

[多列線毛上皮]
高さの異なる細胞が1層に並ぶ。呼吸器系の気管や気管支などに見られる。
（線毛）

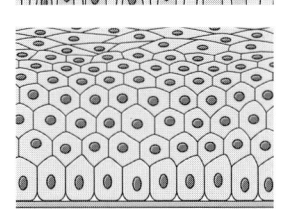

[重層扁平上皮]
細胞が何層にも重なり、表面の細胞は扁平。表皮、口から食道、膣などに見られる。

[移行上皮]
立方体または直方体の細胞が複数の層をつくり、引き延ばされると細胞の形や層の数が変わる。膀胱や尿管に見られる。
→引き延ばされたとき

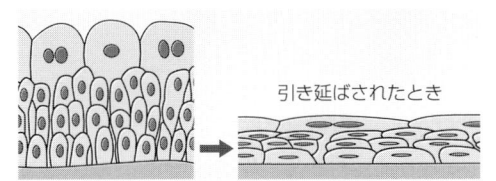

支持組織

組織や器官どうしの間を埋め、からだを機械的に支える組織。細胞間質の特徴により、結合組織、骨組織、軟骨組織などいろいろな種類がある。

●結合組織

細胞間質としては、膠原線維など線維状のたんぱく質を多く含み、その間に線維芽細胞、大食細胞、脂肪細胞などが存在する。

疎性結合組織の模式図

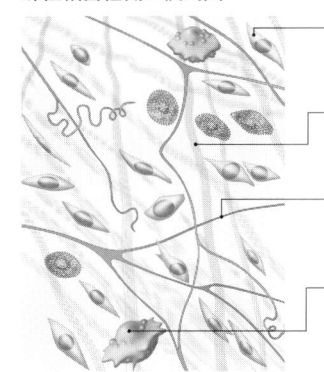

- 線維芽細胞：膠原線維や弾性線維をつくる細胞。
- 膠原線維（コラーゲン線維）：線維状のたんぱく質で、引っ張る力に対して抵抗力をもつ。
- 弾性線維：線維状のたんぱく質で、ゴムのように伸び縮みする。
- 大食細胞（p.56）：体外から入ってきた細菌や異物を食べる。

[疎性結合組織]
線維成分がまばらで、柔軟に変形することができる。皮下や粘膜下などに見られる。

[線維性結合組織]
膠原線維が主体となって密集している。腱や靭帯、真皮など。

[弾性結合組織]
弾性線維が主体となって弾力に富む。大動脈の壁などに見られる。

●骨組織 (p.34)

細胞間質は、膠原線維のほかにリン酸カルシウムや炭酸カルシウムが沈着していてかたい。骨層板という層状の構造をつくっている。

●軟骨組織

細胞間質は、膠原線維のほかにムコ多糖類が沈着しており骨より軟らかい。含まれる成分によって、硝子軟骨（肋軟骨、気管軟骨、鼻の軟骨など）、弾性軟骨（耳介など）、線維軟骨（椎間円板、恥骨結合など）に分類される。

硝子軟骨の模式図
- 細胞間質
- 軟骨細胞（軟骨をつくる細胞）

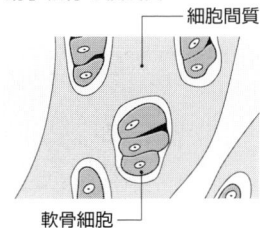

索引

太い数字は、とくに詳しい解説があるページです。

あ

I帯 …… 43
IP関節 …… 226
アウエルバッハ神経叢 …… 189
アキレス腱 …… 41, 231, 235
アクチン …… 42, 43
アセチルコリン …… 81
アドレナリン …… 73
アブミ骨 …… 128, 129, 130
アポクリン腺 …… 91, 128, 168
アミノ酸 …… 64, 183
アミラーゼ …… 183
アルドステロン …… 73, 203
α細胞 …… 73, 199
鞍関節 …… 36, 37
アンジオテンシン …… 73, 203

い

胃 …… 62, 64, 67, 73, 178, 179, 182, **184**, 185, **186**, 187
胃液 …… 64, 65, 183, 184, 187
胃角部 …… 185
胃酸 …… 183, 184
胃十二指腸動脈 …… 63
胃小窩 …… 186, 187
胃腺 …… 184
胃体 …… 184
一次運動野 …… 116, 117, 118
一次感覚野 …… 116
一次視覚野 …… 126, 127
胃底部 …… 184
胃粘膜 …… 186
胃壁 …… 186
陰窩 …… 60
陰核 …… 71, 211, 212
陰核亀頭 …… 212
陰茎 …… 71, 206, 207
陰茎海綿体 …… 71, 206, 207
陰茎脚 …… 206, 207
インスリン …… 73, 75, 199
咽頭 …… 62, 64, 68, 138, **144**, 145, 146, 147
咽頭喉頭部 …… 145
咽頭口部 …… 145
咽頭鼻部 …… 68, 145
咽頭扁桃 …… 60, 144, 145
陰嚢 …… 71, 206, 207
陰部神経 …… 190, 204, 205
陰部神経叢 …… 77

う

ウィリス動脈輪 …… 107
ウェルニッケ野 …… 116, 117
ウォルフ管 …… 213
右(外)縁枝 …… 166
右冠状動脈 …… 166, 167
右脚 …… 163, 165
右鎖骨下動脈 …… 48, 107
羽状筋 …… 38
右心室 …… 153, 158, **160**, 161, 166, 217
右心房 …… 153, 158, **160**, 161, 164, 166, 217
右総頸動脈 …… 48, 107
右肺 …… 68, 153, **154**, 155
右肺静脈 …… 161, 167
右半月弁 …… 162
右房室弁 …… 160, 161, 162
右葉 …… 178, 192, 193
運動神経 …… 76, 82, 83, **86**, 87
運動前野 …… 117
運動野 …… 86, 87, 119

え

永久歯 …… 142, 143
会陰 …… 212
ACTH …… 74, 75
A帯 …… 43
腋窩静脈 …… 50, 51, **224**, 225
腋窩動脈 …… 48, 49, **224**
腋窩部 …… 150
腋窩リンパ節 …… 59, 168, 169
エクリン腺 …… 91
S状結腸 …… 178, 182, **190**, 191
S状結腸間膜 …… 180
エストロゲン …… 73, 215
エナメル質 …… 143
エプネル腺 …… 140, 141
MP関節 …… 226
エリスロポイエチン …… 73
遠位 …… 29
遠位指節間関節 …… 226
遠位尿細管 …… 202, 203
円回内筋 …… 220, 225
嚥下 …… 146
塩酸 …… 187
遠視 …… 124, 125
延髄 …… 76, 77, 82, 83, 86, 87, 114, 116, **120**, 121
延髄錐体 …… 82

お

横隔膜 …… 27, 68, 152, **156**, 157, 178, 179, 181
横行結腸 …… 178, 179, 182, **190**, 191
横細管 …… 42
黄色骨髄 …… 35
黄体 …… 214, 215
黄体化ホルモン …… 74, 215
黄体ホルモン …… 73
横突間筋 …… 175
横突起 …… 105, 174, 175
横突棘筋 …… 175
横突孔 …… 106
黄斑 …… 123
横紋 …… 43
横紋筋 …… 45
オキシトシン …… 74
オッディの括約筋 …… 196, 197, 199
オトガイ下三角 …… 99
オトガイ下静脈 …… 108
オトガイ筋 …… 102
オトガイ神経 …… 110
オトガイ舌骨筋 …… 104, 105
オトガイ部 …… 98, 99
親知らず …… 142, 143
オリーブ …… 82

か

回 …… 120
外陰部 …… 210, **212**, 213
外果 …… 231, 234
回外 …… 40
外果後部 …… 230
外環状層板 …… 35
外頸静脈 …… 50, 51, **108**, 109
外頸動脈 …… 48, 49, **106**, 107, 112
外頸動脈神経 …… 112, 113
外肛門括約筋 …… 190, 191, 213
外呼吸 …… 158
介在静脈 …… 195
介在層板 …… 35
介在板 …… 45
介在部 …… 139
外耳 …… 128, 129
外子宮口 …… 210
外耳道(孔) …… 128, 129
外生殖器 …… 71
外旋 …… 40
回旋筋 …… 175
回旋枝 …… 166, 167

外側 …… 29	蝸牛 …… 128, 129, **130**, 131	顆粒層 …… 90
外側腋窩リンパ節 …… 169	蝸牛管 …… 130, 131	カルシトニン …… 73
外側顆 …… 231	蝸牛神経 …… 82, 131, 132	下肋部 …… 150, 172
外側頸三角部 …… 98, 99	蝸牛窓 …… 130	眼窩 …… 99
外側楔状骨 …… 234	顎下三角 …… 99	眼窩隔膜 …… 123
外側溝 …… 116, 117	顎下腺 …… 62, 139	眼窩下孔 …… 100
外側広筋 …… 228, 229, 233	顎下腺管 …… 139	眼窩下神経 …… 110
外側膝状体 …… 82, 126, 127	角化層 …… 90	眼窩下部 …… 98
外側爪郭 …… 93	顎下リンパ節 …… 113	感覚細胞 …… 94, 132
外側足底動脈 …… 232	顎関節 …… 101	感覚毛 …… 132, 133
外側側副靱帯 …… 231	角質層 …… 90	感覚野 …… 86, 87, 119
外側中葉区 …… 155	核周部 …… 78, 79, 80, 81	眼窩上神経 …… 110
外側直筋 …… 82, 124	顎静脈 …… 108	眼窩部 …… 98, 99
外側頭直筋 …… 105	顎舌骨筋 …… 104, 105	肝鎌状間膜 …… 178, 193
外側肺底区 …… 155	角切痕 …… 185	肝冠状間膜 …… 181
外側半規管 …… 130, 132	顎動脈 …… 106, 107	含気骨 …… 30
外側半月 …… 231	角膜 …… 122, 123, 125	眼球 …… 82, 122, 123, 124, 125, 126
外側皮質脊髄路 …… 86, 87	下顎神経節 …… 112, 113	眼筋 …… 122, 124
外側翼突筋 …… 103	下顎心臓神経 …… 113	眼瞼 …… 122
外弾性板 …… 52, 53	下行結腸 …… 178, 180, 182, **190**, 191	汗孔 …… 91, 95
回腸 …… 65, 178, **188**, 190	下行性伝導路 …… 87	寛骨 …… 31, 32, 33, **176**, 177, 229, 230, 231
外腸骨静脈 …… 50, 51, 232	下行大動脈 …… 48, 49	寛骨臼 …… 176, 229
外腸骨動脈 …… 48, 49, 232	下肢 …… 26, 27, 29, 30, 32, 33, **228**, 229, 230, 231, **232**, 233	間在細胞 …… 203
外転 …… 40		幹細胞 …… 186, 187
外転神経 …… 82, 121	下肢骨 …… 32	肝細胞 …… 194
回内 …… 40	下肢帯 …… 32	肝細胞索 …… 194, 195
外尿道括約筋 …… 70, 204, 205	下斜筋 …… 123, 124	肝細葉 …… 195
外尿道口 …… 70, 206, 207, 212	下縦隔 …… 152	環指 …… 226
海馬 …… 118	下唇 …… 138	間質液 …… 58, 61
灰白交通枝 …… 84, 88	下唇下制筋 …… 102	冠状溝 …… 166, 167
灰白質 …… 78, 79, 86, 118	下伸筋支帯 …… 234, 235	管状骨 …… 30
外鼻 …… 134	下垂体 …… 72, 73, 74, 114, 117, **120**, 121	冠状静脈洞 …… 161, 163, 166, 167
外鼻孔 …… 68, 134, 135	ガストリン …… 73, 187	冠状動脈 …… 48, 166, 167
外腹斜筋 …… 39, 41, 150, **172**, 173, 175	下舌区 …… 155	冠状縫合 …… 101
外分泌細胞 …… 187	鵞足 …… 230	肝静脈 …… 50, 63, 192
外分泌部 …… 198	下腿 …… 228, 230, 231	肝小葉 …… 194, 195
外閉鎖筋 …… 230, 231	下腿三頭筋 …… 230, 231, 233, 235	眼神経 …… 83, 110, 111
外膜 …… 52, 66, 69	下大静脈 …… 46, 47, 50, 51, 63, 70, 160, 161, 167, 180, 181, 192, 217	関節 …… **36**, 37, 220, 222, 224, 226, 229, 231, 234
蓋膜 …… 130, 131		関節腔 …… 36
海綿質 …… 34, 35	肩関節 …… 37, 224	関節軟骨 …… 36
回盲口 …… 191	下腸間膜静脈 …… 50, 63, 193	関節半月 …… 231
回盲部 …… 173	下腸間膜神経節 …… 88	関節包 …… 36
外リンパ液 …… 128, 131	下腸間膜動脈 …… 48, 63	汗腺 …… 91
外肋間筋 …… 151, 156	下直筋 …… 123, 124	肝臓 …… 62, 64, 65, 178, 179, **192**, 193, 194, 195, 217
カイロミクロン …… 64, 183	滑液 …… 36, 44	
下咽頭 …… 144, 145	滑液包 …… 44	桿体 …… 126, 127
下顎 …… 99, 103, 104, 142	滑車 …… 124	貫通管 …… 35
下顎後静脈 …… 108, 109	滑車下神経 …… 110	間脳 …… 76, 114, 119, 120, 121
下顎骨 …… 100, 101, 103	滑車上神経 …… 110	肝の三つ組 …… 194, 195
下顎神経 …… 83, 103, 110, 111	滑車神経 …… 82, 121	眼房 …… 122
下顎体(角、枝) …… 100	滑膜 …… 36, 44	眼房水 …… 122, 123
下眼瞼 …… 123	下橈尺関節 …… 37	間膜 …… 178, 180
下眼静脈 …… 108	下腹神経 …… 205	顔面静脈 …… 108, 109
下関節突起 …… 174	下腹部 …… 173	顔面神経 …… 82, 83, 88, 89, 103, **110**,
下気道 …… 68, 69	下葉 …… 154, 155	
下丘 …… 82		

121, 140
顔面頭蓋……100, 101
顔面動脈……106, 107
顔面表情筋……83, 103, 104, 110
肝門……192, 193, 196
眼輪筋……39, 102, 103

き

キーゼルバッハ部位……137
気管……**68**, 69, 144, 152, 153, 154
気管支……**68**, 69, 152, 155, 156
気管支樹……69
気管軟骨……69
起始……38
奇静脈(系)……50, 151
基節骨……226, 234, 235
拮抗筋……43
基底核……116, 119
基底細胞……137
基底層……90, 215
基底板……130, 131
亀頭……207
気道……68, 69
稀突起膠細胞……78
キヌタ骨……128, 129, 130
球海綿体筋……213
球関節……36, 37
嗅球……83, 116, 136, 137
球形嚢……132
嗅細胞……136, 137
嗅索……116, 136, 137
吸収……63, **64**, 65
弓状静脈……200, 201, 202, 203
弓状線……176, 177
球状帯……72, 73
弓状動脈……200, 201, 202, 203
嗅上皮……68, 134, 136, 137
嗅小毛……137
嗅神経……83, 137
嗅腺……136, 137
橋……76, 82, 83, 114, 116, 118, 119, **120**, 121
胸郭……31, 32, **150**, 152, 156, 157
胸管……58, 59, 113
頬筋……102
胸筋腋窩リンパ節……169
胸筋部……150
胸腔……27, 150, **152**, 156
胸骨……31, 32, 104, 150, 151, 152, 153, 156
頬骨……99, 100, 101
胸骨角……151, 152
頬骨弓……99, 100
胸骨甲状筋……104, 105
胸骨舌骨筋……104, 105
胸骨前部……150

胸骨体……151
頬骨部……98, 99
胸骨柄……151
胸鎖関節……99, 104
胸鎖乳突筋……39, 83, 99, 102, **104**
胸鎖乳突筋部……98, 99
胸神経……77, **84**, 86, 88
胸心臓神経……88
胸水……152
胸髄……76
胸腺……73, 152
胸腺ホルモン……73
胸大動脈……48, 49, 63, 151
胸椎……31, 32, 33, 150, 152, **174**
胸部……26, 27, 31, 32, **150**, 152
頬部……98, 99
胸壁……150
強膜……122, 123
胸膜……152, 156
胸膜腔……152, 156
胸腰筋膜……173
鋸筋……38
棘下筋……173
棘間筋……175
棘筋……175
曲精細管……208, 209
棘突起……174, 175
距骨……234, 235
距腿関節……234, 235
季肋部……150, 172
筋……**38**, 39, **40**, 41, **42**, 43, **44**, 45
近位……29
近位指節間関節……226
近位尿細管……202, 203
筋滑車……44
筋型動脈……53
筋原線維……42
筋細胞……42, 45
筋三角……99
近視……124, 125
筋支帯……44, 227, 234
筋節……43
筋線維……38, 42, 44
筋層……66, 184, 188, 211
筋束……42
筋頭……38
筋突起……100
筋内膜……42
筋尾……38
筋皮神経……225
筋腹……38
筋膜……42
筋裂孔……229

く

区域気管支……69, 155

空腸……65, 178, 188, 198
屈曲……40
屈筋支帯……226, 227, 234, 235
クッパー細胞……194
クプラ……132, 133
クモ膜……114, 115
クモ膜下腔……114, 115
クモ膜顆粒……114, 115
クモ膜小柱……115
グラーフ卵胞……214
グリセリン……64, 183
グリソン鞘……194, 195
クリトリス……212
グルカゴン……73, 75, 199

け

毛……91, **92**, 94, 95
脛骨……31, 33, **228**, 229, 230, 231, 233, 234, 235
脛骨神経……233
頸神経……76, 77, 84, 88, **112**
頸神経叢……77, 112
頸髄……76
頸切痕……98, 99
脛側……29
頸長筋……105
頸椎……31, 32, 33, 174
頸動脈管……106
頸動脈三角……99
頸動脈鞘……112
茎突舌骨筋……104, 105
頸部……26, 27, 98, **99**
頸部リンパ節……59
頸リンパ本幹……59, 113
血管……46, 47, **48**, **50**, **52**, 53, 55, 161, 166
血管乳頭……90, 95
月経……**215**
結合組織性毛包……92
月状骨……226
血小板……54, 55
結腸……190
結腸ヒモ……190, 191
結膜……122, 123
腱……38, 44, 226
腱画……38, 172
腱間結合……227
肩甲下筋……221
肩甲下部……173
肩甲間部……173
肩甲挙筋……173
肩甲棘……173
肩甲骨……31, 32, 33, 105, 150, 221
肩甲上静脈……108, 109
肩甲上部……173
肩甲舌骨筋……99, 104, 105

肩甲部 …… 173
言語中枢 …… 117
腱索 …… 160, 161, 162, 163
犬歯 …… 142, 143
腱鞘 …… 44, 226, 234
剣状突起 …… 151
腱中心 …… 156
原尿 …… 203
瞼板腺 …… 123
肩峰 …… 26

こ

口蓋 …… 138, 145
口蓋骨 …… 101
口蓋垂 …… 138, 144, 145
後外側溝 …… 82
口蓋帆張筋 …… 147
口蓋扁桃 …… 60, 138, 141, 144, 145
後角 …… 86, 87
口角 …… 138
岬角 …… 176, 177
口角下制筋 …… 102
口角挙筋 …… 102
後下行枝 …… 167
後下腿部 …… 228, 230
睾丸 …… 206, 209
交感神経 …… 76, 86, **88**, 89, 124, 163
交感神経幹 …… 84, 88, 112, 113
交感神経節 …… 84, 88
口峡 …… 138, 146
咬筋 …… 99, 102, **103**, 110, 139
口腔 …… 135, **138**, 139, 144, 145
広頸筋 …… 102, 104
後脛骨筋 …… 230, 231, 233, 235
後脛骨静脈 …… 50, 51, 232, 233
後脛骨動脈 …… 48, 49, 232, 233
後頸部 …… 98, 99
抗原 …… 57
硬口蓋 …… 138, 144
後交通動脈 …… 107
後根 …… 84, 86, 87
虹彩 …… 122, 123, 124
後索 …… 86, 87
後枝 …… 84
後耳介筋 …… 102
後耳介静脈 …… 108
後耳介神経 …… 110, 111
後耳介動脈 …… 106, 107
後室間溝 …… 167
後室間枝 …… 166, 167
後膝部 …… 230
後斜角筋 …… 105
後縦隔 …… 152
後十字靱帯 …… 231
甲状舌骨筋 …… 104, 105
甲状腺 …… 72, 73

甲状腺刺激ホルモン …… 74
鈎状突起 …… 198
甲状軟骨 …… 69, 105, 144, 145
後上葉区 …… 155
口唇 …… 138
後尖 …… 162
後爪郭 …… 93
硬組織 …… 143
抗体 …… 56, 57
後大腿部 …… 230
後大脳動脈 …… 107
後柱 …… 86
交通枝 …… 84, 88
喉頭 …… 68, 69, 144, 145, 146
喉頭蓋 …… 68, 69, 141, 144, 145, **146**, 147
喉頭蓋ヒダ …… 145
後頭筋 …… 41, 102
喉頭口 …… 68, 69
後頭骨 …… 84, 100, 101
後頭静脈 …… 108, 109
後頭動脈 …… 106, 107
後頭部 …… 98, 99
後頭葉 …… 116, 117
後頭リンパ節 …… 113
広背筋 …… 41, 173
後肺底区 …… 155
後半規管 …… 130, 132
後半月弁 …… 162
後鼻孔 …… 134
口部 …… 98, 99
後腹壁 …… 178
硬膜 …… 108, 114, 115
硬膜外葉 …… 115
硬膜静脈洞 …… 108, **109**, 114, 115
硬膜内葉 …… 115
肛門 …… 62, 65, 182, 190, **191**
肛門挙筋 …… 177, 191, 212, 213
肛門櫛 …… 191
肛門柱 …… 191
肛門部 …… 173
後葉 …… 120
口輪筋 …… 39, 99, 102, 103
口裂 …… 138
交連線維 …… 118
誤嚥 …… 146, 147
コールラウシュ・ヒダ …… 191
股関節 …… 37, 176
呼吸器系 …… 68
呼吸筋 …… 151
呼吸細気管支 …… 69, 159
鼓索神経 …… 111, 140
鼓室 …… 128, 129, 147
鼓室階 …… 130, 131
骨格筋細胞 …… 42, 45
骨格筋線維 …… 45

骨幹 …… 34
骨間筋 …… 227
骨髄 …… 34, **35**
骨層板 …… 34, 35
骨端 …… 34
骨単位 …… 35
骨端線 …… 34
骨盤 …… 31, 32, **176**, 177
骨盤隔膜 …… 176, 177, 212
骨盤下口 …… 177
骨盤腔 …… 27, 177, 178
骨盤上口 …… 177
骨盤内臓 …… 177
骨盤内臓神経 …… 88, 89, 190, 205
骨膜 …… 35
骨迷路 …… 128
骨梁 …… 34
鼓膜 …… 128, 129, 130, 147
固有胃腺 …… 186, 187
固有肝動脈 …… 63, 192, 193
固有口腔 …… 138
固有層 …… 187
固有背筋 …… 175
固有卵巣索 …… 210
コルチ器 …… 131
コルチゾール …… 73, 75
コレシストキニン …… 73, 187
根 …… 84, 85

さ

細気管支 …… 69
細静脈 …… 53
臍静脈 …… 217
臍帯 …… 216, 217
最長筋 …… 175
左胃動脈 …… 63
細動脈 …… 53
臍動脈 …… 217
サイトカイン …… 57
臍部 …… 172, 173
サイロキシン …… 73
左(外)縁枝 …… 166
杯細胞 …… 69, 189
左冠状動脈 …… 162, 166, 167
左脚 …… 163, 165
鎖骨 …… 31, 32, 33, 104, 150, 221
坐骨 …… 32, 176
鎖骨下窩 …… 150
鎖骨下静脈 …… 50, 51, 61, 108, 109, 113, **224**
鎖骨下動脈 …… 49, 106, 112, **224**
鎖骨下リンパ本幹 …… 58, 59
鎖骨胸筋三角 …… 150, 220
坐骨結節 …… 213, 230, 231
鎖骨上リンパ節 …… 169
坐骨神経 …… 233

索引

左鎖骨下動脈……48, 107
左心室……153, 158, **160**, 161, 163, 166, 217
左心室後枝……166
左心室後静脈……167
左心房……153, 158, 161, 163, 217
左心房壁……164
左総頸動脈……48, 107
左肺……68, 153, 154, 155
左肺静脈……160, 161, 167, 217
左肺動脈……160, 161, 166
左半月弁……162
左房室弁……160, 161, 162
左葉……178, 192, 193
三角窩……128
三角筋……39, 41, 220
三角筋部……150, 173, 222
三角骨……226
三叉神経……77, 82, 83, 103, **110**, 111, 121
三叉神経節……110, 111
三尖弁……160, 161, 162
三頭筋……38
三半規管……130

し

CRH……75
耳介……128, 129
耳介後リンパ節……113
視覚前野……126, 127
視覚野……116, 117
耳下腺……62, 99, 139
耳下腺咬筋部……98, 99
耳下腺リンパ節……113
歯冠……143
耳管……128, 129, 130, 134, **147**
耳管咽頭口……135, 136, 144, 145, **147**
耳管扁桃……60
色素上皮細胞……126
色素上皮層……126
子宮……71, 181, **210**, 211, 214, 216
子宮頸部……210, 216
子宮広間膜……210, 211
子宮静脈……217
子宮体……210
糸球体……201, 202, 203
子宮底……210
子宮動脈……217
子宮内膜……214, 215
子宮壁……216
軸索……78, 79, 80, 81, 86
刺激伝導系……163, 165
耳垢……128
視交叉……83, 126, 127
指骨……93, 226, 229, 234, 235
篩骨……100, 101

篩骨洞……134, 135, 136
歯根……143
歯根膜……143
視細胞……126
四肢……27
示指……226
支持細胞……132, 133, 136, 137, 208
示指伸筋腱……227
脂質……183
耳珠……128
視床……82, 86, 87, 114, 117, 118, **120**, 121
視床下部……74, 75, 114, **120**, 121, 163
視床間橋……121
耳小骨……128, 129, 130
矢状断……29
糸状乳頭……141
茸状乳頭……140, 141
矢状縫合……101
矢状面……28, 29
視神経……82, 83, 116, 121, 123, **126**, 127
耳神経節……89
視神経線維……126
歯髄……143
耳垂……128
耳石……132, 133
耳石膜……132, 133
指節間関節……37, 226
脂腺……91, 93
歯槽骨……143
舌……138, **140**, **141**, 144
痔帯……191
膝窩……230, 231
膝蓋腱……87, 228
膝蓋骨……31, 228, 229
膝蓋靭帯……228
膝窩筋……230, 231
膝窩静脈……50, 51, 232
膝窩動脈……48, 49, 232
膝窩リンパ節……59
膝関節……37, 228, 231
膝神経節……111
シナプス……78, 79, 80, **81**, 86, 88
シナプス小胞……81
歯肉……138, 143
指背腱膜……227
篩板……134, 135, 137
脂肪酸……64, 183
斜角筋……105
斜角筋隙……105
尺骨……31, 33, 221, 225, 226
尺骨静脈……50, 224
尺骨神経……225
尺骨動脈……48, 49, 224, 225
尺側……29

尺側手根屈筋……222, 225
尺側手根伸筋……222, 225
尺側皮静脈……50, 51, 224, 225
車軸関節……36, 37
射精管……71, 206, 207
射精管開口部……206
斜線維……184, 185, 186
斜裂……154, 155
縦隔……152
自由下肢骨……32
縦(走)筋層……**66**, 67, 184, 185, 186, 188, 189, 191
集合管……201, 202, 203
集合リンパ小節……60
舟状骨……226, 234, 235
自由上肢骨……32
自由神経終末……94
重層扁平上皮……90, 211, 241
十二指腸……64, 65, 67, 178, 180, 184, 185, 187, **188**, 196
十二指腸下行部……197
十二指腸腺……184, 187
終脳……76
皺眉筋……102
終末細気管支……69, 159
絨毛……64, 217
絨毛間腔……217
主気管支……154, 155
手根……226
手根管……226, 227
手根関節……226
手根骨……226
手根中手関節……37, 226
主細胞……186, 187
種子骨……44, 228
手掌……224, 226
樹状突起……78, 79, 80
主膵管……197, 198, 199
受精……214, **215**
受精卵……**214**, 215
シュレム管……123
シュワン細胞……78, 79, 80
シュワン鞘……78
循環器系……**46**
上胃部……172
小陰唇……71, 211, 212
上咽頭……68, 144, 145
漿液細胞……139
漿液腺……141
消化……63, **64**, 65
消化管……**62**, **63**, 65, **66**
消化器系……**62**, 63
上顎……142
上顎骨……100, 101
上顎神経……83, 110, 111
上顎洞……134, 135, 136

松果体 …… 72, 73, 114, 121
上 - 下葉区 …… 155
上眼瞼 …… 123
上眼瞼挙筋 …… 82, 123
上眼静脈 …… 108
上関節突起 …… 174
上気道 …… 68, 69
上丘 …… 82
小臼歯 …… 142, 143
小胸筋 …… 150
小頬骨筋 …… 102
笑筋 …… 102
上頸神経節 …… 88, 112
上頸心臓神経 …… 112, 113
上行結腸 …… 178, 179, 180, 182, **190**, 191
上甲状腺静脈 …… 108, 109
上甲状腺動脈 …… 106, 107
上行性伝導路 …… 87
上行大動脈 …… 48, 49, 166
上喉頭神経 …… 112
踵骨 …… 231, 234, 235
踵骨腱 …… 230, 231, 235
小骨盤 …… 176, 177, 178, 212
小鎖骨上窩 …… 98, 99
小指 …… 226
上肢 …… 26, 27, **220**, 221, **222**, 223, **224**, 225
上耳介筋 …… 102
小指外転筋 …… 227
小指球 …… 226
小指球筋 …… 225, 227
上肢骨 …… 32
小指伸筋 …… 222, 225
小指伸筋腱 …… 227
上歯槽神経 …… 110
硝子体 …… 122, 123
上肢帯 …… 31, 32
小指対立筋 …… 227
硝子軟骨 …… 36, 241
上斜筋 …… 82, 124
上縦隔 …… 152
小十二指腸乳頭 …… 185, 197, 198
小静脈 …… 53
上唇 …… 138
上唇挙筋 …… 102
上伸筋支帯 …… 234, 235
小心臓静脈 …… 167
上唇動脈 …… 106
上唇鼻翼挙筋 …… 102
小節 …… 120
上舌区 …… 155
小泉門 …… 101
上爪皮 …… 93
掌側 …… 29
掌側骨間筋 …… 227

上大静脈 …… 46, **47**, 50, 51, 153, 160, 161, 166, 167, 217
小帯線維 …… 123
小腸 …… 62, 64, 65, 67, 178, 179, 181, 182, **188**, 191
上腸間膜静脈 …… 50, 63, 193, 198
上腸間膜神経節 …… 88
上腸間膜動脈 …… 48, 63, 181, 198
小腸上皮細胞 …… 183, 189
上直筋 …… 123, 124
小殿筋 …… 230, 231
小転子 …… 229
上橈尺関節 …… 37
小動脈 …… 47, 53
小内臓神経 …… 88
小脳 …… 76, 77, 79, 114, 115, 116, 118, 119, **120**, 121
小脳核 …… 120
小脳脚 …… 120, 121
小脳谷 …… 120
小脳小舌 …… 120
小脳テント …… 109, 114
小脳半球 …… 120
小脳扁桃 …… 120
上皮小体 …… 72
踵部 …… 230
小伏在静脈 …… 50, 51, 232
漿膜 …… 66, 152, 184, 188, 211
鞘膜腔 …… 207
静脈 …… 47, **50**, **51**, **52**, 53
静脈角 …… 50, 51, 58, **59**, 61, 113
静脈管 …… 217
静脈管索 …… 192
静脈血 …… 47, **158**
静脈叢 …… 224
静脈洞 …… 109
静脈洞交会 …… 109
静脈網 …… 50
小網 …… 181, 184
睫毛 …… 123
小葉 …… 168
上葉 …… 154, 155
小葉間結合組織 …… 194, 195
小葉間静脈 …… 194, 195, 201, 202
小葉間胆管 …… 194, 195, 196
小葉間動脈 …… 194, 195, 201, 202
小菱形骨 …… 226
小弯 …… 184
上腕 …… 220, 222, 224, 225
上腕骨 …… 31, 32, 33, 221, 223, 225
上腕三頭筋 …… 38, 41, 222, 223, 225
上腕静脈 …… 50, 51, 224, 225
上腕深動脈 …… 224
上腕動脈 …… 48, 49, 224, 225
上腕二頭筋 …… 220, 221, 225
食道 …… 62, 64, 66, **144**, 146, 153, 180,

185
鋤骨 …… 100, 101
触覚細胞 …… 94
触覚小体 …… 94
自律神経(系) …… 76, 79, **88**, **89**
耳輪 …… 128
歯列 …… 138, 139
深 …… 29
腎盂 …… 200, 201, 204
深会陰横筋 …… 177, 212, 213
心窩部 …… 172, 173
心筋 …… 45, 161, 163, 164, 167
心筋細胞 …… 45, 163
伸筋支帯 …… 226, 227, 234
心筋線維 …… 45, 163
心筋層 …… 163
神経核 …… 79, 118, 120
神経細胞 …… **78**, 80, 81, 86, 88, 126
神経終末 …… 79
神経節 …… 79, 88
神経節細胞 …… 126
神経線維 …… **78**, 79, 86, 88, 116
神経叢 …… 76
神経頭蓋 …… 100, 101
神経突起 …… 78, 79
深頸リンパ節 …… 113
深指屈筋 …… 225
深指屈筋腱 …… 227
心室 …… 161, 162, 163, 164, 165, 166, 167
心室筋 …… 163, 164
心室中隔 …… 163
腎小体 …… 201, **202**
深掌動脈弓 …… 224
深静脈 …… 50, 232
腎静脈 …… 50, 70, 181, 200
腎髄質 …… 200, 201
腎錐体 …… 200, 201
心尖 …… 161, 164
心臓 …… 46, 73, 152, 153, 158, **160**, 161, **162**, 163, **164**, 165, **166**, **167**
腎臓 …… 70, 71, 73, 181, **200**, 201, 202
心臓枝 …… 112
心臓中枢 …… 163
心底 …… 161
伸展 …… 40
心電図 …… **164**
腎動脈 …… 48, 49, 70, 181, 200
心内膜 …… 162
腎乳頭 …… 200, 201
心嚢 …… 152
腎杯 …… 200, 201, 204
腎盤 …… 200, 201
真皮 …… 90, 91, 92
腎皮質 …… 200, 201, 202
真皮乳頭 …… 91

心房 …… 161, 162, 163, 164, 165, 166, 167
心膜 …… 152, 161
心膜腔 …… 152
腎門 …… 200, 201, 204
腎葉 …… 200, 201

す

随意筋 …… 45
膵液 …… 183, 196, 198, 199
髄腔 …… 34
髄質 …… 61, 72, 79, 118, 201
髄鞘 …… 78, 81
水晶体 …… 122, 123, 124, 125
膵臓 …… 62, 64, 65, 72, 73, 178, 182, 196, 197, **198**, 199
錐体 …… 86, 87, 126, 127
膵体 …… 198
錐体交叉 …… 86
錐体細胞 …… 86
膵頭 …… 198
膵島 …… 199
膵尾 …… 198
水平細胞 …… 126
水平断 …… 29
水平面 …… 28, 29
水平裂 …… 120, 154, 155
髄膜 …… 114, 115

せ

精液 …… 206
正円窓 …… 130
精管 …… 71, 206, 208
精管膨大部 …… 206, 207
精子 …… 206, 208, **209**, 214
精子細胞 …… 209
性周期 …… **215**
星状神経節 …… 88, 112, 113
生殖器（系）…… 70, 71, **206, 207, 208, 210, 211, 212,** 213
性腺 …… 71
性腺刺激ホルモン …… 215
精巣 …… 71, 206, 207, **208**, 209
精巣上体 …… 71, 206, 207, 208
精巣上体管 …… 208
精巣小葉 …… 208
精巣中隔 …… 208
精巣網 …… 208
精巣輸出管 …… 208
精祖細胞 …… 208, 209
声帯 …… 144, 145
声帯筋 …… 145
声帯靭帯 …… 145
声帯突起 …… 145
声帯ヒダ …… 68, 69, 145
正中溝 …… 141

正中神経 …… 225, 226
正中舌 …… 145
正中仙骨動脈 …… 48, 49
正中面 …… 28
成長ホルモン …… 74
精嚢 …… 71, 206, 207
精嚢液 …… 206
性ホルモン …… 73
声門 …… 69, 145
声門裂 …… 145
赤色骨髄 …… 35
脊髄 …… 76, 77, 79, **84**, 85, 86, 87, 114, 153
脊髄根 …… 82, 83
脊髄視床路 …… 86, 87
脊髄神経 …… 76, 77, **84**, 85, 86, 88
脊髄神経節 …… 84, 86
脊髄反射 …… 87
脊柱 …… 30, 31, 32, 33, **174**
脊柱管 …… 27, 85, 174
脊柱起立筋 …… 173, 175
脊柱部 …… 173
赤脾髄 …… 60
セクレチン …… 73, 187, 199
舌咽神経 …… 82, **83**, 88, 89, 121, 140
舌下神経 …… 82, 83, 121
舌下腺 …… 62, 139
赤血球 …… 54, 55, 158, 159
節後線維 …… 79, 88
舌骨 …… 101, **104**, 105, 144, 146
舌骨下筋群 …… 104
舌骨筋群 …… 103
舌骨上筋群 …… 104
舌根 …… 138, 140, 141
切歯 …… 142, 143
舌神経 …… 140
舌尖 …… 141
節前線維 …… 79, 88
舌体 …… 140, 141
舌動脈 …… 106, 107
舌扁桃 …… 60, 141, 145
舌盲孔 …… 141
セメント質 …… 143
セルトリ細胞 …… 209
浅 …… 29
線維包 …… 36
線維膜 …… 44
線維輪 …… 174
前縁 …… 154
前外側溝 …… 82, 84, 86
前角 …… 86, 87
前下行枝 …… 166, 167
前下腿部 …… 228
前鋸筋 …… 39, 150
前脛骨筋 …… 39, **228**, 229, 233, 235
前脛骨静脈 …… 50, 51

前脛骨動脈 …… 48, 49, 232
前頸静脈 …… 108, 109
前頸部 …… 98, 99
浅頸リンパ節 …… 113
前交通動脈 …… 107
仙骨 …… 31, 32, 33, 174, **176**, 177
仙骨神経 …… 76, 77, 84
仙骨神経叢 …… 77, 233
仙骨部 …… 173
前根 …… 84, 86
腺細胞 …… 93
前索 …… 86
前耳介筋 …… 102
浅指屈筋 …… 220, 225
浅指屈筋腱 …… 227
前室間溝 …… 166, 167
前室間枝 …… 166, 167
前膝部 …… 228
前斜角筋 …… 105
前縦隔 …… 152
前十字靭帯 …… 231
線条体 …… 118
浅掌動脈弓 …… 224
前上葉区 …… 155
仙髄 …… 76, 190
前尖 …… 162
前仙骨孔 …… 174
浅側頭静脈 …… 108, 109
浅側頭動脈 …… 106, 107
先体 …… 209
前大腿部 …… 228
前大脳動脈 …… 106, 107
前柱 …… 86
仙腸関節 …… 176
前庭 …… 128, 129, 132
前庭階 …… 130, 131
前庭球 …… 213
前庭神経 …… 82, 132
前庭ヒダ …… 145
蠕動運動 …… **66**, 67, 146, 185, 190, 204
前頭筋 …… 39, 102
前頭骨 …… 100, 101
前頭神経 …… 110
前頭断 …… 29
前頭直筋 …… 105
前頭洞 …… 134, 135, 136
前頭部 …… 98, 99
前頭面 …… 28, 29
前頭葉 …… 116, 117, 136
前頭連合野 …… 117
前肺底区 …… 155
前半規管 …… 130, 132
前半月弁 …… 162
仙尾関節 …… 174
前皮質脊髄路 …… 87
前腹部 …… 172

尖弁 …… 162
腺房 …… 169, 199
線毛 …… 69
線毛円柱上皮細胞 …… 69
前毛細血管括約筋 …… 53
腺葉 …… 168, 169
前葉 …… 120
前立腺 …… 71, 205, 206, 207
前腕 …… 31, 220, 224, 226
前腕骨 …… 226

そ

総肝管 …… 192, 196
総肝動脈 …… 63
双極細胞 …… 126
総頸動脈 …… 49, 106, 107
象牙芽細胞 …… 143
象牙質 …… 143
爪甲 …… 93
総骨間動脈 …… 224
爪根 …… 93
総指伸筋 …… 222, 225
総指伸筋腱 …… 227
爪床 …… 93
爪真皮 …… 93
臓側胸膜 …… 152, 153, 155
臓側心膜 …… 152, 153
臓側腹膜 …… 178, 179, 181
爪体 …… 93
総胆管 …… 196, 197, 198, 199
総腸骨静脈 …… 50, 51
総腸骨動脈 …… 48, 49
爪胚芽層 …… 93
爪半月 …… 93
総腓骨神経 …… 233
僧帽筋 …… 39, **41**, 83, 99, 102, 104, 162, 173
僧帽弁 …… 160, 161, 162
爪母基 …… 93
側角 …… 86
足弓 …… 235
側胸部 …… 150, 173
側頸部 …… 104
足根骨 …… 234
側索 …… 86
側枝 …… 79
束状帯 …… 72, 73
側柱 …… 86
足底 …… 230
側頭下窩 …… 100
側頭下部 …… 98, 99
側頭筋 …… 103, 110
側頭骨 …… 100, 101, 104
側頭頭頂筋 …… 102
側頭部 …… 98, 99
側頭葉 …… 116, 117

側頭連合野 …… 117
側脳室 …… 118
足背 …… 228
側腹部 …… 172
側副路 …… 224
鼡径管 …… 206
鼡径靭帯 …… 172, 173, 228, 229
鼡径部 …… 172
鼡径リンパ節 …… 59
組織液 …… 58
咀嚼 …… 138, 139, 146
咀嚼筋 …… 83, 103, 110
ソマトスタチン …… 73, 75

た

第1胸神経 …… 76, 84
第1頸椎 …… 84
大陰唇 …… 71, 211, 212
大円筋 …… 173, 223
体幹 …… 27, 30
大臼歯 …… 142, 143
大胸筋 …… 39, 150, 168, 169
大頬骨筋 …… 102
大血管 …… 152
大後頭孔 …… 27, 106
大骨盤 …… 176, 177, 212
大坐骨孔 …… 231
大鎖骨上窩 …… 98, 99
第3脳室 …… 115, 118, 120, 121
第3脳室脈絡叢 …… 115
体肢 …… 30
胎児 …… 216
対珠 …… 128
大十二指腸乳頭 …… **184**, 185, 196, 197, 198, 199
体循環 …… 47, 48
帯状回 …… 119
大静脈 …… 53
大静脈孔 …… 156
大食細胞 …… 56, 57, 58, 60
大心臓静脈 …… 166, 167
大錐体神経 …… 111
体性感覚野 …… 116, 117, 118, 127
体性神経 …… 76
大泉門 …… 101
大腿 …… 228, 230
大腿筋膜張筋 …… 228, 229
大腿骨 …… 31, 32, 33, 229, 230, **231**, 233
大腿骨頭靭帯 …… 229
大腿三角 …… 172, 228
大腿四頭筋 …… 39, 87, **228**, 229, 233
大腿静脈 …… 50, 51, 232, 233
大腿神経 …… 233
大腿深動脈 …… 232
大腿直筋 …… 228, 229, 233

大腿動脈 …… 48, 49, 232, 233
大腿二頭筋 …… 41, 230, 231, 233
大腸 …… 62, 64, 65, 179, 182, **190**
大殿筋 …… 41, 213, 230, 231
大転子 …… 229
大動脈 …… 46, **47**, 52, 153, 158, 161
大動脈弓 …… **48**, 49, 107, 160, 161, 217
大動脈弁 …… 161, 162, 164
大動脈弁開放 …… 165
大動脈弁閉鎖 …… 165
大内臓神経 …… 88
大内転筋 …… 41, 230, 231, 233
大脳 …… 77, 79, 114, 115, **116**, 117, **118**, 119
大脳鎌 …… 109, 114
大脳基底核 …… 79, 118, 119
大脳脚 …… 86, 87, 118, 120, **121**
大脳縦裂 …… 116, 118
大脳動脈輪 …… 107
大脳半球 …… 76, 118
大脳皮質 …… 86, 87, 116, **118**, 119
大脳辺縁系 …… 118, 119, 136
胎盤 …… 216, **217**
大伏在静脈 …… 50, 51, 232
大網 …… 178, 181, 184
大腰筋 …… 175, 229
第4脳室 …… 115, 120, 121
第4脳室脈絡叢 …… 115
大菱形骨 …… 226
大弯 …… 184
唾液 …… 64, 65, 139, 183
唾液腺 …… 65, 138, **139**
楕円関節 …… 36, 37
ダグラス窩 …… 211
多腹筋 …… 38
多裂筋 …… 175
胆管 …… 195, 196
単関節 …… 36
短骨 …… 30
短指屈筋 …… 235
短指伸筋 …… 234
胆汁 …… 64, 65, 196, 197
胆汁酸 …… 183
短小指屈筋 …… 227
炭水化物 …… 183
弾性型動脈 …… 52
淡蒼球 …… 118, 119
単層扁平上皮 …… 52, 58, 241
単糖(類) …… 64, 183
短橈側手根伸筋 …… 225
短橈側手根伸筋腱 …… 227
短内転筋 …… 231, 233
胆嚢 …… 62, 65, 178, 192, **196**, **197**
胆嚢管 …… 196, 197
たんぱく質 …… 183
短腓骨筋 …… 228, 229, 233

短母指外転筋 …… 227
短母指屈筋 …… 227
短母指伸筋 …… 225, 234
短母指伸筋腱 …… 227
淡明層 …… 90
短絡路 …… 53, 95

ち

知覚神経 …… 76, 79, 82, **86**, 87, 94
恥丘 …… 211, 212
恥骨 …… 32, 172, **176**, 207, 211
恥骨下角 …… 177
恥骨筋 …… 228, 229, 231
恥骨結合 …… 176, 177
恥骨直腸筋 …… 177
恥骨尾骨筋 …… 177, 213
智歯 …… 142
膣 …… 71, 210, 211
膣口 …… 211, 212
膣前庭 …… 211, 212
緻密質 …… 34, 35
着床 …… 214, 215
チャネル …… 80
中咽頭 …… 139, 144, 145
中隔尖 …… 162
中間楔状骨 …… 234
中間広筋 …… 228, 229, 233
中間神経 …… 83
肘関節 …… 224
中間尿細管 …… 203
中頸神経節 …… 88, 112, 113
中頸心臓神経 …… 112, 113
中指 …… 226
中耳 …… 128, 129, 147
中斜角筋 …… 105
中縦隔 …… 152
中手骨 …… 226, 227
中手指節関節 …… 226
中静脈 …… 53
中心溝 …… 116, 117, 119
中心静脈 …… 194, 195
中心臓静脈 …… 166, 167
虫垂 …… 178, 190, 191
中枢神経（系）…… **76**, 77, 78, 79, 88
肘正中皮静脈 …… 224, 225
中節骨 …… 226, 227, 234
中足骨 …… 229, 234, 235
中大脳動脈 …… 106, 107
中直腸横ヒダ …… 191
中殿筋 …… 230, 231
中動脈 …… 47, 52, 53
中脳 …… 76, 82, 114, 119, 120, **121**
中脳水道 …… 120
虫部 …… 120
虫部垂 …… 120
中膜 …… 52

中葉 …… 154, 155
虫様筋 …… 227
腸陰窩 …… 187, 189
聴覚野 …… 116, 117
腸間膜 …… 94, 178, 180, 188
腸間膜根 …… 180, 181
蝶形骨 …… 100, 101
蝶形骨洞 …… 134, 135, 136
腸脛靭帯 …… 228
腸骨 …… 32, 176
長骨 …… 30, 34
腸骨筋 …… 229
腸骨尾骨筋 …… 177, 213
長指屈筋 …… 230, 231, 233, 235
長指伸筋 …… 228, 229, 233, 234
腸絨毛 …… 187, 188, 189
長掌筋 …… 220, 225
腸腺 …… 187, 189
長橈側手根伸筋 …… 222, 225
長橈側手根伸筋腱 …… 227
長内転筋 …… 39, 228, 229, 231, 233
蝶番関節 …… 36, 37
長腓骨筋 …… 228, 229, 233
長母指外転筋腱 …… 227
長母指屈筋 …… 225, 230, 231, 233, **235**
長母指屈筋腱 …… 227
長母指伸筋 …… 38, 223, 225, 229, 233, 234, 235
長母指伸筋腱 …… 227
聴毛 …… 130, 131
腸腰筋 …… 228, 229
腸リンパ本幹 …… 58
腸肋筋 …… 175
直腸 …… 62, 182, **190**, 191, 211
直腸静脈叢 …… 191
直腸膨大部 …… 191

つ

椎間円板 …… 174
椎間関節 …… 37, 174
椎間孔 …… 84, 85, 174
椎弓 …… 174
椎孔 …… 174
椎骨 …… 31, 84, 153, **174**
椎骨静脈 …… 108
椎骨動脈 …… 48, 49, 106, 107
椎前筋群 …… 105
椎体 …… 174
ツチ骨 …… 128, 129, 130
土踏まず …… 235
爪 …… 91, **93**

て

DIP関節 …… 226
T細胞 …… 56, 57
停止 …… 38

停止腱 …… 38, 44, 87
底側 …… 29
テストステロン …… 73, 208
δ細胞 …… 73, 199
殿部 …… 173, 230

と

頭蓋腔 …… 27, 101, 114
頭蓋骨 …… 31, 32, 33, **100**, 101, 114, 115
動眼神経 …… **82**, 88, 89
頭頸部 …… 27
瞳孔 …… 122, 123, 124
瞳孔括約筋 …… 82, 124
瞳孔散大筋 …… 124
橈骨 …… 31, 33, 225, 226
橈骨手根関節 …… 37
橈骨静脈 …… 50, 224
橈骨神経 …… 225
橈骨動脈 …… 48, 49, 224, 225
投射線維 …… 118
導出静脈 …… 109, 115
豆状骨 …… 226
橈側 …… 29
橈側手根屈筋 …… 39, 225
橈側皮静脈 …… 50, 51, 224, 225
頭長筋 …… 105
頭頂骨 …… 100, 101
頭頂部 …… 98, 99
頭頂葉 …… 116, 117
頭頂連合野 …… 117
頭部 …… 26, 27, **98**, 99
洞房結節 …… 163, 164, 165
動脈 …… 46, **52**, 224, 232
動脈管 …… 217
動脈血 …… 47, 158
透明帯 …… 215
洞様毛細血管 …… 194, 195
トリプシン …… 183
貪食 …… 56

な

内果 …… 231, 235
内環状層板 …… 35
内胸静脈 …… 151
内胸動脈 …… 151
内頸静脈 …… 50, 51, 61, **108**, 109, 112, 113
内頸動脈 …… 48, 49, **106**, 107, 112
内頸動脈神経 …… 112, 113
内肛門括約筋 …… 190, 191
内呼吸 …… 158
内耳 …… 128, 129, 130, 132
内耳神経 …… **82**, 121
内生殖器 …… 71
内旋 …… 40

内臓筋 …… 45
内臓頭蓋 …… 100, 101
内側 …… 29
内側腋窩隙 …… 223
内側顆 …… 230, 231
内側楔状骨 …… 234, 235
内側広筋 …… 228, 229, 233
内側側副靭帯 …… 231
内側中葉区 …… 155
内側直筋 …… 124
内側肺底区 …… 155
内側半月 …… 231
内側毛帯 …… 86, 87
内側翼突筋 …… 103
内弾性板 …… 52, 53
内腸骨静脈 …… 50
内腸骨動脈 …… 48, 49
内転 …… 40
内転筋群 …… 231
内乳房リンパ節 …… 169
内尿道括約筋 …… 70, 204, 205
内尿道口 …… 70, 204, 205
内腹斜筋 …… 172, 175
内分泌細胞 …… 72, 187
内分泌部 …… 199
内閉鎖筋 …… 177
内包 …… 86, 87, 118
内膜 …… 52, 211
内ラセン溝 …… 131
内リンパ液 …… 128, 130, 131, **132**, 133
内肋間筋 …… 151, 156
軟口蓋 …… 68, 138, 144, 146, 147
軟骨 …… **34**
軟膜 …… 114, 115

に

二尖弁 …… 161, 162
二頭筋 …… 38
二腹筋 …… 38
乳管 …… 168, 169
乳管洞 …… 169
乳口 …… 168, 169
乳細管 …… 169
乳歯 …… **143**
乳汁分泌促進ホルモン …… 168
乳腺 …… 168, 169
乳腺小葉 …… 168, 169
乳頭 …… 90, 140, 150, 168
乳頭筋 …… **160**, 161, 162, 163, 167
乳頭溝 …… 140, 141
乳糜槽 …… 58, 59
乳房 …… 150, **168**, 169
乳房下部 …… 150
乳輪 …… 168
ニューロン …… **78**
尿管 …… **70**, 71, 181, 200, 201, 204,
　205, 206
尿管口 …… **70**, 71, 204, 205
尿細管 …… 201, 202, 203
尿細管極 …… 202
尿細管周囲毛細血管 …… 203
尿生殖隔膜 …… **176**, 177, 204, 212
尿道 …… 70, 71, 205, 206, 207
尿道海綿体 …… 71, 207
尿道球腺 …… 71, 206, 207
人中 …… 134, 138

ね

ネフロン …… 201, 203
粘液細胞 …… 139, 187
粘液層 …… 69
粘膜下組織 …… 66, 186, 187, 188
粘膜筋板 …… 66, 186, 187
粘膜固有層 …… 66, 69
粘膜上皮細胞 …… 187

の

脳 …… 76, 82, 107, **114**, 115, **116**, 117,
　118, 119, **120**, 121
脳回 …… 118
脳下垂体 → 下垂体
脳幹 …… 114, 116, 118, 119, **120**, **121**
脳弓 …… 114, 121
脳溝 …… 116, 118
脳室 …… 114
脳神経 …… 76, **82**, 88, 110
脳脊髄液 …… 114
脳底動脈 …… 107
脳頭蓋 …… 100, 101
脳梁 …… 114, 116, 117, **118**, 119, 121
のどぼとけ …… 69, 145
ノルアドレナリン …… 73

は

歯 …… 138, **142**, 143
肺 …… 69, 152, **154**, 155, 156, 157
パイエル板 …… 189
肺区域 …… 155
肺循環 …… 47
肺静脈 …… **46**, 47, 155, 158, 159, 161
肺尖 …… 154, 155
肺尖区 …… 155
肺尖後区 …… 155
背側 …… 29
背側骨間筋 …… 227
背側視覚経路 …… 126, 127
胚中心 …… 60, 61
肺底 …… 154, 155
肺動脈 …… **46**, 47, 155, 158, 159, 161,
　217
肺動脈弁 …… 160, 161, 162, 164
排尿中枢 …… 204, 205

肺胞 …… 68, 69, 156, 158, **159**
肺胞管 …… 69, 159
肺胞上皮細胞 …… 158
肺胞嚢 …… 69, 159
肺門 …… 69, 154, 155
排卵 …… 210
薄筋 …… 228, 230, 231, 233
白交通枝 …… 84, 88
白質 …… 78, 79, 86, 118
白線 …… 172, 175
白脾髄 …… 60
白膜 …… 208
バソプレシン …… 74, 203
白血球 …… 54
ハバース管 …… 34, 35
ハバース層板 …… 35
馬尾 …… 85
ハムストリング …… 230
パラソルモン …… 73
反回神経 …… 112
半規管 …… 128, 129, 132
半棘筋 …… 175
パンクレオザイミン …… 73, 187, 199
半月ヒダ …… 191
半腱様筋 …… **41**, 230, 231, 233
伴行静脈 …… 224, 232
反射 …… 87
板状筋 …… 175
半膜様筋 …… **41**, 230, 231, 233

ひ

PIP関節 …… 226
鼻咽頭 …… 68
被殻 …… 118, 119
皮下脂肪 …… 90, 91
皮下静脈叢 …… 191
皮下組織 …… 90, 91
皮筋 …… 103, 104
鼻筋 …… 102
鼻腔 …… 68, 69, **134**, 135, 136, 137,
　144, 145, 146
皮溝 …… 91
鼻甲介 …… 134, 135
腓骨 …… 31, 33, **229**, 230, 231, 233, 234
尾骨 …… 31, 32, 33, 176
鼻骨 …… 100, 101
尾骨筋 …… 177
腓骨静脈 …… 50
尾骨神経 …… 77, 84
腓骨動脈 …… 48, 49, 232
鼻根 …… 134
鼻根筋 …… 102
皮質 …… 72, 116, 118, 120, 201
皮質脊髄路 …… 86, 87
微絨毛 …… 64, 140, 141, 189
鼻出血 …… **137**

索引

尾状核 …… 118, 119
皮静脈 …… 50, 224, 232
脾静脈 …… 60, 63, 193
尾状葉 …… 192, 193
鼻唇溝 …… 138
ヒス束 …… 163, 165
鼻尖 …… 134
脾臓 …… 60, 63, 178, 179, 193
腓側 …… 29
尾側 …… 29
左季肋部 …… 173
左側腹部 …… 173
左腸骨部 …… 173
鼻中隔 …… 68, 134, 135, 137
尾椎 …… 174
鼻道 …… 68, 134, 135
脾動脈 …… 63
不随意筋 …… 45
泌尿器(系) …… **70**, 71
鼻背 …… 134
皮膚 …… **90**, 91, **94**, 95
尾部 …… 209
鼻部 …… 98
腓腹筋 …… 41, 228, 230, 231, 233
被膜 …… 61, 200, 201
眉毛 …… 123
表情筋 …… 39, 102, 138
表皮 …… 90, 91, 92, 93
鼻翼 …… 134
ヒラメ筋 …… **39**, 41, 228, **230**, 231, 233
鼻涙管 …… 122, 134, 136

ふ

ファーター乳頭 …… 184, 197, 198
ファーター・パチニ小体 …… 94
フィードバック …… 75
フィブリノーゲン …… 55
フィブリン …… 55
フォルクマン管 …… 35
フォンタナ腔 …… 123
腹横筋 …… 175
複関節 …… 36
腹腔 …… 27, 172, 178
腹腔神経節 …… 88
腹腔動脈 …… 48, 49, 63, 181
副交感神経 …… 76, 82, 83, **88**, 89, 124, 163
副甲状腺 …… 72, 73
副甲状腺ホルモン …… 73
伏在神経 …… 77
副細胞 …… 186, 187
伏在裂孔 …… 232
副腎 …… 72, 181
副神経 …… 82, 83, 121
副腎髄質 …… 73
副腎皮質 …… 73, 75
副腎皮質刺激ホルモン …… 74, 75

副膵管 …… 197, 198, 199
腹側 …… 29
腹側視覚経路 …… 126, 127
腹大動脈 …… **48**, 49, 63, 70, 88, 179, 181, 217
腹直筋 …… 38, 39, 172, 175, 216
腹直筋鞘 …… 172, 175
副鼻腔 …… 134, 135, 136
腹部 …… 26, 27, **172**, **178**, **180**
腹壁 …… **172**
腹膜 …… 178, 179, 180, 181
腹膜腔 …… 179
腹膜後器官 …… 179, 180, 181
腹膜後隙 …… 180, 181
腹膜垂 …… 191
腹膜内器官 …… 179
プチアリン …… 139
ブドウ糖 …… 75, 183
ブドウ膜 …… 122, 123
振り子運動 …… **67**
プルキンエ線維 …… 163, 164, 165
ブローカ野 …… 116, 117
プロゲステロン …… 73, 215
プロラクチン …… 74, 168
分節運動 …… **67**
吻側 …… 29
噴門 …… 184, 185

へ

平滑筋 …… 45, 88, 159
閉口筋 …… 103
平衡砂 …… 132
平衡斑 …… 132, 133
平面関節 …… 36, 37
β細胞 …… 73, 199
壁細胞 …… 186, 187
壁側胸膜 …… 152, 153, 155
壁側心膜 …… 152, 153
壁側腹膜 …… 178, 179, 181
ペプシノゲン …… 186, 187
ペプシン …… 183, 187
ヘマトクリット …… 54
ヘモグロビン …… 158
ベル・マジャンディの法則 …… 86
弁慶の泣きどころ …… 228
扁桃 …… 60
扁桃体 …… 118
扁平骨 …… 30
片葉 …… 120
弁葉 …… 162
片葉小節葉 …… 120
ヘンレループ …… 201, 202, 203

ほ

方形葉 …… 192, 193

縫合 …… 101
膀胱 …… 70, 71, 179, 181, 204, 205, 206, 207, 211
縫工筋 …… 39, **228**, 229, 230, 233
膀胱三角 …… 70, 204
膀胱壁平滑筋 …… 205
傍細胞 …… 186
傍糸球体装置 …… 202, 203
房室結節 …… 163, 164, 165
房室束 …… 163, 164, 165
房室弁 …… 161, 162, 164
房室弁開放 …… 165
房室弁閉鎖 …… 165
帽状腱膜 …… 102
紡錘状筋 …… 38
放線冠 …… 215
膨大部稜 …… 132, 133
胞胚 …… 215
ボウマン腺 …… 136, 137
ボウマン嚢 …… 201, 202, 203
ほうれい線 …… 138
傍濾胞細胞 …… 73
頬 …… 138
母指 …… 226, 234
母指球 …… 226
母指球筋 …… 225, 227
母指対立筋 …… 227
母指内転筋 …… 227
ホルモン …… **72**, 73, **74**, 75, 187

ま

マイスネル小体 …… 90, 91, 94
マイボーム腺 …… 122, 123
膜迷路 …… 128, 130, 132
まつ毛 …… 123
末梢神経(系) …… **76**, 77, 78, 79, 82
末節骨 …… 226, 227, 234, 235
まゆ毛 …… 123
マルターゼ …… 183

み

ミエリン鞘 …… 78
ミオシン …… 42, 43
味覚 …… **140**
味覚神経 …… 141
右季肋部 …… 173
右側腹部 …… 173
右リンパ本幹 …… 58, 59
味孔 …… 140, 141
味細胞 …… 140, 141
ミトコンドリア …… 42
耳 …… **128**
脈絡叢 …… 114, 121
脈絡膜 …… 122, 123
ミュラー管 …… 213
味蕾 …… 140, 141

む

無漿膜野 …… 192
無髄有鞘線維 …… 78
ムチン …… 187

め

迷走神経 …… 77, **82**, 83, 88, 89, 112, 121, 140
明中心 …… 60
めまい …… 133
メラトニン …… 73
メラニン細胞 …… 90
メラニン色素 …… 91, 124
メルケル小体 …… 94
免疫 …… **56**, 57

も

毛幹 …… 92
毛球 …… 92
毛根 …… 91, 92
毛細血管 …… 46, **53**, 61, 91, 95, 158, 159
毛細血管網 …… **53**, 63, 90, 91
毛細胆管 …… 194, 195
毛細リンパ管 …… 58, 60, 61
毛脂腺 …… 92
網状帯 …… 72, 73
毛小皮 …… 92
毛髄質 …… 92
毛帯路 …… 86
盲腸 …… 190, 191
毛乳頭 …… 92
網嚢 …… 181, 184
毛皮質 …… 92
毛包 …… 91, 92
毛母基 …… 92
網膜 …… **122**, 123, 124, 125, 126
網膜中心動脈 …… 123
毛様体 …… 122, 123, 124, 125
網様体 …… 79, 118
毛様体筋 …… 123, 124
毛様体神経節 …… 89, 110
門脈 …… 47, 50, 63, 65, 192, **193**, **195**, 217
門脈小葉 …… 195

ゆ

有郭乳頭 …… 140, 141
有棘層 …… 90, 93
有鈎骨 …… 226
有鞘線維 …… 78
有髄線維 …… 78, 80, 81
有髄無鞘線維 …… 78
有髄有鞘線維 …… 78, 79
有頭骨 …… 226
有毛細胞 …… 130, 131, 132, 133
幽門 …… 184, 185
幽門括約筋 …… 67, 185, 187
幽門管 …… 184
幽門前庭部 …… 184
輸出細動脈 …… 202, 203
輸出リンパ管 …… 60, 61
輸入細動脈 …… 202, 203
輸入リンパ管 …… 60, 61

よ

葉間静脈 …… 201
葉間動脈 …… 201
葉気管支 …… 69, 154, 155
腰三角 …… 173
葉状乳頭 …… 140, 141
腰神経 …… 76, 77, 84, 86
腰神経叢 …… 77, 233
腰髄 …… 76
腰椎 …… 31, 32, 33, **174**
腰動脈 …… 48, 49
腰内臓神経 …… 88
腰部 …… 173
腰方形筋 …… 175
腰リンパ本幹 …… 58
翼口蓋神経節 …… 89, 110
翼状突起 …… 103

ら

ライスネル膜 …… 131
ラクターゼ …… 183
ラセン板縁 …… 131
ラムダ縫合 …… 101
卵円孔 …… 217
卵管 …… 71, 210, 211, 214
卵管峡部 …… 210, 211
卵管采 …… 210, 211
卵管膨大部 …… 210, 211, 214, 215
卵管漏斗(部) …… 210, 211, 214, 215
卵形嚢 …… 132
ランゲルハンス細胞 …… 90
ランゲルハンス島 …… 72, 199
卵細胞 …… 215
卵子 …… 210, 215
卵巣 …… 71, 73, 210, 211, **214**
卵巣上体 …… 210
ランビエ絞輪 …… 78, 80, 81
卵胞 …… 210, 214, 215
卵胞刺激ホルモン …… 74, 215
卵胞ホルモン …… 73

り

梨状筋 …… 177, 230, 231
立方骨 …… 234
立毛筋 …… 91, 92, 95
リパーゼ …… 183

菱形筋 …… 173
輪(走)筋層 …… **66**, 67, 184, 185, 186, 188, 189, 191
輪状靭帯 …… 69
輪状軟骨 …… 144
輪状ヒダ …… 188
鱗状縫合 …… 101
リンパ管 …… 58, 61, 65, 168, 189
リンパ管弁 …… 61
リンパ球 …… 54, 56, 58, **60**, 61
リンパ小節 …… 58, **60**, 61, 189
リンパ浸潤 …… 60
リンパ節 …… 58, **60**, 61, 168
リンパ本幹 …… 58

る

涙液 …… 122
涙骨 …… 100, 101
涙小管 …… 122
涙腺 …… 122
涙腺神経 …… 110
涙点 …… 122
類洞 …… 194
涙嚢 …… 122
ルフィニ小体 …… 94

れ

レニン …… 73, 203
連合線維 …… 118
連合野 …… 116
レンズ核 …… 118

ろ

老眼 …… 124
肋硬骨 …… 151
肋軟骨 …… 151
肋間筋 …… 151, 152
肋間静脈 …… 151
肋間動脈 …… 49, 151
肋骨 …… 31, 32, 33, 150, **151**, 152, 153, 156, 157
肋骨下縁 …… 150
肋骨弓 …… 26, 151
肋骨突起 …… 174
濾胞上皮細胞 …… 73

わ

ワルダイエルの咽頭輪 …… 60
腕橈骨筋 …… 39, **220**, 225
腕尺関節 …… 37
腕神経叢 …… 77, 225
腕頭静脈 …… 50, 51, 109
腕頭動脈 …… 48, 49

巻末復習ノート

巻末復習ノート

コピーをとって、自分なりに問題を設定して書き込んでみよう。

設問の例
● 頭蓋骨、脊柱、上肢骨、下肢骨をそれぞれ違う色で塗り分けてみよう。

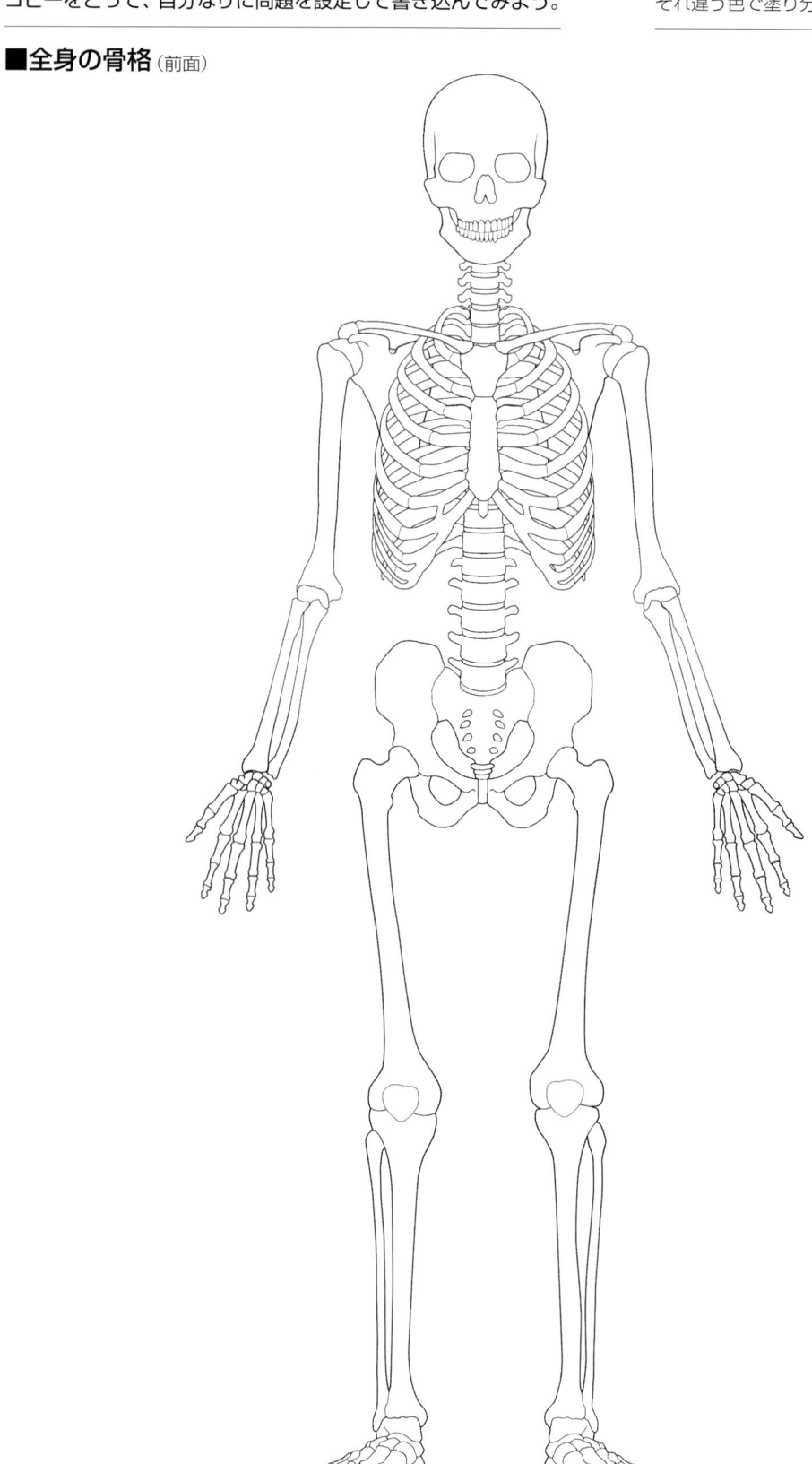

■ **全身の骨格**（前面）

- 上肢、下肢、胸郭、骨盤などを構成する骨にはどのようなものがあるか、それぞれ名称を記入してみよう。
- 関節の種類と、代表的な関節を復習してみよう。
- 上肢や下肢にあるおもな筋肉の、起始と停止を記入してみよう。

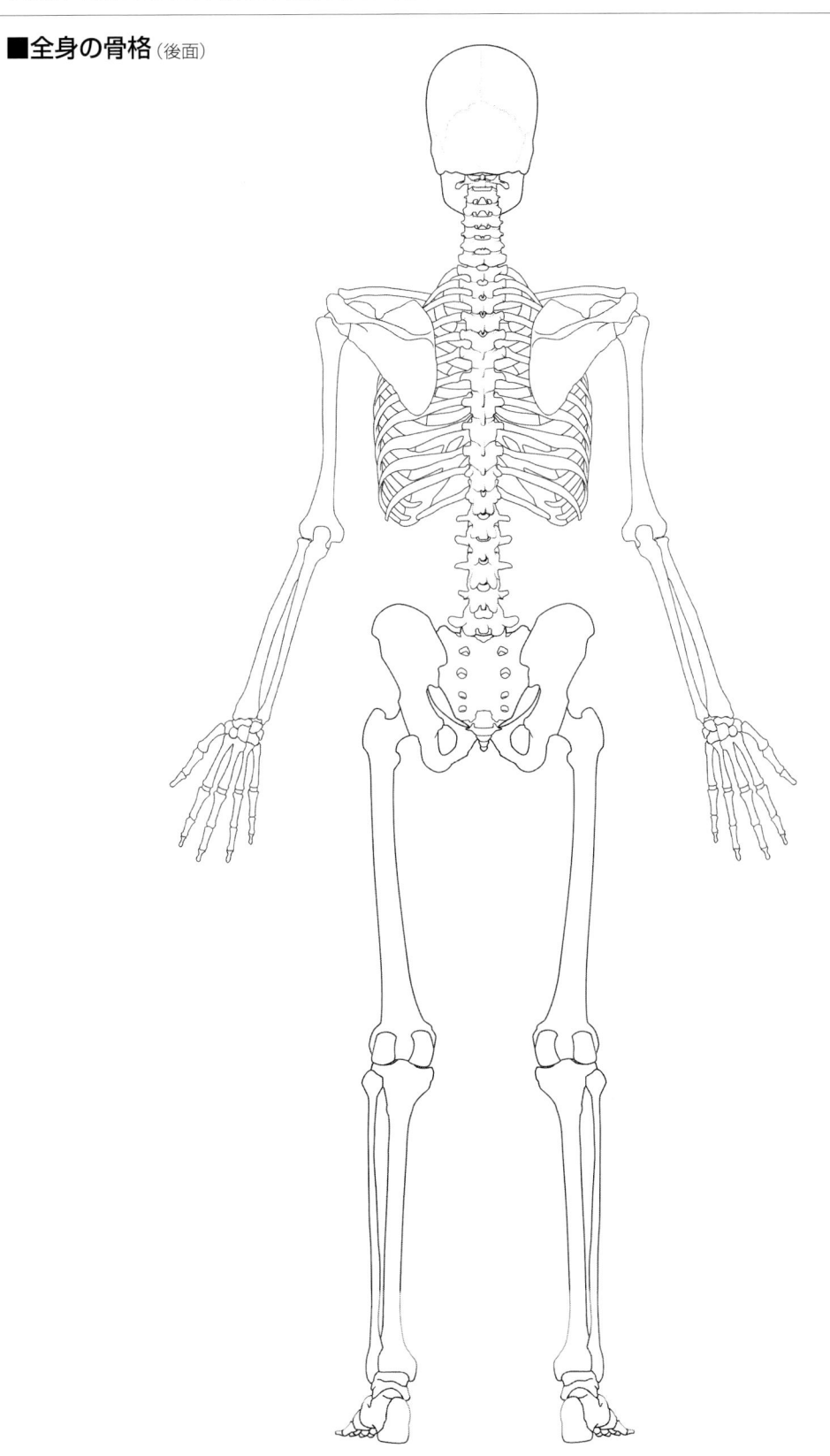

■ **全身の骨格** (後面)

巻末復習ノート

設問の例
- それぞれの動脈の名称を記入してみよう（p.48、63、107参照）。
- 大脳動脈輪を構成する動脈にはどのようなものがあるか、まとめてみよう。

■ 全身の動脈

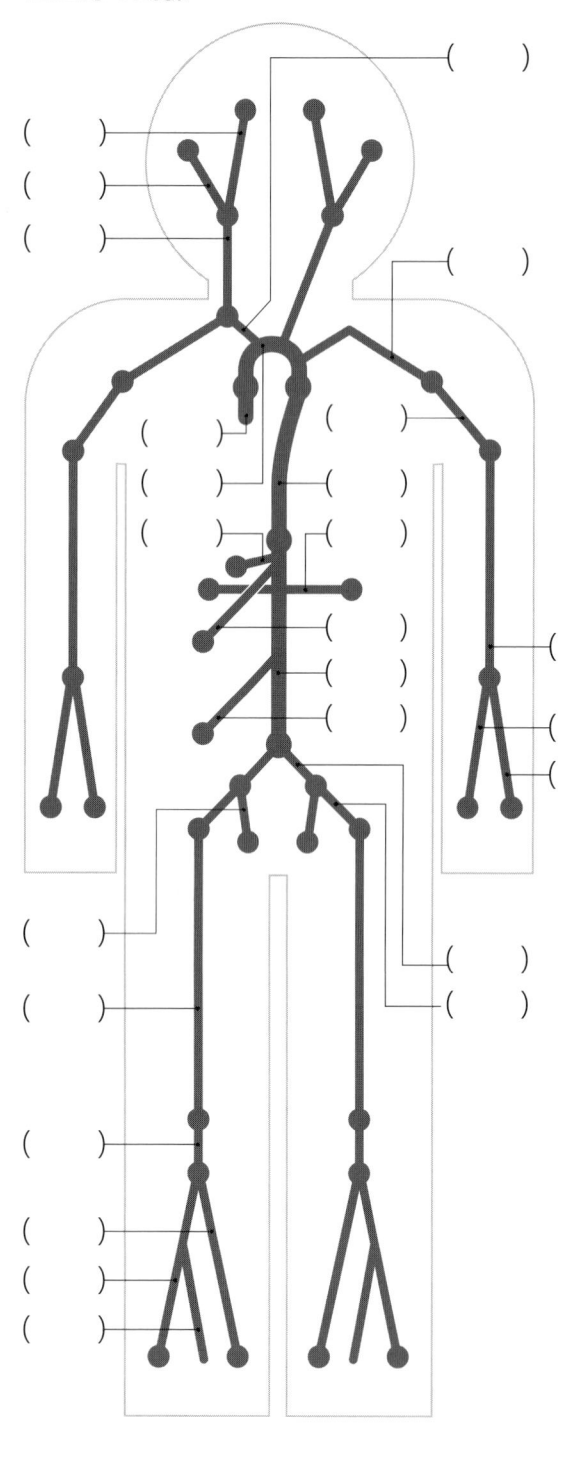

■ 頭部のおもな動脈

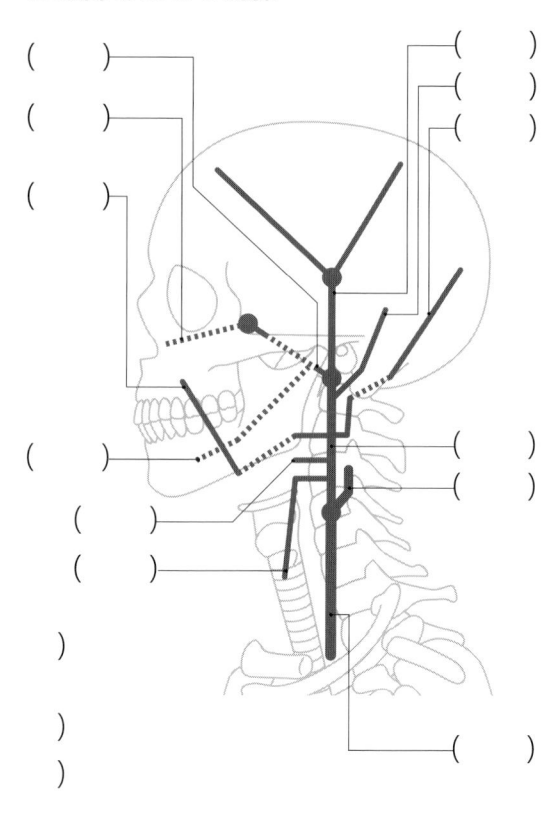

■ 腹部のおもな動脈

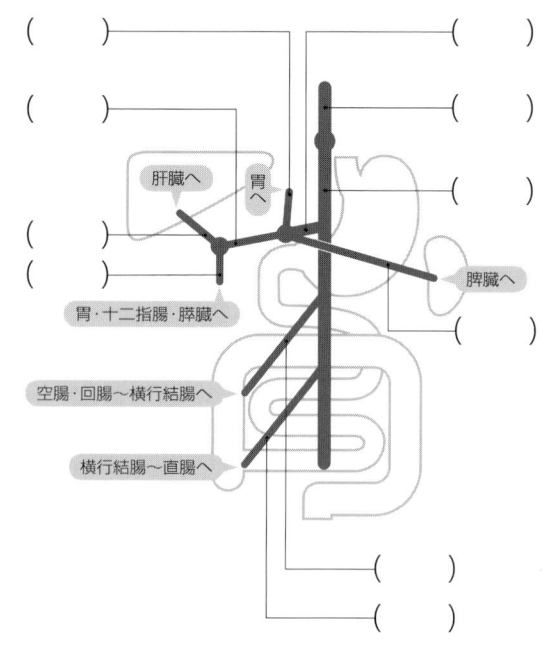

（肝臓へ）
（胃へ）
（胃・十二指腸・膵臓へ）
（脾臓へ）
（空腸・回腸〜横行結腸へ）
（横行結腸〜直腸へ）

設問の例　●それぞれの静脈の名称を記入してみよう（p.50、63、109参照）。
　　　　　●硬膜静脈洞を構成する静脈にはどのようなものがあるか、まとめてみよう。

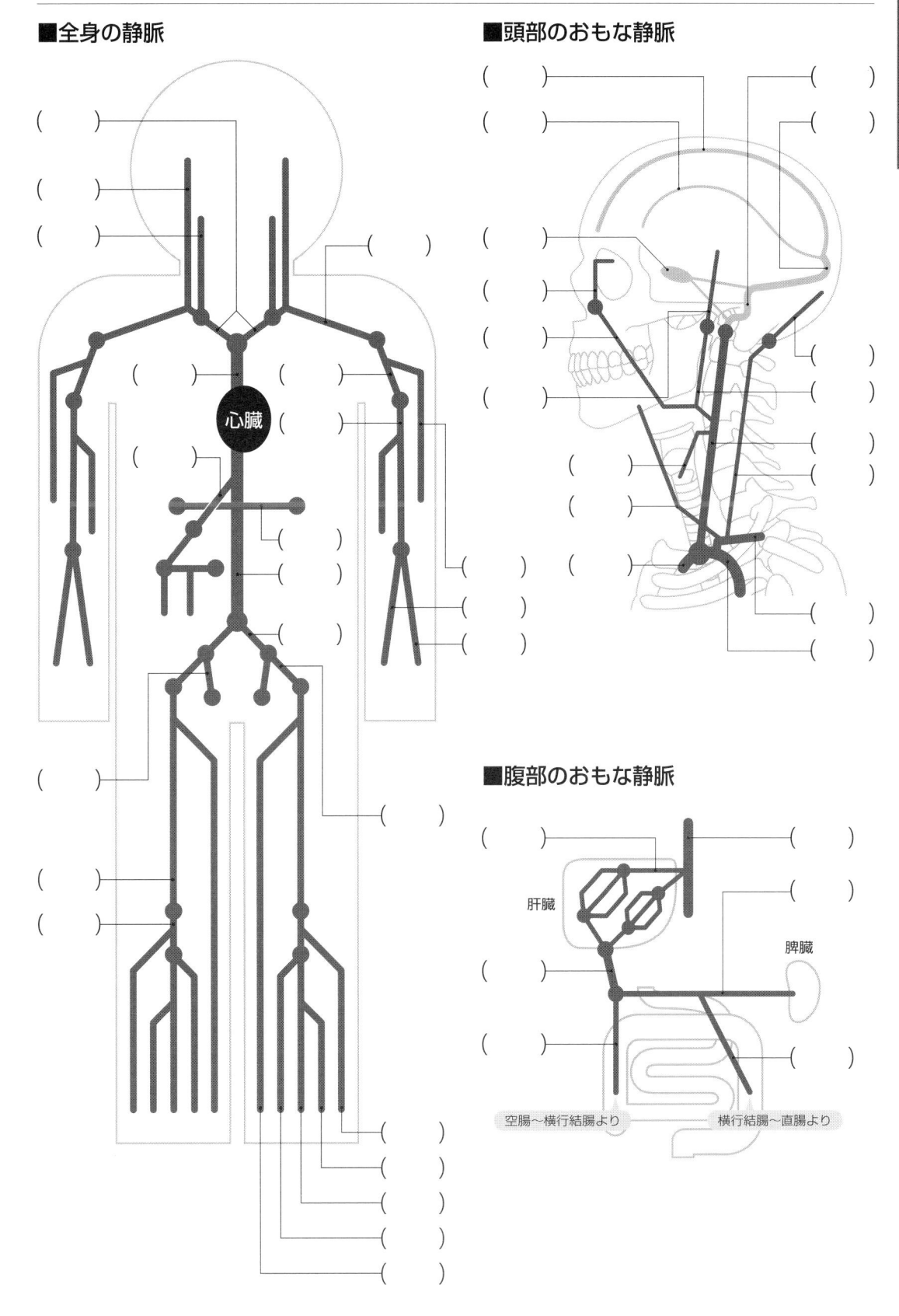

■全身の静脈

( )
( )
( )
( )
( )
( )
心臓
( )
( )
( )
( )
( )
( )
( )
( )
( )
( )
( )
( )
( )

■頭部のおもな静脈

( )　( )
( )
( )
( )
( )
( )
( )
( )
( )

■腹部のおもな静脈

( )　( )
肝臓
( )
脾臓
( )
( )
空腸～横行結腸より　横行結腸～直腸より

巻末復習ノート

■脳の底面

設問の例
- 脳神経の名称と走行、はたらきについて記入してみよう。
- 大脳、小脳、脳幹を塗り分けてみよう。

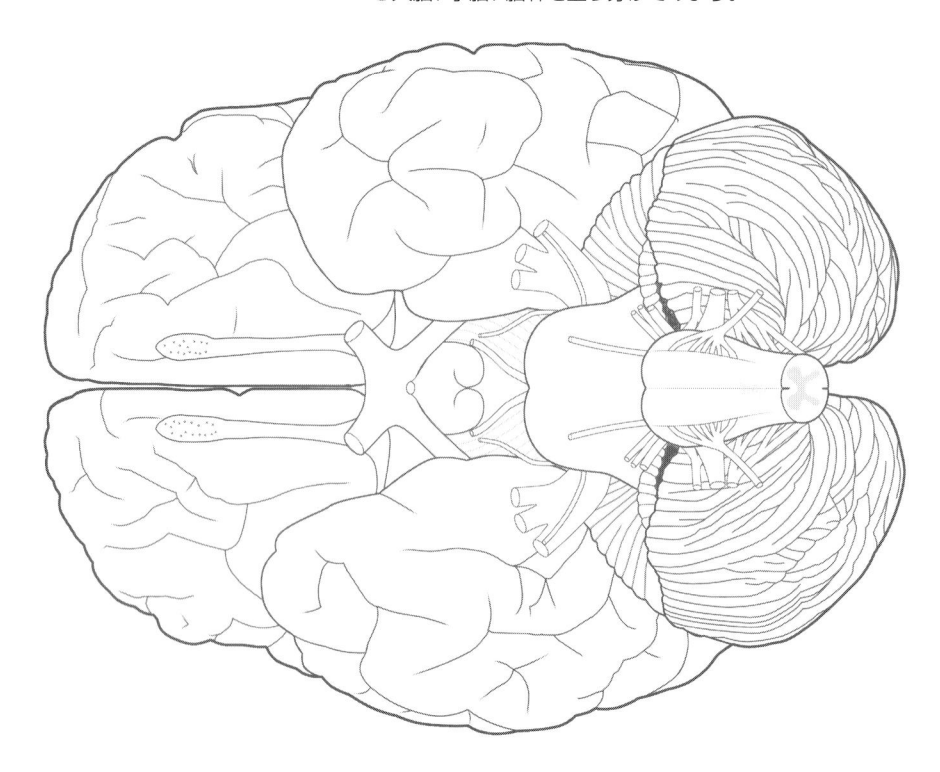

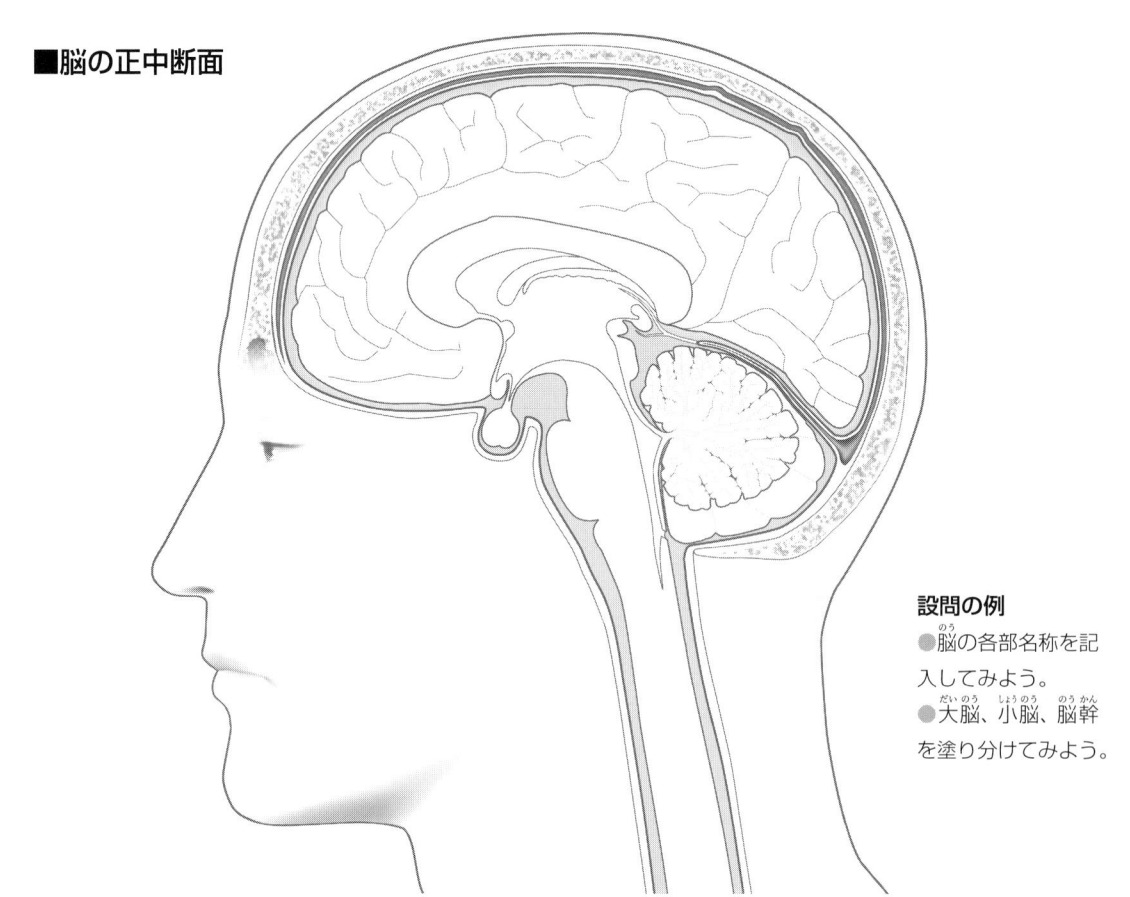

■脳の正中断面

設問の例
- 脳の各部名称を記入してみよう。
- 大脳、小脳、脳幹を塗り分けてみよう。

■呼吸器系

設問の例
- 呼吸器系に属する器官の名称を記入してみよう。
- 上咽頭、中咽頭、下咽頭を塗り分けてみよう。
- 上気道と下気道を塗り分けてみよう。
- 鼻腔のところに、副鼻腔の開口部を記入してみよう。

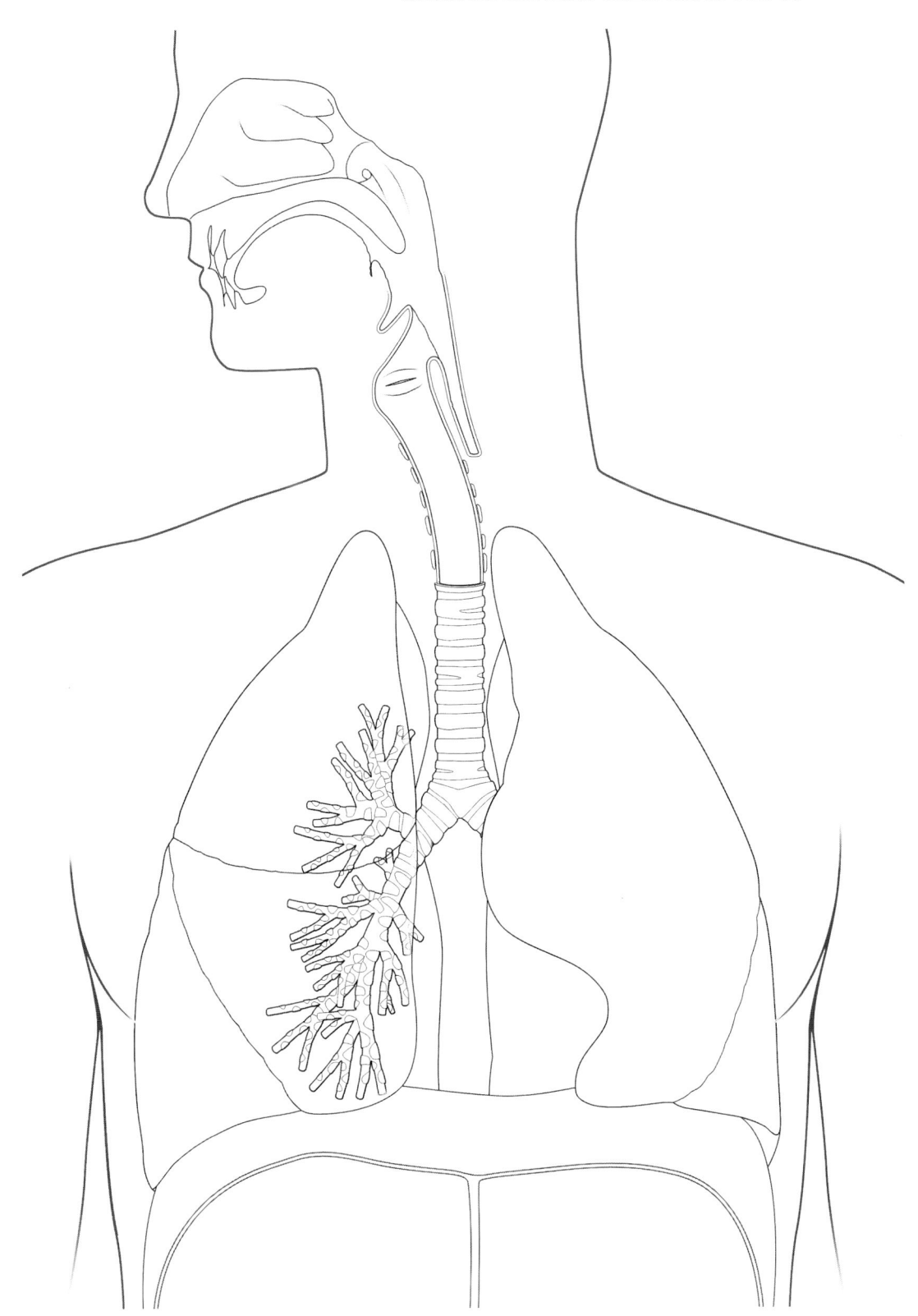

巻末復習ノート

巻末復習ノート

■消化器系

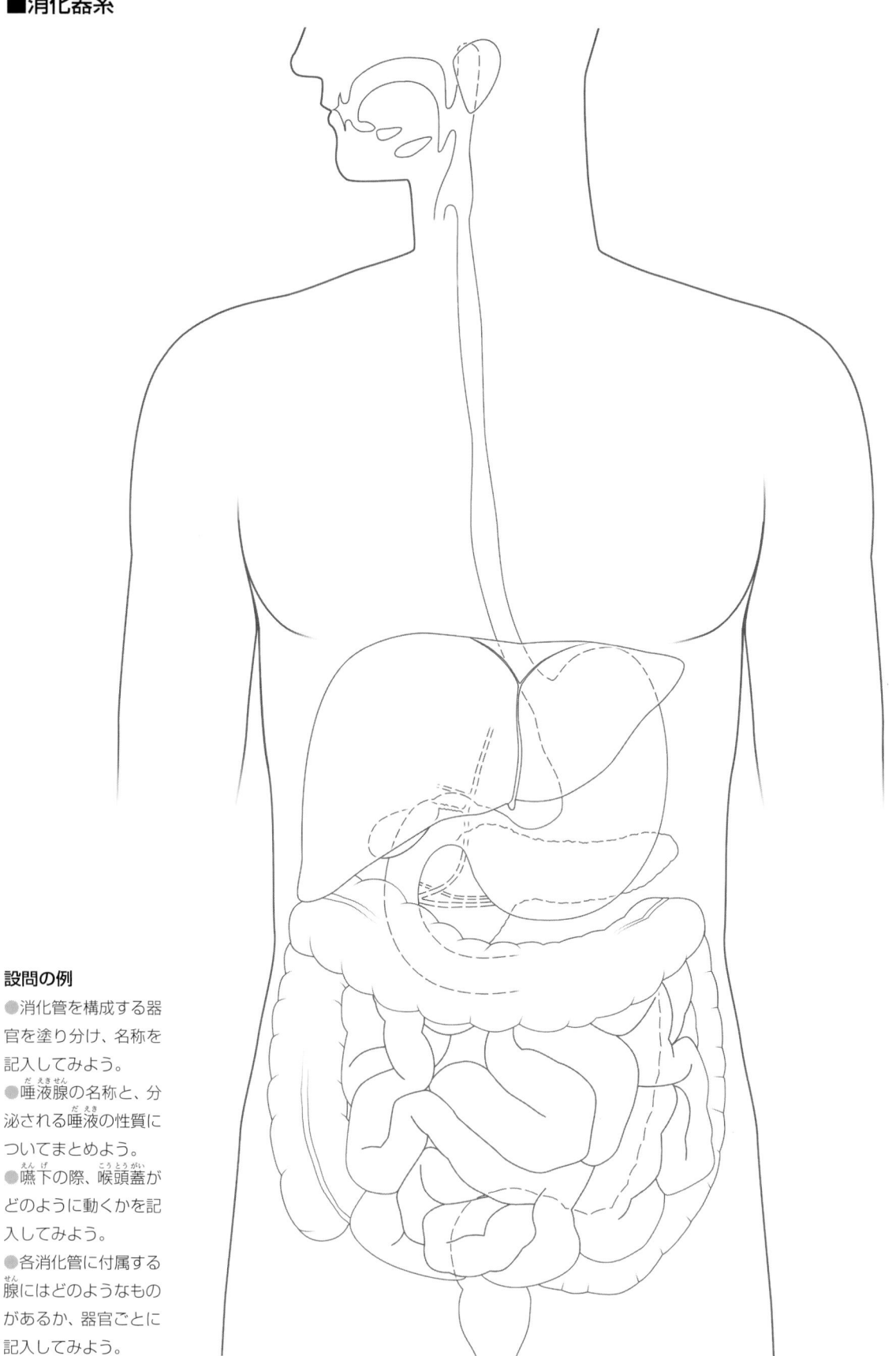

設問の例
- 消化管を構成する器官を塗り分け、名称を記入してみよう。
- 唾液腺の名称と、分泌される唾液の性質についてまとめよう。
- 嚥下の際、喉頭蓋がどのように動くかを記入してみよう。
- 各消化管に付属する腺にはどのようなものがあるか、器官ごとに記入してみよう。

■泌尿生殖器系

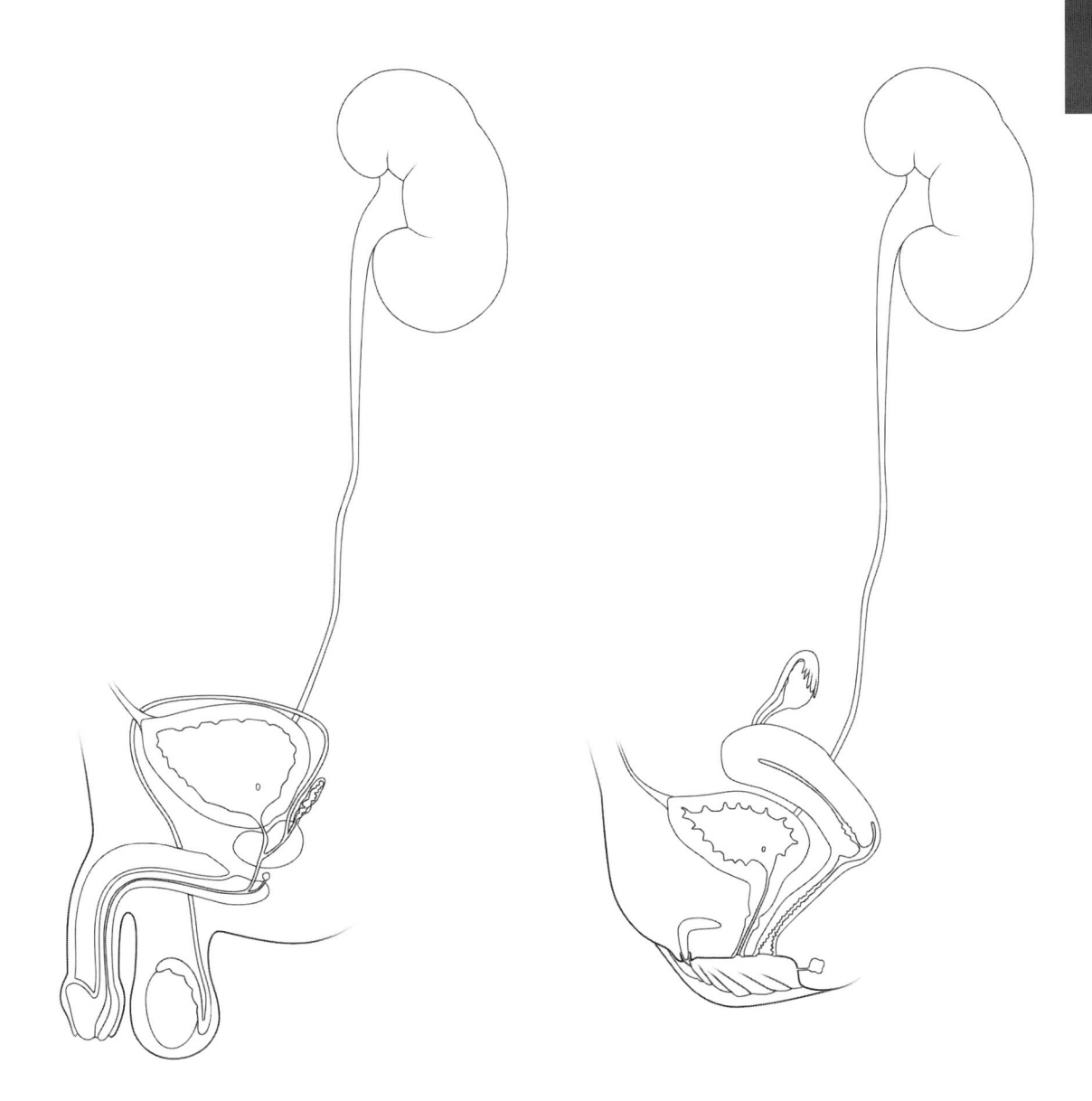

設問の例
●泌尿器に属する器官、生殖器に属する器官、両方に属する器官を塗り分けてみよう。
●男性の外生殖器と内生殖器を塗り分け、それぞれの名称を記入しよう。
●女性の外生殖器と内生殖器を塗り分け、それぞれの名称を記入しよう。
●精液のもととなる3種類の外分泌腺と、分泌液の性質についてまとめよう。

引用・参考文献

序章

図2, 3, 4	Vesalius, A: De humani corporis fabrica libri septem. Basileae, Ioannis Oporini, 1543
図5	Lancisi, GM: Tabulae anatomicae Bartholomaei Eustachi quas a tenebris tandem vindicatas. Romae, Francisci Gonzagae, 1714
図6	Singer, C: The evolution of anatomy. A short history of anatomical and physiological discovery to Harvey. New York, Alfred A. Knopf, 1925
図7	Glisson, F: Anatomia hiepatis cui praemittuntur quaedam ad rem anatomicam universe spectantia. Arnoldumleers, Hague, 1681
図8	Willis, T: Cerebri anatome: cui accessit nervorum descriptio et usus. Londini, Tho. Roycroft, 1664
図9	Cheselden, W: The anatomy of the human body. H. Woodfall, R & J. Dodsley, R. Baldwin, W. Johnston, J. Richardson, S. Crowder, and Hawes, Clarke & Collins, London, 1763
図10	Kulmus, JA: Anatomische Tabellen nebst darzu gehörigen Anmerkungen und Kupffern: daraus des ganzen menschlichen Körpers beschaffenheit und Nutzen deutlich zu ersehen. Johan Hacob Lotters, Augsburg, 1758
図11	Kölliker, A: Handbuch der Gewebelehre des Menschen für Aerzte und Studierende. 5th ed., Wilhelm Engelmann, Leipzig, 1867
図12	Haeckel, E: Generelle Morphologie der Organismen. in 2 vols., Georg Reimer, Berlin, 1866
図13	Casserius, G: Tabulae anatomicae LXXIIX. Venetiis, 1627
図14	Bidloo, G: Anatomia humani corporis, centum & quinque tabulis. J. a Someren, Amsterdam, 1685
図15	Albinus, BS: Tabulae sceleti et musculorum corporis humani. Lugduni Batavorum, J. & H. Verbeek, [1737-]1747
図16	Bonamy, C; Broca, P; Beau, É: Atlas d'anatomie descriptive du corps humanain. in 4 vols., Masson, Paris, 1844-1866
図17	Gegenbaur, W: Lehrbuch der Anatomie des Menschen. WIlhelm Engelmann, 1883
図18	山脇尚徳『臓志』全2巻, 平安養壽院藏版, 1759年序
図19	杉田玄白；中川淳庵；石川玄常；桂川甫周『解體新書』全4巻＋序図, 須原屋市兵衛, 1774
図20	『医学生とその時代―東京大学医学部卒業アルバムにみる日本近代医学の歩み』中央公論新社, 2008

人物名の表記、生没年については、坂井建雄『人体観の歴史』岩波書店, 2008年の記述に従った。

1章—5章

越智淳三 訳『解剖学アトラス』文光堂

石川博, 橋本尚詞, 増田允 著『看護学入門 1巻 人体のしくみと働き』メヂカルフレンド社

坂井建雄, 松村讓兒 監訳『プロメテウス解剖学アトラス 解剖学総論／運動器系』医学書院

坂井建雄, 大谷修 監訳『プロメテウス解剖学アトラス 頸部／胸部／腹部・骨盤部』医学書院

坂井建雄, 河田光博 監訳『プロメテウス解剖学アトラス 頭部／神経解剖』医学書院

坂井建雄 他 著『系統看護学講座 専門基礎Ⅰ 人体の構造と機能 [1] 解剖生理学』医学書院

坂井建雄 訳『ムーア臨床解剖学 第2版』メディカル・サイエンス・インターナショナル

高橋長雄 監修・解説『からだの地図帳』講談社

松村讓兒 著『人体解剖ビジュアル からだの仕組みと病気』医学芸術社

巻末資料

石川博, 橋本尚詞, 増田允 著『看護学入門 1巻 人体のしくみと働き』メヂカルフレンド社

金子丑之助 著『日本人体解剖学』南山堂

坂井建雄 他 著『系統看護学講座 専門基礎Ⅰ 人体の構造と機能 [1] 解剖生理学』医学書院

森優, 山本寅男 著『学習必携 解剖学要覧』南山堂

*本書は2010年3月時点での情報に基づき作成されています。

【著者】

坂井建雄（さかい・たつお）

順天堂大学特任教授。1953年大阪府生まれ。東京大学医学部卒。東京大学医学部解剖学教室助手、助教授、順天堂大学医学部教授を経て2020年より現職。おもな研究は、人体解剖学、腎臓と血管・間質の細胞生物学、解剖学史・医学史。著訳書に『人体観の歴史』（岩波書店）、『からだの自然誌』（東京大学出版会）、『プロメテウス解剖学アトラス』（監訳、医学書院）、『カラー図解 人体の正常構造と機能』（監修、日本医事新報社）、『ジュンケイラ組織学』（監訳、丸善）など。

橋本尚詞（はしもと・ひさし）

東京慈恵会医科大学客員教授。1956年奈良県生まれ。東京医科歯科大学歯学部卒、京都大学大学院修了。京都大学講師、東京慈恵会医科大学講師、助教授、教授を経て2022年より現職。おもな研究は、組織構築・発生過程の三次元的解析。著書・訳書（分担含む）に『イラスト人体発生学』（株式会社ユリシス）、『ヒューマンバイオロジー』、『プロメテウス解剖学アトラス 頸部／胸部／腹部・骨盤部』、『医学大辞典』（ともに医学書院）、『看護学入門 1巻 人体のしくみと働き』（メヂカルフレンド社）など。また、「看護学生」、「クリニカルスタディ」（ともにメヂカルフレンド社）に解剖生理学の入門編を3期連載。

【解剖図イラストレーション】

浅野仁志（あさの・ひとし）

1958年宮城県生まれ。東京造形大学卒。1981年から2001年まで科学雑誌「Newton」で、おもにサイエンスやメカニカル分野のイラストレーションを手掛ける。1986年から本格的にメディカル分野のイラストレーションを制作。おもな仕事に『しくみと病気がわかるからだの事典』（成美堂出版）、『徹底図解 からだのしくみ』（新星出版社）など。
公式HP　http://www12.plala.or.jp/asanono/

編集・制作―――――小学館クリエイティブ（尾和みゆき）
　　　　　　　　　　河合佐知子
企画・編集―――――成美堂出版編集部（原田洋介・芳賀篤史）

本書に関する最新情報は、下記のURLをご覧ください。
https://www.seibidoshuppan.co.jp/info/anatomical-chart2304

上記URLに掲載されていない箇所で、正誤についてお気づきの場合は、書名・発行日・質問事項・氏名・住所（またはFAX番号）を明記の上、**郵送**または**FAX**で**成美堂出版**までお問い合わせください。
※お電話でのお問い合わせはお受けできません。
※本書の正誤に関するご質問以外にはお答えできません。
※内容によってはご質問をいただいてから回答をさし上げるまでお時間をいただくことがございます。

ぜんぶわかる 人体解剖図

2025年1月30日発行

著　者　坂井建雄　橋本尚詞
発行者　深見公子
発行所　成美堂出版
　　　　〒162-8445　東京都新宿区新小川町1-7
　　　　電話(03)5206-8151　FAX(03)5206-8159
印　刷　共同印刷株式会社

©Sakai Tatsuo & Hashimoto Hisashi 2010　PRINTED IN JAPAN
ISBN978-4-415-30619-3

落丁・乱丁などの不良本はお取り替えします
定価はカバーに表示してあります

・本書および本書の付属物を無断で複写、複製（コピー）、引用することは著作権法上での例外を除き禁じられています。また代行業者等の第三者に依頼してスキャンやデジタル化することは、たとえ個人や家庭内の利用であっても一切認められておりません。